图解玻璃体视网膜手术操作与技巧

雷春灵　主编

陕西新华出版传媒集团
陕西科学技术出版社
Shaanxi Science and Technology Press
——西　安——

图书在版编目（CIP）数据

图解玻璃体视网膜手术操作与技巧 / 雷春灵主编 .
—西安：陕西科学技术出版社，2020.8（2021.4 重印）
ISBN 978-7-5369-7880-5

Ⅰ .①图… Ⅱ .①雷… Ⅲ .①玻璃体疾病－视网膜疾病－眼外科手术－图解 Ⅳ .① R779.63-64

中国版本图书馆 CIP 数据核字（2020）第 157250 号

Tujie Boliti Shiwangmo Shoushu Caozuo Yu Jiqiao

图解玻璃体视网膜手术操作与技巧

雷春灵　主编

责任编辑　付　琨　潘晓洁

封面设计　曾　珂

出 版 者　陕西新华出版传媒集团　陕西科学技术出版社
西安市曲江新区登高路 1388 号陕西新华出版传媒产业大厦 B 座
电话（029）81205187　传真（029）81205155　邮编 710061
http://www.snstp.com

发 行 者　陕西新华出版传媒集团　陕西科学技术出版社
电话（029）81205180　81206809

印　　刷　西安五星印刷有限公司

规　　格　889mm × 1194mm　16 开本

印　　张　21

字　　数　446 千字

版　　次　2020 年 8 月第 1 版
2021 年 4 月第 2 次印刷

书　　号　ISBN 978-7-5369-7880-5

定　　价　268.00 元

本书承

西安市人民医院（西安市第四医院）

陕西省眼科医院

西安市眼底病研究所

资助出版

《图解玻璃体视网膜手术操作与技巧》

编 委 会

主　　编　雷春灵

副 主 编　张妍春　孙文涛

编写人员　（按姓氏拼音排序）

毕春潮　龚　珂　高　鸽　李凤至

康紫薇　屈超义　邵　娟　王丽萍

主编助理　李凤至

后期录像字幕编辑　龚　珂

主编简介

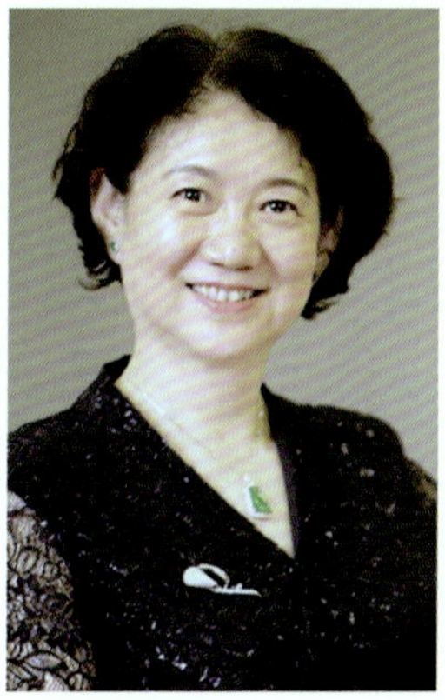

雷春灵 眼科二级主任医师，中共党员。现任西安市人民医院（西安市第四医院）眼科暨陕西省眼科医院副院长、西安市眼底病研究所所长。担任陕西省医学会眼科分会第八届、第九届委员会常务委员，西安市医学会眼科分会第七届、第八届、第九届委员会副主任委员，中国女医师协会第二届眼科专业委员会委员，中国医药教育协会眼科专业委员会常委，西安医学会医疗事故技术鉴定专家。多次被聘为陕西省及西安市专业技术高级职称评审委员会专家，2011 年西安市突出贡献专家，2017~2018 年及 2019~2020 年“西安市职业技能带头人”。2019 年获陕西省医师协会第二届“优秀医师奖”，陕西省卫健委第三届“三秦最美医务工作者”。

1983 年毕业于西安医科大学医疗系医学专业（现西安交通大学医学院）。1983 年 10 月 ~1990 年 12 月就职于延安医学院眼科。1991 年 1 月至今就职于西安市人民医院（西安市第四医院）眼科。1995 年 6 月 ~1997 年 7 月被国家卫生部组委派参加陕西省第二十二批赴苏丹援外医疗队，在苏丹恩图曼友谊医院眼科。2000 年在北京同仁医院眼科玻璃体视网膜专业进修学习。2006 年在法国亚眠医疗教学集团眼科医院学习。

1983 年至今已从事临床眼科专业 37 年，在国家级及省级眼科杂志发表学术论文 40 余篇，主持并参与多项课题研究，获西安市科技进步奖三等奖 3 项、西安市卫生局新技术 2 项。1997 年至今一直主攻玻璃体视网膜疾病，主要诊断和治疗各种类型的视网膜脱离、玻璃体疾病（混浊、积血等）、视网膜血管阻塞性疾病、增殖性糖尿病视网膜病变、黄斑部病变（黄斑裂孔、黄斑前膜等）、眼底肿瘤及眼外伤等（眼内炎、眼内异物等），具有丰富的临床经验。开展了微创玻璃体切割术联合其他手术治疗玻璃体积血、复杂性视网膜脱离、糖尿病性视网膜病变、黄斑部病变、眼外伤致眼内异物、眼内炎、牵拉性视网膜脱离等。注重对青年医生的培养，被评为 2017~2018 年及 2019~2020 年“西安市职业技能带头人”，在培养的众多医生中有许多已成为科室的学科带头人及骨干。

主编单位简介

西安市人民医院（西安市第四医院）创建于1889年，原名“英华医院”，是西北地区第一所西医医院，新中国成立后更名为“西安市第四人民医院”，1960年更名为“西安市第四医院”，2019年11月更名为“西安市人民医院（西安市第四医院）”。经过百余年的发展，医院已成为一所集医疗、教学、科研、急救、预防、康复、保健为一体的综合性三级甲等医院。现有床位800张，拥有职工2000余人，中、高级卫生技术人员500余人，硕士、博士研究生296人，享受国务院特殊津贴专家教授7人，万元以上医疗设备1000余台（件），49个医疗诊治专业组。平均年门诊患者100万余人次，住院患者4.8万余人次，年手术例数3.7万例，在陕西省乃至西北地区具有良好的口碑和知名度。近年来，医院先后荣获陕西省白求恩精神奖先进集体、全国文明单位、全国卫生系统先进集体、全国医院管理年活动先进单位、全国百姓放心示范医院、全国院务公开示范医院、全国优质护理服务示范工程先进单位、全国优秀爱婴医院等多项荣誉称号。在“大专科，强综合”的办院理念引导下，医院的眼科、妇产科、儿童保健科、生殖医学科、肾脏内科已发展成为陕西省、西安市的重点学科和专科，其中眼科、妇产科分别成立了“陕西省眼科医疗中心”和“西安市妇产医院”2所专科医院，同时也积极带动了其他专业的全面发展，目前血液净化中心、介入中心、呼吸内科、消化内科、心脏内科等已成为医院新的品牌学科。

西安市人民医院（西安市第四医院）眼科（兼陕西省眼科医疗中心、西安交通大学附属广仁医院）是目前西部地区规模最大，专业齐全，集医疗、教学、科研、预防为一体的综合性眼科之一，兼具陕西省、西安市医学重点学科，承担着空军军医大学、西安交通大学医学部和西安医学院的临床教学任务，是西安交通大学、陕西省中医药大学眼科和西北工业大学的硕士研究生带教点。此外，我院眼科是陕西省医学专业唯一的 “三秦学者”岗位，百年历史，学术基础雄厚。

成就：20世纪50年代初就在亚洲地区率先开展了后房人工晶体植入术及角膜移植术；70年代初开展了视网膜脱离复位术并建立眼病研究室，在全国率先开展了视觉电生理的眼功能检查及眼底荧光血管造影、氩激光眼底病治疗；80 年代中期在西北率先开展了现代显微手术及玻璃体切除治疗玻璃体积血及复杂视网膜脱离、眼内异物取出等；90 年代由西安市科技局批准设立西安市眼底病研究所。2000 年最先开展了预折式人工晶体植入，2003 年率先在西安地区引进可调节式人工晶体植入手术。2003 年 9 月 8 日成立了世界眼科组织（WEO）第一个眼科中心：世界眼科组织西安眼科中心。2004 年陕西省卫生厅批准挂牌成立陕西省眼科医疗中心。同年开始与法国卫生部合作，引进大量先进眼科仪器设备，使我科诊疗设备处于当时国内先进行列，并多次派遣医务人员前往法国学习交流。2009 年以雄厚实力获得陕西省眼科业界唯一的“三秦学者”岗位，并聘请“三秦学者”1 名。2010 年挂牌成为西安交通大学附属广仁医院。2013 年被指定为“陕西省县级医师培训眼科点”，2015 年我院眼科经评审由陕西省卫生厅授予“陕西省眼科医师规范化培训基地”，并与陕西省 13 家医院成立了“陕西省眼科医疗集团”。2017 年联结西北地区 116 家医疗机构眼科组成规模最大的西部眼科联盟，以牵头单位引领西部眼科辉煌发展，最终成为整合我省眼科临床与科研水平的领头羊。2019 年 9 年开始承担西安医学院本科生见习教学工作，2019 年 11 月挂牌成为西北工业大学附属医院。

临床实力：眼科年门诊已达 50 万人次，年手术量 3 万台次。眼科医护人员 300 余人，其中具有研究生学历者达 147 人，高级职称 40 余人。眼科设有 1 院 2 所 10 大中心 11 个专业组，1 院为陕西眼科医院，2 所为西安市眼底病研究所及陕西眼视光临床研究所，10 大中心为白内障眼内屈光中心、青光眼中心、眼底病院（黄斑疾病中心、视网膜脱离中心、视网膜血管疾病中心、糖尿病性视网膜病变中心、神经眼科中心、眼底影像中心）、眼外伤中心、中西医结合中心、眼整形及眼眶病中心、视光中心、屈光中心、儿童眼病中心、眼表疾病中心（门诊手术室、门诊治疗室），11 个专业组为青光眼专业、白内障专业、眼内屈光专业、角膜病专业、玻璃体视网膜专业、斜视专业、整形专业、眼眶病专业、眼外伤专业、眼底病专业、泪道病专业；另外还有 1 个眼科实验室、1 个基层眼科医师培训室及 1 个《西部眼科》杂志社。每个专业组、每个中心、每个部门都有一支医术精湛、医疗作风过硬的专业技术梯队。

教学资源：作为“陕西省县级医师培训眼科培训点”“陕西省眼科医师规范化培训基地”，目前承担着陕西省眼科医师培训及进修的任务，每年受省卫生厅委托，为基层医院培养眼科专业人员，并开设眼科各类培训班，为基层眼科医师提供学习机会。作为“陕西省眼科医疗集团”的总院，已承担起 13 家成员医院眼科的人员培养、双向转诊、专家会诊、科室管理培训、技术指导、科研带动等方面的工作，目前还有 30 多家医院正积极筹备加入我们眼科医疗集团，后期我们还将开通远程会诊、网上学习、实地指导、专人实地负责等工作形式，发挥我们眼科优势，进一步提高我省整体的眼科临床、科研水平。

科研成果：依托陕西省眼底病研究所、西安市视光学研究所及眼科实验室的优势，多

序　二

认识雷春灵主任已经有20多年了，她作为西安市人民医院（西安市第四医院）玻璃体视网膜手术专业骨干医生，我们经常在各种学术会议上见面，也时常会一起讨论遇到的临床问题及具体病例。印象最深刻的是，她曾于2000年底在北京同仁医院眼科进修，跟随我学习眼底病尤其是玻璃体视网膜手术，她临床功底深厚、技术娴熟、勤奋刻苦、广受好评。雷春灵主任现如今已从事眼底病临床工作20余年，既是一位眼科管理者，更是受患者欢迎和同行好评的专家，尤其在眼底病外科领域具有深厚的功底和丰富的经验。获悉由她牵头带领团队主编的《图解玻璃体视网膜手术操作和技巧》一书即将出版，特别高兴。该书通过大量精美的图片和简练精要的文字内容，详细阐述了玻璃体视网膜手术的各个环节，图文并茂，通俗易懂。

眼底病的复杂性不用多说，关于玻璃体视网膜手术有大量的专著做了详尽的文字阐述。而本书最大的特点是“图解”二字，并且通过大量的图片配合精炼的文字解释，将复杂的玻璃体视网膜手术化繁为简。本书包含1000多张图片，44个手术视频，配合文字内容，能让年轻医生初学玻璃体视网膜手术更加简单，易于理解并学习。本书还有另一特色，即每章末尾附有典型病例，包括病例的基本资料、术前各种影像学检查、手术视频与截图、术后复查的各种影像学检查以及病例解析等资料，系统全面，有利于刚入门的眼底外科医师通过生动的病例更好地掌握这一技术，对于年轻医生学习领会手术操作具有现场般的价值，促进他们快速成长。本书值得眼科临床医师，尤其是眼底病外科专业的初学者学习与参考。

在本书即将出版之际，对曾经一起在北京同仁医院眼科进修学习的雷春灵主任表示祝贺！

首都医科大学附属北京同仁医院　魏文斌

2020年6月

序　三

西安市人民医院（西安市第四医院）始建于1889年，原名“英华医院”，是国内最早建立的西医医院之一。新中国成立后更名为“西安市第四人民医院”，1960年更名为“西安市第四医院”，2019年11月更名为“西安市人民医院（西安市第四医院）”，至今已经走过了130多年的风风雨雨，秉承“广济苍生、仁爱天下”的院训，为西安市、陕西省乃至西北地区人民群众的健康提供了坚强保障。多年来，经过数代眼科人的不懈努力，其眼科已成为目前西部地区规模最大，集临床、科研及教学为一体的眼科机构，是陕西省、西安市医学重点学科。为践行公益性，2017年作为核心单位牵头成立“西部眼科联盟”，至今已有陕甘青川晋蒙藏宁等地116家单位加入。2018年获批“陕西省眼科医院”。2020年，我院航天城院区已经正式投入使用，我们也将迎来再一次鲲鹏展翅的机遇和挑战。

眼底病专业是西安市人民医院（西安市第四医院）眼科（陕西省眼科医院）的重点专业，现拥有1所（西安市眼底病研究所）6个中心8大亚专业（黄斑疾病、视网膜脱离、视网膜血管疾病、糖尿病视网膜病变、神经眼科、小儿眼底病、高度近视、眼底影像），多年来在临床及科研上取得了丰硕的成果，尤其在长期的临床实践中积累了大量眼底疾病诊疗及手术的临床资料，这些资料是医院和医生最大的财富。为了让更多眼科基层医生能够更好、更快地学习眼底疾病的诊疗及手术技能，雷春灵主任带领的团队在临床工作非常繁重的情况下，仍坚持牵头眼底病的中青年医生共同编写《图解玻璃体视网膜手术操作与技巧》，书中记载了大量丰富的、宝贵的临床手术经验、影像资料，内容翔实，形式直观，对临床医生尤其是有志于学习眼底病医生的培训及提高、基层眼底病诊疗的开展，提供了重要的参考和帮助。

眼科学科的发展，离不开省市领导的关心及支持，离不开数代专家薪火相传的努力，更离不开造福大众的初心和决心。未来医院将一如既往，优化学科设置，创新服务模式，在市卫生健康委的坚强领导下，奋力奔跑，一院两区共同发展，实现医院第二个百年腾飞。让我们共同为了患者的光明和健康贡献力量！

为祝贺《图解玻璃体视网膜手术操作与技巧》的出版，特为序。

西安市人民医院（西安市第四医院）院长 李兴洲

2020年6月

前　言

眼科疾病中许多眼底病需要通过玻璃体视网膜手术来治疗，如各种眼底疾病引起的严重玻璃体积血、糖尿病的并发症之一增殖性糖尿病性视网膜病变、复杂视网膜脱离、黄斑部疾病（黄斑前膜、黄斑裂孔、玻璃体黄斑牵拉综合征）、晶状体脱位等，很多基层眼科医生也迫切地想要了解甚至学习玻璃体视网膜手术技术，但是由于眼底疾病复杂多样，且玻璃体视网膜手术难度大、学习周期长，对设备及术者技术要求高，所以至今在基层医院难以广泛开展。

眼底病专业是西安市人民医院（西安市第四医院）眼科（陕西省眼科医院）的重点专业，20 世纪 70 年代初在老前辈刘忠人主任带领下开展视网膜脱离复位术，80 年代中期朱赛林主任率先在西北地区开展了现代显微手术及玻璃体切割术，90 年代由西安市科技局批准设立西安市眼底病研究所，2000 年开展微创玻璃体手术。多年来我院眼科玻璃体视网膜专业的玻璃体视网膜手术及联合白内障超声乳化摘除人工晶体植入术，视网膜脱离复位术等手术量逐年增加，仅 2019 年 1 年中完成了玻璃体视网膜手术 4200 余例，在相关疾病的诊疗思维及手术技巧上积累了丰富的临床经验及大量的临床资料。为了解决初学玻璃体视网膜手术的眼科医生的困惑，使他们更好、更快地理解学习玻璃体视网膜手术，我们特意编写了本书。内容包括玻璃体视网膜手术的基本操作及临床常见的黄斑裂孔、黄斑前膜、玻璃体黄斑牵拉综合征、黄斑裂孔性视网膜脱离、巨大裂孔性视网膜脱离、脉络膜脱离型视网膜脱离、玻璃体切除术后视网膜脱离、玻璃体积血、增殖性糖尿病性视网膜病变、急性视网膜坏死等疾病的手术治疗方法。本书从临床一线出发进行编写，手术操作规范化，力求文字简短，以图代文，内容实用，深入浅出，通过大量使用眼底照片、手术截图、视频及典型病例诊治随访等临床资料，为年轻的眼底病医生提供参考，简单明了，便于学习。本书重点为常见眼底病手术基础操作。全书共分为 16 章，文字约 16 万字，图片 1000 余张，视频 44 个（扫描二维码即可观看手术视频）。由于编写人员较多，部分内容重复或疾病复杂文字较多，难免会有不一致的感觉，对于书中不妥之处，敬请各位眼科同道提出宝贵意见。

由于临床工作繁忙，编写时断时续，在编委会人员的共同努力下，历时2年余本书终于编写完成。在编写过程中，得到了眼科手术室护理团队及眼底病院广大医护技人员的支持和帮助，他们为本书提供了大量影像资料，在此表示感谢！

编者

2020年8月

目　录

第一章 玻璃体视网膜手术设备及器械

玻璃体视网膜手术的开展需要配备手术设备及相关器械，下面简介目前常用的几种手术设备及必备器械。

第一节 设 备

一、主设备

1. 超乳 – 玻璃体切割一体机

超乳 – 玻璃体切割一体机（图 1–1–1）功能：主机基础配备超声乳化、超声粉碎、玻璃体切割、电凝、气 – 液交换、注油取油，另可配备 532 眼底激光模块及眼内剪模块。

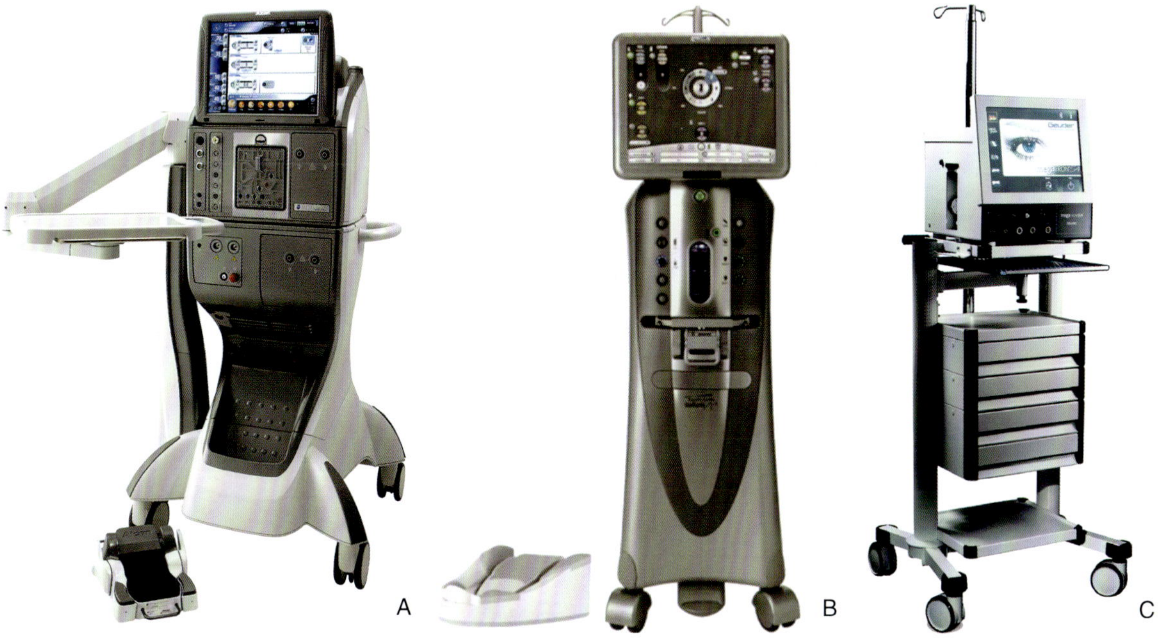

A　　B　　C

图 1–1–1　超乳 – 玻璃体切割一体机

A. 爱尔康（Constellation）；B. 博士伦（Steiiaris PC）；C. 歌德（Megatron S4）。

2. 手术相关配备设备

（1）激光机：眼内激光机常选用波长 532nm 的半导体倍频激光（图 1-1-2）。

（2）冷冻机：由冷气源、主机、脚踏开关及冷冻管组成。冷气源是钢瓶储存的 CO_2，阀门打开后一般要求气压在 4.5~6MPa 之间，测试冷冻头结霜及解冻正常后方可使用（图 1-1-3）。

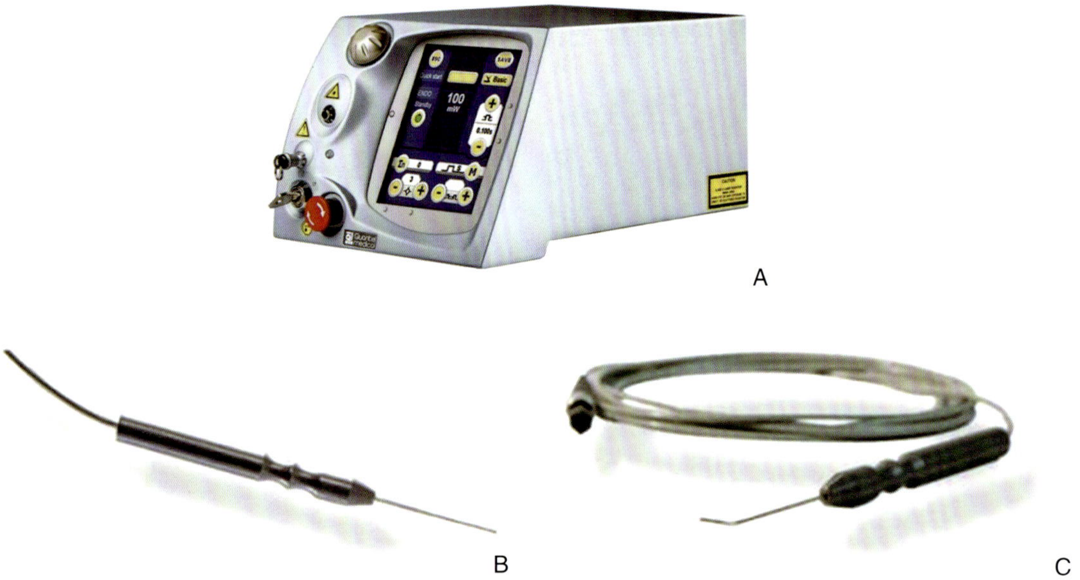

图 1-1-2　眼内激光机

A. 激光机主机；B. 眼内光纤（直头）；C. 眼内光纤（弯头）。

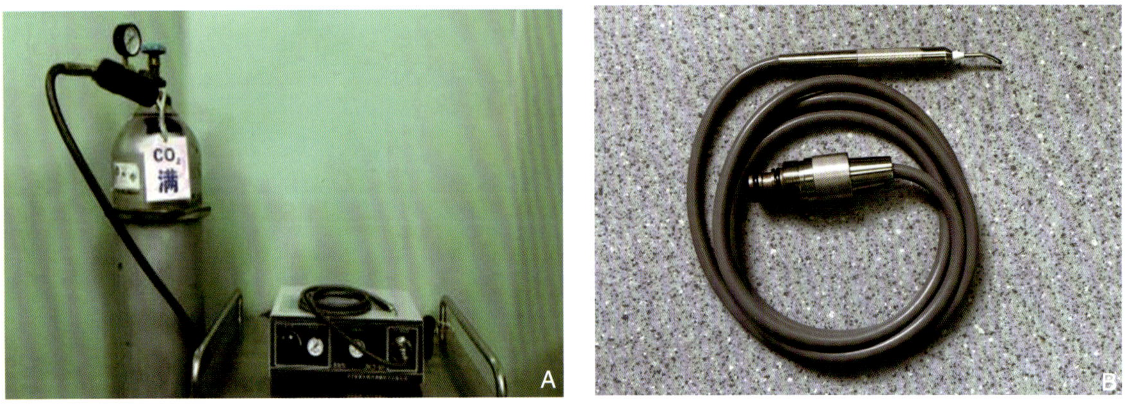

图 1-1-3　冷冻机

A. 冷冻机连接二氧化碳冷气源；B. 冷冻管连接的冷冻头。

二、手术显微镜

玻璃体视网膜手术对显微镜的要求：①具备精细调节、无极变倍、良好景深、清晰对焦等优点；②主镜与助手镜同光路；③配备多功能自动脚踏；④配备全视网膜镜系统；⑤配备摄像机、示教镜接口及激光滤过器（图 1-1-4）。

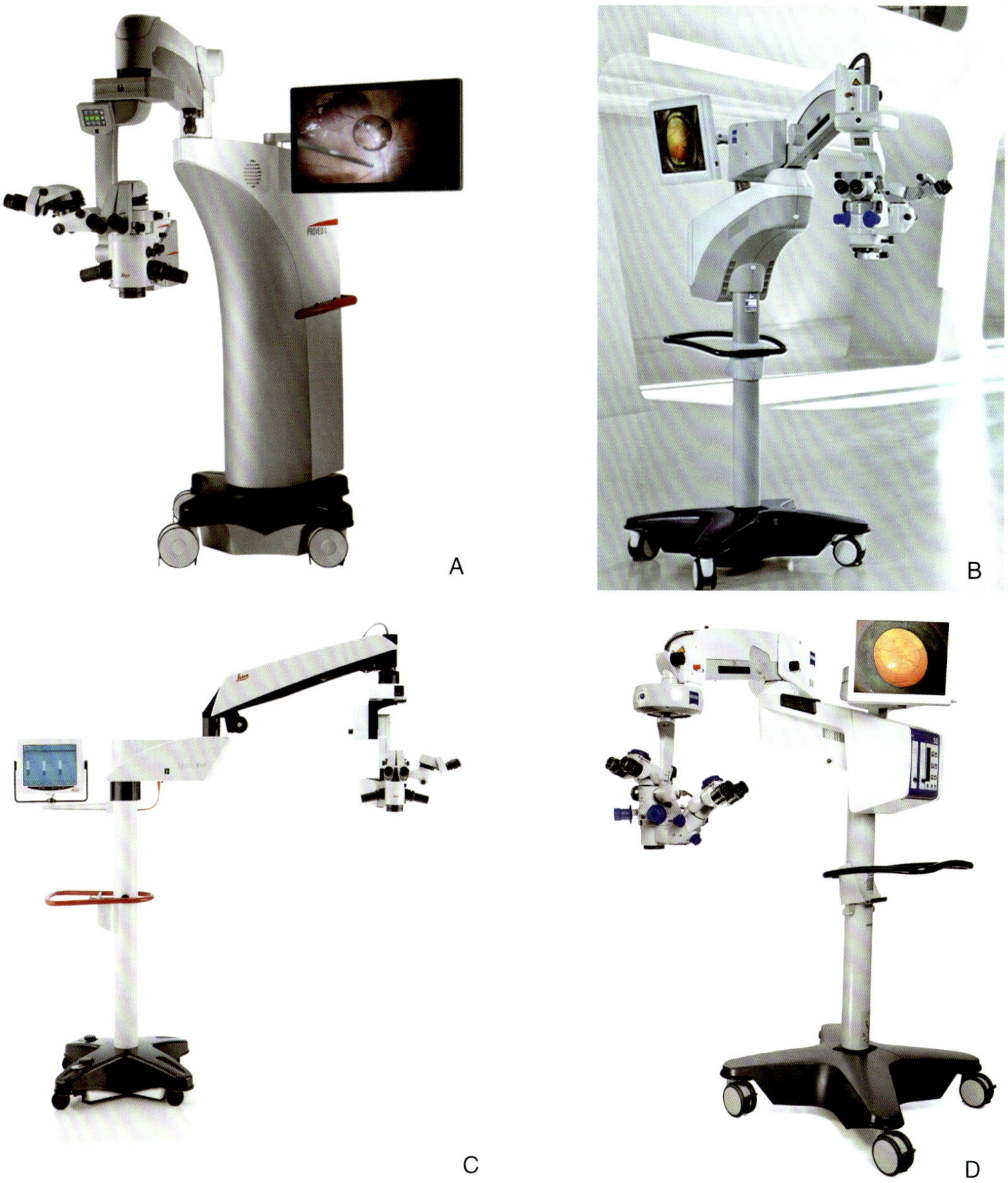

图 1-1-4　手术显微镜

A、B. 高端显微镜；C、D. 中端显微镜。

第二节　器　械

一、普通显微器械

普通显微器械包括开睑器、角膜剪、显微持针器、显微有齿镊、显微无齿镊、巩膜压迫器、持钉镊、钉子、卡尺（20G 需备）、角膜接触镜（常规 8 个）、角膜金属环等（图 1-2-1）。

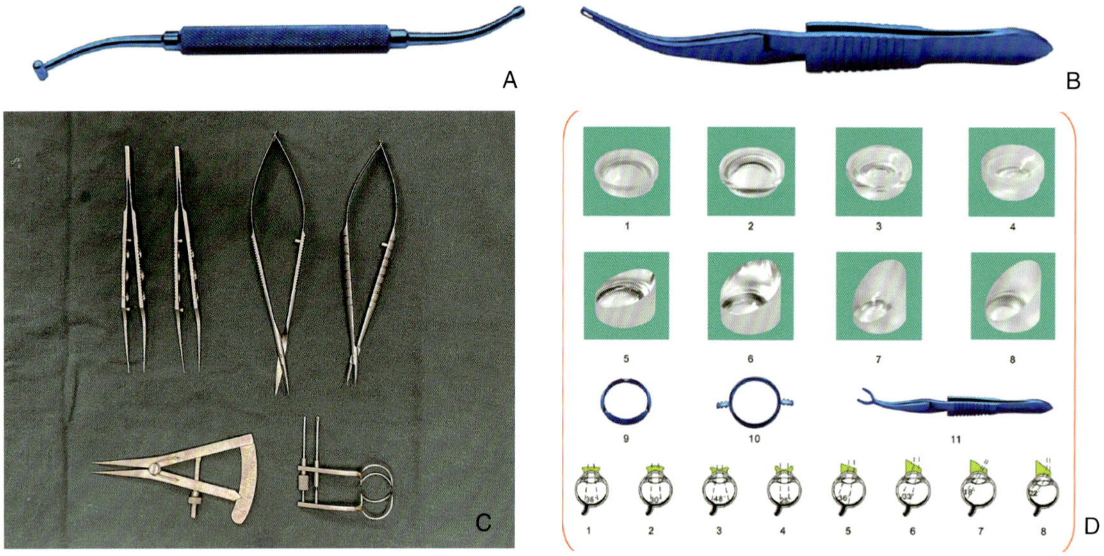

图 1-2-1　普通显微器械

A. 巩膜压迫器；B. 持钉镊；C. 普通显微器械；D. 角膜接触镜：1. 平凹，2. 凹凸放大镜，3. 广视场镜，4. 双凹，5. 20° 圆棱镜，6. 30° 圆棱镜，7. 圆棱状双凹镜，8. 50° 圆棱镜，9. 镜片固定环，10. 镜片固定环，11. 镜片固定镊，平凹。

二、玻璃体视网膜手术显微器械

1. 玻璃体切割手术套包

（1）包括：①玻切头；②穿刺刀三把；③巩膜钉；④灌注头；⑤照明光纤；⑥气液交换管；⑦ GFI 管路；⑧积液盒；⑨屏幕保护罩；⑩ 20mL 注射器；⑪三通与转接器；⑫辅助抽吸管路（图 1-2-2）。

（2）用途：①玻切头用于执行玻璃体切割与抽吸；②三把穿刺刀用于制作玻璃体切割手术通道；③巩膜钉用于关闭套管，稳定眼压，如使用带自闭阀的套管则不用巩膜钉；④灌注头是使平衡盐溶液流入眼内的管路，维持眼内压力；⑤照明光纤为玻璃体切割手术提供照明；⑥气液交换管路为气液交换步骤提供眼内的填充介质；⑦ GFI 管路使平衡盐溶液进入积液盒；⑧积液盒主要完成机器灌注、抽吸、气液交换的功能；⑨屏幕保护罩保护屏幕无菌，使助手可以直接无菌操作屏幕；⑩ 20mL 注射器为术中备用；⑪三通目的是在眼内注射惰性气体时，可以通过灌注头直接注射；转换器主要转换主动笛针和超粉手柄的接口，使之和辅助抽吸管路相连；⑫辅助抽吸管路可以连接主动笛针、超粉手柄。

2. 硅油套包

包括：① 20G- 黄色、23G- 橘色、25G- 蓝色硅油注取针头各 1 个；②硅油注入 / 取出管路连接器 1 根；③ 10mL 注射器 1 个；④注射器塞子 1 个；⑤推注杆 1 根（图 1-2-3）。

3. 特殊器械

包括眼内镊、笛针、可伸缩调节膜刮刀、钻石刷、电凝头（图 1-2-4~1-2-8）。

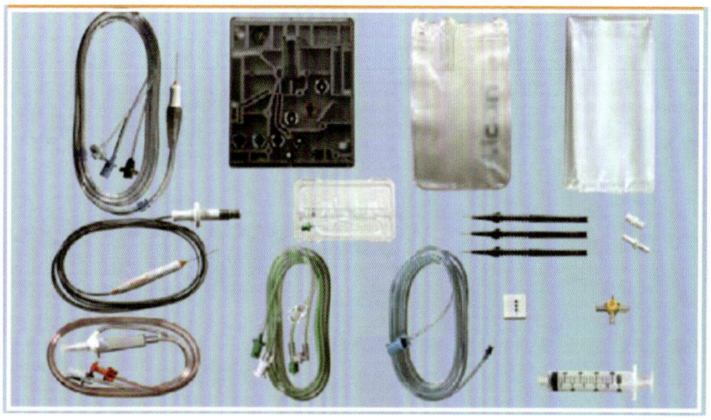

图 1-2-2　玻璃体手术套包

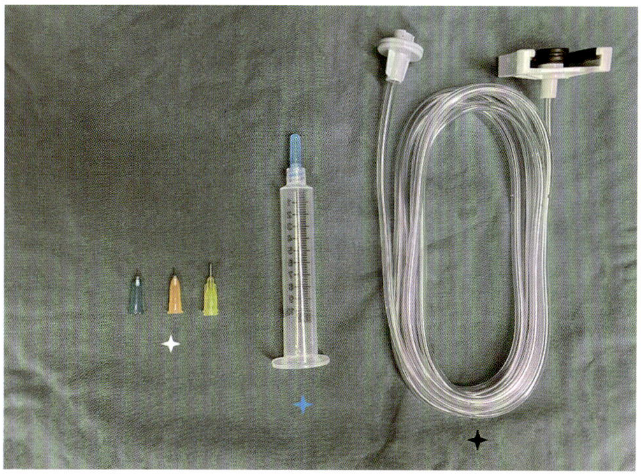

图 1-2-3　硅油套包

包括取（注）油头（白星）、取（注）油注射器（蓝星）、取（注）油管道（黑星）。

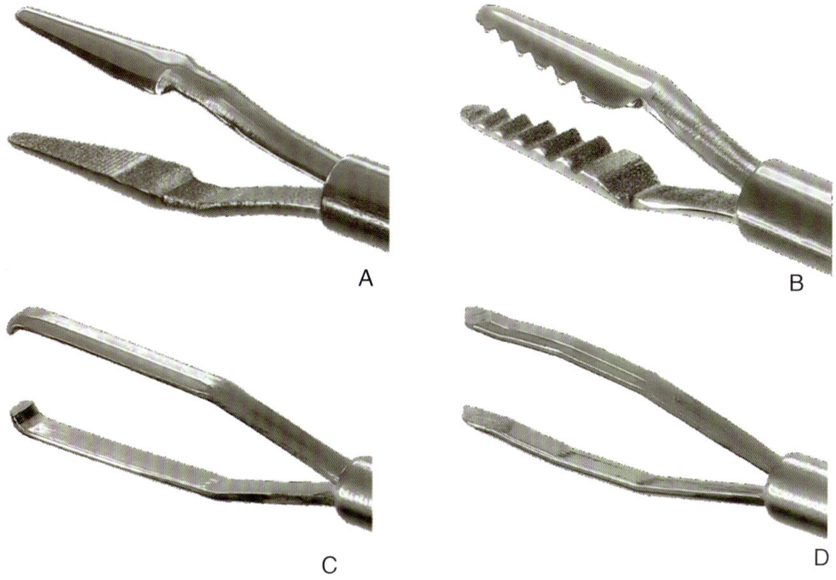

图 1-2-4　显微眼内镊

A. 夹持镊（夹取薄膜）；B. 齿镊（夹取厚膜）；C. 膜剥离镊（剥内界膜）；D. 末端夹持镊（剥内界膜）。

第二节　眼后节适应证

一、玻璃体相关病变

1. 玻璃体积血

常见引起玻璃体积血的疾病包括视网膜静脉阻塞（图 2-2-1）、视网膜血管炎（图 2-2-2）、增生性糖尿病视网膜病变（图 2-2-3）、年龄相关性黄斑变性（AMD）和特发性息肉样脉络膜病变（PCV）（图 2-2-4）等。手术目的是清除玻璃体积血，治疗眼底病变，提高或改善视力，防止发生牵拉性视网膜脱离等并发症。

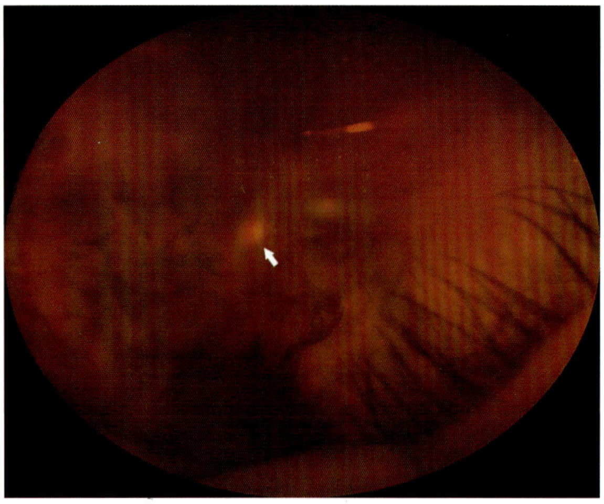

图 2-2-1　RVO 并发玻璃体积血

超广角眼底成像见玻璃体腔新鲜血性混浊，眼底可见红光反射，隐约见视盘（白箭）。

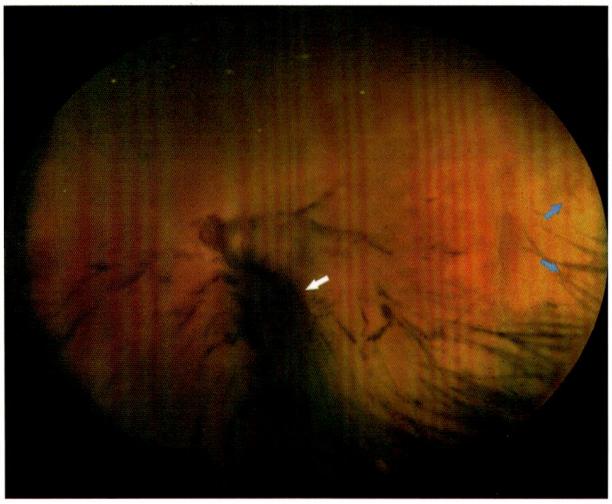

图 2-2-2　视网膜血管炎并发玻璃体积血

超广角眼底成像见玻璃体腔血性混浊，主要沉积下方（白箭），可见红光反射，隐约见颞侧周边视网膜点片状出血（蓝箭）。

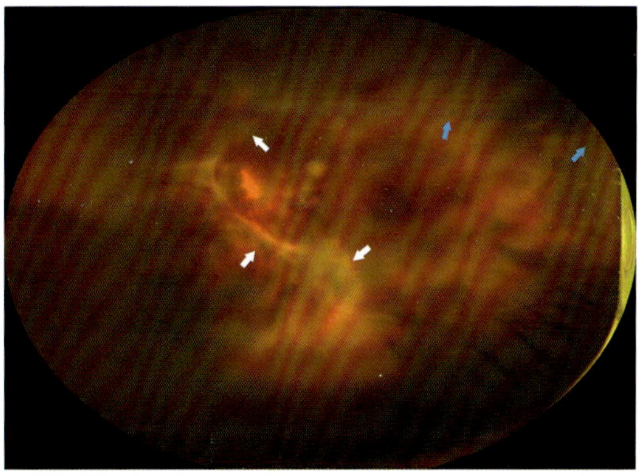

图 2-2-3　增殖性糖尿病视网膜病变

超广角眼底成像见玻璃体血性混浊，隐约见视盘，后极部视网膜前见增殖条索牵拉局部视网膜脱离（白箭），颞侧周边见少量激光斑（蓝箭）。

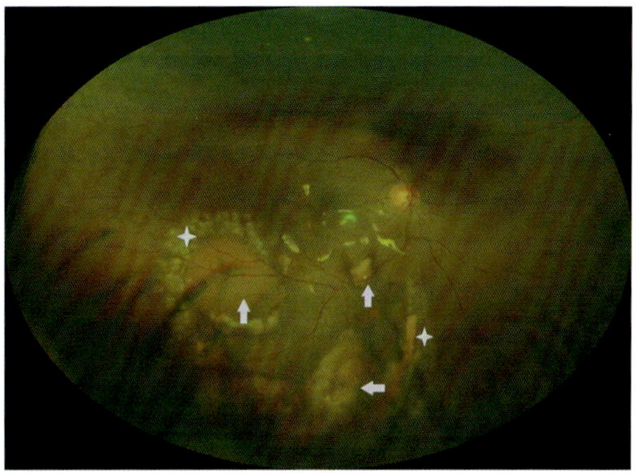

图 2-2-4　PCV 行 PPV+ 注油术后

超广角眼底成像见视盘色正界清，视网膜平伏，下方视网膜下见出血灶（白箭），病灶周围见激光斑（白星）。

2. 玻璃体混浊

严重的玻璃体变性会影响视力，如原发性家族性淀粉样变性、玻璃体星状变性（图 2-2-5）、闪辉性玻璃体液化（图 2-2-6）等；永存原始玻璃体增生症会造成睫状突和视网膜牵拉或继发白内障、青光眼、视网膜脱离等；玻璃体活体组织检查。

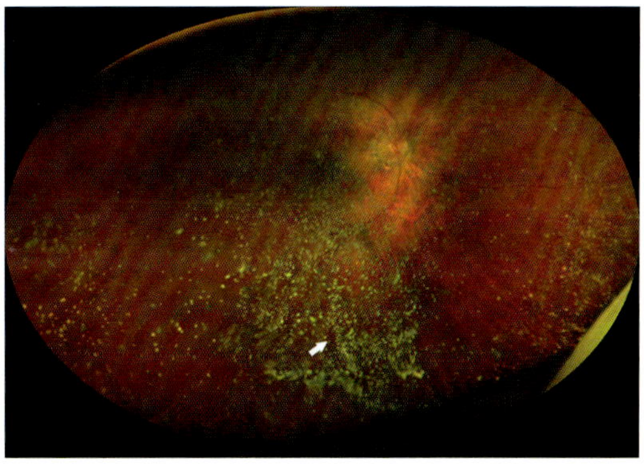

图 2-2-5　玻璃体星状变性

超广角眼底成像见玻璃体腔大量黄白色颗粒状混浊（白箭）。

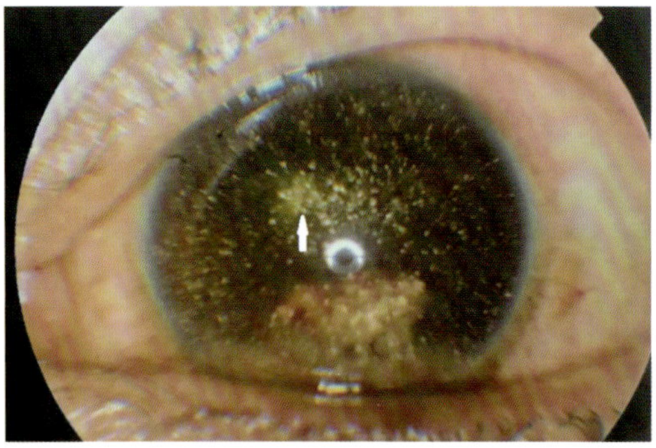

图 2-2-6　闪辉性玻璃体液化

眼前节照相见前房及玻璃体腔大量彩色结晶颗粒（白箭）。

二、视网膜相关病变

1. 复杂的孔源性视网膜脱离

巨大裂孔性视网膜脱离（图 2-2-7）、伴有脉络膜脱离的视网膜脱离（图 2-2-8）、黄斑裂孔性视网膜脱离（图 2-2-9）、陈旧性视网膜脱离（图 2-2-10）、牵拉性视网膜脱离（图 2-2-11）。

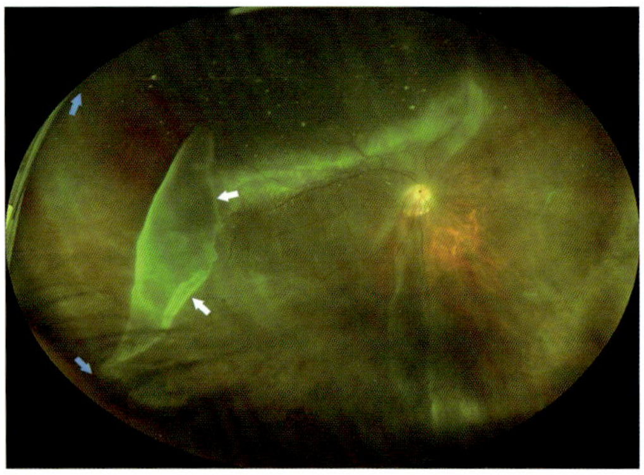

图 2-2-7　巨大裂孔性视网膜脱离

超广角眼底成像见右眼 5：00~2：00 视网膜脱离，7：00~10：00 视网膜巨大裂孔（蓝箭），孔缘翻转（白箭）。

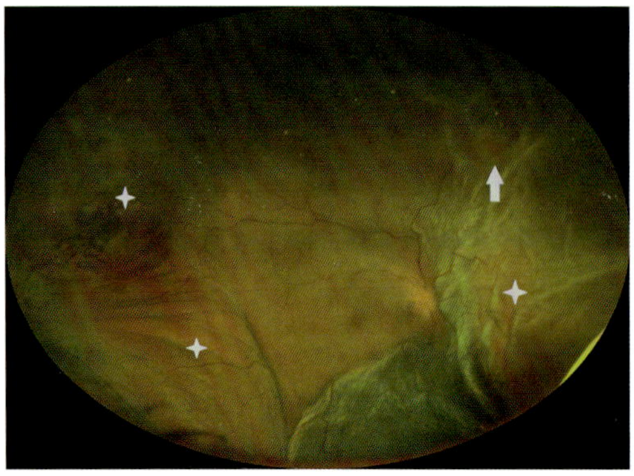

图 2-2-8　裂孔性视网膜脱离伴脉络膜脱离

超广角眼底成像见鼻侧及下方视网膜青灰色隆起伴多个半球形棕色隆起（白星），鼻上见 2PD 马蹄孔（白箭）。

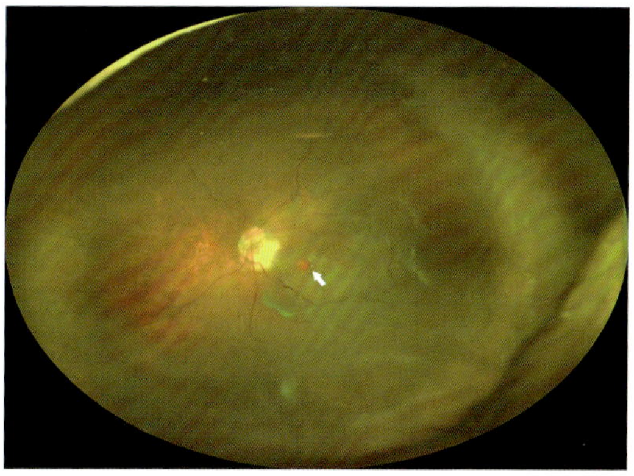

图 2-2-9　黄斑裂孔性视网膜脱离

超广角眼底成像见左眼黄斑区 1/3PD 圆孔（白箭），2：00~8：00 视网膜脱离。

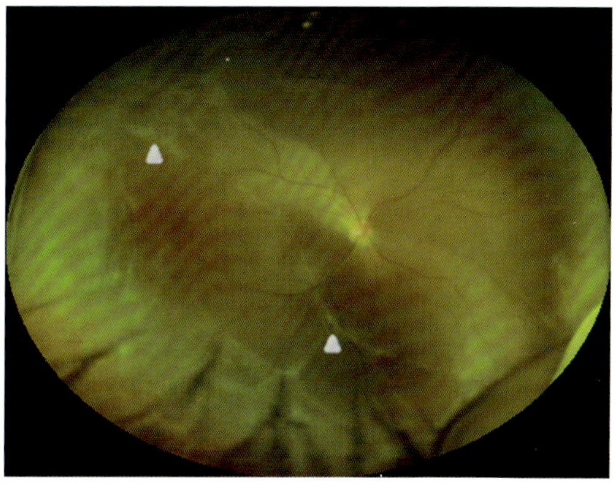

图 2-2-10　陈旧性视网膜脱离

超广角眼底成像见左眼 4：00~10：30 视网膜浅脱离，网膜下见增殖条索（白三角）。

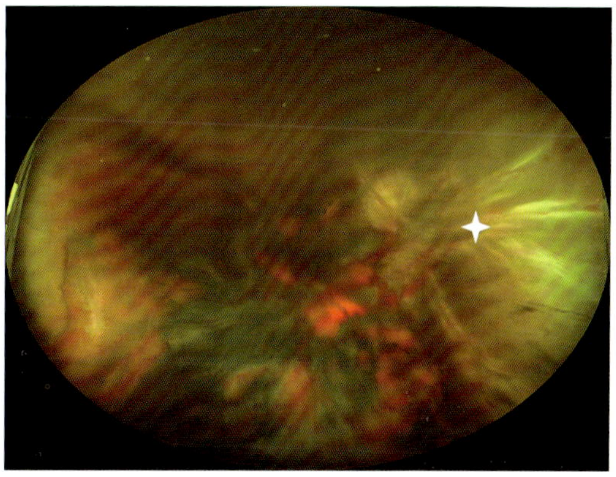

图 2-2-11　玻璃体积血伴牵拉性 RD

超广角眼底成像见左眼玻璃体腔大量陈旧及新鲜出血，机化牵拉颞侧视网膜脱离伴固定皱褶（白星）。

2. 合并眼内先天异常的视网膜脱离

先天性脉络膜缺损（图 2-2-12）、先天性视网膜劈裂（图 2-2-13）、牵牛花综合征（图 2-2-14）、视盘小凹（图 2-2-15）等。

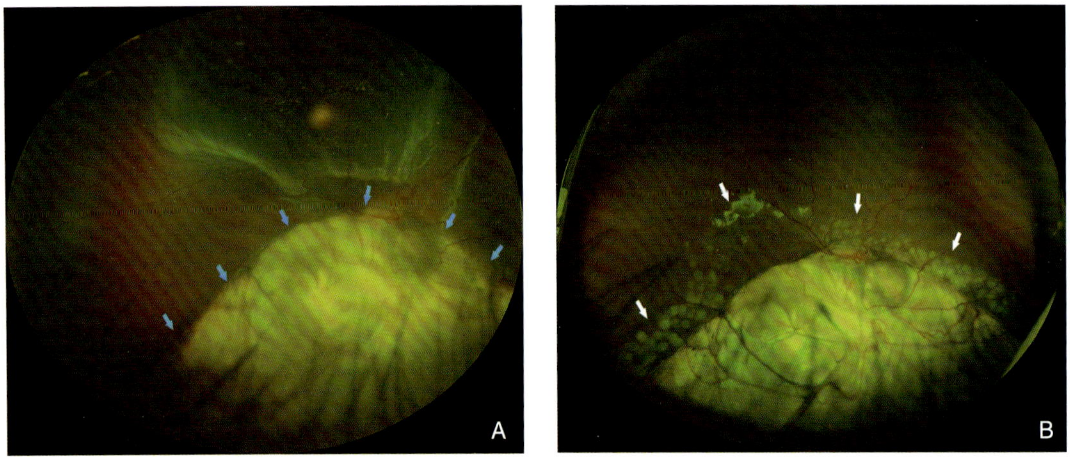

图 2-2-12　先天性脉络膜缺损伴 RD

A. 超广角眼底成像见右眼下方脉络膜缺损（蓝箭），累及黄斑区下方及视盘，视盘结构不清，全视网膜脱离；B. A 行 PPV 术后超广角眼底成像，下方脉络膜缺损，缺损周围见 3~4 排激光斑包绕（白箭），视网膜平伏。

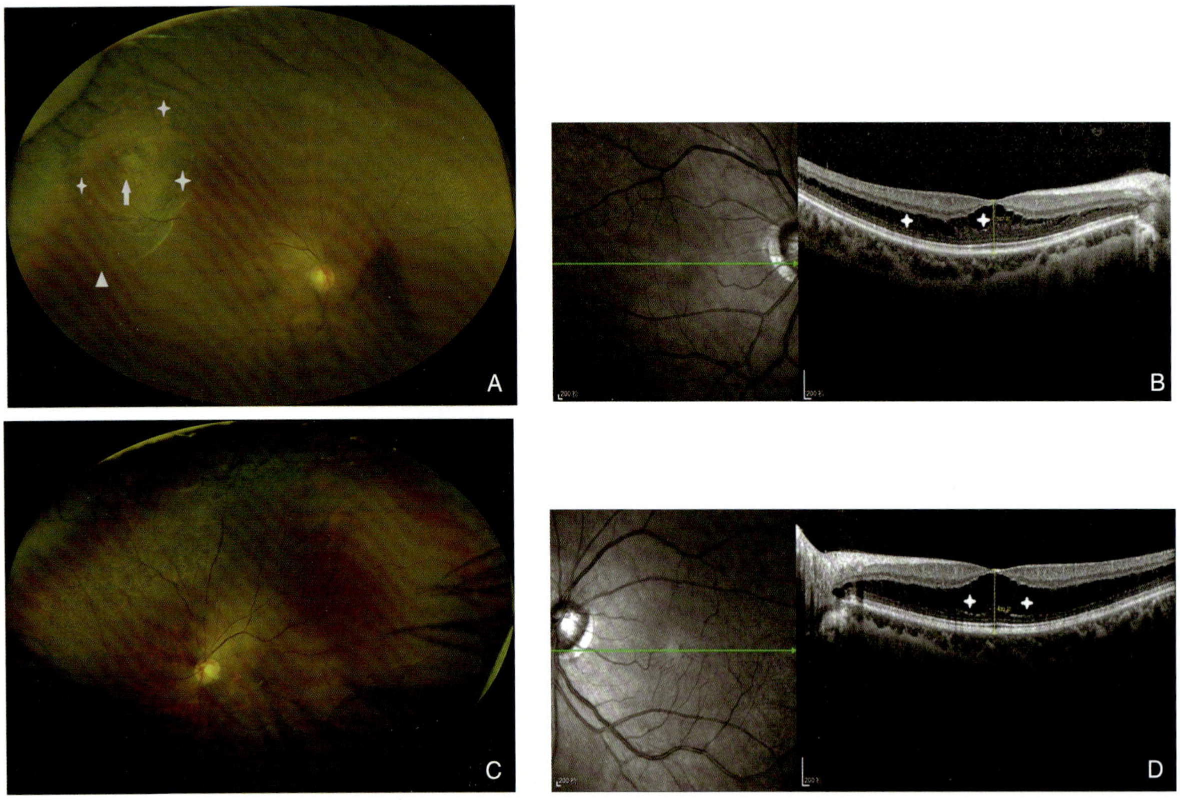

图 2-2-13　双眼先天性视网膜劈裂伴右眼 RD

A. 右眼超广角眼底成像见颞上周边视网膜脱离（白三角），脱离区中央 1/4PD 萎缩圆孔（白箭），孔周见色素沉着白星；B. 右眼黄斑 OCT 示视网膜神经上皮层增厚，高度 367μm，被垂直的桥状组织分割成多个囊腔（白星）；C. 左眼超广角眼底成像见视网膜平伏，黄斑中反不清；D. 左眼黄斑 OCT 示视网膜神经上皮层增厚，高度 439μm，被垂直的桥状组织分割成多个囊腔（白星）。

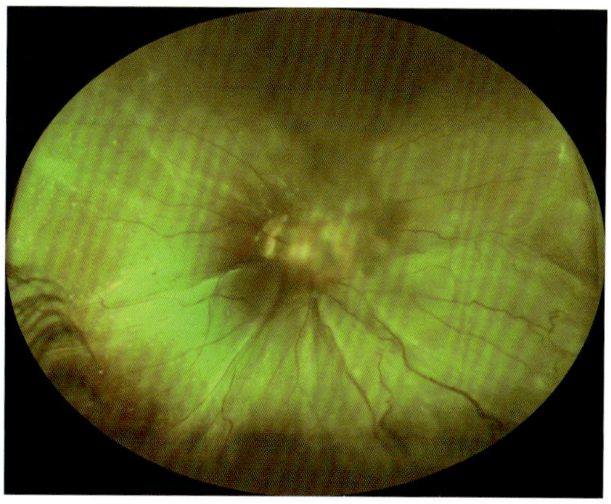

图 2-2-14　牵牛花综合征伴 RD

超广角眼底成像见全视网膜脱离，视盘结构不清，视网膜血管从视盘放射状分出，达 10 余支，走行较直，类似牵牛花样。

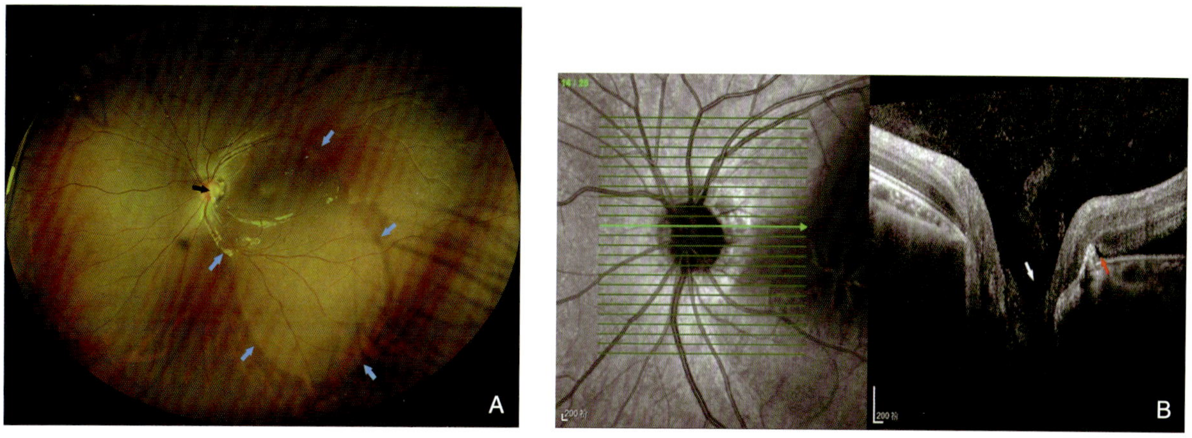

图 2-2-15　先天性视盘小凹伴 RD

A. 超广角眼底成像见左眼视盘颞侧灰黄色凹陷（黑箭），视盘颞侧包括黄斑区边界清晰的局限性视网膜脱离（蓝箭）；B. 左眼视盘 OCT 显示视盘颞侧神经纤维缺损局部深凹陷（白箭），神经上皮层脱离与视盘小凹相连（红箭）。（病例信息：患儿女性，6 岁，自觉左眼视力下降 1 年。）

3. 黄斑部疾病

黄斑裂孔（图 2-2-16、图 2-2-17）、黄斑前膜（图 2-2-18）、玻璃体黄斑牵拉综合征（图 2-2-19）。

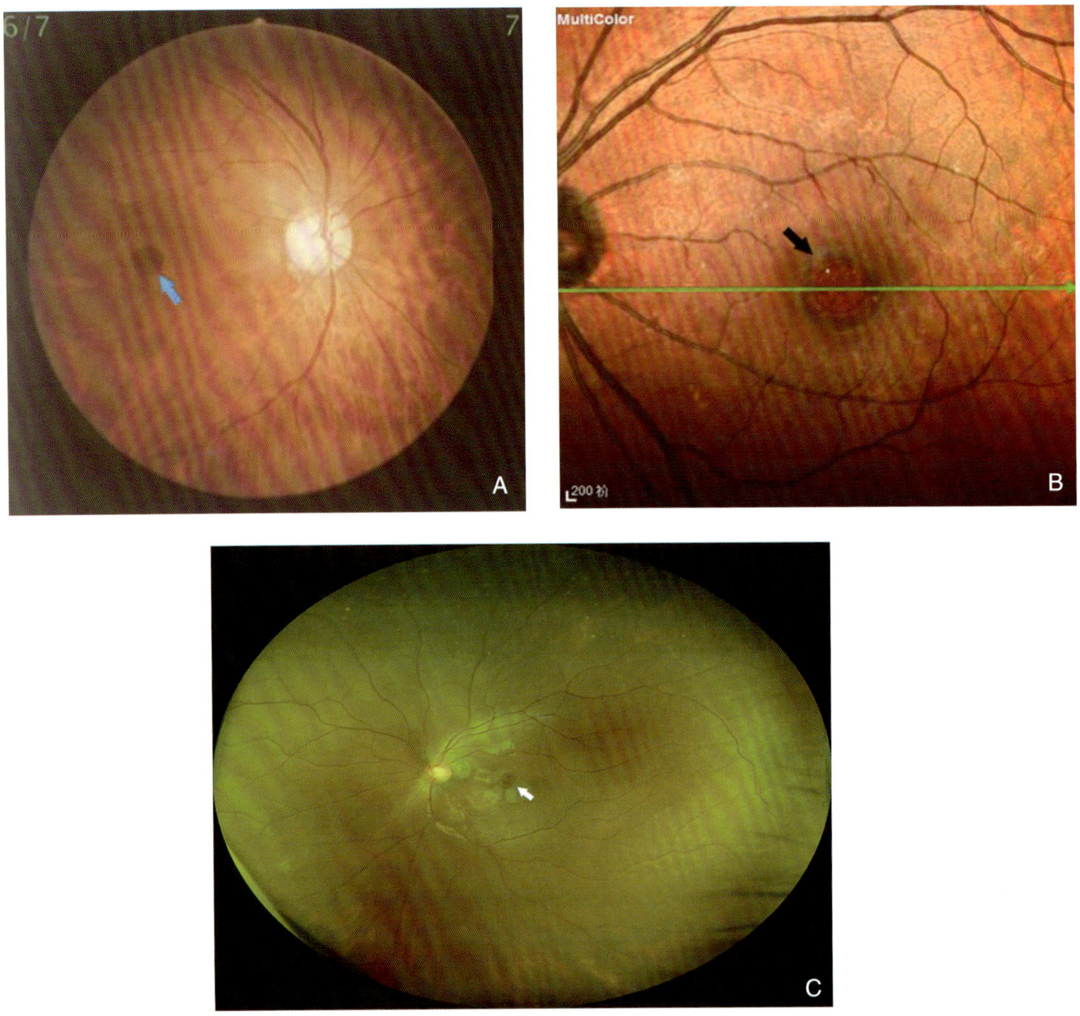

图 2-2-16 黄斑裂孔眼底图

A. 55° 眼底彩图见黄斑区 1/2PD 圆孔（蓝箭）；B. 炫彩眼底成像见黄斑区 1/2PD 圆孔（黑箭）；C. 超广角眼底成像见黄斑区 1/2PD 圆孔（白箭）。

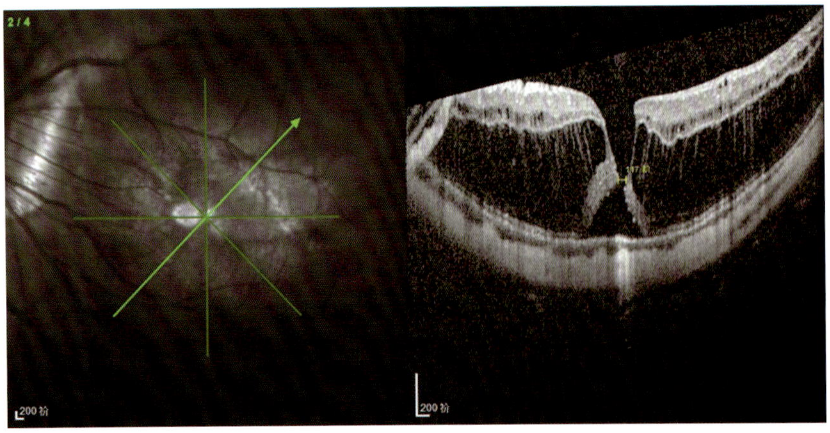

图 2-2-17 近视性黄斑裂孔

OCT 示左眼黄斑区约 117μm 全层裂孔，伴周围神经上皮层劈裂。

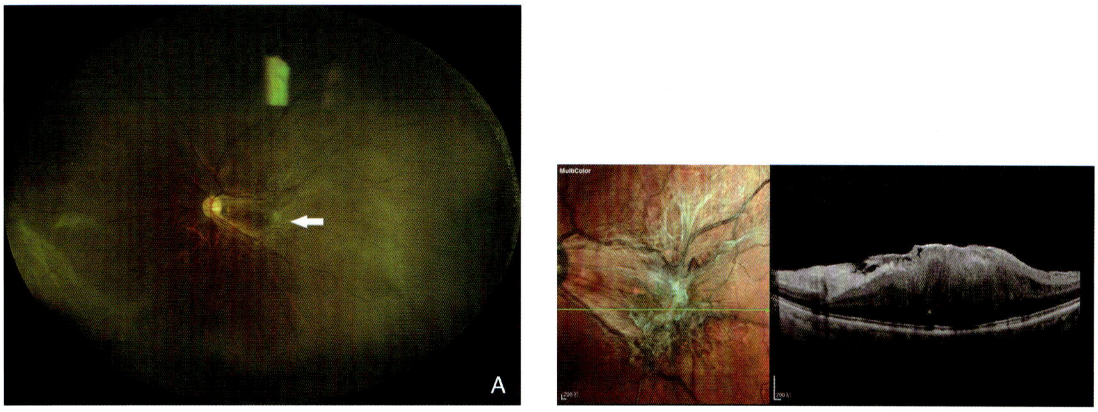

图 2-2-18　特发性黄斑前膜

A. 超广角眼底成像见黄斑区不规则灰白色增殖膜（箭头），牵拉黄斑上下血管弓变形；B. 炫彩眼底成像 +OCT 见黄斑区不规则灰白色增殖膜，牵拉黄斑上下血管弓变形，黄斑增厚，中心凹结构消失。

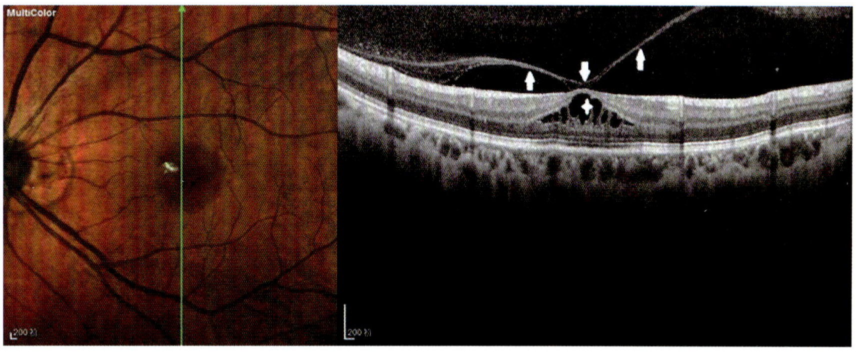

图 2-2-19　玻璃体黄斑牵拉综合征

炫彩眼底成像 +OCT 示黄斑中心凹处玻璃体牵拉（白箭），黄斑中心凹神经上皮层内见多个囊腔（白星）。

4. 伴有严重增殖的视网膜血管病变

增殖性糖尿病视网膜病变（图 2-2-20）、视网膜血管炎等。

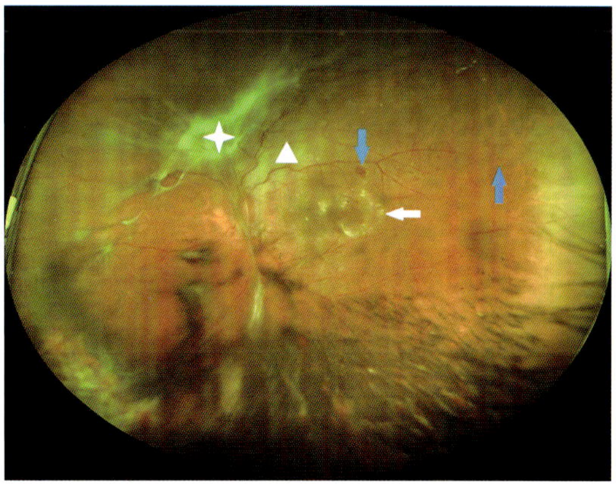

图 2-2-20　增殖性糖尿病视网膜病变

超广角眼底成像见左眼下方玻璃体腔陈旧血性混浊，视盘上方视网膜前见新生血管纤维增殖膜（白星），牵拉局部视网膜脱离（白三角），黄斑中心凹周围见放射状硬性渗出（白箭），视网膜见散在点片状出血（蓝箭）。

5. 视网膜其他血管性疾病

早产儿视网膜病变（ROP）病程晚期发生视网膜脱离（图 2-2-21），Coat's 病晚期（图 2-2-22）。

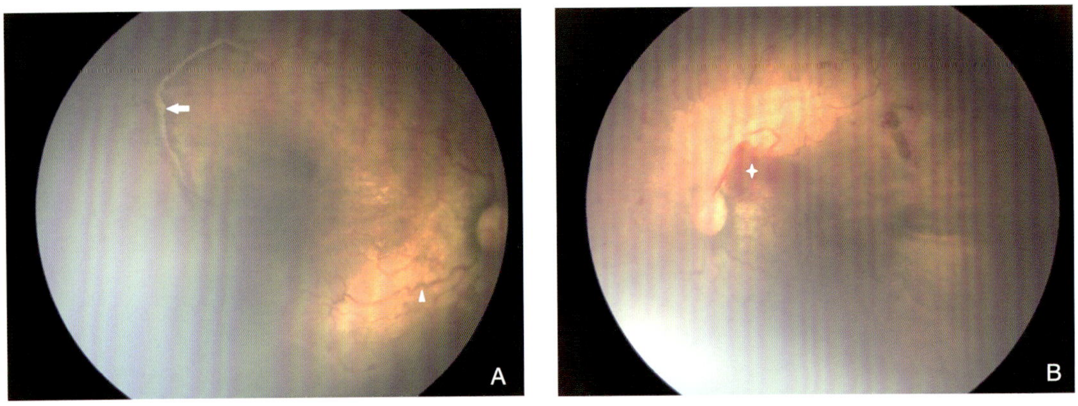

图 2-2-21 AP-ROP

A. 右眼；B. 左眼。RetCam 眼底彩图见双眼后极部 4 个象限内显示血管扩张、迂曲，可见视网膜内血管之间短路，右眼在有血管区与无血管区分界处可见嵴（白箭）。左眼上半视网膜见点片状出血（白星）。（病例信息：患儿男，27 周出生，体重 950g，矫正胎龄 32 周行眼底筛查。AP-ROP 进展快，如不及时治疗可迅速进展至 ROP5 期，需手术治疗，预后差。）

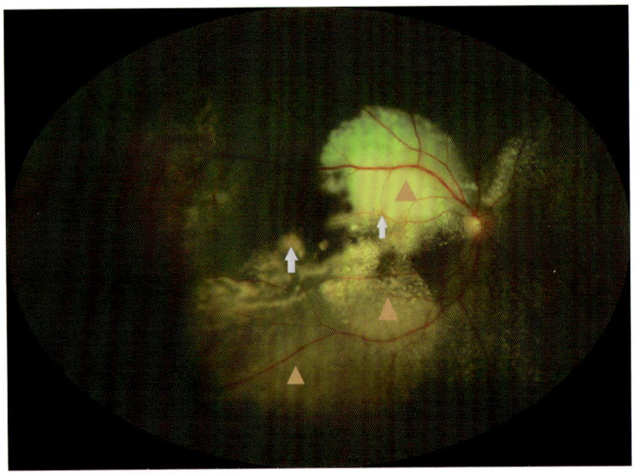

图 2-2-22 Coats 病

超广角眼底成像见右眼后极部及下方有大片黄白色渗出灶（黄三角），末梢血管扩张（白箭）。（病例信息：患儿男，3 岁。）

6. 玻璃体视网膜遗传性疾病

家族性渗出性玻璃体视网膜病变（FEVR）晚期发生增殖牵拉视网膜脱离（图 2-2-23）。

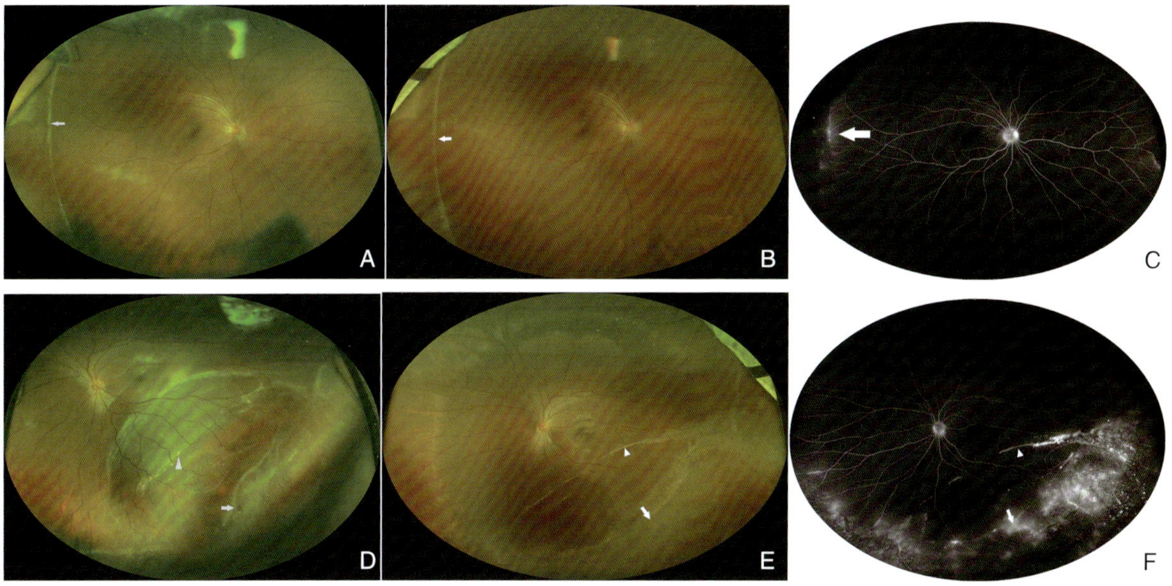

图 2-2-23　家族性渗出性玻璃体视网膜病变

A、B、C 为右眼；D、E、F 为左眼。A. 右眼超广角眼底成像见视网膜平伏，颞侧周边见弧形灰白色嵴样改变（白箭），伴末端血管异常；B.1 年后右眼超广角眼底成像未见明显变化；C. 1 年后右眼 FFA 示颞侧周边视网膜小血管密集呈毛刷状改变，晚期荧光素渗漏（白箭），可见动静脉短路；D. 左眼术前超广角眼底成像见颞下视网膜脱离，网膜下见增殖条索（白三角），周边见格子样变性区，变性区内 4：30 见 1/2PD 圆孔（白箭）；E. 左眼术后 1 年超广角眼底成像见视网膜平伏，周边术嵴可见（白箭），下方视网膜下见增殖条索（白三角）；F. 左眼术后 1 年 FFA 示下半周边视网膜血管异常，血管壁着染，可见渗漏荧光（白箭），视网膜下见增殖条索呈强荧光（白三角）。（病例信息：患者男，18 岁，左眼视力下降 2 个月。）

三、脉络膜相关病变

感染性葡萄膜炎及视网膜脉络膜炎等引起的严重玻璃体混浊，可见于急性视网膜坏死（图 2-2-24）、眼内寄生虫病（图 2-2-25）等。

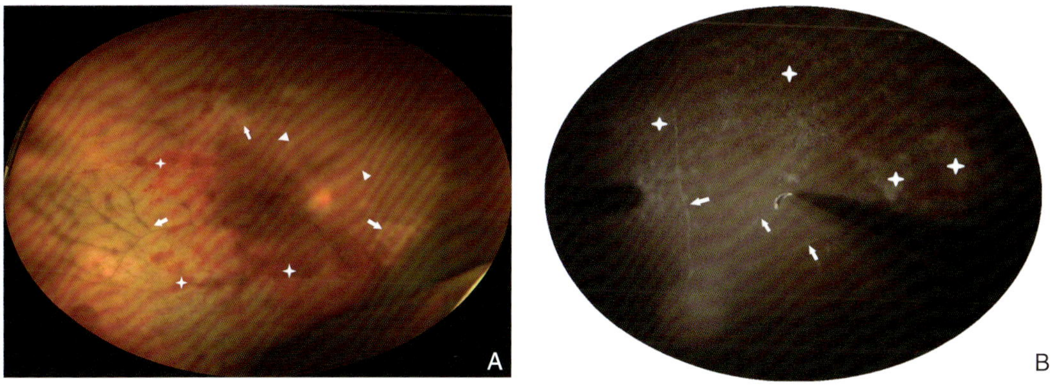

图 2-2-24　急性视网膜坏死

A. 超广角眼底成像见玻璃体轻度混浊，视网膜动脉血管部分闭塞呈白线（白三角），沿管壁见点片状出血（白星），赤道部及周边见较多“拇指印”样黄白色坏死灶（白箭）；B. PPV 术中截图见视盘色淡，视网膜大部分血管闭塞呈白线（白箭），赤道部及周边见坏死灶（白星）。（病例信息：女，66 岁，房水检测示水痘－带状疱疹病毒（VZV）含量高。）

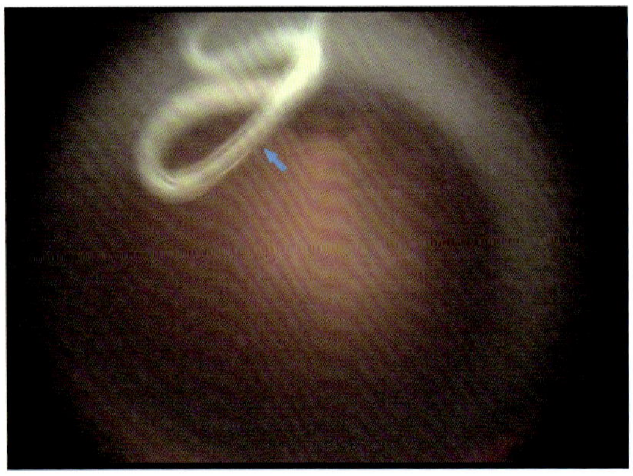

图 2-2-25 玻璃体腔结膜吸吮线虫（蓝箭）

四、眼内肿瘤

视网膜母细胞瘤（图 2-2-26）、脉络膜黑色素瘤（图 2-2-27）、脉络膜转移癌（图 2-2-28）、虹膜睫状体肿瘤（图 2-2-29）、虹膜囊肿（图 2-2-30）等。

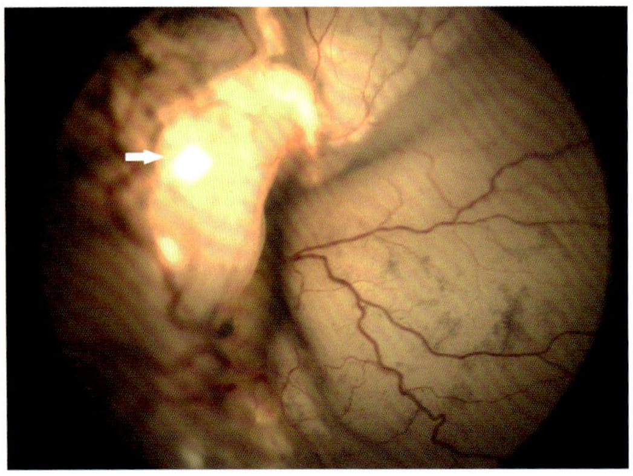

图 2-2-26　左眼 RB

RetCam 眼底彩图见渗出性全视网膜脱离，视网膜血管扩张迂曲，视盘窥不见，鼻上视网膜下见黄白色边界不清 4~5PD 实性隆起（白箭）。（病例信息：患儿男，2 岁。）

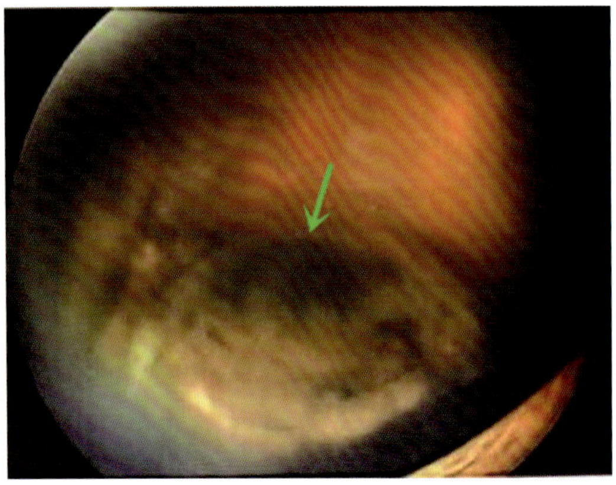

图 2-2-27　脉络膜黑色素瘤伴玻璃体积血

55° 眼底彩图见右眼下方玻璃体血性混浊，颞下周边见棕黑色实性隆起（绿箭）。（病例信息：患者男，53 岁，视物遮挡 1 个月，诊断右眼脉络膜占位病变，术后病理诊断为脉络膜黑色素瘤。）

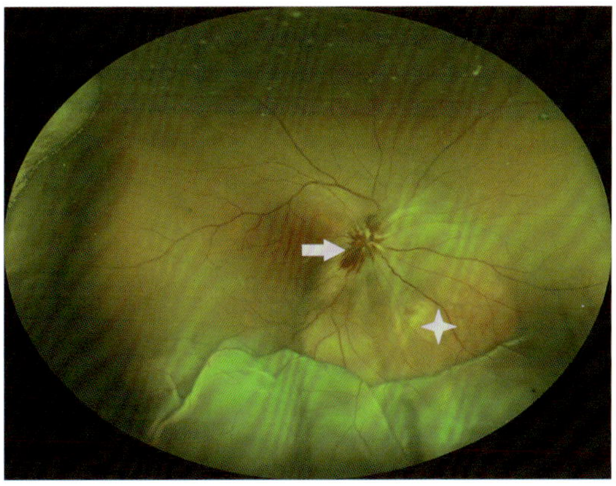

图 2-2-28　脉络膜转移癌

超广角眼底成像见左眼视盘边界不清，盘周见出血（白箭），视盘鼻下见黄白色实性隆起约 6~7PD（白星），伴下方渗出性视网膜脱离。（病例信息：患者男，62 岁，右眼视力下降半个月，既往甲状腺癌、肺癌病史。）

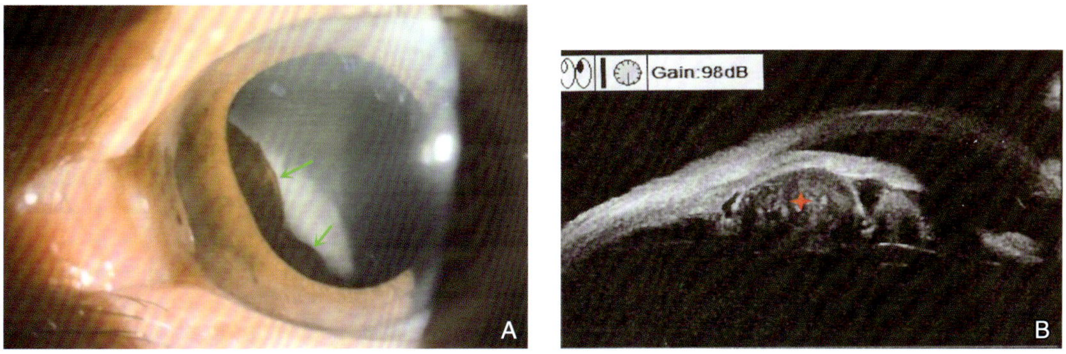

图 2-2-29　睫状体肿瘤

A. 左眼前节照相散瞳后，虹膜后方 5：30~9：30 见棕黑色实性隆起（绿箭），伴晶体局部混浊；B. 左眼 UBM 示虹膜后肿瘤占位（红星），挤压虹膜向前及晶状体向后移位。（病例信息：患者男，47 岁，左眼视力下降半年就诊，诊断“左眼虹膜睫状体占位病变”，术后病理报告为睫状体神经纤维瘤。）

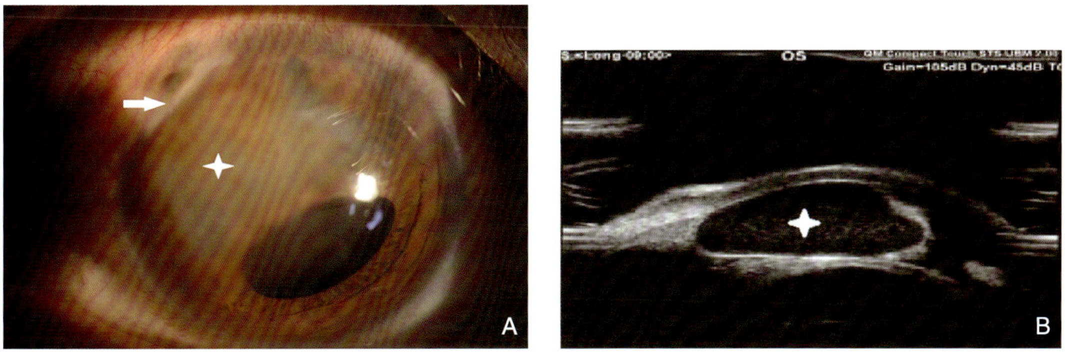

图 2-2-30　左眼外伤性植入性虹膜囊肿

A. 左眼眼前节照相见 10：30 角巩膜缘线状瘢痕灶（白箭），其后有局限性葡萄肿，颞下前房浅，鼻上前房消失，7：00~2：00 房见囊肿（白星）；B. 左眼 UBM 示前房颞上边界清晰囊性暗区（白星）。（病例信息：患者男，58 岁，既往左眼外伤 1 年，术后病理诊断为虹膜囊肿。）

者的不适感，术后恢复快。目前 TVS 常用的微创玻璃体切割系统有 23G、25G、27G。

表 1　不同玻璃体切割系统切割头外管管径及巩膜切口的大小

Gauge	切割头外管管径（mm）
19-G	1.1
20-G	0.92
23-G	0.65
25-G/25+	0.52
27-G/27+	0.42

1. 微创切口制作（图 3-1-2）

角膜缘后 3~3.5mm 斜形与巩膜成 30° 角穿刺形成巩膜隧道，遇套管阻力后调整为与巩膜垂直方向进入眼内。注意：①结膜切口与巩膜切口错位；②形成巩膜隧道；③注意穿刺刀进入眼内的角度，避免伤及晶体；④颞上方与鼻上方穿刺切口的夹角足够大，一般 120°，以便双手灵活操作。

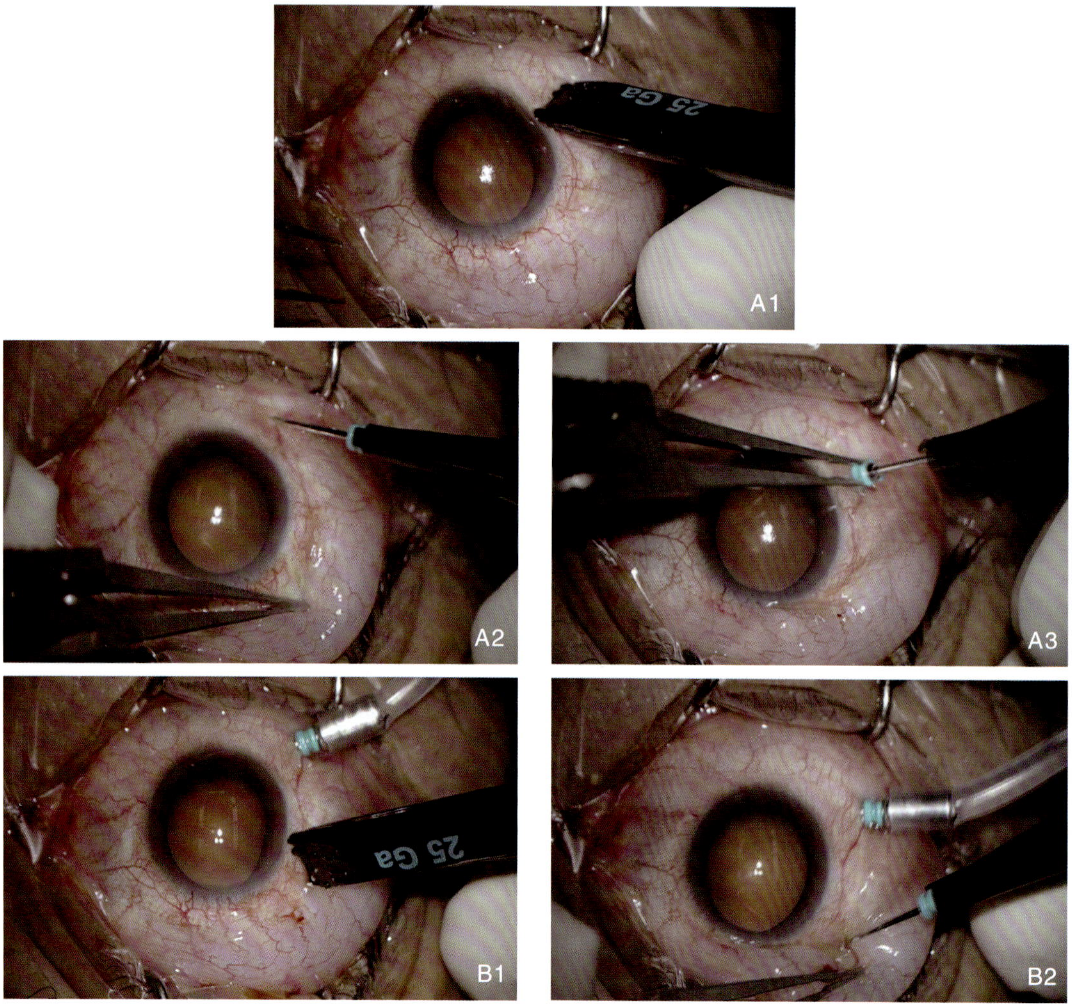

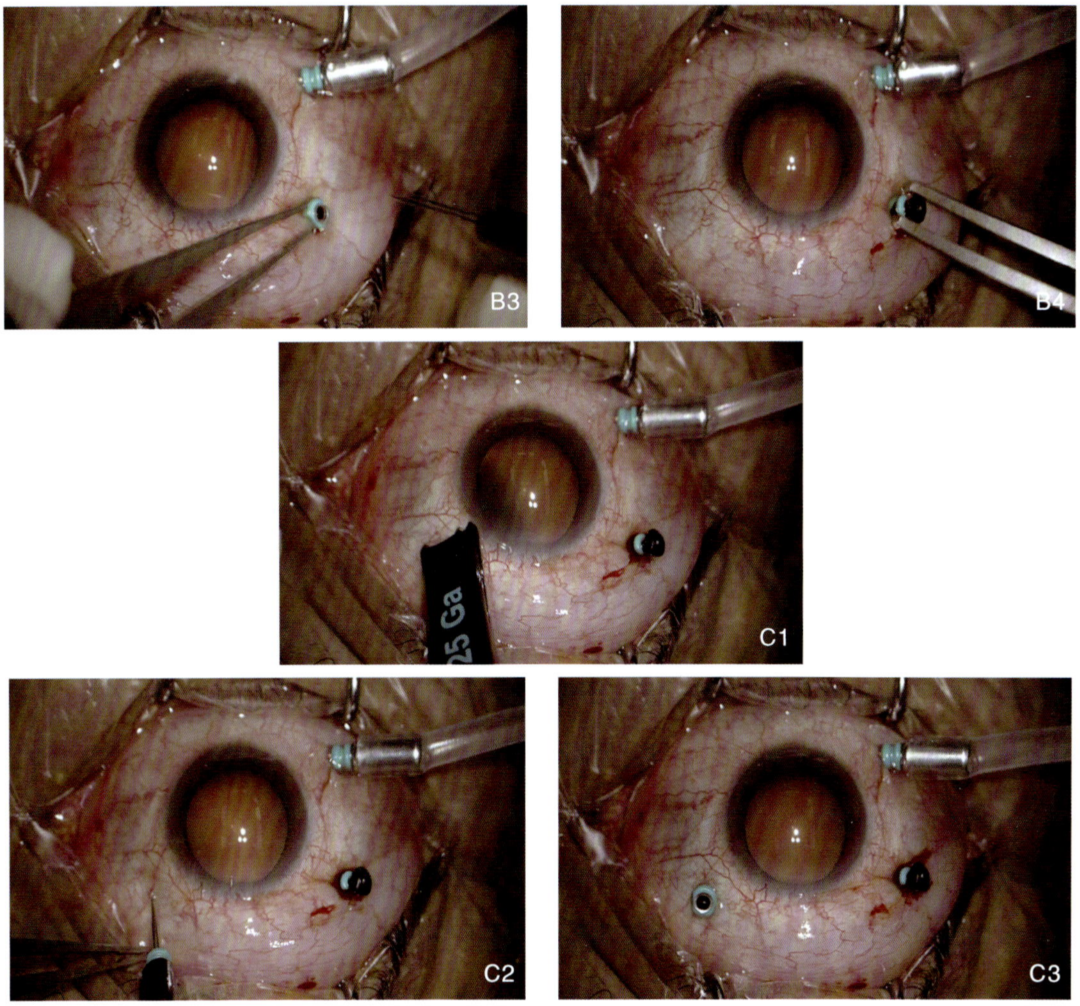

图 3-1-2　微创 PPV 手术截图

A. 颞下经球结膜制作巩膜切口；B. 颞上经球结膜制作巩膜切口；C. 鼻上经球结膜制作巩膜切口。

2. 放置灌注管（图 3-1-3）

一般于颞下放置灌注管，将灌注管与微套管接头处卡住固定。注意：①确认微套管进入玻璃体腔后再放置灌注管；②防止微套管滑脱入脉络膜上腔。

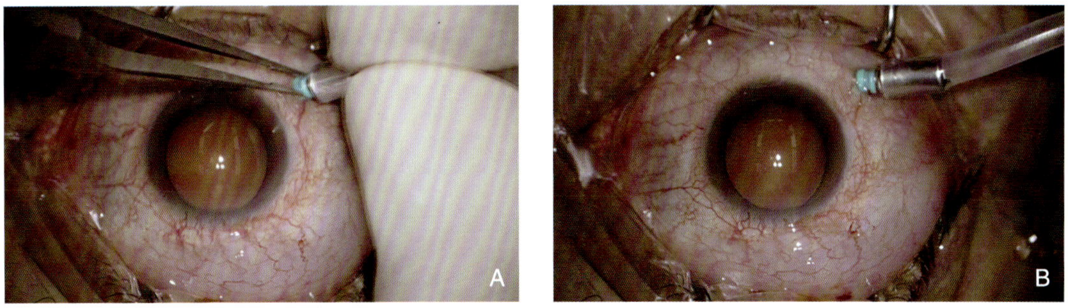

图 3-1-3　微创 PPV 手术截图

经颞下微套管放置 25G 眼内灌注。

3. 玻璃体手术

详见第二节。

4. 切口的关闭（图 3-1-4）

先拔颞上方及鼻上方微套管，最后拔灌注管。注意：①拔出微套管及灌注管时，用棉签或显微镊轻压切口促使切口闭合；②注意观察切口的密闭性，如切口闭合不良、漏气、漏水或漏油，可使用 8-0 可吸收缝线缝合巩膜结膜切口。

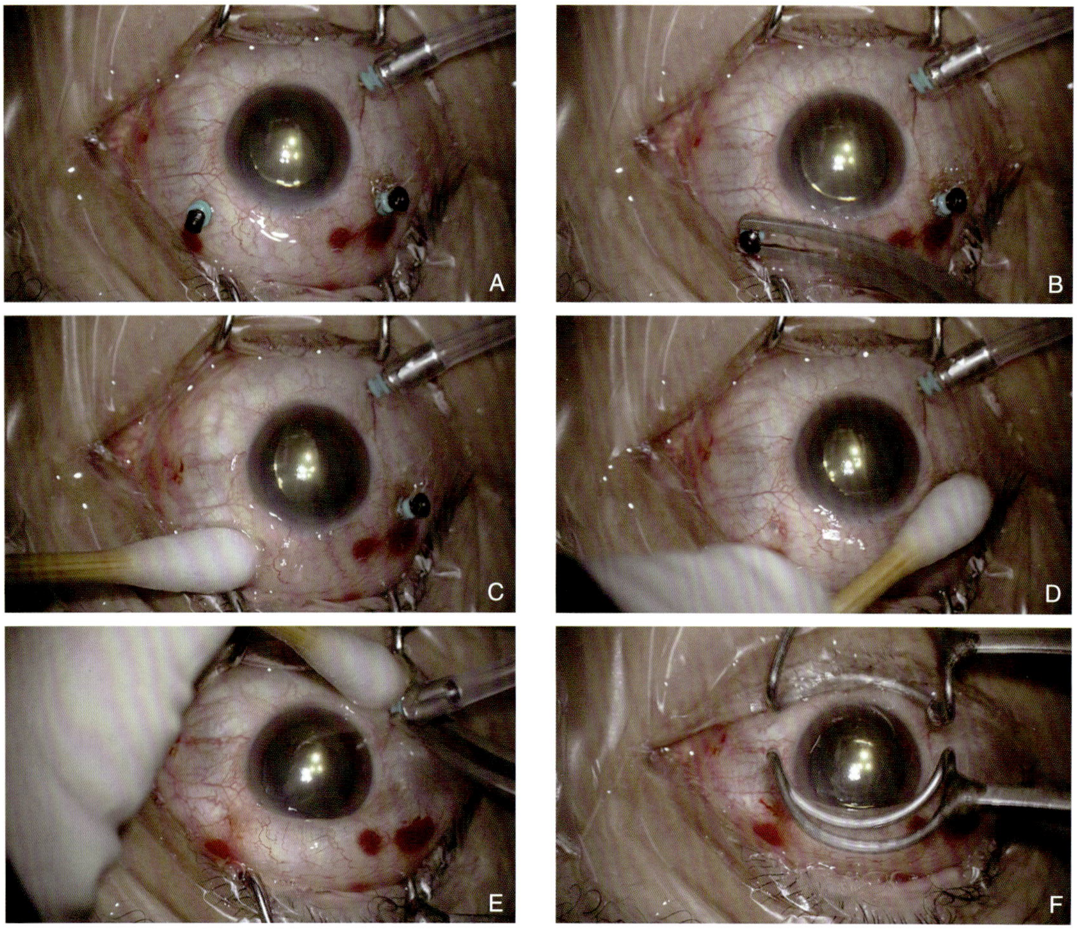

图 3-1-4　微创 PPV 手术截图

拔出微套管并闭合三切口。

第二节　玻璃体切除及眼内操作

一、玻璃体切除顺序及方法

1. 切除顺序

前部玻璃体——中央玻璃体——诱导 PVD——周边玻璃体（图 3-2-1）。

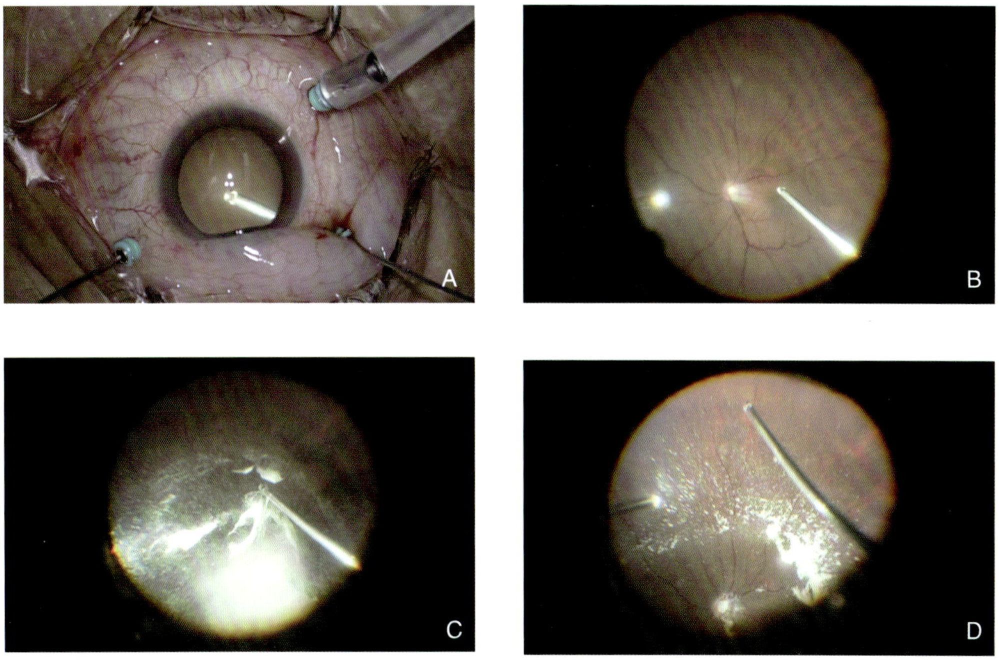

图 3-2-1　玻璃体切除顺序

A. 切除前部玻璃体；B. 切除中部玻璃体；C. TA 辅助玻璃体后脱离；D. 切除周边玻璃体。

2. 注意

（1）术中通过玻璃体切割手柄与眼内导光手柄的配合，使眼球向上、向下、向左、向右转动（图 3-2-2），在角膜接触镜或全视网膜镜下借助巩膜顶压器，使周边部玻璃体病变充分暴露并被彻底切除。

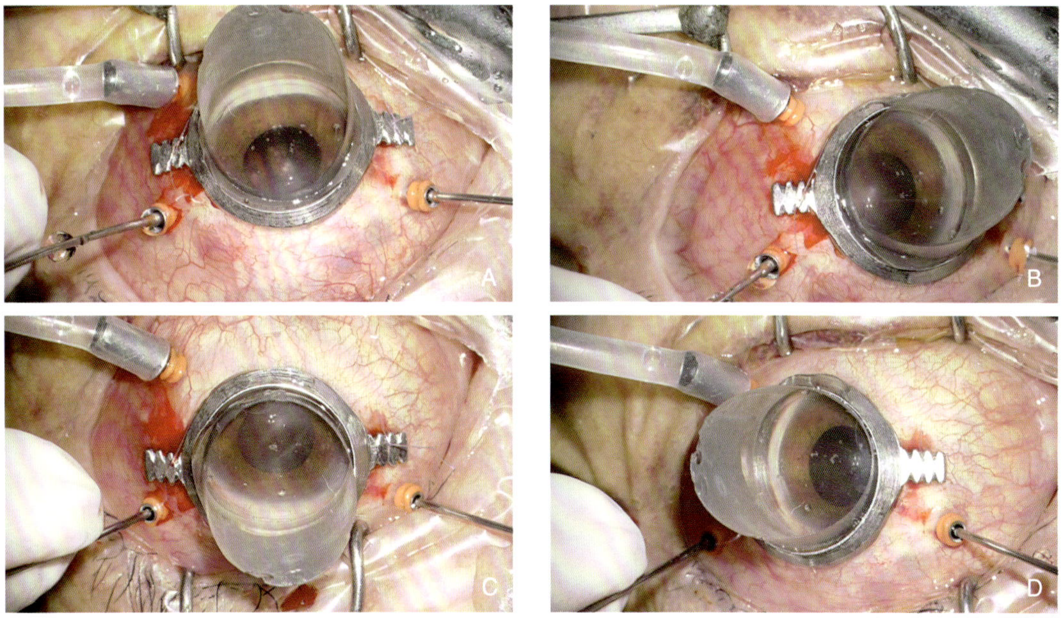

图 3-2-2　切除周边玻璃体时旋转眼球的术中截图

术中通过玻璃体切割手柄与眼内导光手柄的配合，使眼球向上、向下、向左、向右转动，切除周边玻璃体。
A. 向下方旋转；B. 向右侧旋转；C. 向上方旋转；D. 向左侧旋转。

（2）导光纤维是玻璃体内唯一的光源，其投照的方向、距离及强度对清晰显示切割刀头及病变的位置至关重要。二者必须密切配合，才能提高切割效率，减少术中并发症。

（3）切除周边玻璃体时可借助巩膜外顶压器顶压巩膜。切除周边基底部玻璃体，应适当降低负压，提高切割速度，避免牵拉视网膜。

二、玻璃体切割头及导光纤维的应用

1. 玻璃体切割头应用

玻璃体切割头的功能是将吸入的玻璃体立即切断并吸出眼外，临床使用时玻切器械内径、真空压力、切割速度、玻切器械的工作期都对液体流速起着至关重要的作用。目前玻璃体切割系统包括传统的20G，以及微创23G、25G、25G-plus、27G等，玻切头的切割速度为2500~10000rpm，负压为0~600mmHg。

2. 导光纤维的应用

传统玻璃体视网膜手术是采用睫状体扁平部三切口进行手术：灌注、照明、玻璃体切割。其中眼内照明有2种方式：

（1）眼内光纤：术中术者必须用一只手把持照明光源，另一只手操作（即单手操作）（图3-2-3）。对于一些较严重的以增殖性病变为主的玻璃体视网膜疾病，单手操作剥膜困难，可能会造成医源性裂孔及损伤，需借助吊顶灯行双眼剥膜操作（如下述）。

（2）吊顶灯：吊顶灯通过玻璃体视网膜手术的第四个切口，作为玻璃体视网膜手术时的辅助照明工具（图3-2-4）。提供了一个独立的固定照明，可以将术者把持照明光源的手解放出来，有利于手术中双手操作剥膜，提高手术效率，节省时间，减少手术损伤，减轻术后反应。在增殖性糖尿病视网膜病变、增殖性玻璃体视网膜病变、牵拉性视网膜脱离、早产儿视网膜病变等疾病的手术中有独特的优势。

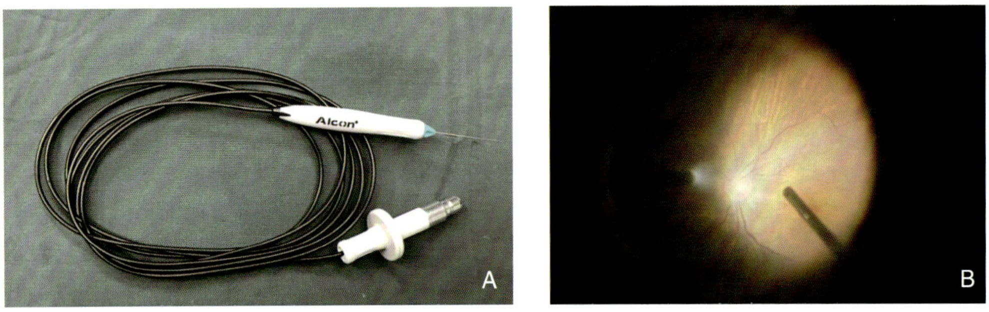

图3-2-3　眼内光纤应用

A. 眼内光纤；B. 术中眼内照明截图。

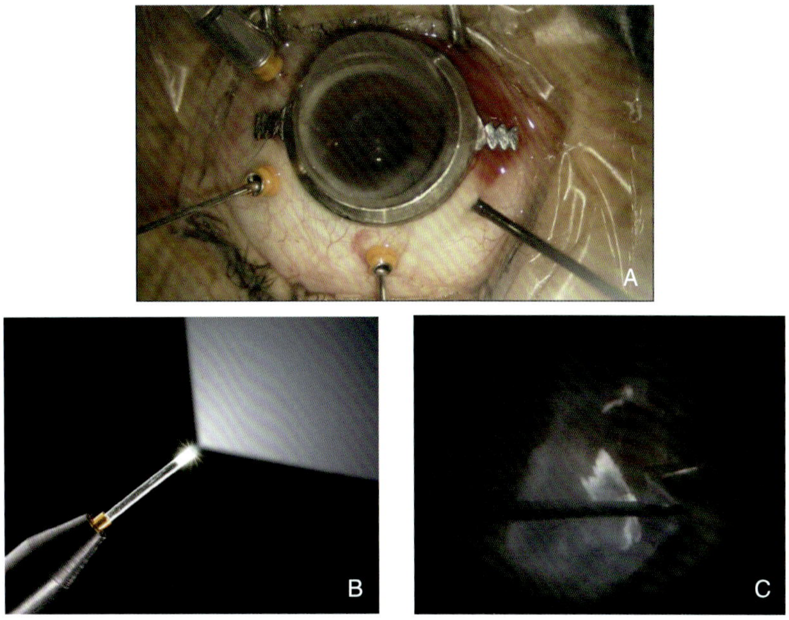

图 3-2-4　吊顶灯应用

A. 做睫状体平坦部四切口；B. 专用吊顶灯；C. 吊顶灯照明下双手剥膜术中截图。

3. 注意

（1）注意切割头及导光纤维进入眼内的角度及深度，勿损伤晶状体和视网膜，必要时两器械交换位置。

（2）眼内照明时注意导光纤维的深度，距离视网膜越远，照明的范围越大，亮度越低，反之亦然。

（3）应避免光线直接照射切割头，否则金属反光干扰视线，不利于操作。

（4）眼内照明应控制强度和时间，尽量避免近距离长时间照射视网膜或黄斑区，以减少视网膜的光毒性损伤。

三、前部玻璃体切除

1. 切除

切除前部的玻璃体，可采用手术显微镜上的同轴照明光源或导光纤维眼内照明，一般不用角膜接触镜（图 3-2-5）。

2. 注意

（1）对于晶体眼，要避免损伤透明晶状体的后囊，操作时，可适当增大显微镜放大倍率，将手术显微镜对焦在晶状体后囊上，看清后囊与切割头位置的关系，或借助自灌注管进入玻璃体停留在晶状体后表面的小气泡，帮助术者确定晶状体后囊膜的位置，然后再开始切割。

（2）切割头顶端靠近玻璃体前表面时切割刀口转向侧方，与晶状体后表面呈 90° 角切除玻璃体。

（3）要注意调整切速和吸力，在切除晶状体后玻璃体时，切割头端向后移动，减慢切除的频率并适当增加吸引力。

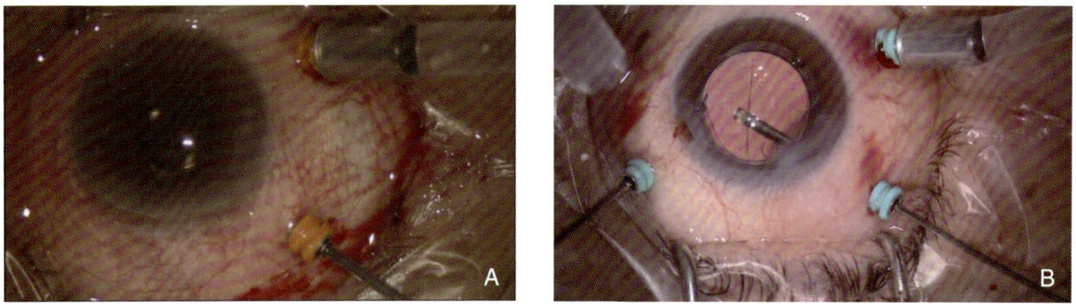

图 3-2-5　前部玻璃体切除

A. 做巩膜二切口，借助显微镜照明切除前部玻璃体；B. 做巩膜三切口，导光纤维眼内照明下切除前部玻璃体。

四、诱导玻璃体后脱离

1. 利用玻璃体切割头做玻璃体后脱离

将切割头放在视盘表面，切口对着视盘边缘吸住残留玻璃体后皮质，加大负压至 300~600mmHg，反复抽吸向上提拉，见 Weiss 环即为玻璃体后脱离（图 3-2-6）。

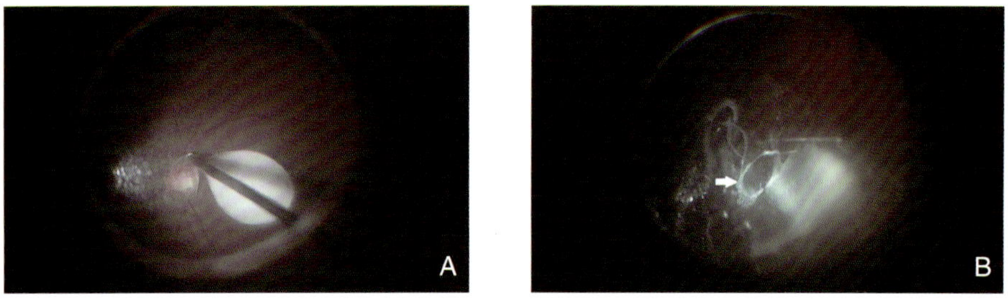

图 3-2-6　切割头诱导 PVD

A. 玻切头置视盘边缘吸引玻璃体后皮质；B. 加大负压，反复抽吸向上提拉，见 Weiss 环（白箭）。

2. 利用笛针做玻璃体后脱离

用食指按住然后松开笛针手柄上带孔的硅胶管，在视盘及视网膜前做往复吹吸动作（图 3-2-7），诱导玻璃体后脱离。

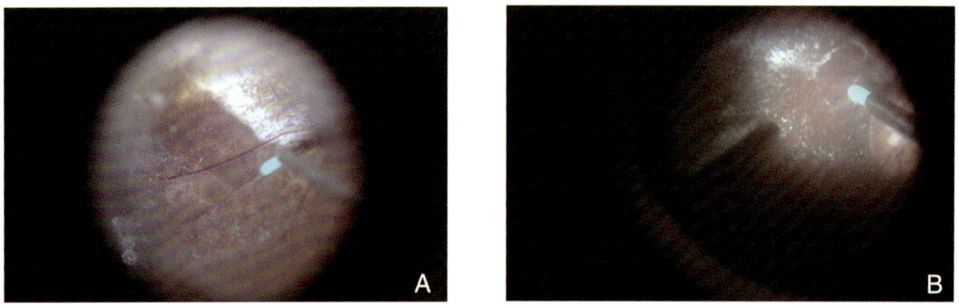

图 3-2-7　笛针诱导 PVD

A. 轻微摩擦视网膜上残余皮质；B. 笛针轻微按摩后皮质，使局部松解脱离。

3. 判断玻璃体是否后脱离

术中常借助曲安奈德（TA）辅助辨识玻璃体后皮质。

（1）未 PVD 的辨识：如 TA 在视盘或（和）黄斑前出现一个类圆形沉积，表明无玻璃体后脱离发生。可采用上述 2 种方法制造玻璃体后脱离，并清楚地看到 Weiss 环的形成，即为玻璃体后脱离（图 3-2-8）。高度近视常伴玻璃体劈裂，会有一层玻璃体后皮质与视网膜粘连紧密，TA 染色后表现为视网膜表面一层均匀的 TA 颗粒状沉积，可以在视盘周围无血管区用带硅胶头的笛针吸擦致皮质与视网膜粘连松解，后改用玻璃体切割头吸除玻璃体后皮质（图 3-2-9）。

（2）已 PVD 辨识：眼内注入 TA 后，视网膜前无 TA 残留，表明玻璃体后脱离完全。

（3）残留部分玻璃体后皮质的辨识：眼内注入 TA 后，视网膜前有部分 TA 残留，表明视网膜前残留部分玻璃体后皮质，常发生在黄斑前、视盘前、大血管附近（图 3-2-10）。

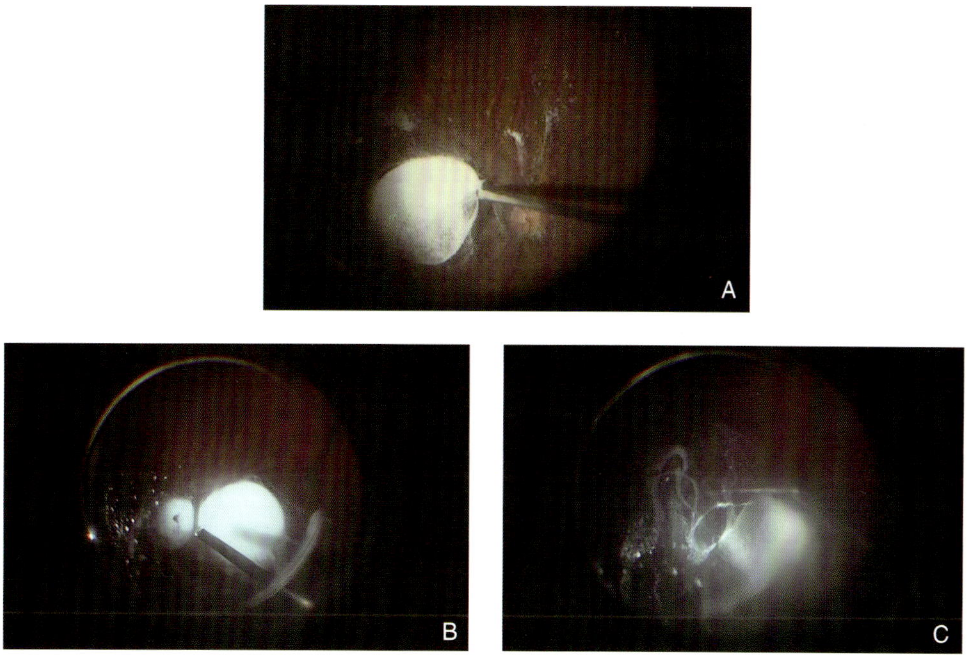

图 3-2-8　玻切头诱导 PVD

A. 黄斑区前 TA 类圆形沉积；B. 视盘及黄斑前 TA 沉积，呈 2 个类圆形；C. 诱导玻璃体后脱离后可见 Weiss 环。

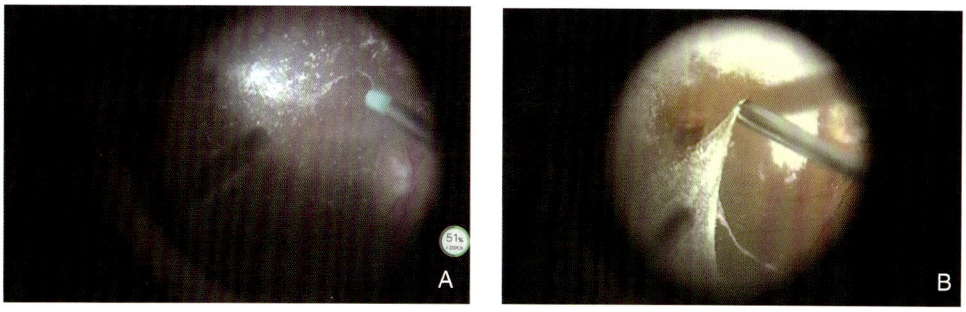

图 3-2-9　高度近视玻璃体皮质松解

A. 笛针吸擦致皮质与视网膜粘连松解；B. 玻璃体切割头去除完全玻璃体。

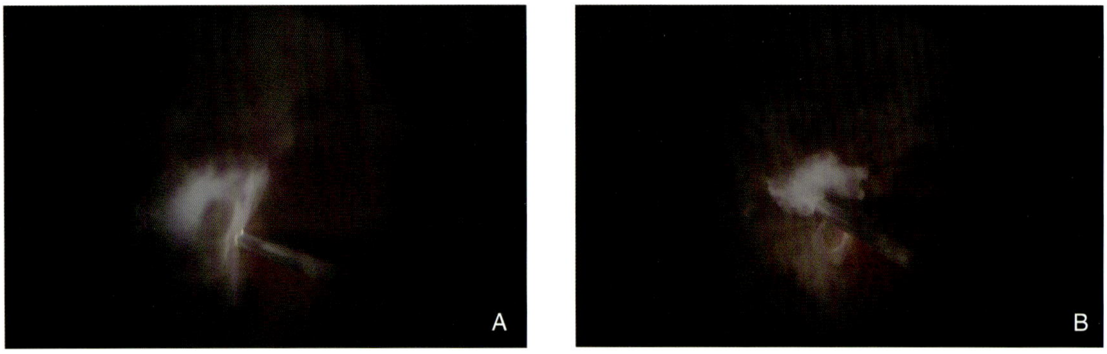

图 3-2-17　玻切头处理增殖膜

A. 玻切头切除桥状连接处；B. 分割切除增殖膜。

2. 视网膜下膜

当视网膜下膜有张力存在，妨碍视网膜复位时，通过电凝造孔或视网膜切开取出视网膜下膜。

（1）对于条索状增殖可采用视网膜电凝造孔，使用眼内镊通过造孔处夹出视网膜下膜，或视网膜下膜无弹性不易夹出时切断下膜即可（图 3-2-18）。

（2）对于广泛视网膜下增殖膜可采用切开周边部视网膜，翻转视网膜夹取视网膜下膜。

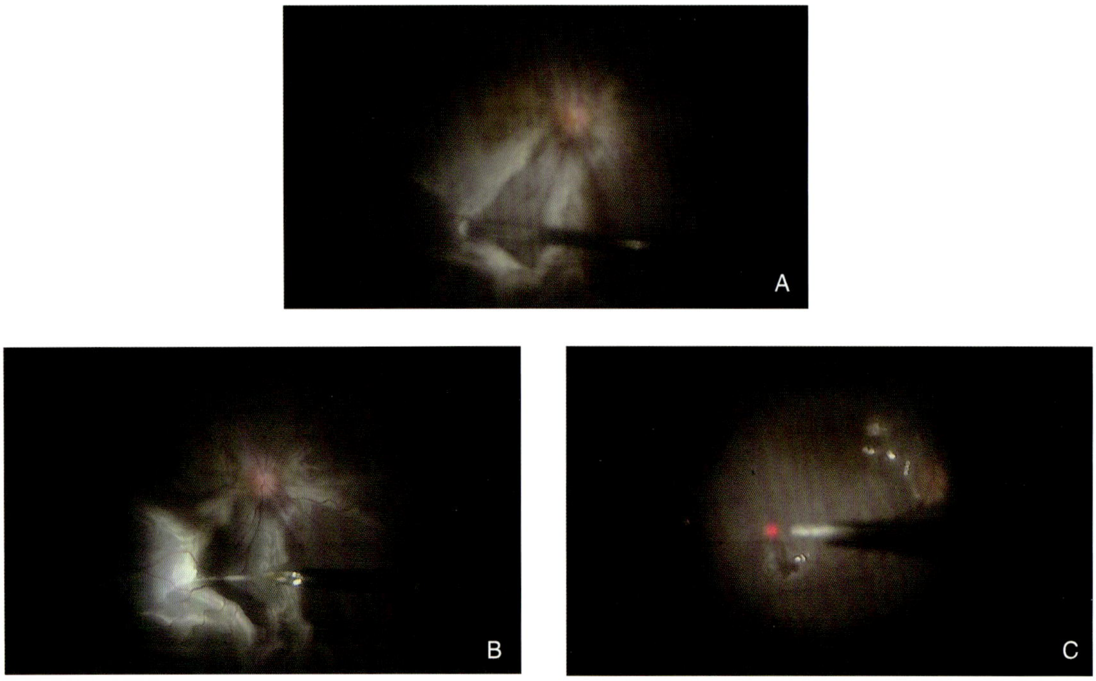

图 3-2-18　电凝造孔取出视网膜下膜

A. 电凝造孔；B. 膜镊夹取视网膜下膜；C. 电凝造孔周围行视网膜光凝。

七、眼内光凝、电凝及巩膜外冷凝的应用及注意事项

1. 眼内光凝

（1）适应证：视网膜裂孔，视网膜血管性疾病如视网膜静脉阻塞、视网膜血管周围炎、

Coat's 病，增殖性糖尿病性视网膜病变等。

（2）注意事项：通常采用氩离子激光机和多波长激光机接眼内光纤。①光凝斑的大小：与眼内光纤头和视网膜之间的距离相关；②能量调整：激光能量应从小到大，以 2~3 级反应为宜。视网膜裂孔周围及术中视网膜电凝造孔、视网膜切开处光凝 2~3 排，光凝斑应紧密相连（图 3-2-19）；对于视网膜血管性疾病，以视网膜血管闭塞区域视网膜光凝为主（图 3-2-20）；对于糖尿病视网膜病变应根据增殖严重情况决定光凝范围及数量（图 3-2-21）。

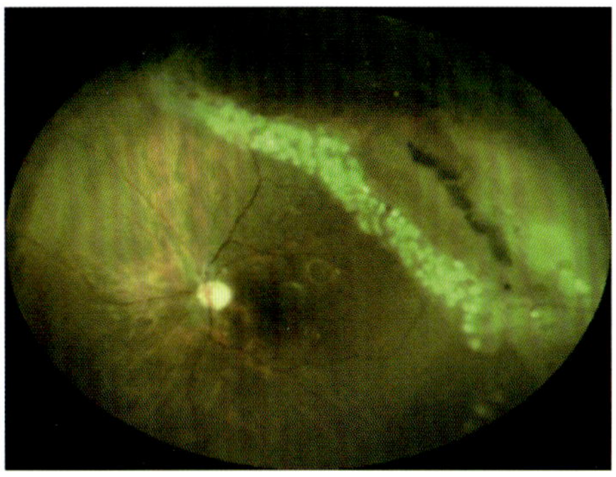

图 3-2-19　激光封闭巨大视网膜裂孔

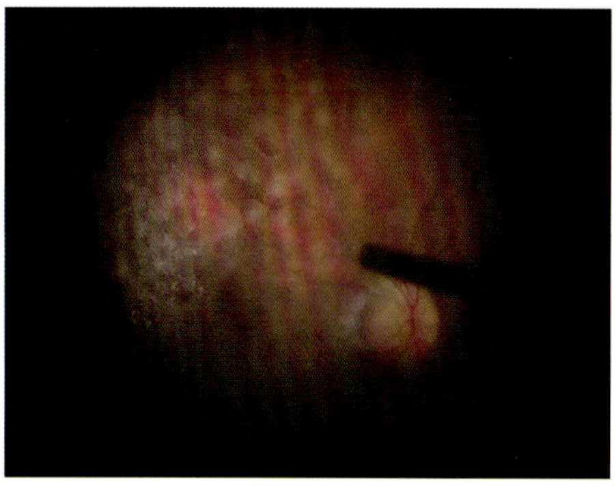

图 3-2-20　BRVO 于 PPV 术中行视网膜光凝

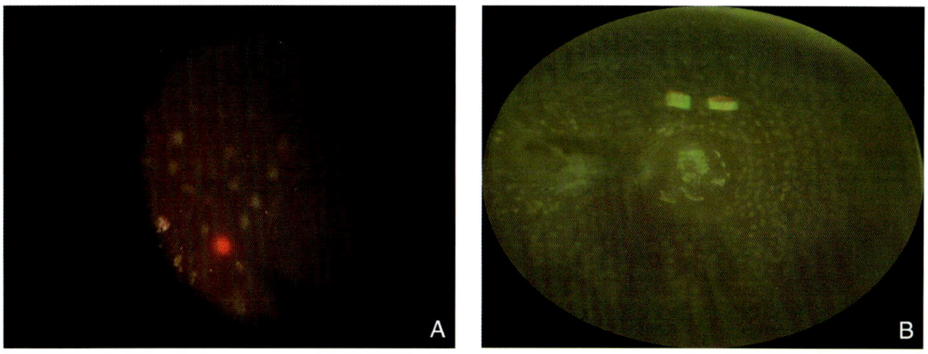

图 3-2-21　糖尿病视网膜病变激光治疗

A.PPV 术中行全视网膜光凝；B.PDR 光凝术后超广角眼底成像见视网膜广泛激光斑。

2. 眼内电凝（电凝设备见图 3-2-22）

（1）适应证：电凝止血适用于视网膜新生血管处的出血（图 3-2-23A），电凝造孔适用于视网膜下条形增殖膜的剥除（图 3-2-23B），视网膜切开适用于剥除视网膜下广泛增殖膜，切开视网膜前的预防出血。

（2）注意事项：对于出血需止血的电凝能量应自小开始，电凝反应以灰色到白色为宜，避免能量过大造成医源性视网膜裂孔。

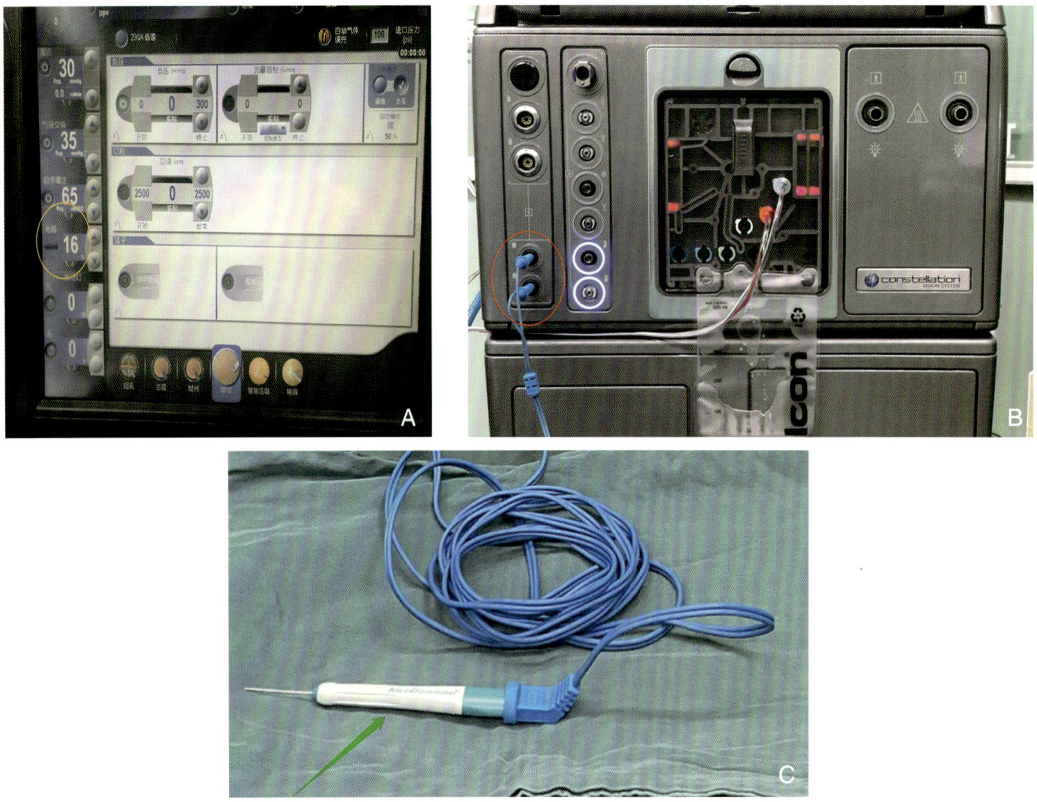

图 3-2-22　眼内电凝设备

A. 玻切机显示屏电凝参数（黄圈）；B. 电凝线接口（红圈）；C. 电凝手柄（绿箭）。

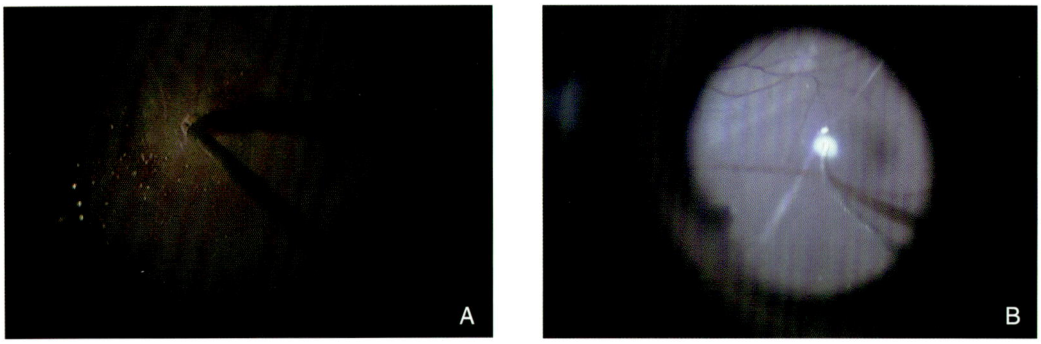

图 3-2-23　术中电凝的应用

A. 电凝止血；B. 电凝造孔后取出视网膜下膜。

八、眼内填充物

1. 重水（全氟化碳）

（1）适应证：复杂性视网膜脱离中辅助玻璃体切除、眼内光凝、剥膜及视网膜复位；辅助脱位的晶体及人工晶体取出（图 3-2-24）。

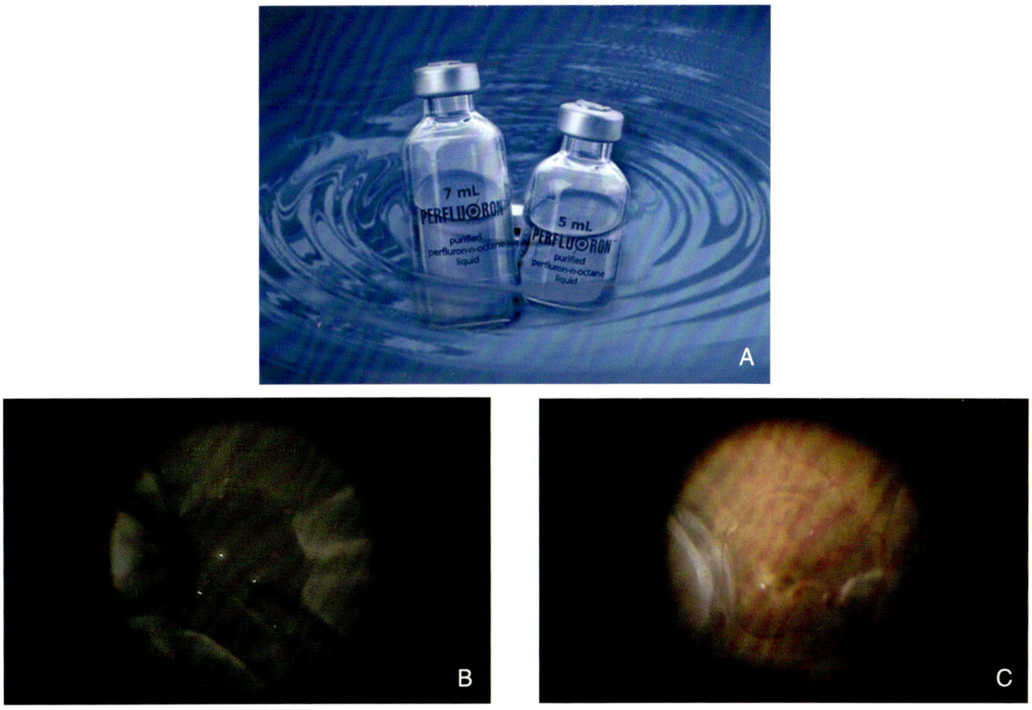

图 3-2-24 重水的使用

A. 重水具有高比重、低黏度、低表面张力 / 透明度高、PF.O/BSS 界面清晰等优点；B. 重水辅助视网膜复位；C. 重水辅助脱位人工晶体取出。

（2）注意事项：

①完成玻璃体后脱离后，才能使用重水。

②注入重水时应自视盘前缓慢注入，避免注入过快使重水成鱼卵状，同时要密切观察视盘颜色及是否有动脉搏动，避免眼压过高。

③在注入重水前应充分松解玻璃体牵拉，避免重水自裂孔进入视网膜下。

④注入重水超过裂孔时容易导致周边视网膜下液不能充分排出，周边视网膜形成面包圈状隆起，为避免此种情况发生，可将重水注入至视网膜裂孔后缘处行部分气液交换，帮助裂孔前视网膜下液排出，再补充重水。

⑤术毕需将眼内重水完全取出，避免残留。

2. 气体

包括空气及膨胀性气体。常用惰性气体，如六氟化硫（SF_6）、全氟丙烷（C_3F_8）、C_2F_6（图 3-2-25）。

（1）适应证：视网膜脱离外路手术中如脉络膜上腔放液后眼压过低，补充眼内容积；伴有视网膜脱离的黄斑部及后极部裂孔；上方视网膜裂孔；玻璃体切割术需要联合眼内气体填充。

（2）注意事项：

①术中应根据不同气体的膨胀系数采用合理的浓度，避免术后患者眼压过高。

②眼内填充膨胀气体的患者避免乘坐飞机或者到高海拔地区，以免引起眼压急剧升高。

③应根据裂孔的部位及气体的多少及时调整患者体位。

④有气体时应避免平卧，预防并发性白内障的发生、房角结构改变、角膜内皮损伤或人工晶体夹持等。

表 2　几种常用眼内填充气体的物理特性

名称	空气	SF_6	C_2F_6	C_3F_8
膨胀倍数	–	2.2	3.3	4
半衰期（d）	2	5~6	6	10
达到最大膨胀体积时间（d）	–	2	3	3
眼内存留时间（d）	5~7	10~14	30~35	55~65
不膨胀的浓度（%）		20	16	12

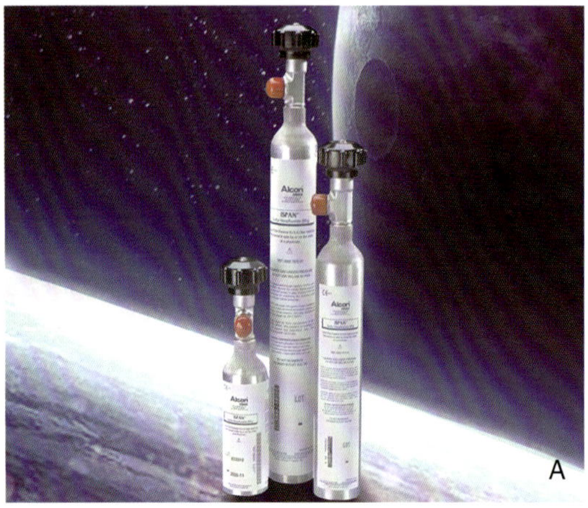

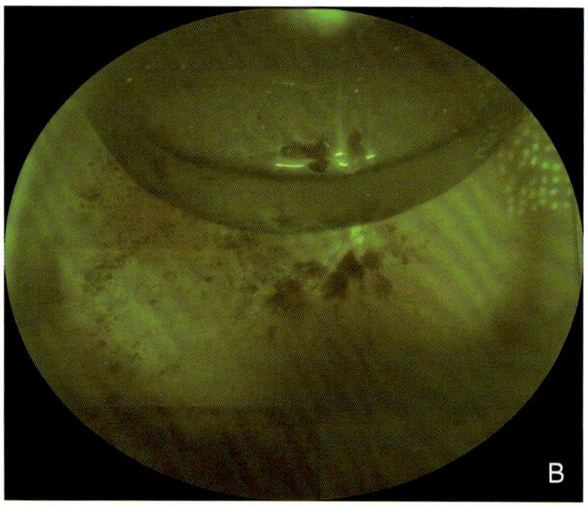

图 3-2-25　眼内惰性气体及应用

A. 瓶装惰性气体；B. PPV ＋注气术后超广角眼底成像见玻璃体腔上方气泡。

3. 硅油

医用硅油为聚二甲基硅氧烷系列，其化学性能稳定，无毒；透明无色，呈液态，对人体无害；屈光指数为 1.375~1.4035（玻璃体的屈光指数为 1.3349），比重为 0.76~0.973（水的比重为 1）；黏度为 1000~12500cSt，国内常用 5000cSt；硅油与水界面的表面张力为 7Pa（气体与水界面的表面张力为 4Pa）；硅油填充后会影响患眼的屈光度。

（1）适应证：用于视网膜脱离伴有 PVR C3 及以上，已经进行玻璃体视网膜手术气体填充失败者，高度近视黄斑区白色裂孔性视网膜脱离，视网膜血管性疾病合并有牵拉性视网膜脱离，糖尿病性视网膜病变Ⅵ期，严重的眼外伤合并有视网膜脱离等（图 3-2-26）。

（2）注意事项：硅油填充术后视网膜复位良好，一般 3~6 月取出硅油；根据眼内裂孔及视网膜复位情况可适当调整体位；定期复查，监测眼压、晶体及硅油乳化情况；对于无光感、伴有严重增殖性病变导致视网膜复位困难者，如无明显的硅油并发症时，可适当延长硅油填充时间以维持患者眼球外形。

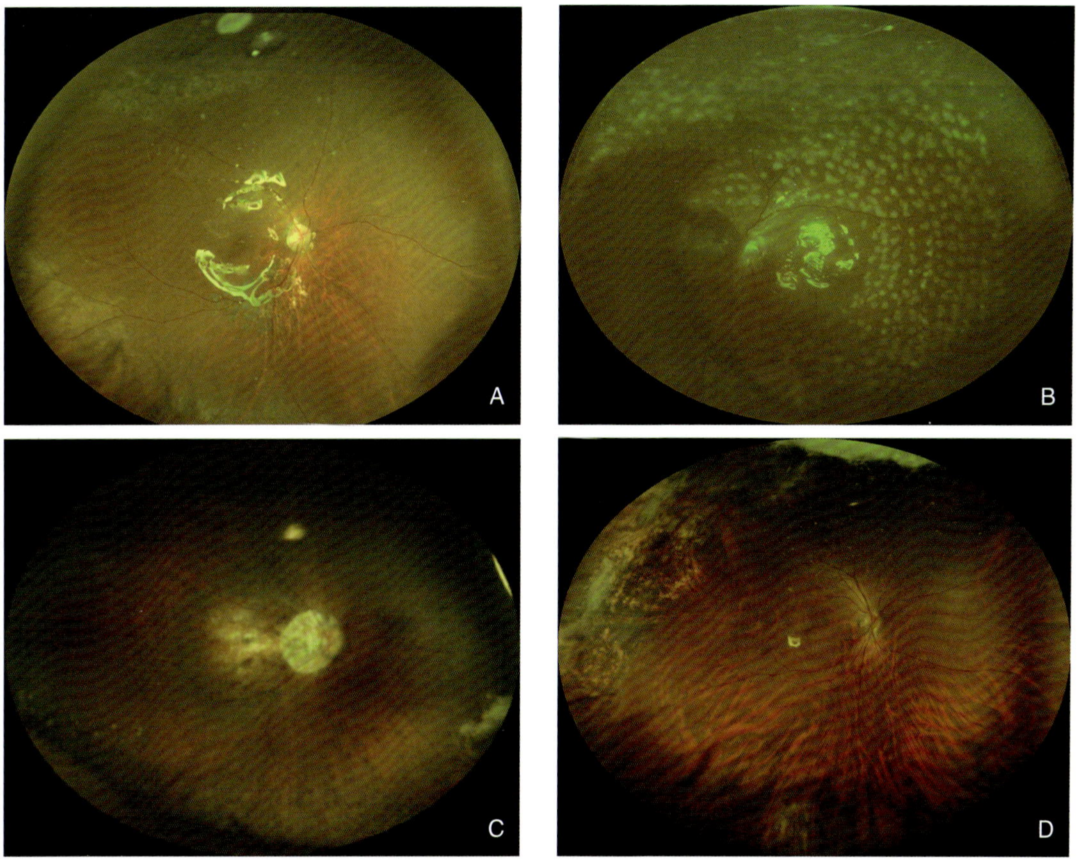

图 3-2-26　眼内硅油应用

A.RD 术后硅油填充超广角眼底成像；B.PDR 术后硅油填充超广角眼底成像；C. 高度近视黄斑白孔 PPV 术后硅油填充超广角眼底成像；D. 巨大裂孔性视网膜脱离 PPV 术后硅油填充超广角眼底成像。

第三节　玻璃体视网膜手术中的眼底成像系统

玻璃体视网膜手术中需借助各种成像透镜观察玻璃体视网膜的情况，常用眼底成像透镜包括角膜接触式透镜及广角倒像镜。

一、角膜接触式透镜

1. 常用的角膜接触式透镜及观察范围（图 3-3-1）

（1）平凹镜：上表面为平面，用于观察后极部视网膜及中央玻璃体。

（2）低斜镜：斜角 20°，转动可观察视网膜赤道部。

（3）中斜镜：斜角 30°，转动可观察部分周边视网膜。

（4）高斜镜：斜角 45°，转动可观察周边视网膜。

（5）双凹接触镜：-93D，适用于晶体眼气液交换时观察后极部及赤道部视网膜。

（6）双凹斜面镜：斜角 45°，适用于晶体眼气液交换时观察周边部视网膜。

2. 缝环固定角膜接触式透镜的特点

（1）优点：实像，不需要倒像装置，经济。

（2）缺点：需要缝合，增加手术时间；损伤结膜，出血污染视野；观察视野小，范围通常有限，需要术中更换不同角度的接触镜来满足视野要求，增加操作；接触镜和角膜之间需要耦合剂直接接触；树脂材质镜面易磨损，水晶玻璃材质易碰撞损坏，需要经常更换，增加成本。

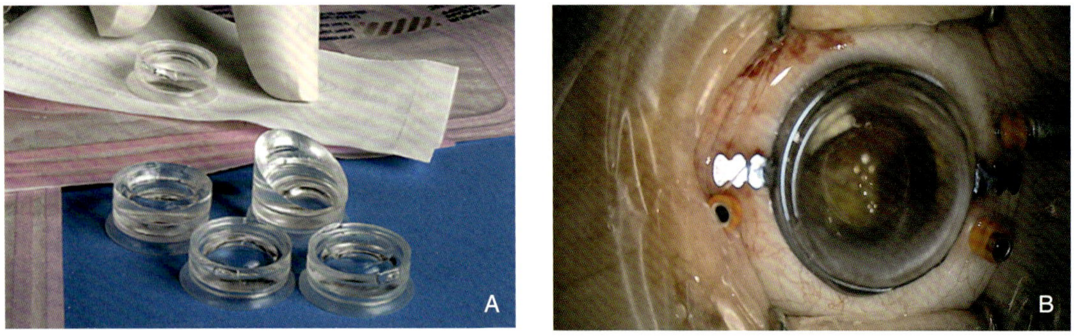

图 3-3-1　角膜接触式透镜应用

A. 角膜接触式透镜；B. 术中缝环放置角膜接触镜。

二、广角倒像镜

通常，在玻璃体视网膜手术中，使用角膜接触式透镜观察眼底范围有限，一般每次仅能观察到 20°~30° 的范围，为了观察到全部眼底，需要转动眼球或更换不同度数的斜面镜并转动接触镜。近年来在玻璃体视网膜手术中使用的非接触广角倒像镜系统弥补了角膜接触镜的局限，在一个视野下就可以观察到 104°~130° 的范围，并且是全景观察眼底，具有手术操作方便、视野清晰、不用巩膜压陷就能观察到玻璃体基底部等特点。广角倒像镜包括接触式倒像镜及非接触式倒像镜。

1. 手持式广角接触镜

术中助手需全程手扶接触镜，对助手配合度要求高。术中易引发角膜水肿，需配备倒像镜（图 3-3-2）。

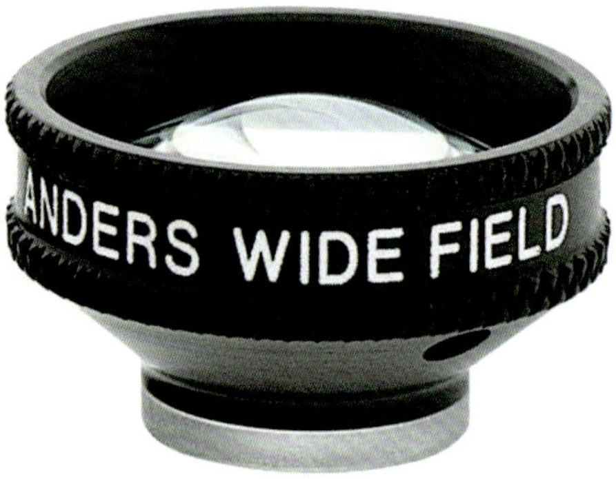

图 3-3-2　手持式广角接触镜

2. 非接触式全视网膜镜

（1）Resight 全视野镜：配备绿色及黄色边境。绿色边镜（60D），又称黄斑镜，用于后极部手术。黄色边镜（128D），又称广角镜，观察范围达锯齿缘（图 3-3-3）。

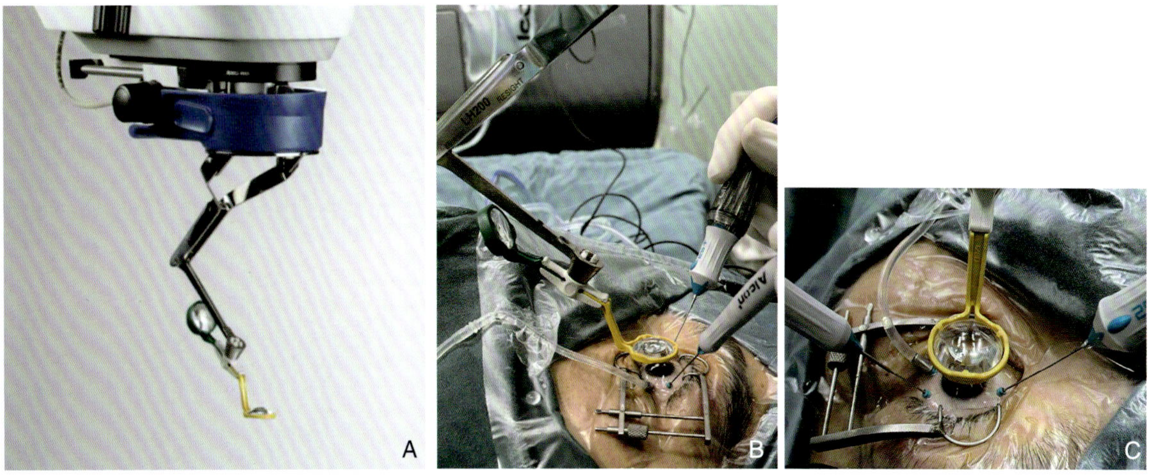

图 3-3-3　Resight 全视网膜镜

A.Resight 全视网膜镜，包括黄色及绿色边境；B、C. 黄色边境下行玻璃体视网膜手术。

（2）OCULUS SDI/BIOM 全视网膜镜：

① Binocular Indirect Ophthalmo Microscope（BIOM）：双目间接眼科显微镜观察系统。

② Stereoscopic Diagonal Inverter（SDI）：立体倒像镜。

③ OCULUS 镜：60°~130° 观察范围，黄斑区和周边视网膜一镜满足；高度耐磨石英玻璃，寿命更长，防雾设计（图 3-3-4）。

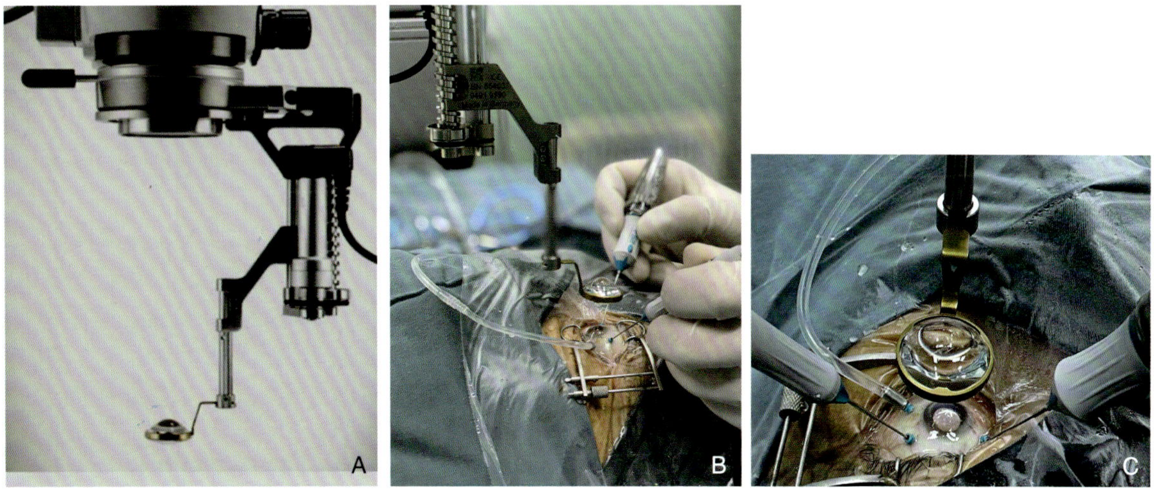

图 3-3-4　OCULUS SDI/BIOM 全视网膜镜

A. OCULUS SDI/BIOM 全视网膜镜；B、C. OCULUS 镜下行玻璃体视网膜手术。

3. 非接触式广角镜的特点

（1）优点：免缝合，无结膜损伤及出血；不接触角膜；视野范围广、景深大；可以通过转动眼球做周边玻璃体的切除及视网膜病变的处理；在屈光间质轻度混浊、小瞳孔、硅油及气体填充下，也能较好地观察到眼底情况。

（2）缺点：成像为倒像，需要倒像装置转换成正像；物象变小和周边物象变形；术者需要有一个学习适应期。

第四节　术中及术后并发症及其处理

一、结膜下出血及结膜撕裂

1. 原因

使用镊子固定球结膜、经球结膜穿刺、缝金属接触环时损伤了结膜血管；助手顶压玻璃体基底部方法不当导致球结膜撕裂，尤其是穹窿部狭窄时。

2. 预防

操作时注意动作轻柔，尽量避开结膜表面及巩膜表面血管。

3. 处理

轻微出血可予观察，严重时需要加压包扎，较大的结膜裂伤需缝合（图 3-4-1）。

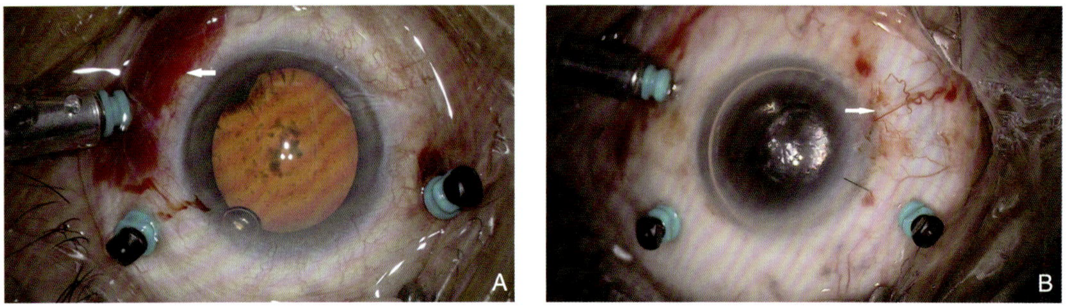

图 3-4-1　结膜下出血及结膜撕裂

A. 结膜下出血（白箭）；B. 结膜撕裂（白箭）。

二、角膜水肿

1. 原因

手术时间过长，角膜条件较差（如糖尿病患者），前后联合手术时白内障超声乳化时间过长或能量过大（图 3-4-2），眼内灌注压过高，漏水致眼内压波动明显。

2. 预防

使用眼内平衡盐或低浓度甲基纤维素钠保持角膜湿润，手术中注意维持眼内压稳定，注意手术时间不宜过长。

3. 处理

轻微角膜水肿用干棉签轻轻碾压，严重角膜水肿可刮除中央部分角膜上皮，对于糖尿病患者应尽量避免，否则术后容易发生角膜上皮愈合不良。

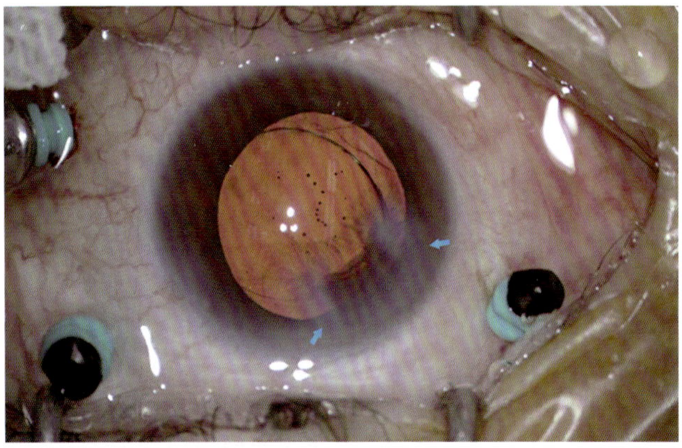

图 3-4-2　角膜水肿

PHACO 术后角膜切口附近水肿（蓝箭）。

三、微套管相关的并发症

1. 接灌注的微套管进入脉络膜上腔

（1）原因：伴睫状体脉络膜脱离或严重的前部 PVR。

（2）预防：术前需行 UBM 确定有无睫状体脱离或增殖，对于有睫状体脉络膜脱离的患者，手术前适当使用激素；术中将带微套管的穿刺刀垂直巩膜直接穿入玻璃体腔，自瞳孔区观察是否进入眼内，确认进入玻璃体腔后再打开灌注。

（3）处理：术中注意观察，如发现微套管进入脉络膜上腔即迅速关闭灌注，拔去微套管，重新寻找切口部位进行穿刺（图 3-4-3）。常规 20G 灌注头为 4mm，如遇脉络膜脱离时可选用加长灌注头为 6mm。常规微创套管长度为 4mm。

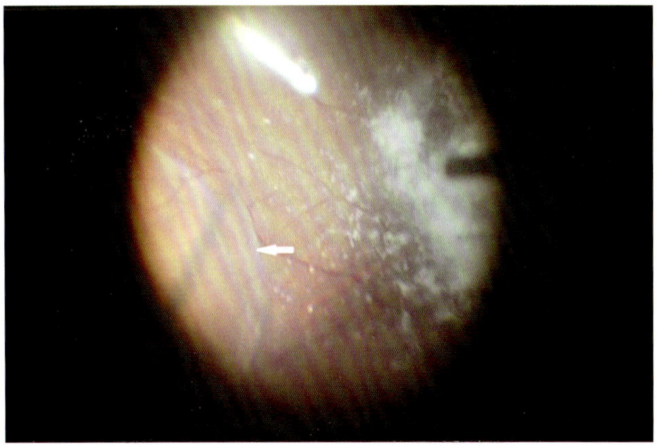

图 3-4-3　术中套管滑脱引发脉络膜脱离（白箭）

2. 微套管、硅胶帽松脱

微套管从巩膜切口脱出或硅胶帽从微套管表面松脱，常见于套管反复消毒重复使用的情况（图 3-4-4）。

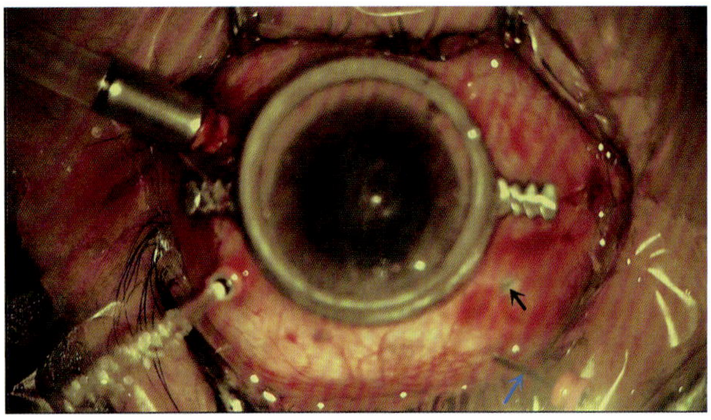

图 3-4-4　微套管松脱

术中截图见 23G 微套管脱落（蓝箭），可见巩膜切口（黑箭）。

四、晶体损伤

1. 原因

术中器械触碰晶状体，尤其是对对侧视网膜进行操作时，如切除对侧玻璃体、对侧视网膜进行眼底激光、气液交换时通过对侧视网膜裂孔吸出视网膜下液、切除晶状体后玻璃体时。

2. 预防

熟练操作技术，掌握器械进入眼内的角度和深度。切除周边玻璃体时，使用巩膜压迫器充分暴露玻璃体基底部；也可利用眼内标记物判断晶体位置，如眼内注入小气泡、晶体后色素颗粒、血细胞等。

3. 处理

晶体后囊轻度损伤不影响手术，可以观察；晶体明显损伤影响手术时，需行晶状体手术（图 3-4-5）。

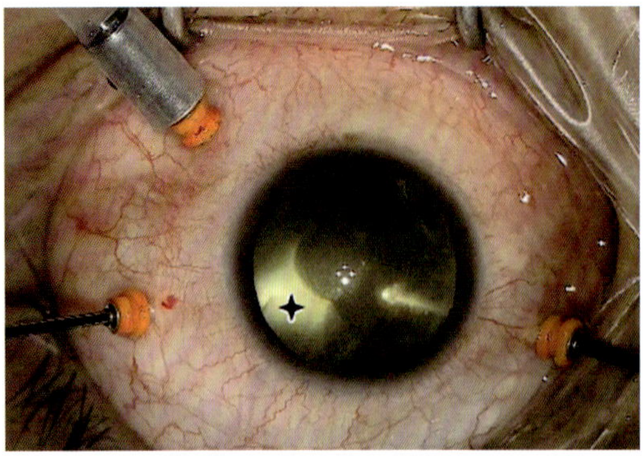

图 3-4-5　玻璃体积血术中截图

术中行前部玻璃体切除时损伤晶体后囊（黑星）。

五、眼内出血

1. 原因

巩膜切口出血自穿刺口进入眼内、医源性裂孔继发出血、视网膜血管性疾病（如视网膜血管阻塞、糖尿病视网膜病变等）、剥膜时出血、罕见的脉络膜上腔驱逐性出血（图3-4-6）。

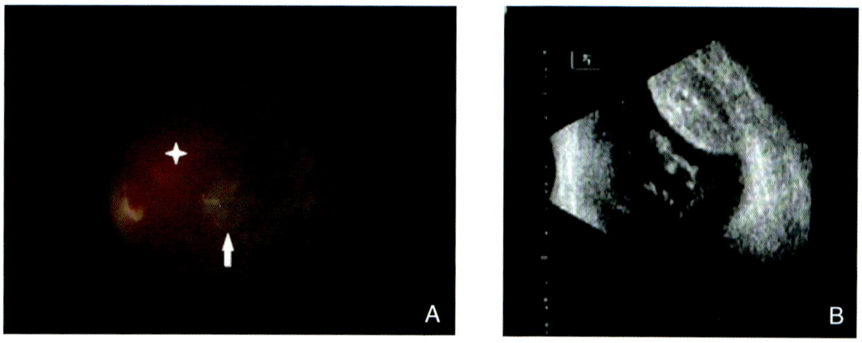

图 3-4-6　PPV 术中出血

A. PPV术中剥除视网膜前增殖膜（白箭）时出血（白星）；B. 脉络膜上腔出血B超示脉络膜隆起，其下见强回声。（病例信息：患者女，61岁，既往高血压病史，白内障囊外摘除术中发生后囊破裂，行前部玻璃体切割术，术中患者发生急剧眼压升高、眼痛，手术中止，术后行眼部B超提示为脉络膜上腔出血。）

2. 预防

眼压过高患者术前应注意控制眼压；糖尿病视网膜病变患者手术前可采用抗VEGF预处理；术中注意穿刺口的位置，避开结膜及巩膜血管；接近视网膜玻璃体切除时应采用高切速、低负压，避免损伤视网膜及血管；在剥除或切除视网膜前膜时可电凝，预防出血。

3. 处理

少量出血可使用电凝止血（图3-4-7）；出血量较大时可先暂时迅速升高眼内灌注压，待出血停止后再恢复眼内灌注压继续操作；如遇大量出血手术无法继续或驱逐性出血发生时应关闭切口，待二期处理；必要时术后可使用止血剂。

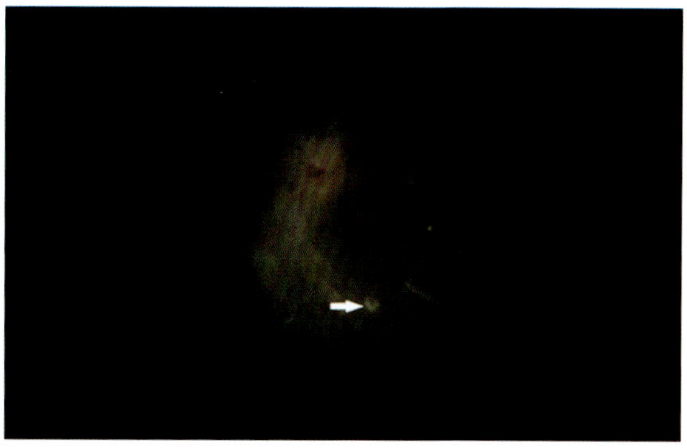

图 3-4-7　PPV 术中电凝

PDR术中电凝止血（白箭）。

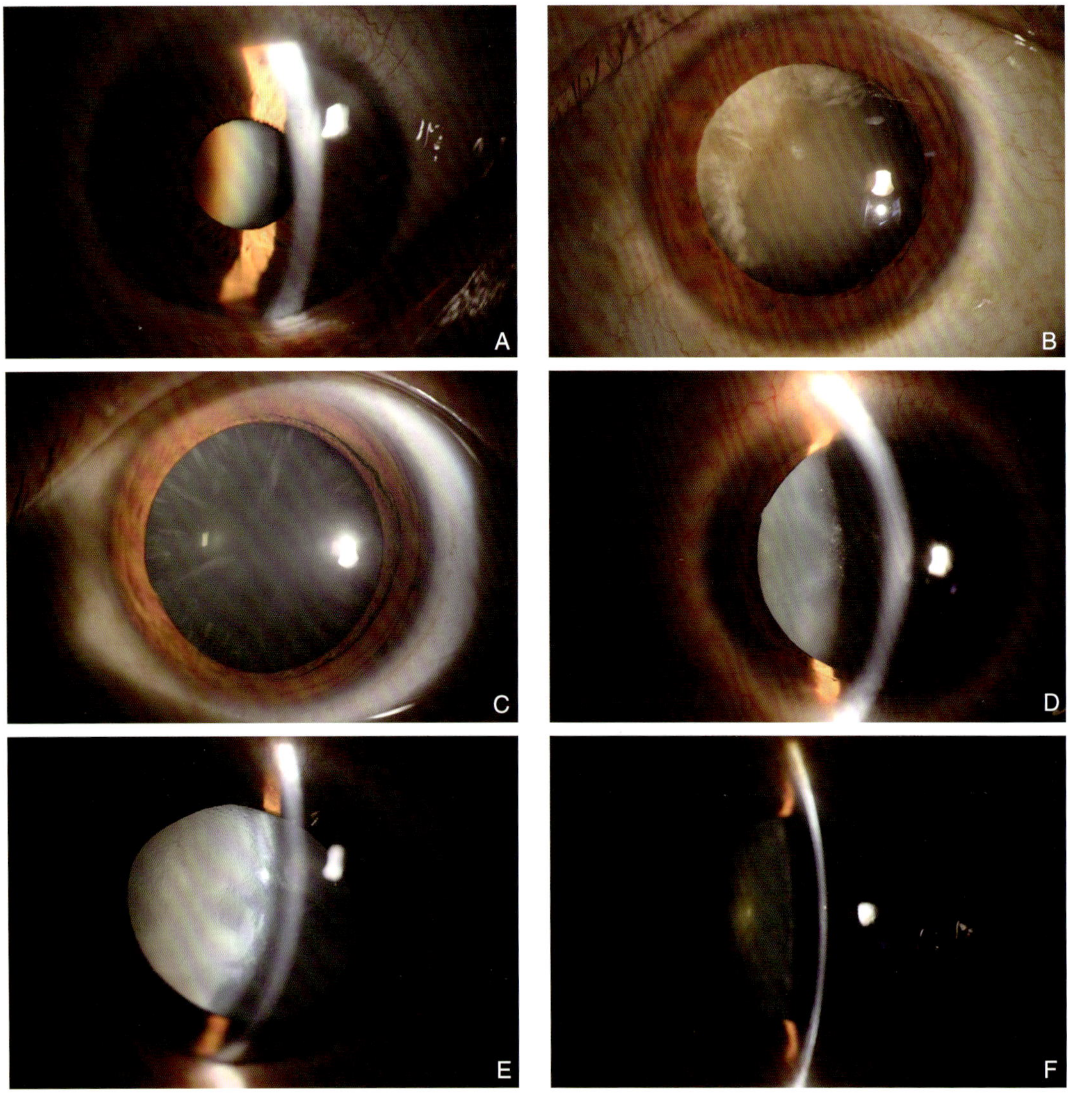

图 4-1-1　合并眼底疾病的各种类型白内障

A. 高度近视视网膜脱离伴核性白内障；B.PDR 伴代谢性白内障；C. 黄斑前膜伴年龄相关性白内障；D. 急性视网膜坏死伴并发性白内障；E. 陈旧性视网膜脱离伴晶状体皮质完全混浊；F. 玻璃体积血伴白内障。

二、联合手术的优缺点

1. 优点

（1）保证手术视野清晰，便于手术操作：摘除混浊的晶状体，可以方便观察眼底，尤其在剥除增殖膜等精细手术操作中，可以清晰有效地切除基底部的玻璃体。

（2）减少手术并发症：避免因手术视野不清，导致术中损伤晶体及误伤视网膜等并发症。

（3）减少了手术次数：联合手术可以减少手术次数，以及降低多次手术的创伤和风险，还可以减少患者的经济压力和心理负担。

（4）提高术后早期视力：对于年龄大，或患有年龄相关性白内障合并玻璃体视网膜疾病的患者，联合手术能尽快有效地提高视力，改善生活质量。

2. 缺点

（1）手术时间长：联合手术需要术者熟练掌握前后节手术技能，否则长时间手术操作会导致角膜水肿，从而影响进一步玻璃体视网膜手术的进行。

（2）人工晶体度数准确性低：存在严重玻璃体视网膜疾病，如玻璃体积血、视网膜脱离等的患者会影响眼轴测量的准确性。如果眼底病情严重需联合行白内障摘除手术时，一期不建议行人工晶体植入。术后根据病情恢复的状况，可二期行人工晶体植入手术。

第二节 白内障联合玻璃体视网膜手术要点

一、白内障摘除手术

1. 手术方式

白内障摘除手术方式有白内障超声乳化吸除术（Phacoemulsification for cataract，PHACO）、白内障囊外摘除术（extracapsular cataract extracion，ECCE）、白内障囊内摘除术（intracapsular cataract extracion，ICCE）、白内障超声粉碎术（Ultrasonic comminution of cataract extracion，UCCE）。

（1）白内障超声乳化吸除术：已成为前后节联合手术中摘除白内障的首选方式。其优点有手术时间短、切口小、术后恢复快、术后并发症少，人工晶状体可置于囊袋内，稳定性好。在联合手术前，可以先做白内障手术，后做玻璃体手术三切口。也可以先行玻璃体手术三切口，再行白内障手术（图 4-2-1）。如遇视网膜脱离、高度近视等眼压较低的患者，可先做颞下后路灌注，行白内障手术时可通过调节后路灌注调控眼内压（图 4-2-2）。如存在玻璃体积血，无明显红光反射时，白内障摘除的难度增加，此时可借助后节照明使手术顺利进行。如白内障前囊膜撕除可借助眼内光纤后照明（图 4-2-3）。

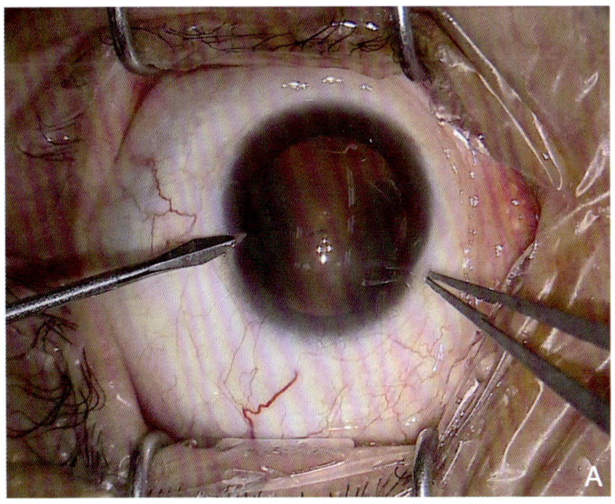

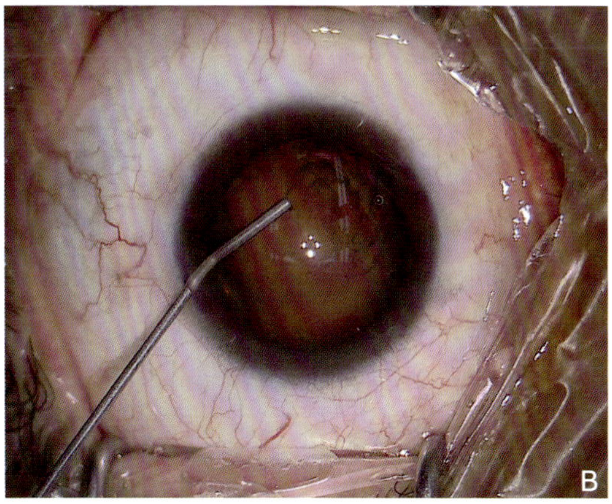

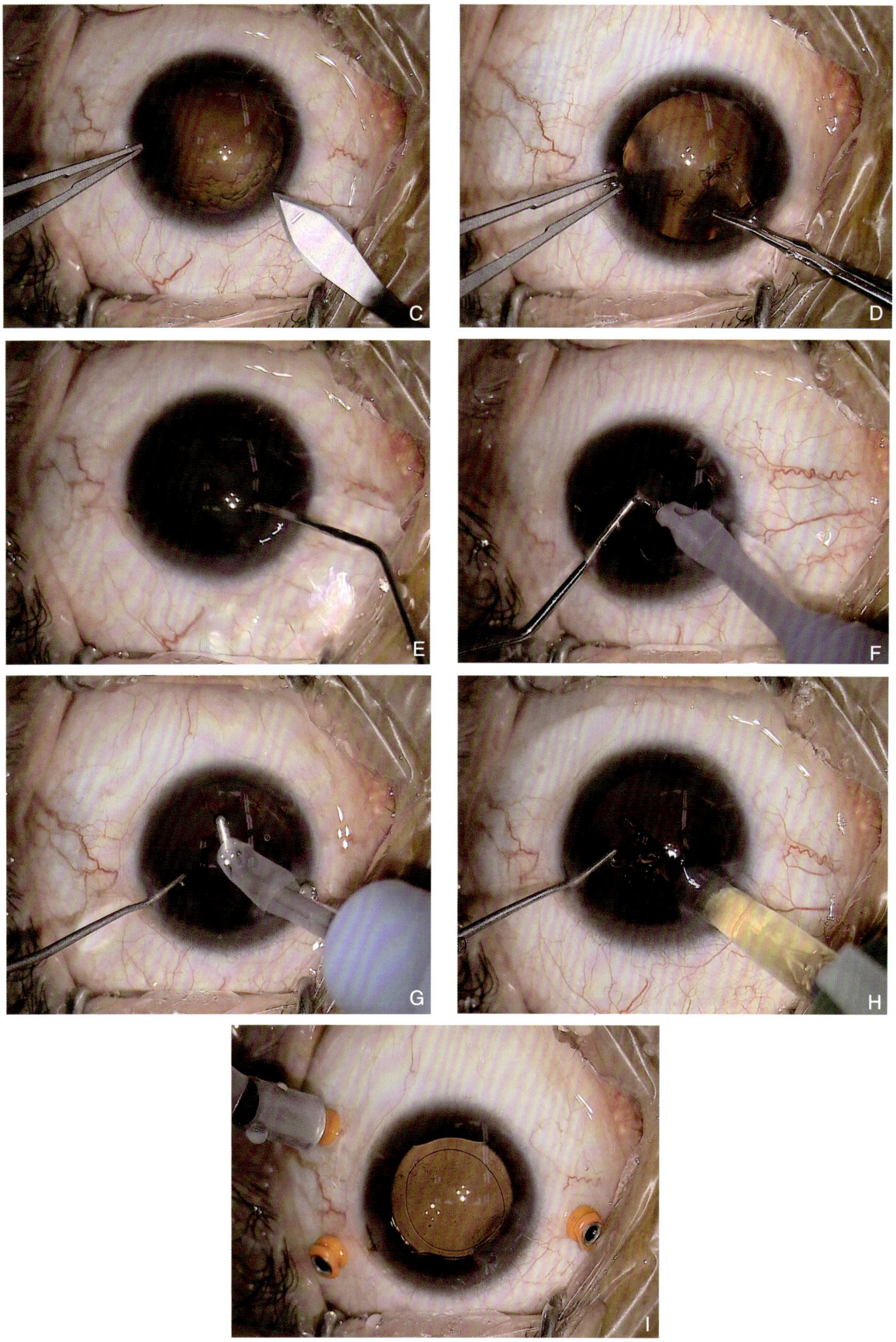

图 4-2-1　联合术中 PHACO 手术截图

A. 角膜辅助切口；B. 前房注入粘弹剂；C. 透明角膜主切口；D. 连续环形撕囊；E. 水分离；F. 晶状体核的超声乳化；G. 晶状体皮质的清除；H. 经角膜切口植入人工晶体；I. 完成三个巩膜穿刺口。

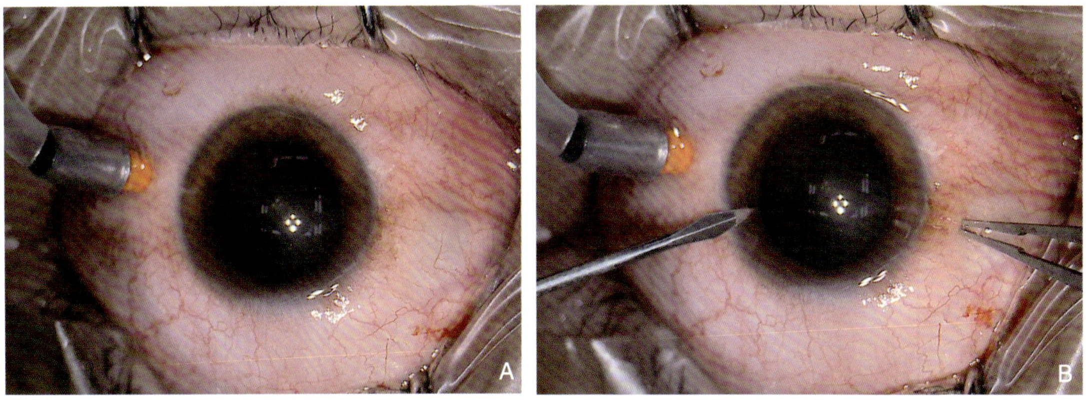

图 4-2-2 联合手术术中截图

A. 先置颞下玻璃体腔灌注；B. 关闭后路灌注后行 PHACO 手术，术中根据眼压情况调控后路灌注。

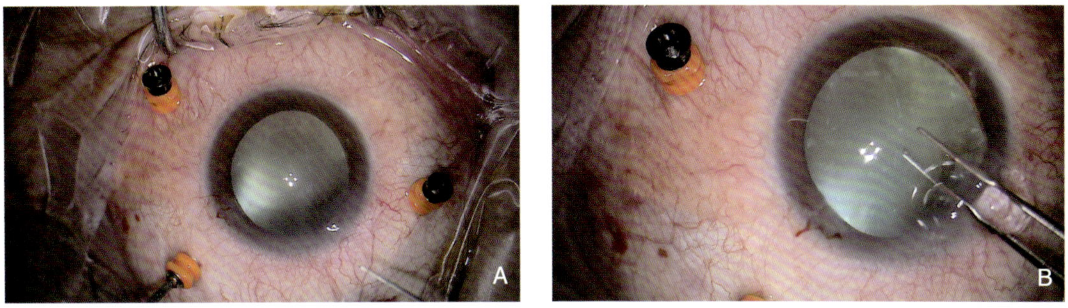

图 4-2-3 后照法撕囊术中截图

A、B. 眼内光纤后照明辅助前囊撕除。

（2）白内障囊外摘除术：适用于晶体核成棕黑色，不易行超声乳化吸除术的患者。如行超声乳化吸除术，可能因能量过大、时间过长，损伤角膜影响后节手术，此时可选择白内障囊外摘除术（图 4-2-4）。

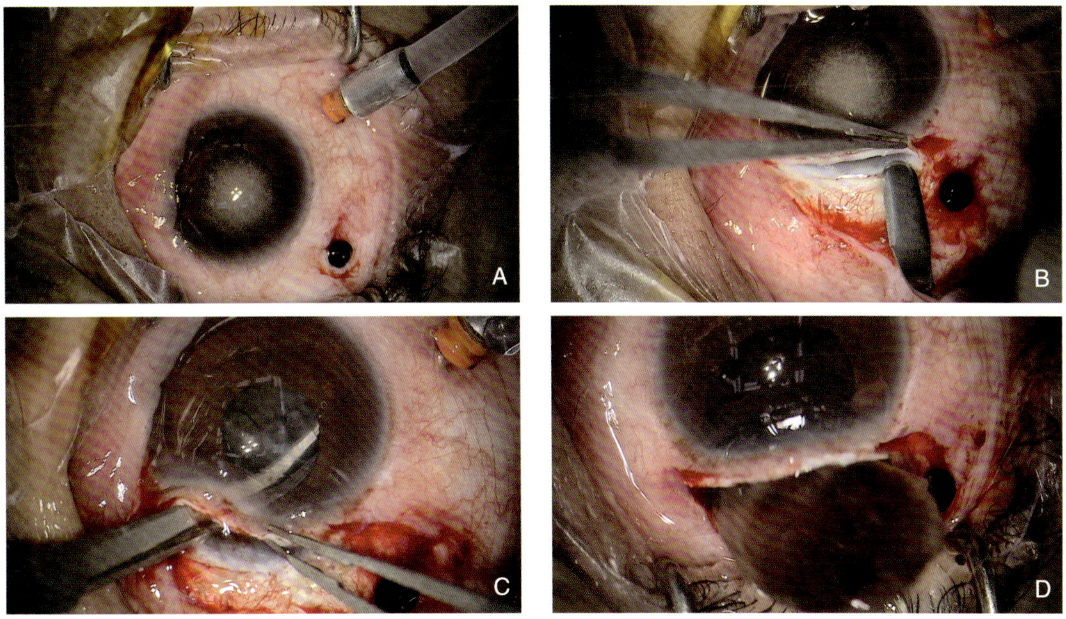

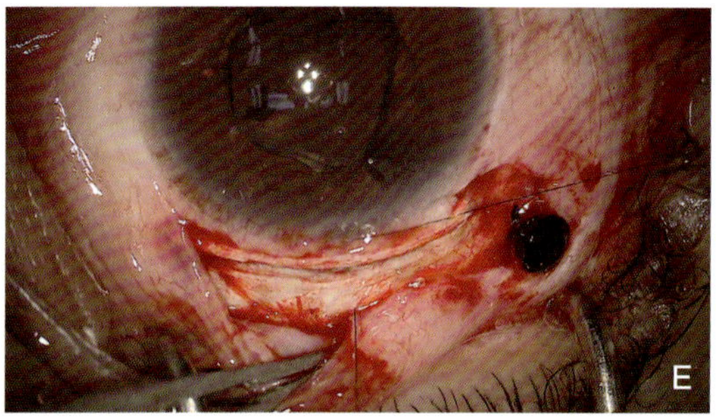

图 4-2-4　联合白内障囊外摘除术术中截图

A. 放置后节灌注及颞上巩膜切口；B. 做角巩膜缘切口；C. 信封式截囊，囊膜剪向两侧扩大截囊口；D. 晶体圈匙辅助晶体核娩出；E. 缝合角巩膜缘切口。

（3）白内障囊内摘除术：适用于晶体半脱位的患者（图 4-2-5）。

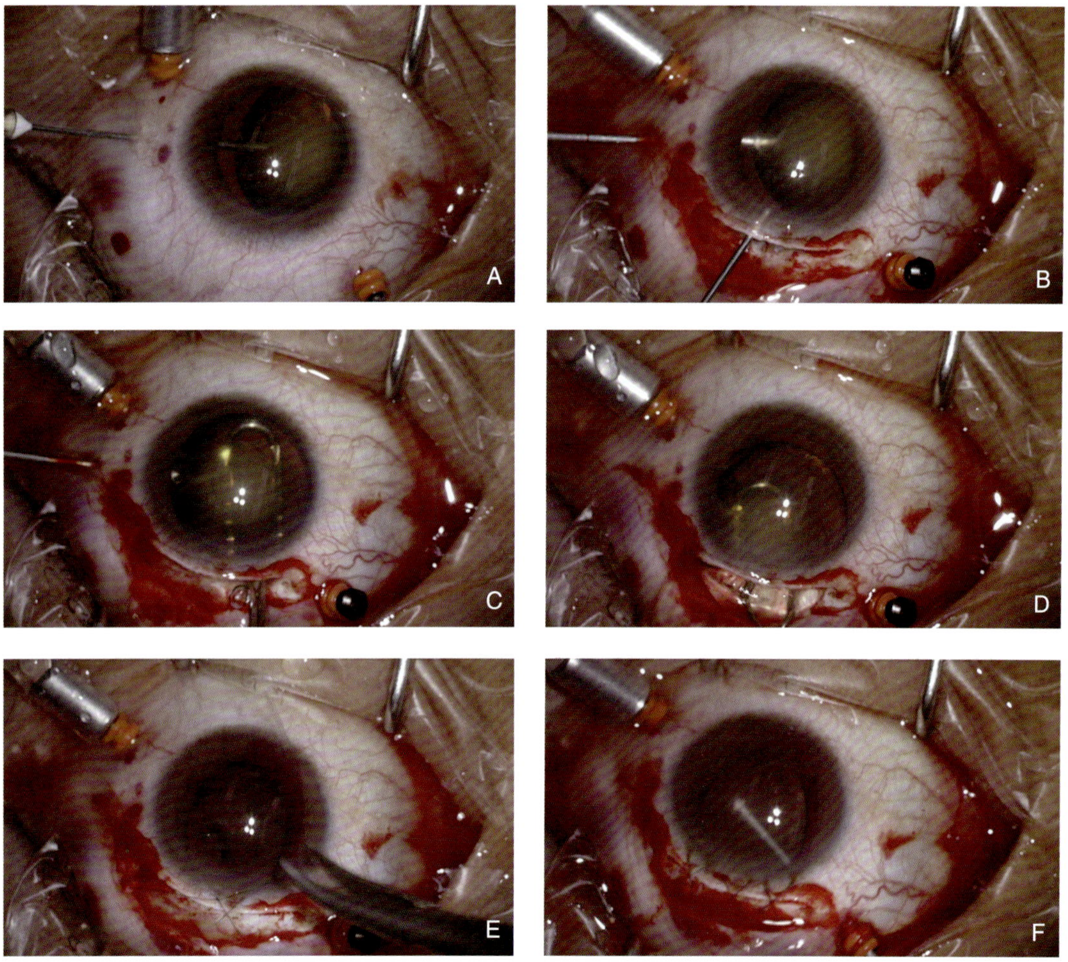

图 4-2-5　联合白内障囊内摘除术术中截图

A. 放置颞下后节灌注，30G 针头经睫状体扁平部固定半脱位的晶体；B. 做角巩膜缘切口，前房注粘弹剂；C. 晶体圈匙托住晶体；D. 晶体圈匙娩出晶体；E. 缝合角巩膜缘切口；F. 行前部玻璃体切除。

（4）白内障超声粉碎术：适用于白内障完全脱位于玻璃体腔，以及行白内障超声乳化吸除术中后囊膜破裂，晶体核坠入玻璃体腔且核硬度大，用玻切头无法将其切除，需超声粉碎清除硬核（图 4-2-6）的患者。

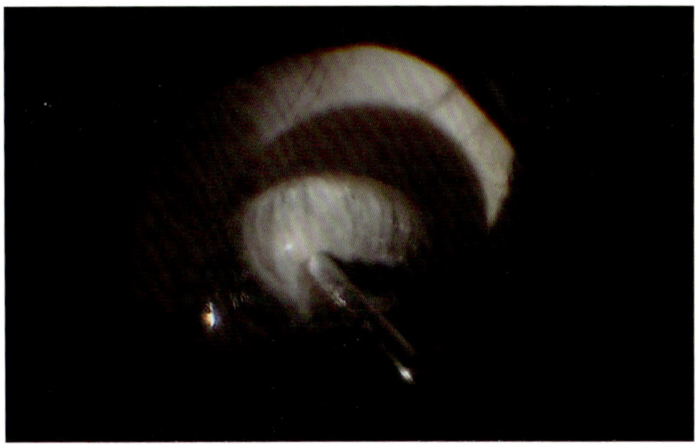

图 4-2-6　白内障超声粉碎术术中截图

吸住并提起脱位的混浊晶体至玻璃体腔的中后部，远离视网膜再进行超声粉碎。

2. 手术注意事项

（1）角膜缘切口：注意切口位置不能偏前，以免散光太大、角膜水肿等影响后节手术操作；位置也不能偏后，否则容易引起球结膜水肿。应规范地按照三平面做主切口，才能保证进行后节操作时切口密闭性良好。切口隧道的长度应适中，角膜隧道宽度在 2mm 左右最佳（图 4-2-7）。切口隧道太短，切口密闭性差，术中虹膜易脱出，需缝合；切口隧道太长，会加大白内障后续手术操作难度。

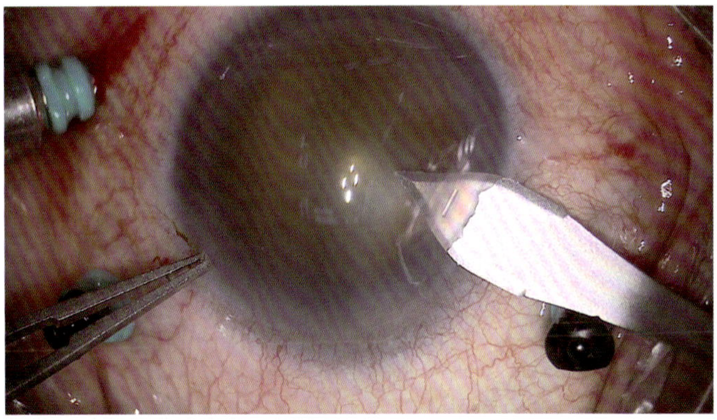

图 4-2-7　联合手术角膜主切口截图

主切口进刀位置在角膜缘前缘，在角膜内前行约 2mm 进入前房。

（2）术中后囊膜破裂（图 4-2-8）：如遇后囊膜破裂应立即停止超声，前房注入粘弹剂，后入路灌注备好，从后入路用玻璃体切割头清除核碎块及皮质，在吸除皮质时可以增大吸力、降低切速，尽量多保留前或后囊膜。皮质吸除干净后可将破裂的后囊膜尽量切割成圆形，根据病情及囊膜情况可将人工晶体植入睫状沟内。

（3）白内障超声粉碎时应注意：需将晶体核块周围玻璃体切除干净，以减少对玻璃体和视网膜的牵拉；避免在视网膜前进行超声粉碎而导致视网膜损伤。超声粉碎时先加大吸力吸住并提起脱位的晶体或核的碎块，到玻璃体腔的中后部，远离视网膜再进行超声粉碎。

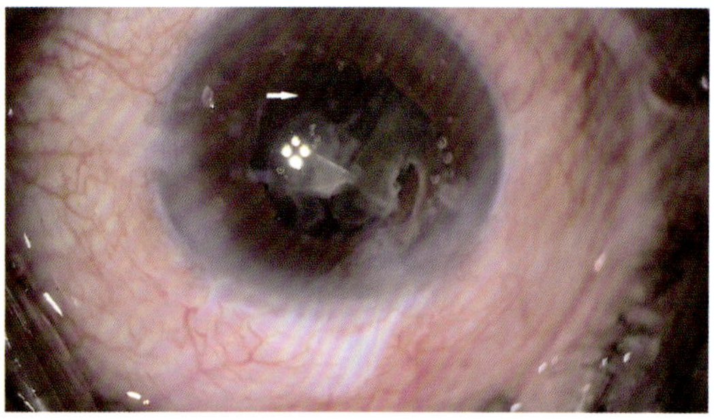

图 4-2-8　联合术中后囊膜破裂，玻璃体疝入前房（白箭）

（4）人工晶体植入术：在前后节联合手术中，眼底病变轻、不需要硅油填充的患者，应尽量一期行 IOL 植入。对于 IOL 植入是在后节手术前还是手术后，多数认为的手术顺序是：先行白内障超声乳化手术，再行玻璃体切割术， 然后根据眼底情况再决定是否同期植入人工晶状体。但是，具体的手术操作顺序还是需要根据患者的病情、术者手术习惯和术中情况而决定。

（5）不考虑一期植入 IOL 的情况：复发的视网膜脱离伴 PVR，复杂的脉络膜脱离型视网膜脱离，以及其他估计术后视网膜功能较差的情况。如果一期没有植入人工晶体，术后视网膜恢复良好，验光矫正视力有改善，二期可行人工晶体植入术，有囊膜可选择睫状沟内植入（图 4-2-9），无囊膜可选择人工晶体缝线固定术（图 4-2-10）。

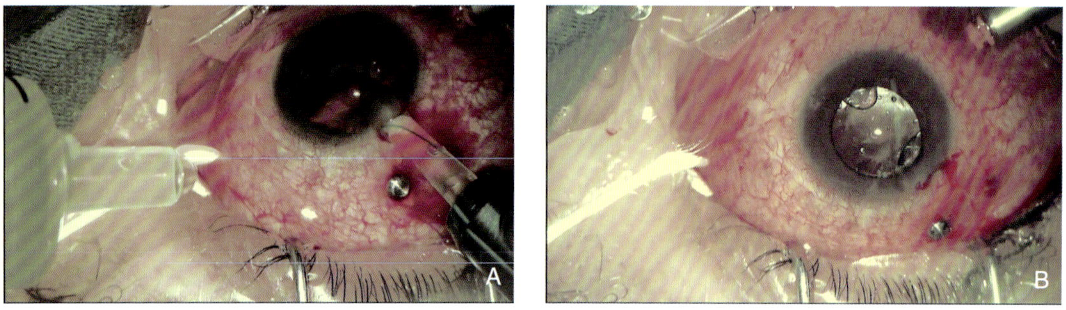

图 4-2-9　二期人工晶体植入手术截图

A. 人工晶体推注器经角膜切口推入前房；B. 调整人工晶体放入睫状沟内。

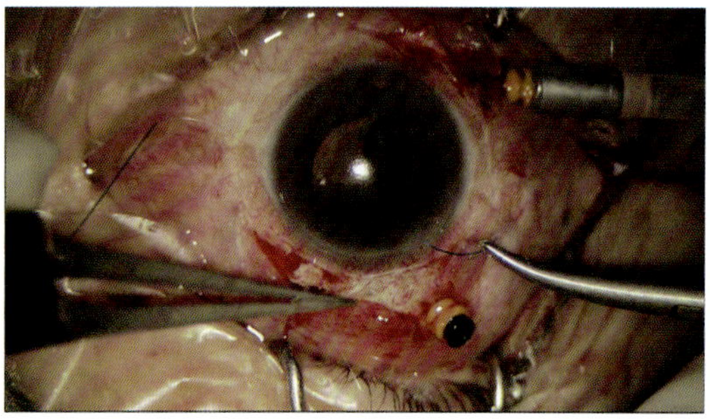

图 4-2-10　二期人工晶体植入手术截图

置后节灌注及颞上巩膜切口，取出眼内硅油后，缝线固定人工晶体。

二、玻璃体切割手术

1. 经睫状体平坦部巩膜三切口

20G 巩膜穿刺需先行球结膜切开术，然后在颞下（右眼 8：00，左眼 4：00）行巩膜穿刺并放置灌注头，2：00、10：00 行巩膜穿刺；23G 等微创切口，需插入套管后拔出穿刺刀，将套管留在穿刺口内（图 4-2-11）。

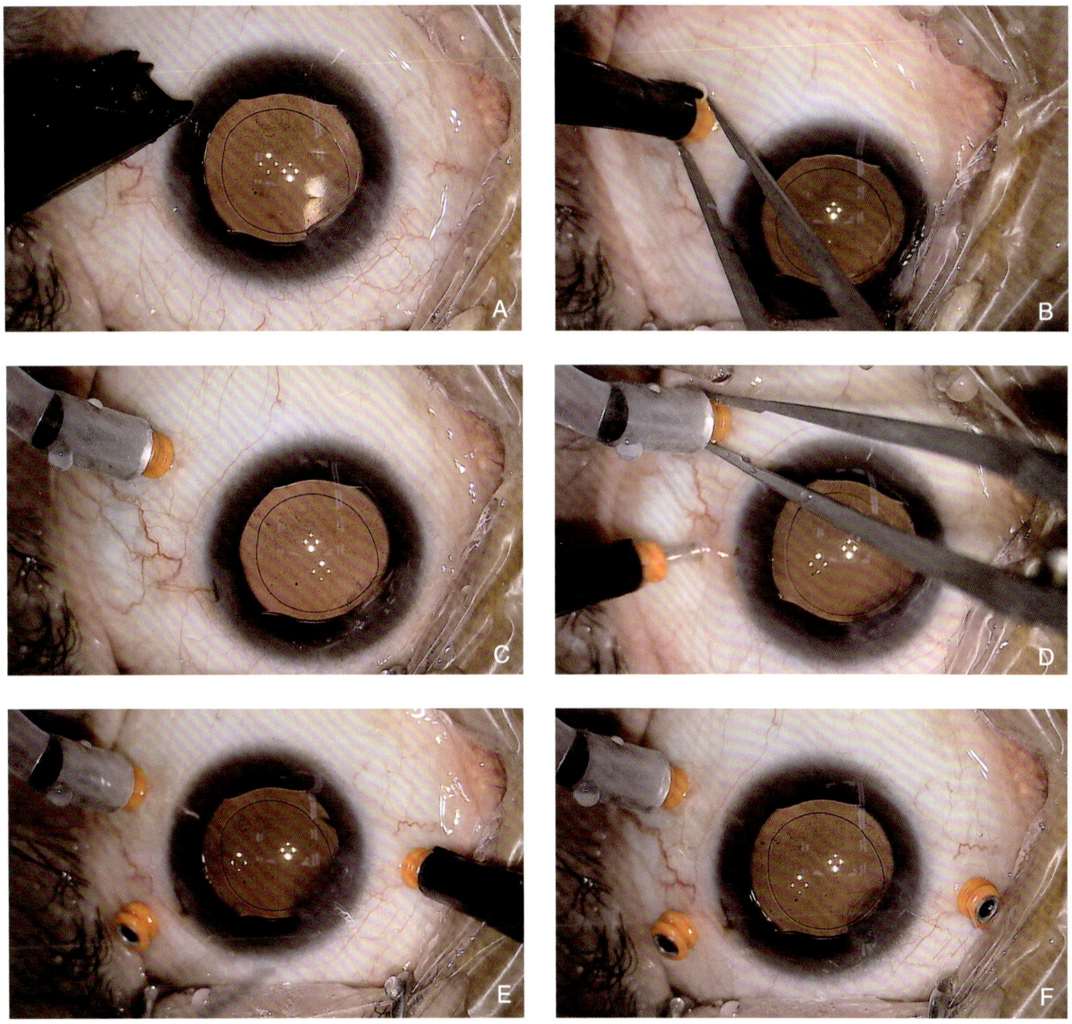

图 4-2-11　23G 巩膜切口制作术中截图

A. 测量穿刺口距角膜缘距离；B. 颞下巩膜切口；C. 放置灌注头；D. 2：00 位巩膜切口；E. 10：00 位巩膜切口；F. 完成三个巩膜穿刺口。

2. 全视网膜镜或接触镜

术中借助全视网膜镜或角膜接触镜行玻璃体切除（图 4-2-12）。

3. 注意事项

注意查看玻切机主机界面各项数据，如切割头的切割速率、负压、眼内压等，确认灌注头位于玻璃体腔内时打开灌注及眼内光纤，然后插入导光纤维及切割头。

4. 玻璃体切除

切割顺序由前逐渐向后切除玻璃体。注入约 0.1mL TA 辅助玻璃体切除，判断玻璃体是否后脱离及玻璃体皮质是否残留，诱导玻璃体后脱离（详见第三章第二节），然后切除周边玻璃体，可借助巩膜顶压器辅助切除基底部玻璃体（图 4-2-13）。

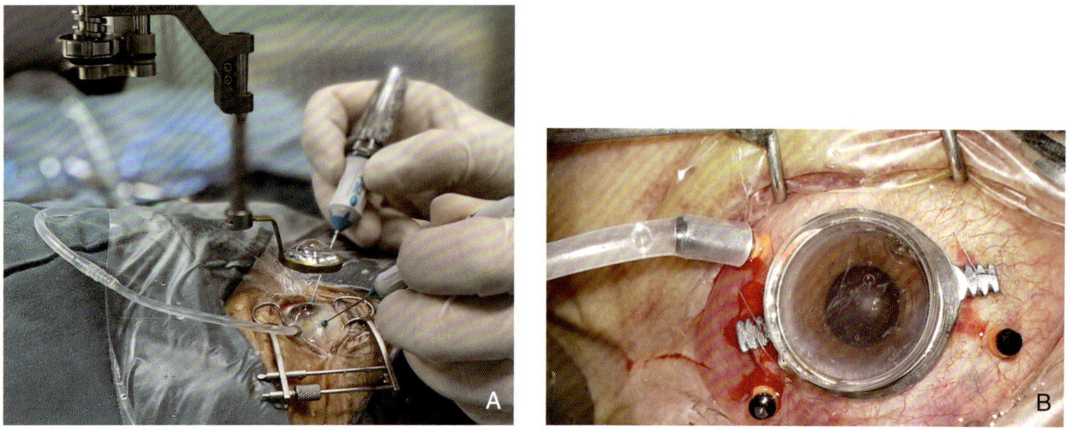

图 4-2-12　不同透镜下行玻璃体切割术

A. 非接触式全视网膜镜；B. 角膜接触式透镜。

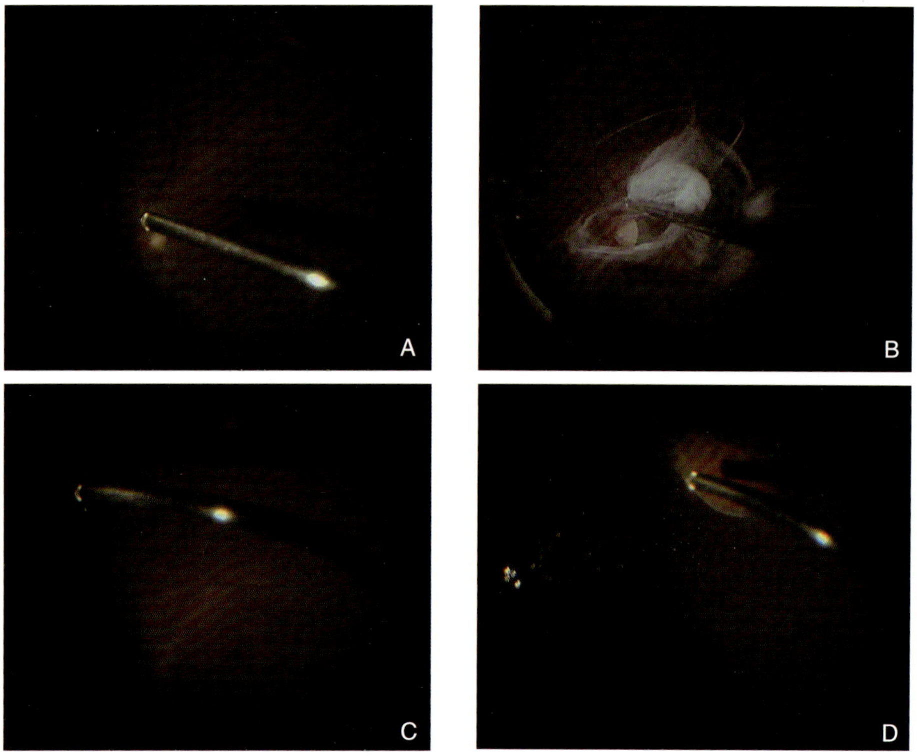

图 4-2-13　玻璃体切除顺序

A. 切除中央玻璃体；B. TA 辅助玻璃体后脱离；C. 切除周边玻璃体；D. 顶压下切除基底部玻璃体。

5. 特殊的眼内操作

包括剥膜、电凝、光凝等。黄斑部疾病如黄斑裂孔内界膜的剥除、黄斑前膜的剥除，复杂性视网膜脱离增殖膜的剥除，视网膜血管疾病纤维血管增殖膜的剥除等（图 4-2-14）；术中见视网膜血管活动性出血，可电凝止血；视网膜血管性疾病如视网膜血管阻塞及糖尿病性视网膜病变术中需行视网膜光凝（详见第二章）。

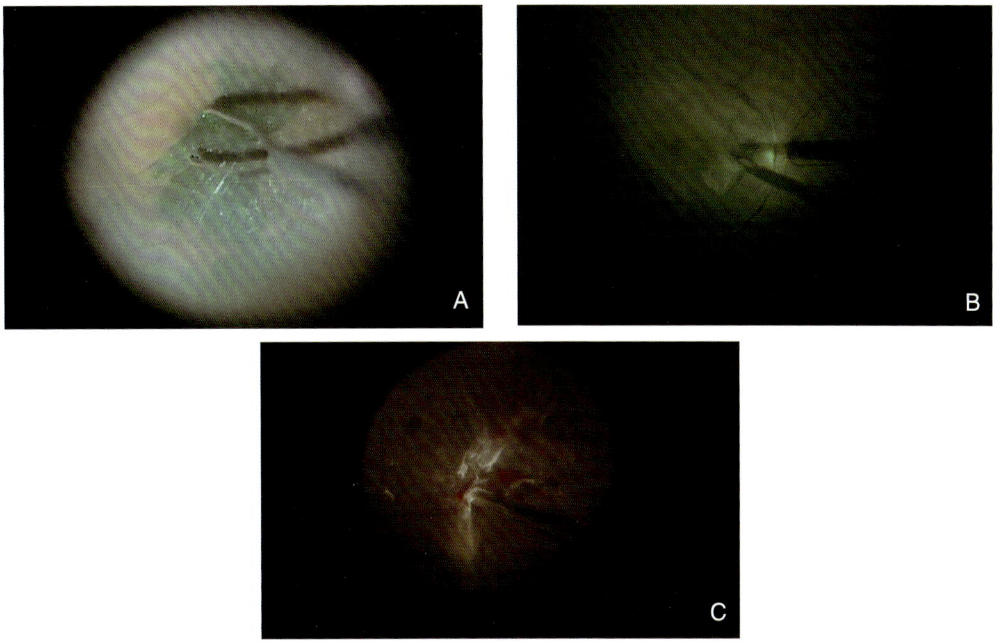

图 4-2-14　膜的处理

A. 内界膜镊剥除黄斑区内界膜；B. 25G 膜镊剥除黄斑前膜；C. 玻切头辅助剥除 PDR 纤维血管膜。

6. 玻璃体腔填充物的选择

常用的眼内填充物有眼内灌注液、各种气体、硅油等，注意根据眼底病变进行选择（详见第三章第二节）（图 4-2-15）。

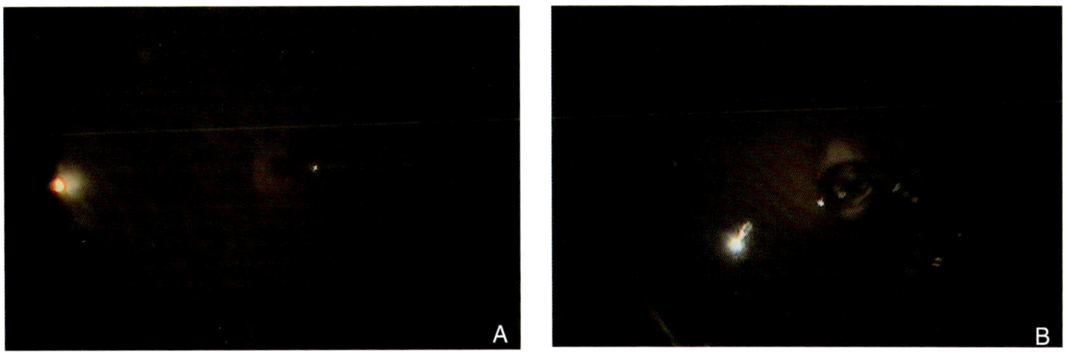

图 4-2-15　玻璃体手术术中截图

A. 气液交换后气体填充；B. 玻璃体腔注入硅油。

三、联合手术方式选择

联合手术方式根据晶体混浊、玻璃体视网膜疾病可选择：PHACO/ECCE/ICCE/UCCE+ 一期 / 二期 IOL 植入联合 PPV 和（或）眼内填充（气体、硅油）术。

第三节　典型病例及手术视频

病例 1

患者女，65 岁。

主诉： 右眼视力下降伴视物变形 1 月。

眼部检查：（图 4-3-case1-1）

	OD	OS
视力	0.02	0.6
眼压	12.6mmHg	13.1mmHg
前节	晶状体皮质及核混浊	晶状体皮质及核混浊
玻璃体	轻度混浊	轻度混浊
眼底	视盘界清色可，视网膜平伏，黄斑中心可见一约 1/3PD 大小圆形裂孔	视盘界清色可，视网膜平伏，黄斑区中反可见

影像检查：

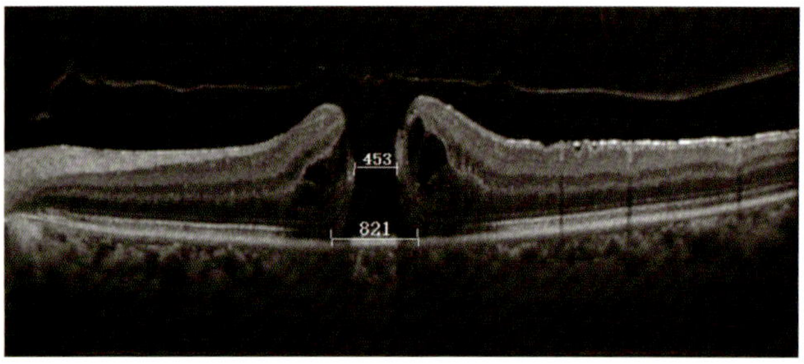

图 4-3-case1-1　术前右眼黄斑 OCT

黄斑中心可见一全层裂孔，裂孔最窄处 453μm，裂孔基底部 821μm。

诊断： ①右眼特发性黄斑裂孔 Ⅳ期；②双眼年龄相关性白内障。

手术方式： 2018 年 1 月 10 日，行右眼 PHACO+IOL 植入 +PPV+ 带蒂内界膜瓣平铺移植 + 注气术（23G）（术中截图 4-3-case1-2）。

术中截图：

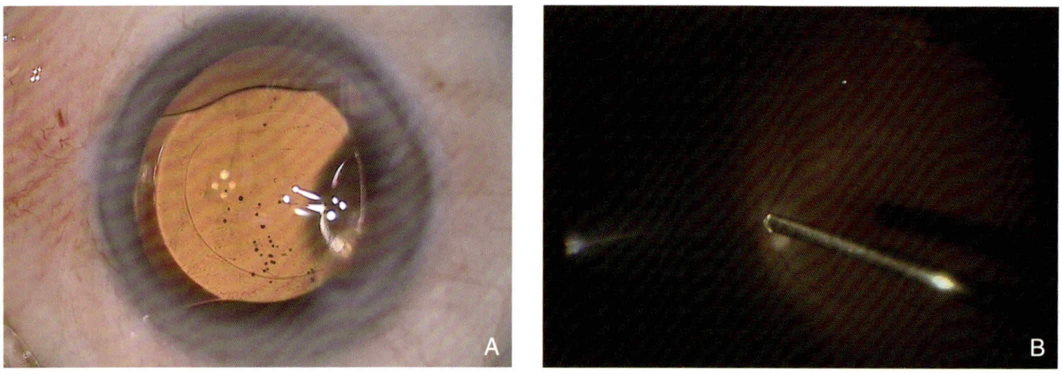

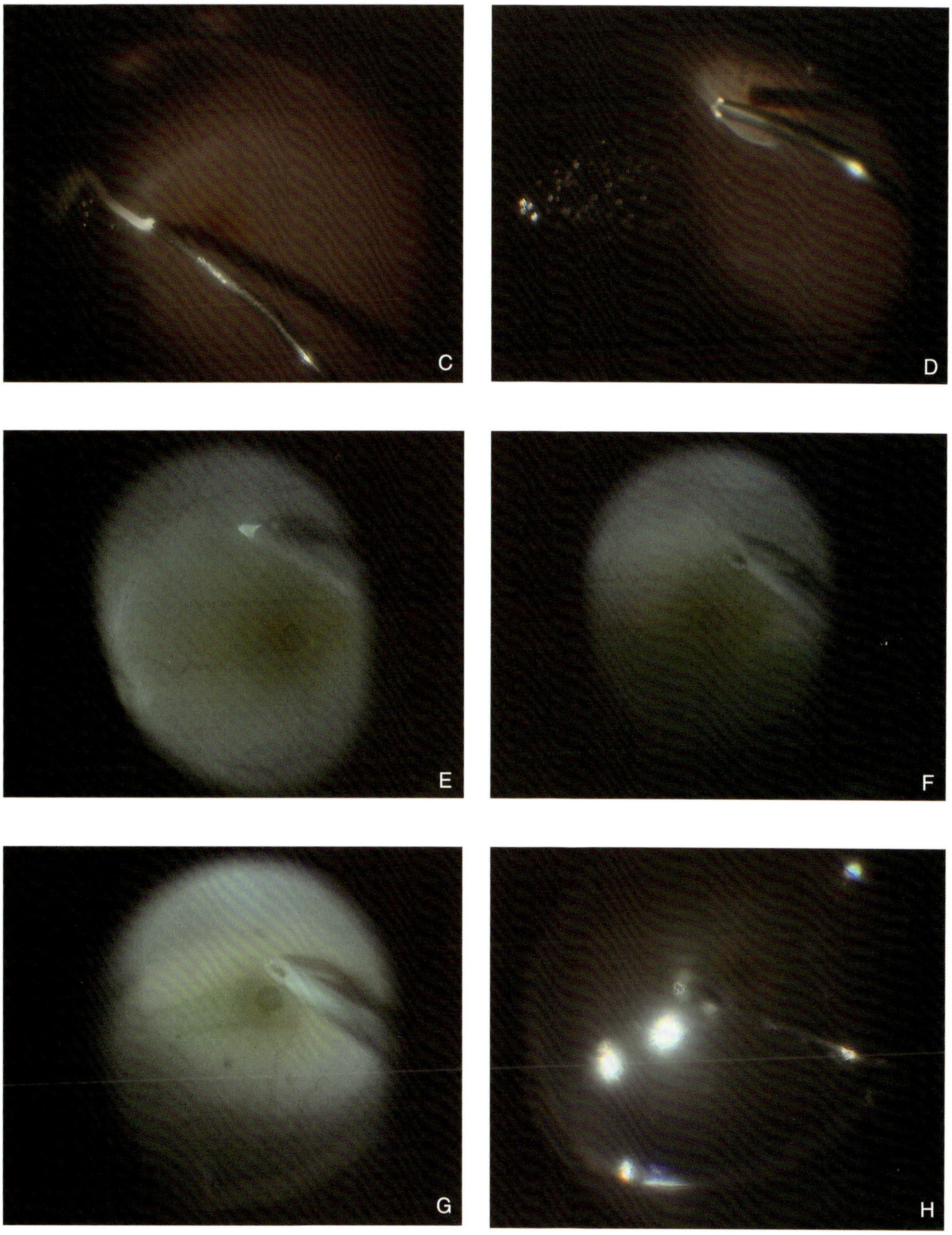

图 4-3-case1-2 术中截图

A. PHACO+IOL 植入；B. 切除中央玻璃体；C. TA 辅助玻璃体后脱离；D. 切除周边玻璃体；E. 钻石刷辅助内界膜起瓣；F. 内界膜镊剥离内界膜瓣备用；G. 带蒂内界膜瓣平铺于裂孔上；H. 气液交换后可见内界膜瓣在位。

术后复查： 2018 年 2 月 9 日，右眼 PPV 术后 1 个月。眼部查体：视力 OD 0.25，眼压 OD 13.1mmHg。右眼人工晶体位正，玻璃体腔清；眼底视盘界清色可，视网膜平伏，黄斑孔已闭合，黄斑中心凹反光欠清晰（图 4-3-case1-3）。

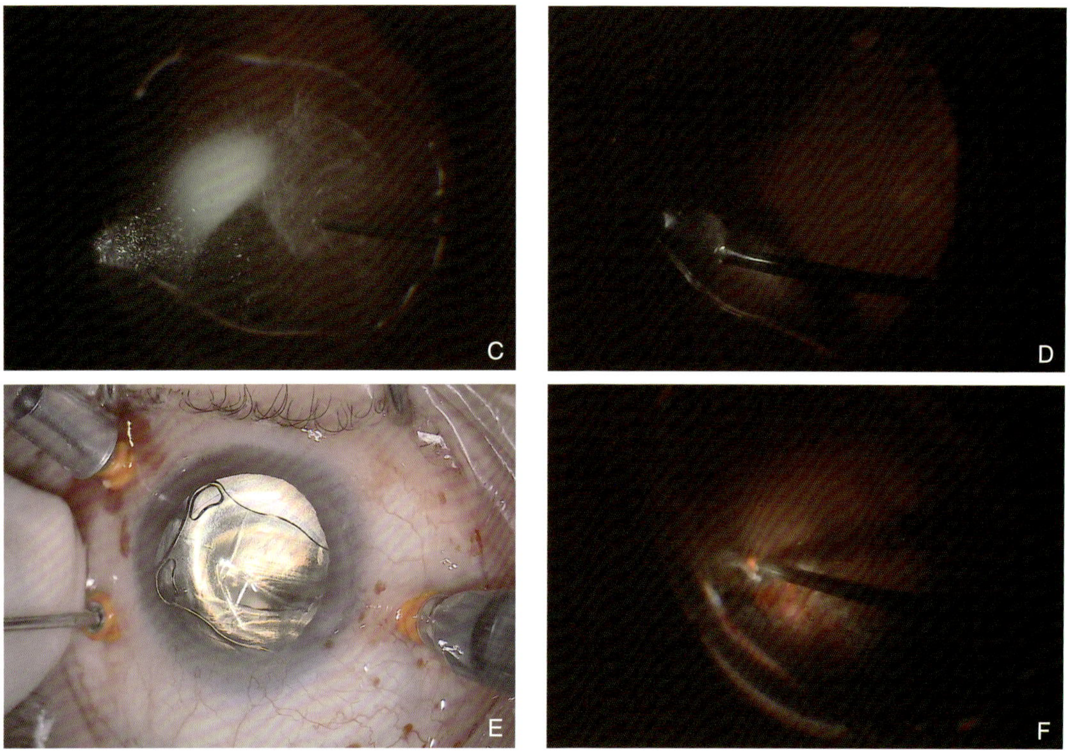

图 4-3-case2-3 术中截图

A. PHACO+IOL 植入；B. 经结膜巩膜三切口；C. TA 辅助玻璃体后脱离；D. 切除周边玻璃体；E. 气液交换后注入硅油；F. 硅油下裂孔周边视网膜光凝 3~4 排。

术后复查 1:

（1）2019 年 12 月 24 日，左眼 PPV 术后 18 天。眼部查体：视力 OS 0.25，眼压 OS 14.6mmHg。左眼人工晶体位正，玻璃体腔硅油填充；眼底视盘界清色可，视网膜平伏，颞上裂孔贴附，孔周光凝斑可见（图 4-3-case2-4）。

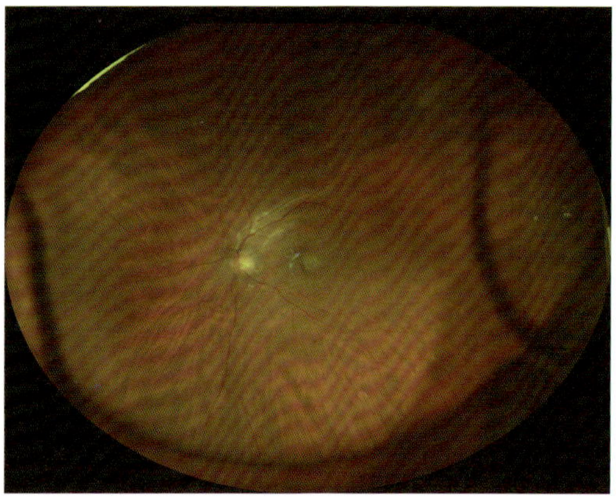

图 4-3-case2-4 左眼超广角眼底成像（2019.12.24）

视盘界清色可，视网膜平伏，颞上裂孔贴附，孔周光凝斑可见。

（2）2020 年 4 月 10 日，左眼 PPV 术后 4 个月。眼部查体：视力 OS 0.25。左眼人工晶体位正，玻璃体腔硅油填充；眼底视盘界清色可，视网膜平伏，颞上裂孔贴附，孔周光凝斑可见（图 4-3-case2-5、图 4-3-case2-6）。

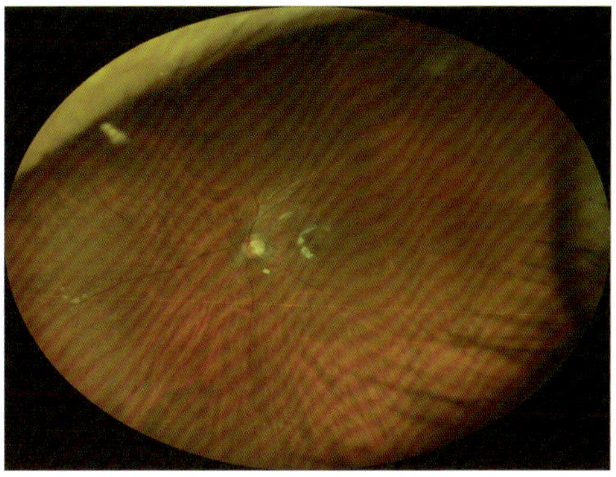

图 4-3-case2-5　左眼超广角眼底成像（2020.4.10）
视盘界清色可，视网膜平伏，颞上裂孔贴附，孔周光凝斑可见。

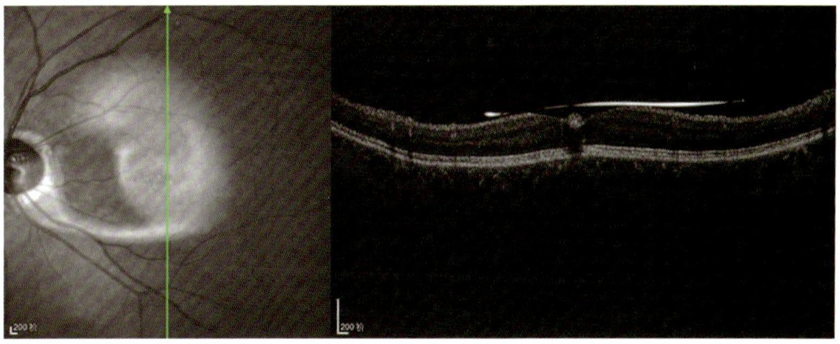

图 4-3-case2-6　左眼黄斑 OCT（2020.4.10）
黄斑形态大致正常，中心凹上方可见高反射条带，为硅油界面。

手术方式 2：2020 年 4 月 11 日，行左眼硅油取出术。

术后复查 2：

2020 年 5 月 13 日，左眼取油术后 1 个月。眼部查体：视力 OS 0.3，眼压 OS 12.6mmHg。左眼人工晶体位正，玻璃体腔清；眼底视盘界清色可，视网膜平伏，颞上裂孔贴附，孔周光凝斑可见（图 4-3-case2-7）。

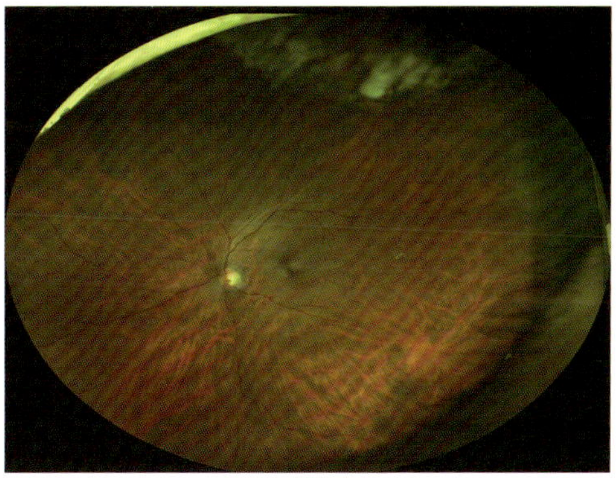

图 4-3-case2-7　左眼超广角眼底成像（2020.5.13）
视盘界清色可，视网膜平伏，颞上周边见陈旧光凝斑。

病例解析： 该患者孔源性视网膜脱离及年龄相关性白内障诊断明确，视网膜马蹄形裂孔较大，位置偏后，玻璃体下方血性混浊，晶体混浊明显，故选择白内障联合玻璃体视网膜手术。术中应注意玻璃体是否后脱离，借助 TA 辅助及辨识玻璃体后皮质，清除残留玻璃体后皮质，预防术后可能的增殖膜形成。对于视网膜裂孔可采用重水下、气下或硅油下视网膜光凝，或气液交换后巩膜外裂孔处冷凝处理。由于裂孔较大，目前暂无长效气体，术中选择硅油填充，建议如有长效气体可以选择长效气体填充，减少一次硅油取出的手术。

（病例提供：孙文涛）

病例 3

患者女，55 岁。

主诉：左眼视力显著下降 1 月。

既往史：糖尿病 7 年，未行眼部治疗。

眼部检查：（图 4-3-case3-1、图 4-3-case3-2）

	OD	OS
视力	0.04	HM/10cm
眼压	15.3mmHg	13.9mmHg
前节	晶状体混浊	晶状体混浊
玻璃体	轻度絮状混浊	血性混浊
眼底	视盘边清色可，视网膜平伏，散在点状出血及渗出，黄斑中反不清	窥不入

影像检查：

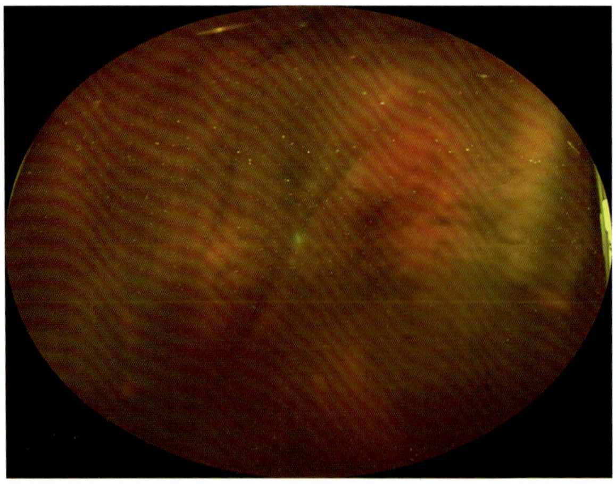

图 4-3-case3-1　术前左眼超广角眼底成像

玻璃体血性混浊，隐约见上方周边视网膜。

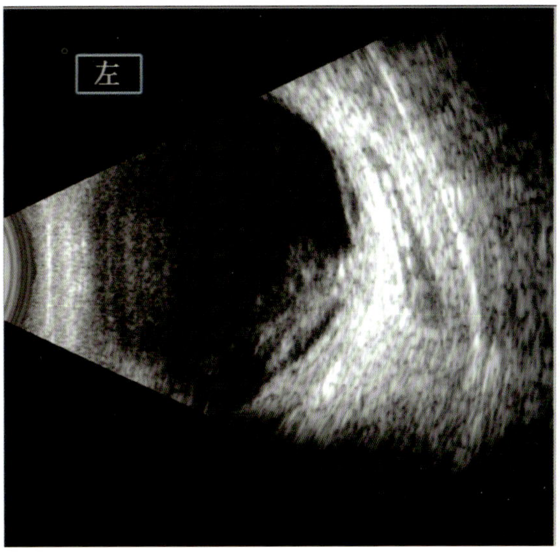

图 4-3-case3-2　术前左眼 B 超

左眼眼轴 22.1mm，玻璃体血性混浊，部分呈条带状牵拉视网膜。

诊断：①双眼糖尿病性视网膜病变（左眼Ⅴ期，右眼Ⅲ期）；②双眼代谢性白内障；③ 2 型糖尿病。

手术方式：2019 年 6 月 28 日，行左眼 PHACO+IOL 植入 +PPV+ 剥膜 + 电凝 + 光凝 + 注气术（23G）（术中截图 4-3-case3-3）。

术中截图：

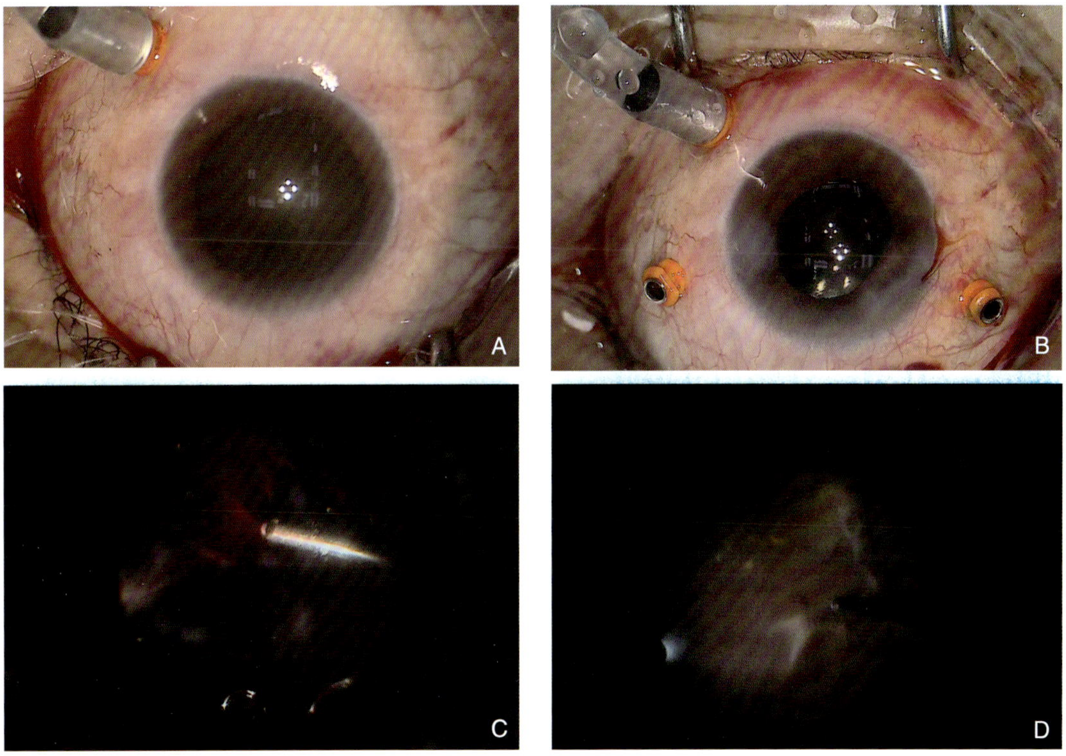

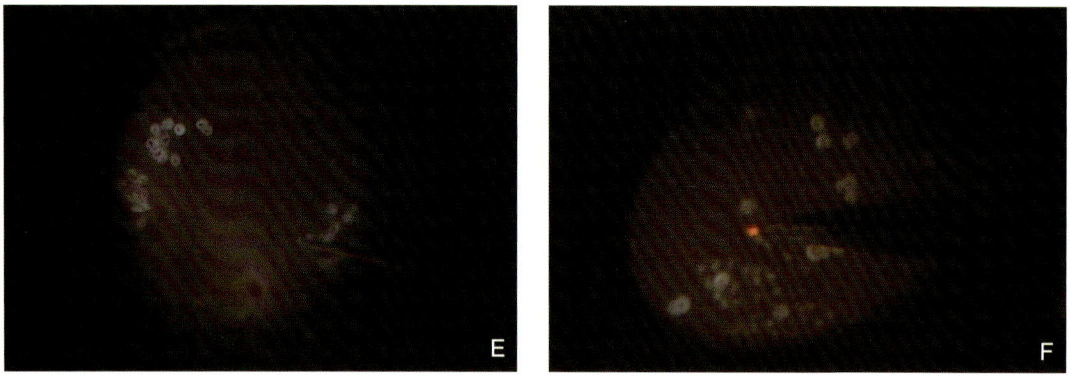

图 4-3-case3-3　术中截图

A. 建立眼内灌注；B. PHACO+IOL；C. 切除血性玻璃体；D. 剥膜；E. 电凝止血；F. 视网膜光凝。

术后复查：

（1）2019 年 7 月 7 日，左眼 PPV 术后 10 天。眼部检查：视力 OS 0.1，眼压 OS 15.4mmHg。左眼人工晶体位正，玻璃体腔清；眼底视网膜平伏，见散在点状出血，可见广泛光凝斑（图 4-3-case3-4）。

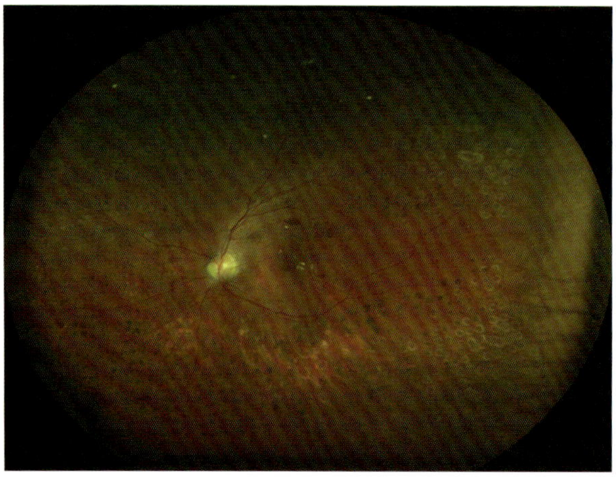

图 4-3-case3-4　左眼超广角眼底成像（2019.7.13）

视网膜平伏，见散在点状出血及广泛光凝斑。

（2）2019 年 7 月 18 日，左眼 PPV 术后 3 周。眼部检查：视力 OS 0.15，眼压 OS16.3mmHg。左眼人工晶体位正，玻璃体腔清；眼底视网膜平伏，见散在点状出血，可见广泛光凝斑。行双眼 FFA 检查（图 4-3-case3-5），并行双眼视网膜光凝术。

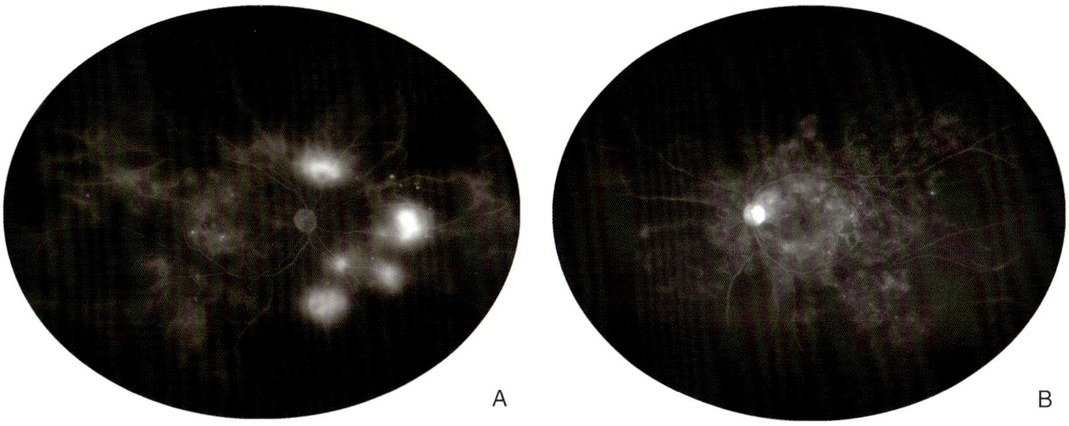

图 4-3-case3-5　双眼超广角眼底 FFA（2019.7.18）

A. 右眼视网膜血管壁着染，晚期新生管血管荧光素渗漏，中周部见多处大片无灌注区；B. 左眼视网膜血管壁轻度着染，黄斑区见荧光素渗漏，中周部见多处大片无灌注区。

病例解析：该患者系糖尿病性视网膜病变及代谢性白内障，术前 B 超检查玻璃体腔较多点团状回声，光带牵拉视网膜，无明显视网膜脱离。由于晶体混浊明显，玻璃体血性混浊，B 超提示无视网膜脱离，预估术后无须硅油填充，为避免术后再次行玻璃体切割术后做白内障手术可能的风险，故选择白内障联合玻璃体视网膜手术。术中先行超声乳化白内障手术同时一期植入人工晶体，然后再行玻璃体手术，切除血性混浊的玻璃体，剥除纤维血管膜，剥膜时注意区分膜与正常视网膜组织，活动性出血可电凝止血，给予足够的视网膜光凝，因无视网膜脱离，所以选择气体填充。术后应告知患者严格控制血糖，定期门诊复查，行造影及 OCT，根据 FFA 确定是否补充视网膜激光，OCT 确定有无黄斑水肿、是否抗 VEGF 等治疗。

（病例提供：孙文涛）

（孙文涛　王丽萍）

参考文献

［1］O'Malley C, Heintz RM Sr. Vitrectomy with an alternative instrument system［J］. Ann Ophthalmol, 1975, 7(4): 585–594.

［2］Sfikakis PP, Markomichelakis N, Theodossiadis GP, et al. Regression of sight-threatening macular edema in type 2 diabetes following treatment with the anti-tumor necrosis factor monoclonal antibody infliximab［J］. Diabetes Care, 2005, 28(2): 445–447.

［3］杨燕宁，邢怡桥．白内障超声乳化，玻璃体切除及人工晶体植入联合手术的疗效［J］．中国实用眼科杂志，1999, 017(012): 734–736.

［4］王艳玲，赵露，高立新，等．玻璃体手术联合白内障超声乳化人工晶状体植入术治疗 PDR 疗效评价［J］．重庆医学，2008, 37(22): 2566–2567, 2569.

［5］Lahey JM, Francis RR, Kearney JJ. Combining phacoemulsification with pars plana vitrectomy in patients with proliferative diabetic retinopathy: a series of 223 cases［J］. Ophthalmology, 2003, 110(7): 1335–1339.

［6］Demetriades AM, Gottsch JD, Thomsen R, et al. Combined phacoemulsification, intraocular lens implantation, and vitrectomy for eyes with coexisting cataract and vitreoretinal pathology［J］. Am J Ophthalmol, 2003, 135(3): 291–296.

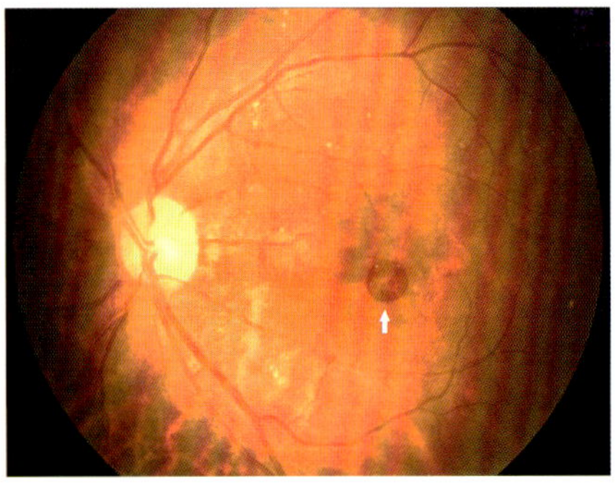

图 5-1-1 特发性黄斑裂孔 55° 眼底彩图

视网膜平伏，黄斑区见 1/2PD 圆孔（白箭）。

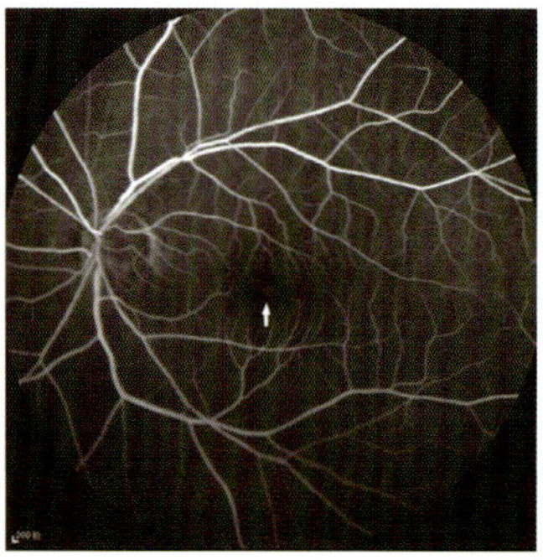

图 5-1-2 特发性黄斑裂孔 FFA

动静脉期黄斑区可见窗样缺损（白箭）。

3. 临床分期

结合 OCT 扫描所见，目前对 Gass 分期（图 5-1-3~ 图 5-1-6）的理解为：

（1）Ⅰ期（先兆期）：①ⅠA 期：黄斑中心凹变浅或消失，淡黄色斑点（直径为 100~200μm）；中心凹局部浅脱离伴有玻璃体皮质与中心凹粘连；玻璃体牵拉中心凹视网膜水平分离（假性囊肿）与黄斑黄色斑点相对应；黄斑前膜不常见；视力 20/25~20/80（0.8~0.25）；不建议手术干预。②ⅠB 期：黄圈直径为 200~350μm；视网膜外层破裂，假性囊肿扩大；黄斑前膜不常见；视力 20/25~20/80（0.8~0.25）；不建议手术干预。尚未出现真正的黄斑裂孔。约 50% 可能发展为Ⅱ期，其余患者中心凹玻璃体自发形成后脱离后，自行缓解。

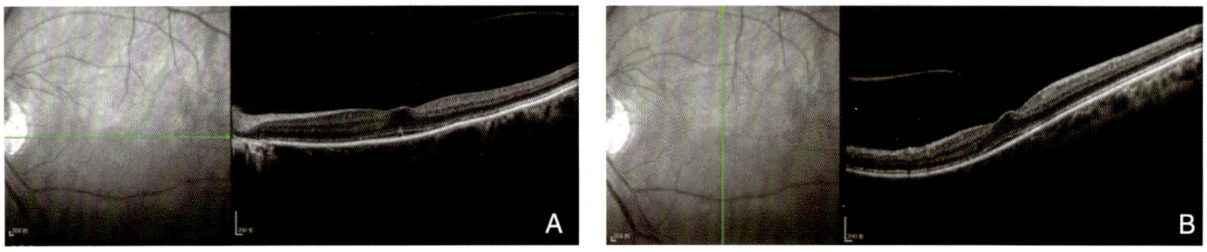

图 5-1-3 特发性黄斑裂孔Ⅰ期（先兆期）OCT

A. 水平扫描；B. 垂直扫描。OCT 扫描显示玻璃体不完全后脱离，脱离处可见玻璃体后界膜，黄斑中心凹变浅，存在玻璃体粘连和牵引，引起视网膜水肿、层间积液。

（2）Ⅱ期（早期）：玻璃体进一步牵拉，全层黄斑裂孔形成早期，可表现为新月形、马蹄形或圆形；大小约 250μm 内，不伴黄斑前膜；视觉症状包括视物变形及视力减退，视力 20/25~20/80（0.8~0.25）。多数病例在 2~6 个月进展至Ⅲ ~ Ⅳ期裂孔。

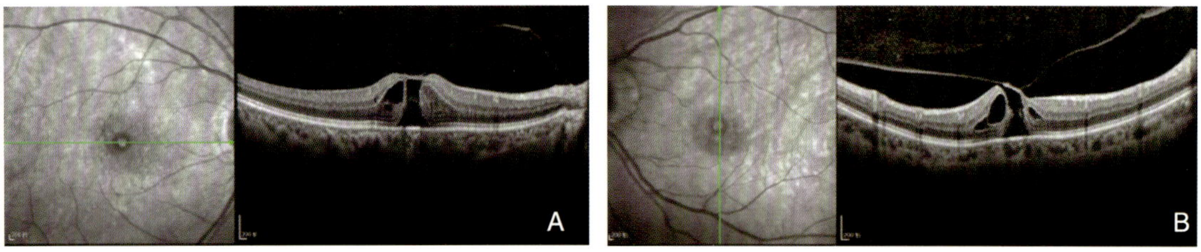

图 5-1-4 特发性黄斑裂孔Ⅱ期（早期）OCT

A. 水平扫描；B. 垂直扫描。OCT 扫描显示黄斑区神经感觉层全层断裂，形成有盖的黄斑裂孔，但玻璃体尚未完全后脱离。

（3）Ⅲ期：无完全玻璃体后脱离，裂孔进一步扩大，直径约 250~400μm。黄斑中心凹有玻璃体牵拉，临床上或通过 OCT 可见有盖存在，可能有黄斑前膜，视力 20/100~20/400（0.2~0.05）。

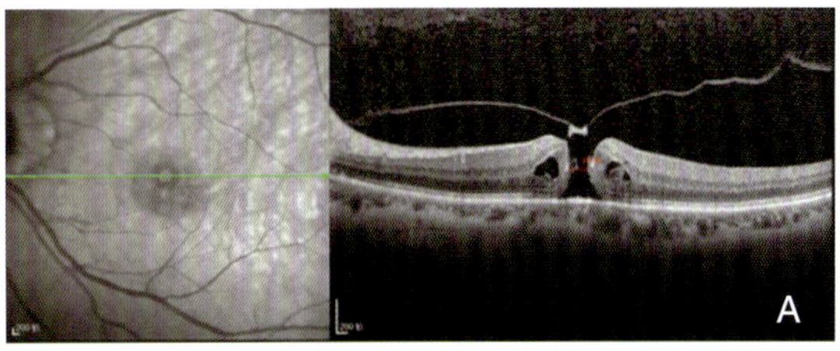

图 5-1-5　特发性黄斑裂孔Ⅲ期 OCT

A. 水平扫描；B. 垂直扫描。OCT 扫描显示黄斑区神经感觉层全层断裂，玻璃体后脱离明显，但仍可见牵拉存在，裂孔边缘的视网膜外丛状层有液体积聚，形成囊样水肿。

（4）Ⅳ期：玻璃体完全后脱离伴 Weiss 环；裂孔直径在 400μm 以上，可伴有游离盖；黄斑裂孔边缘可见视网膜下液、视网膜水肿及囊肿的改变，裂孔的基底可见类似玻璃膜疣的改变，黄斑前膜较常见；视力 20/100~20/400（0.2~0.05）。

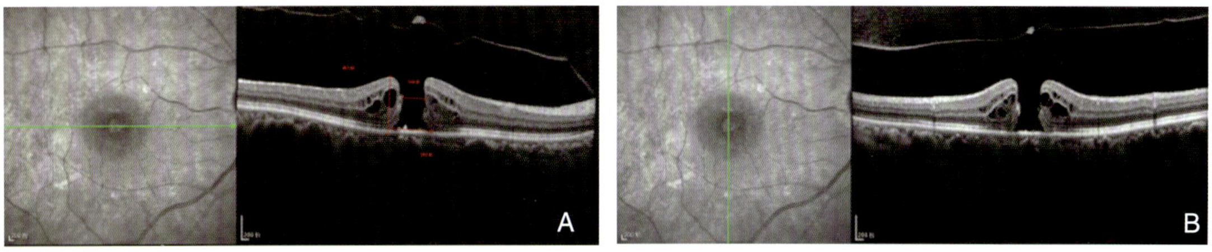

图 5-1-6　特发性黄斑裂孔Ⅳ期 OCT

A. 水平扫描；B. 垂直扫描。OCT 扫描显示黄斑处神经感觉层全层断裂，玻璃体完全后脱离，可见玻璃体后界膜和完全游离盖，裂孔边缘的视网膜内核层、外丛状层有液体积聚，形成囊样水肿。裂孔处的 RPE 层可见小隆起，呈高反射信号。

二、诊断

（1）中老年，女性较多，无眼部其他病变及手术史。

（2）主诉有视力下降及视物变形。

（3）眼底：黄斑区见圆形裂孔（图 5-1-7）。

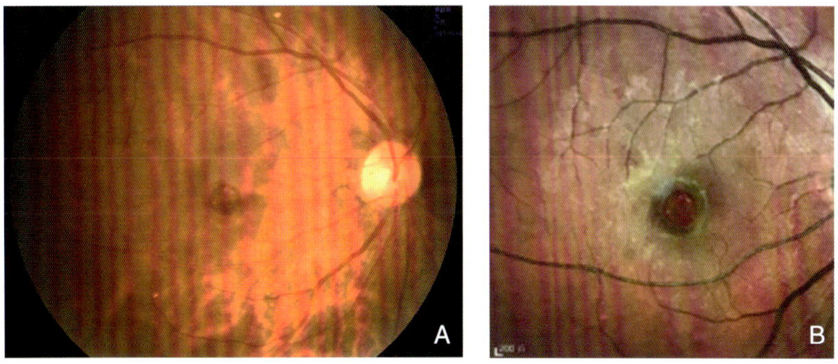

图 5-1-7　特发性黄斑裂孔

A. 55° 眼底彩图见黄斑区 1/2PD 圆孔；B. 炫彩眼底成像见黄斑区 1/2PD 圆孔，孔缘轻度隆起。

（4）OCT 表现：黄斑区神经上皮缺失。见上述分期典型图（图 5-1-3~ 图 5-1-6）。

（5）注意与黄斑板层裂孔、黄斑假性裂孔、黄斑囊样水肿鉴别诊断（图 5-1-8~ 图 5-1-10）。

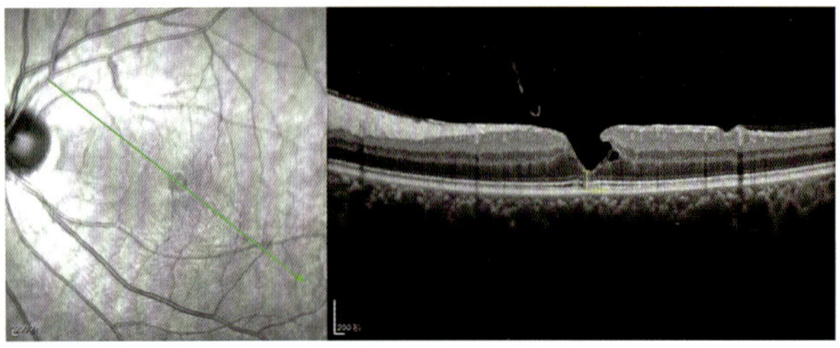

图 5-1-8　黄斑板层裂孔 OCT

OCT 扫描显示黄斑处视网膜神经感觉层的内层组织不连续，外层尚有部分组织存在。

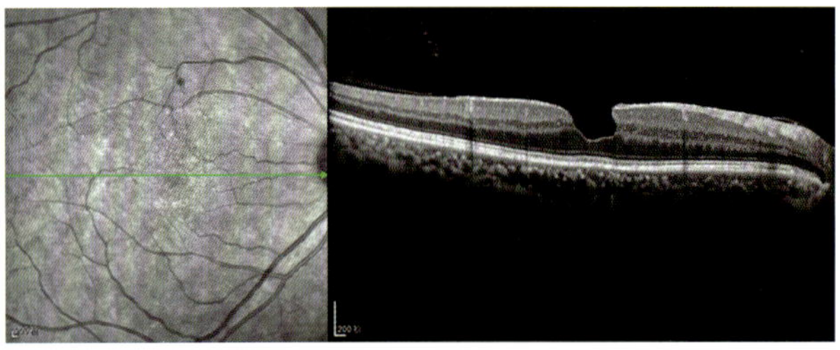

图 5-1-9　黄斑假性裂孔 OCT

OCT 扫描显示黄斑中心凹失去正常组织形态，看似板层裂孔，但实际视网膜全层组织连续、无缺损。

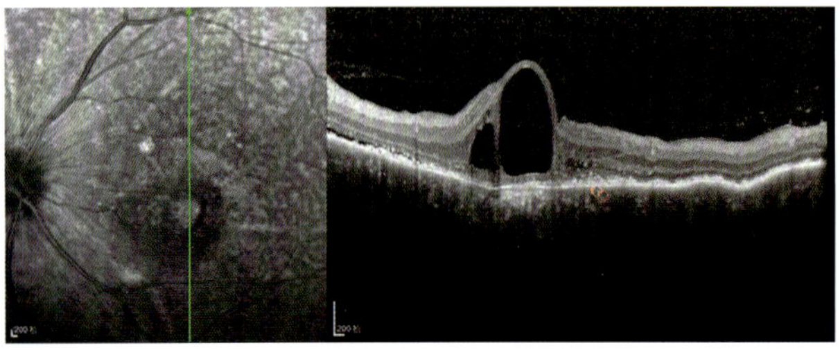

图 5-1-10　黄斑囊样水肿 OCT

OCT 扫描显示黄斑区视网膜层间可见囊样暗区。

三、治疗原则及手术要点

1. 手术适应证

明确诊断为Ⅱ ~ Ⅳ期的黄斑裂孔，视力明显下降（0.05~0.4），或有明显视物变形者。

2. 手术基本步骤

（1）切口：经结膜睫状体平坦部三通道微创切口。

（2）晶状体：联合或不联合白内障超声乳化人工晶体植入。

（3）玻璃体切除：①前部玻璃体切除；②后部玻璃体切除；③ TA 注入 0.05~0.1mL；④玻切头或笛针致 PVD；⑤切除玻璃体后皮质；⑥切除周边皮质。

（4）黄斑裂孔：眼内注入 0.1% ICG 0.1~0.2mL 染色，剥除黄斑区内界膜约 2~3PD，或联合孔缘按摩、内界膜填塞、自体血清滴入等。

（5）气液交换。

（6）关闭切口（如果漏气需缝合）。

3. 手术要点

（1）借助 TA 辅助诱导形成完全的玻璃体后脱离。

（2）剥除视网膜内界膜，可借助吲哚菁绿或台盼蓝染色内界膜，内界膜起瓣可以使用内界膜镊、内界膜钻石刷、膜刮刀等。

（3）Ⅱ期较小的黄斑裂孔或有盖的裂孔可仅做玻璃体后脱离或联合内界膜剥除，对于Ⅲ期及Ⅲ期以上较大裂孔，可使用内界膜填塞、内界膜翻转、游离内界膜填塞、自体血清覆盖等方法。

（4）伴有黄斑前膜者手术时应剥除黄斑前膜。

4. 染色剂的应用

（1）曲安奈德注射剂（Triamcinolone Acetonide，TA）：40mg/mL，可注入眼内 0.05~0.1mL，根据需要可反复注射，辅助染色辨识玻璃体后皮质是否后脱离或残留。

（2）吲哚青绿注射剂（Indocyanine Green Dye，ICG）：25mg ICG 溶于 10mL 蒸馏水中，再取 0.2mL 备用或取 0.2mL 溶于 0.6mL 低分子粘弹剂制作成 0.06%ICG 溶液备用或用 1.25mg/mL ICG 在气下对黄斑区染色；染色 30 秒用于辅助黄斑区内界膜剥除。

（3）台盼蓝注射剂（Trypan Blue，TB）：0.06%TB 0.5mL 在气下染色 120 秒，用于辅助黄斑区内界膜剥除。

5. 特殊并发症及处理

常见的术中术后并发症与普通玻璃体切除手术的并发症相似；对于黄斑裂孔未闭合可再次行游离内界膜填塞。

四、典型病例及手术视频

病例 4

患者女，60 岁。

主诉：右眼视力下降伴视物变形 6 月。

眼部检查：（图 5-1-case4-1、图 5-1-case4-2）

	OD	OS
视力	0.05	0.8
眼压	14.3mmHg	15.6mmHg
前节	晶体混浊	晶体混浊
玻璃体	轻度絮状混浊	轻度絮状混浊
眼底	黄斑区见 1/5PD 裂孔	视网膜平伏，黄斑中反可见

影像检查：

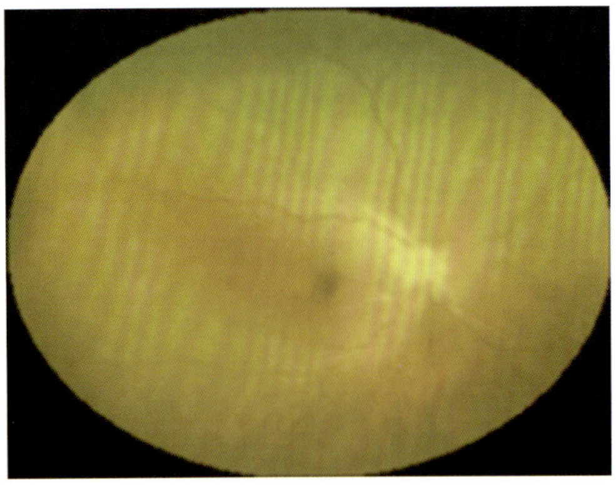

图 5-1-case4-1　术前右眼超广角眼底成像

视网膜平伏，黄斑区见 1/5PD 裂孔。

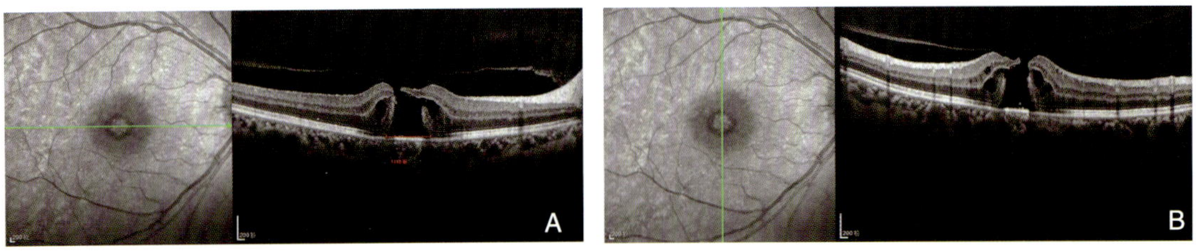

图 5-1-case4-2　术前右眼黄斑 OCT

OCT 扫描显示黄斑处神经感觉层全层缺失，玻璃体不完全后脱离，内层视网膜组织被玻璃体牵拉，形成"开罐样"撕开，可见玻璃体后界膜。裂孔边缘的视网膜层间液体积聚，形成囊样水肿。

诊断：①右眼特发性黄斑裂孔Ⅱ期；②双眼年龄相关性白内障。

手术方式：2017 年 12 月 25 日，行右眼 PHACO+IOL 植入 +PPV+ 注气术（23G）（术中截图 5-1-case4-3）。

术中截图：

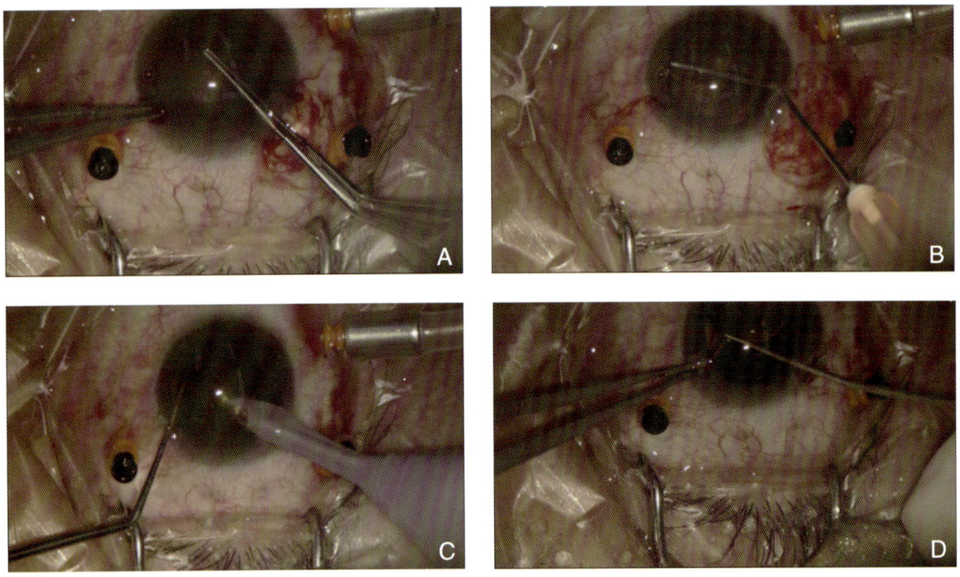

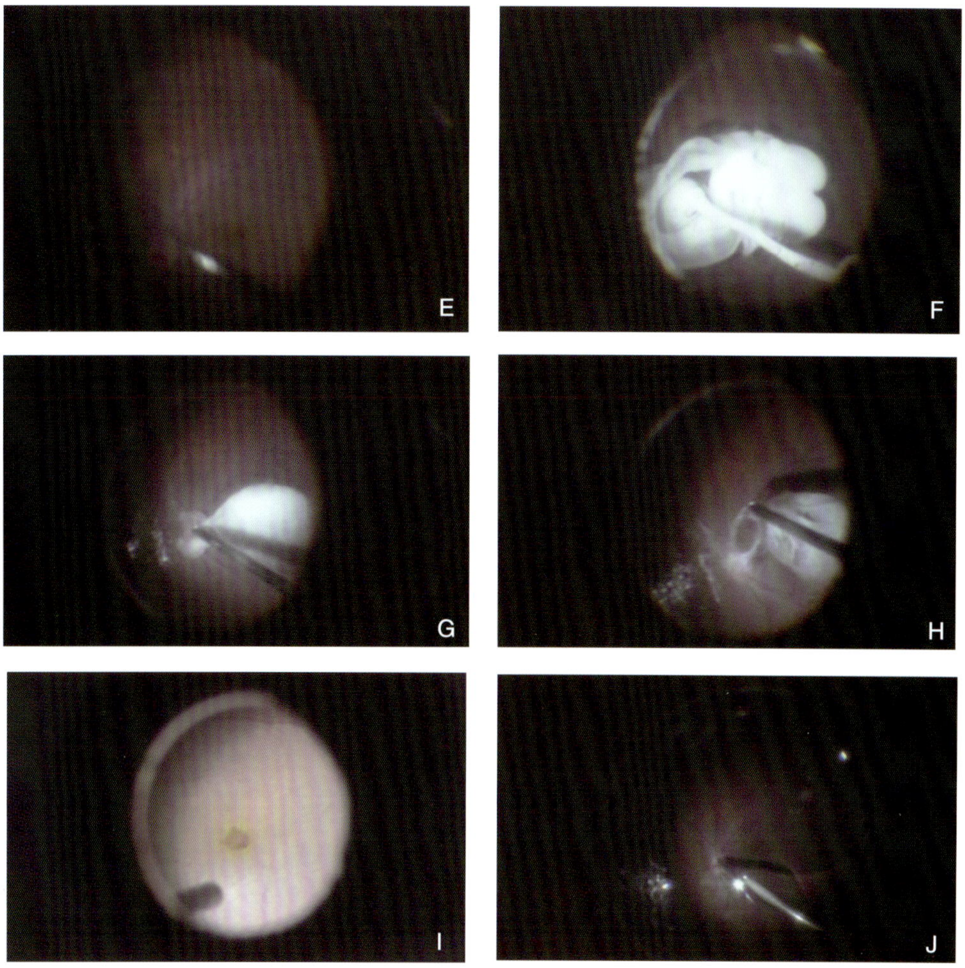

图 5-1-case4-3　术中截图

A. 撕囊；B. 水分离；C. 超声乳化核；D. IOL 植入；E. 玻璃体切除；F. 术中注入 TA 辅助 PVD；G. 术中视盘前负压造 PVD；H. Weiss 环可见即 PVD；I. 术中见黄斑区有盖裂孔呈月牙形；J. 术中气液交换。

术后复查：

（1）2017 年 12 月 28 日，右眼 PPV 术后 3 天。视力 OD 0.08；眼压 OD 12.7mmHg；右眼人工晶体位正，玻璃体腔清，眼底视网膜平伏，黄斑裂孔闭合（图 5-1-case4-4）。

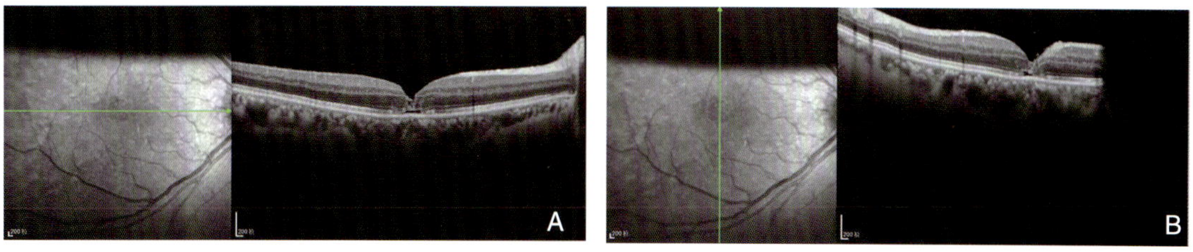

图 5-1-case4-4　右眼黄斑 OCT（2017.12.28）

A. 水平扫描；B. 垂直扫描。OCT 扫描显示右眼红外影像上方气体遮挡样信号，黄斑裂孔闭合，闭合处视网膜组织结构略向下移位，层间结构欠连续，外层嵌合体带局部缺失。

（2）2018 年 2 月 27 日，右眼 PPV 术后 2 月。视力 OD 0.1，眼压 OD 13.4mmHg；右眼人工晶体为正，玻璃体腔清，眼底视网膜平伏，黄斑裂孔闭合，中反未见（图 5-1-case4-5）。

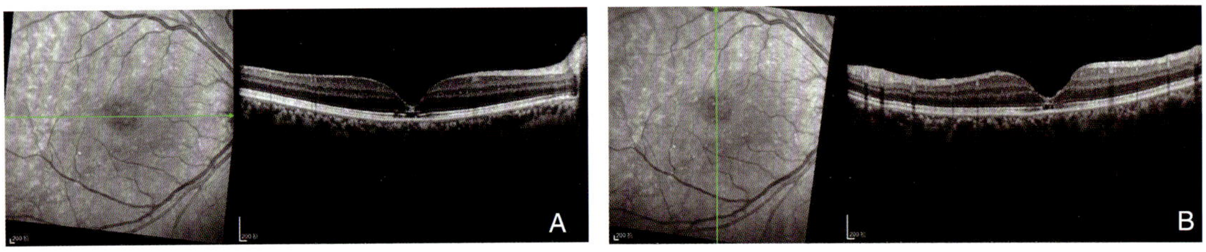

图 5-1-case4-5　右眼黄斑 OCT（2018.2.27）

A. 水平扫描；B. 垂直扫描。OCT 扫描显示黄斑裂孔闭合，闭合处视网膜组织基本连续，仅外层嵌合体带局部缺失，黄斑中心凹边缘的嵌合体带可见低反射信号光带。

（3）2018 年 4 月 25 日，右眼 PPV 术后 4 月。视力 OD 0.2，OS 0.8；眼压 OD 15.1mmHg，OS 14.6mmHg；右眼人工晶体为正，玻璃体腔清亮，眼底视网膜平伏，黄斑中反未见（图 5-1-case4-6）；左眼晶体轻度混浊，眼底视网膜平伏，黄斑中反可见（图 5-1-case4-7）。

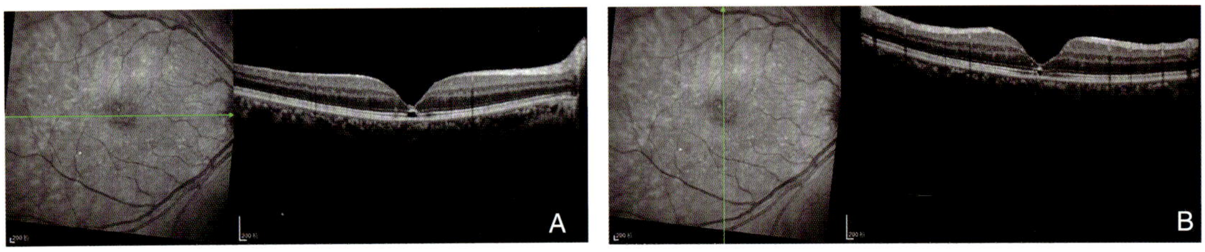

图 5-1-case4-6　右眼黄斑 OCT（2018.4.25）

A. 水平扫描；B. 垂直扫描。右眼 OCT 扫描显示黄斑裂孔闭合，闭合处视网膜组织基本连续，仅外层嵌合体带局部缺失。

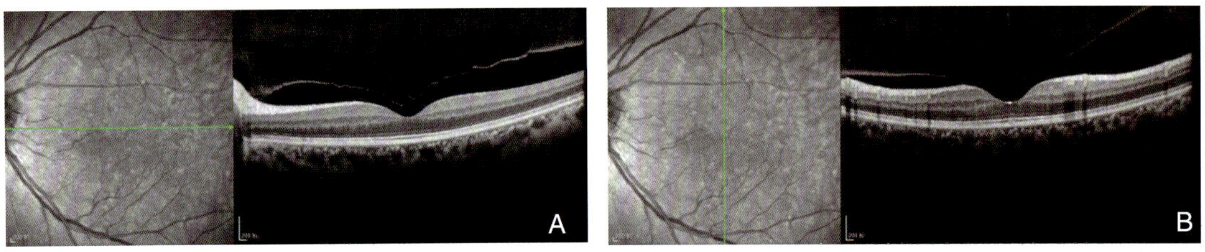

图 5-1-case4-7　左眼黄斑 OCT（2018.4.25）

A. 水平扫描；B. 垂直扫描。左眼 OCT 扫描显示左眼黄斑区视网膜层间结构大致正常，可见玻璃体不完全后脱离，玻璃体与黄斑粘连。

病例解析：该患右眼为特发性黄斑裂孔Ⅱ期，年龄相关性白内障。因晶体混浊，黄斑裂孔较小且有盖，故手术方式选择白内障联合玻璃体视网膜手术。术中先行白内障超声乳化人工晶体植入术，再行玻璃体手术，切除玻璃体，松解对黄斑裂孔盖的牵拉，未行内界膜剥除。术后黄斑裂孔闭合，但是 OCT 图提示黄斑区 IS/OS 层缺失，因此术后视力改善有限。因特发性黄斑裂孔的双眼患病率为 6%~28%，该患者左眼 OCT 提示玻璃体黄斑粘连，存在发展为黄斑裂孔的可能，需密切随访观察。

（病例提供：雷春灵）

病例 5

患者女，56 岁。

主诉： 双眼视物不清 2 年，伴视物变形 1 年。

眼部检查：（图 5-1-case5-1～图 5-1-case5-3）

	OD	OS
视力	0.15	0.2
眼压	16.3mmHg	15.9mmHg
前节	晶体混浊	晶体混浊
玻璃体	轻度絮状混浊	轻度絮状混浊
眼底	黄斑区见 1/2PD 圆形裂孔	黄斑区见 1/2PD 圆形裂孔

影像检查：

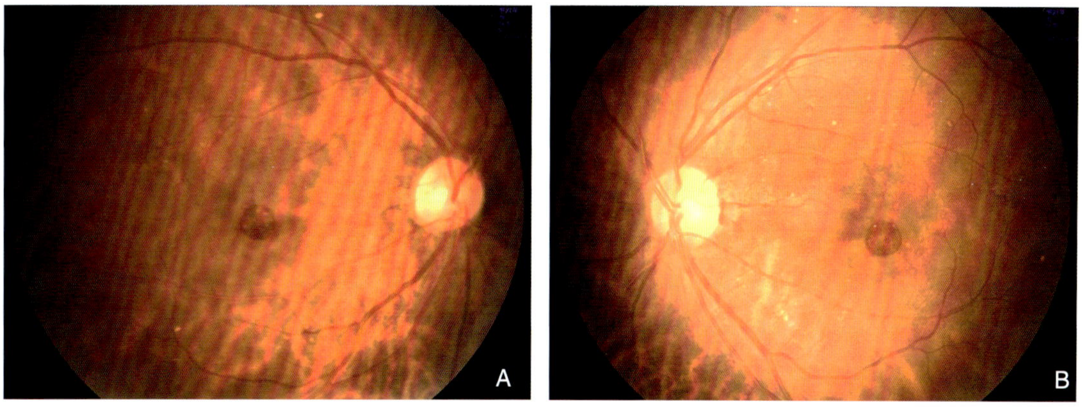

图 5-1-case5-1　术前双眼 55° 眼底彩图

A. 右眼黄斑区见 1/2PD 圆形裂孔；B. 左眼黄斑区见 1/2PD 圆形裂孔。

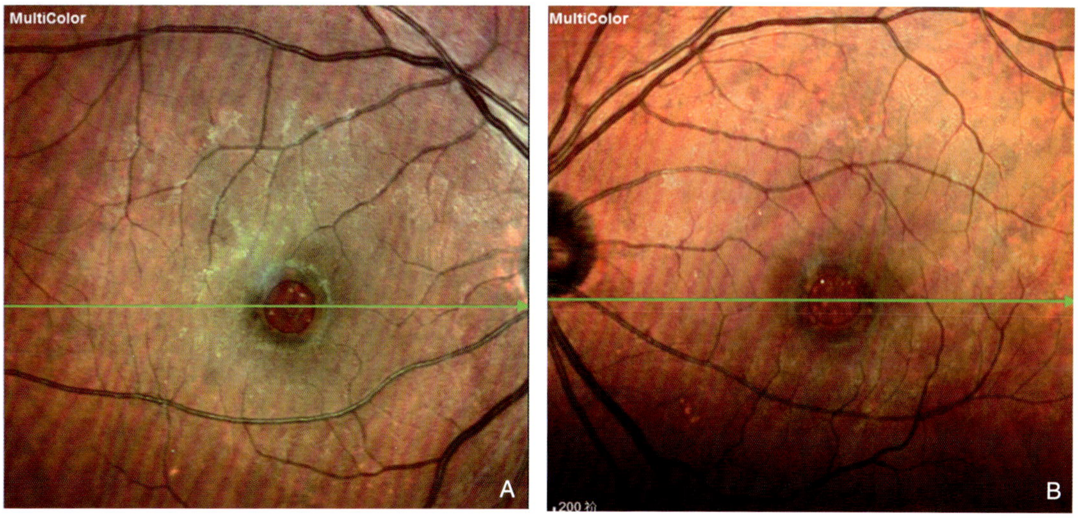

图 5-1-case5-2　术前双眼炫彩眼底成像

A. 右眼黄斑区见 1/2PD 圆形裂孔，孔缘轻度隆起；B. 左眼黄斑区见 1/2PD 圆形裂孔。

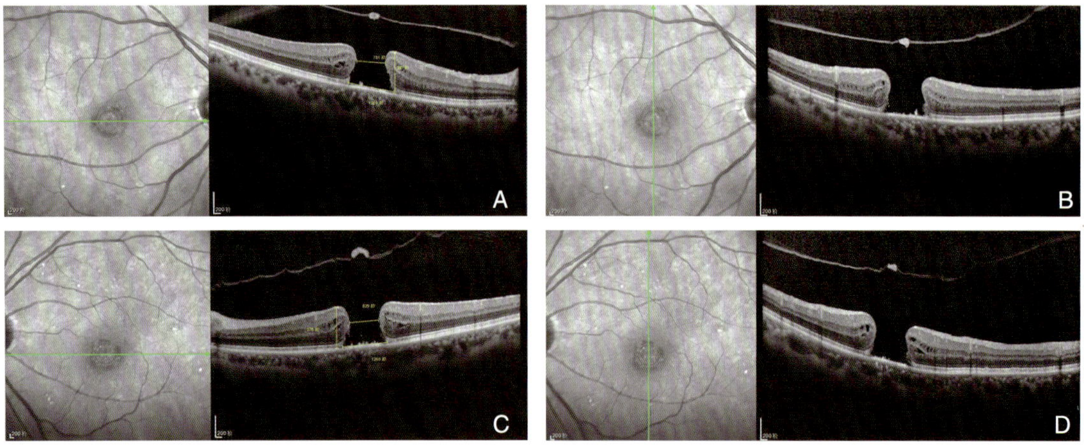

图 5-1-case5-3　术前双眼黄斑 OCT

A、B. 右眼；C、D. 左眼。右眼 OCT 扫描显示黄斑处神经感觉层全层缺失，最窄处 781μm。玻璃体完全后脱离，可见玻璃体后界膜和完全游离盖，裂孔边缘的视网膜内核层、外丛状层有液体积聚，形成小囊样水肿。裂孔处的 RPE 层可见小隆起，呈高反射信号。左眼 OCT 扫描显示黄斑处神经感觉层全层缺失，最窄处 829μm。玻璃体完全后脱离，可见玻璃体后界膜和完全游离盖，裂孔边缘的视网膜内核层、外丛状层有液体积聚，形成小囊样水肿。裂孔处的 RPE 层可见小隆起，呈高反射信号。

诊断：①双眼特发性黄斑裂孔Ⅳ期；②双眼年龄相关性白内障。

手术方式 1：2019 年 9 月 9 日，行左眼 PHACO+IOL 植入 +PPV+ 内界膜剥除 + 游离内界膜填塞 + 注气术（25G）（术中截图 5-1-case5-4）。

术中截图 1：

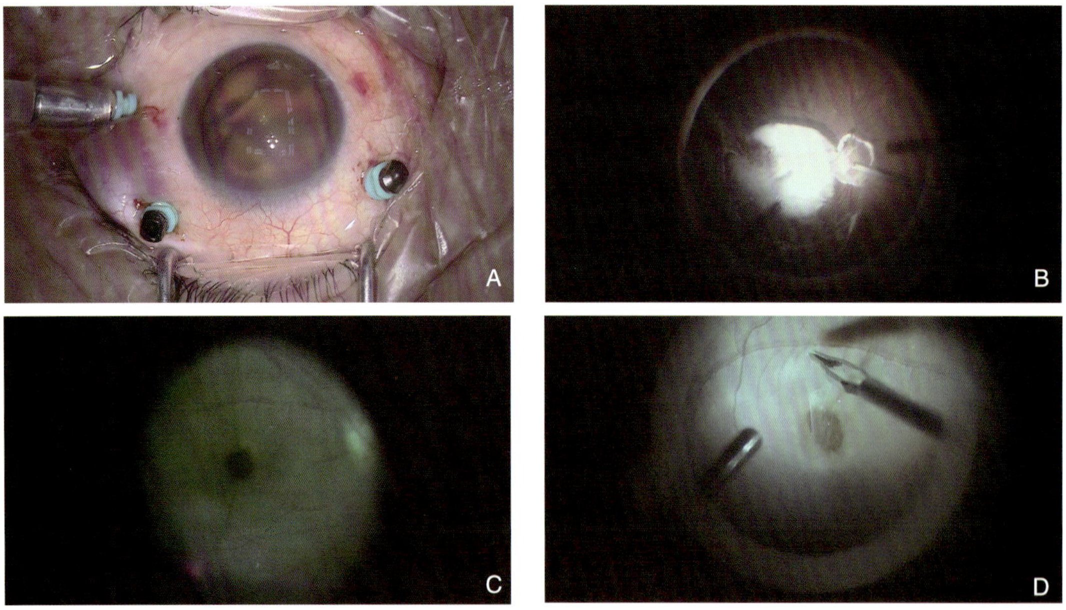

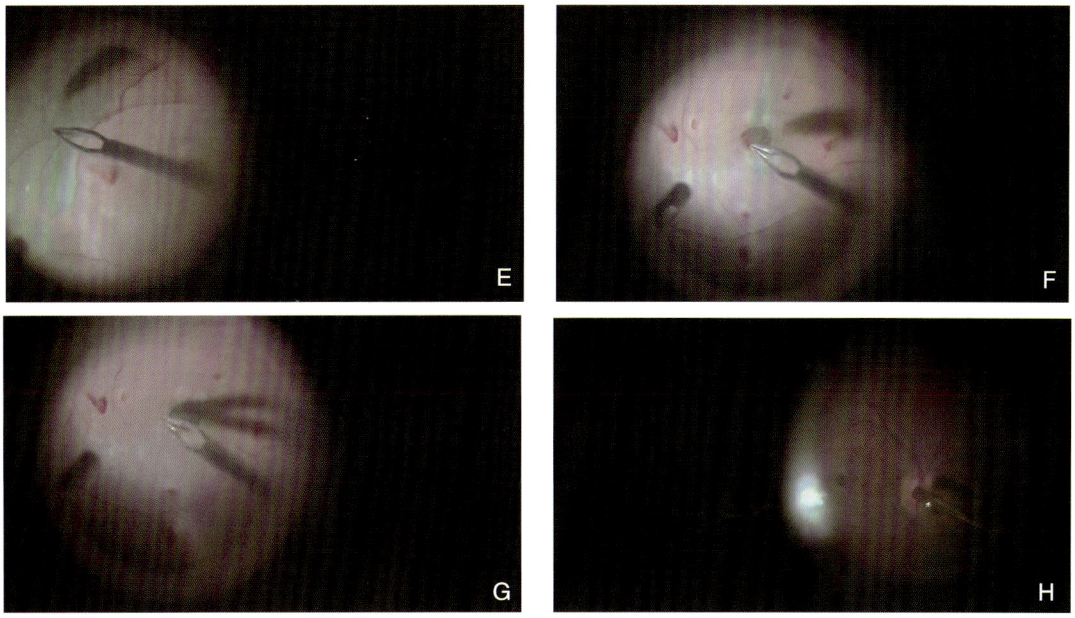

图 5-1-case5-4　左眼术中截图

A. 25G 三切口制作（phaco+IOL 略）；B. TA 辅助 PVD；C. ICG 染色；D. 内界膜剥除；E. 剥除约 1PD 游离内界膜；F. 游离内界膜移至黄斑裂孔处；G. 游离内界膜填塞；H. 气液交换。

术后复查 1：

2019 年 9 月 25 日，左眼 PPV 术后 2 周。视力 OS 0.2，眼压 OS 13.2mmHg。左眼人工晶体位正，玻璃体腔清，眼底视网膜平伏，黄斑裂孔闭合（图 5-1-case5-5）。

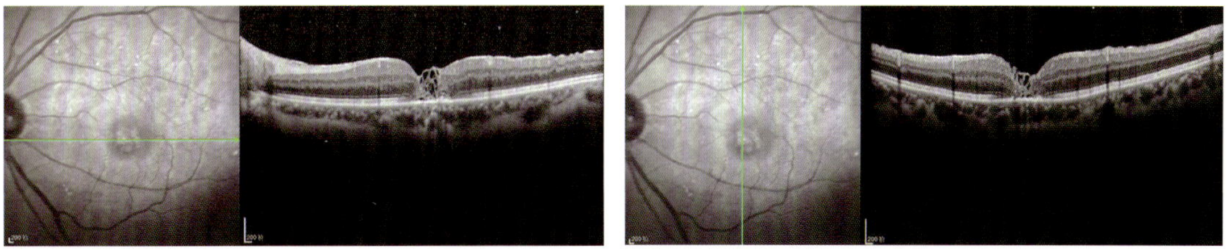

图 5-1-case5-5　左眼黄斑 OCT（2019.9.25）

OCT 扫描显示左眼黄斑裂孔闭合，可见多囊样暗区，可能与内界膜填塞较多有关。

手术方式 2：2019 年 10 月 10 日，行右眼 PHACO+IOL 植入 +PPV+ 内界膜剥除 + 带蒂内界膜翻转填塞 + 注气术（25G）（图 5-1-case5-6）。

术中截图 2：

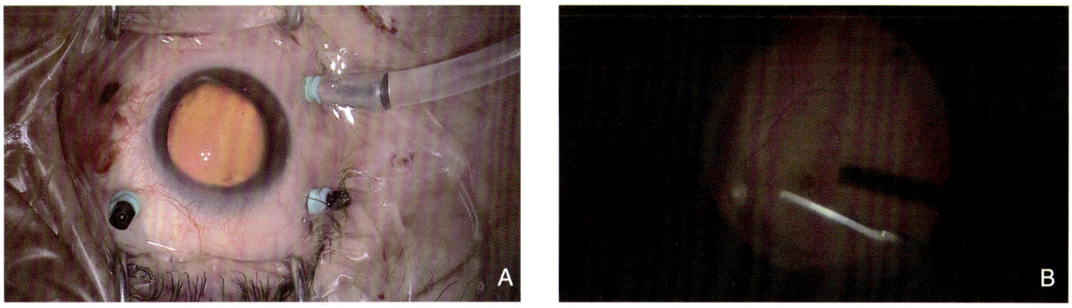

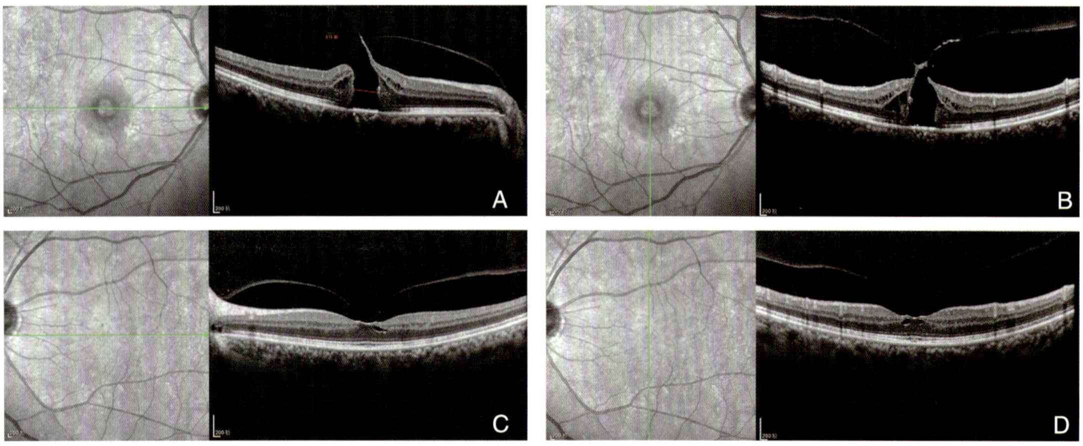

图 5-1-case6-2　术前双眼黄斑 OCT

A、B. 右眼；C、D. 左眼。右眼底黄斑 OCT 显示黄斑中心凹视网膜神经感觉层全层缺失，形成被牵拉的有盖黄斑裂孔，但玻璃体尚未完全后脱离。黄斑裂孔直径约 671μm，边缘视网膜外丛状层积液，呈囊样暗区。左眼底黄斑 OCT 显示左眼玻璃体不完全后脱离，玻璃体与黄斑存在粘连并牵引，导致黄斑区视网膜水肿，层间积液。

诊断：①双眼特发性黄斑裂孔（右眼Ⅳ期，左眼Ⅰ期）；②双眼年龄相关性白内障。

手术方式 1：2018 年 5 月 14 日，行右眼 PHACO+IOL 植入 +PPV+ 注气术（23G）（术中截图 5-1-case6-3）。

术中截图 1：

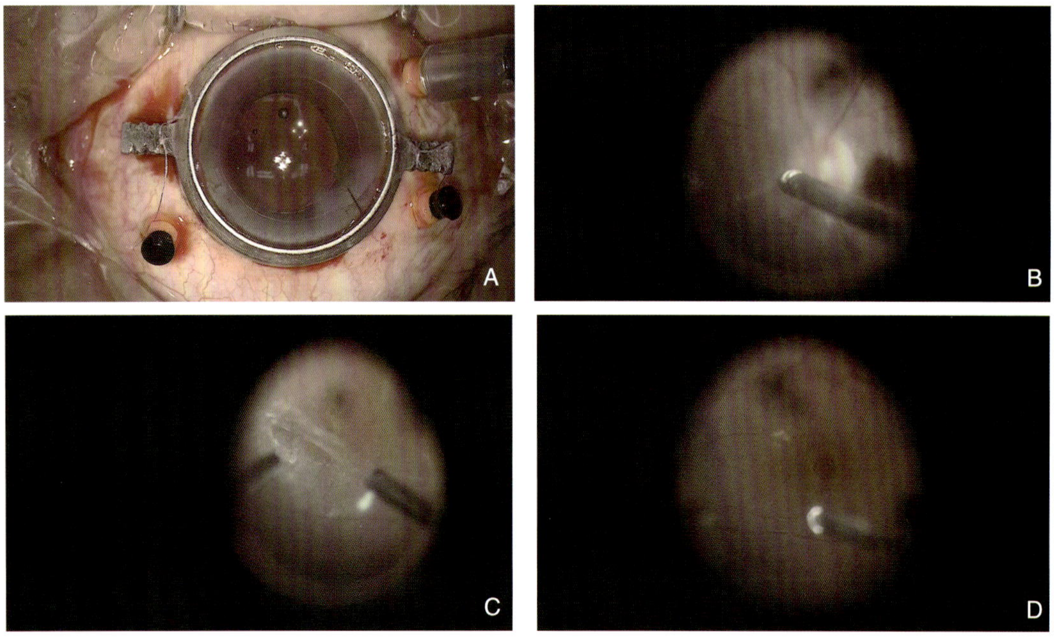

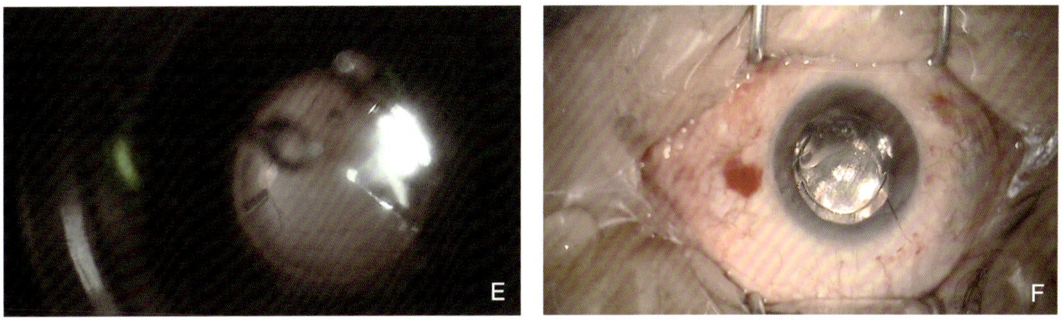

图 5-1-case6-3　右眼第一次手术中截图（2018.5.14）

A. 先行 PHACO+IOL，再做三切口制作及金属环放置；B. 玻璃体切除；C. TA 辅助 PVD；D. 黄斑区内界膜未处理；E. 气 – 液交换；F. 术毕切口未缝合。

术后复查 1：

2018 年 5 月 30 日，右眼 PPV 术后 2 周。视力 OD 0.08，OS 0.6。眼压 OD 15.5mmHg，OS 14.3mmHg。右眼人工晶体位正，玻璃体腔清，眼底视网膜平伏，黄斑区见 1/3PD 裂孔，孔缘浅脱离；左眼未见明显变化（图 5-1-case6-4）。

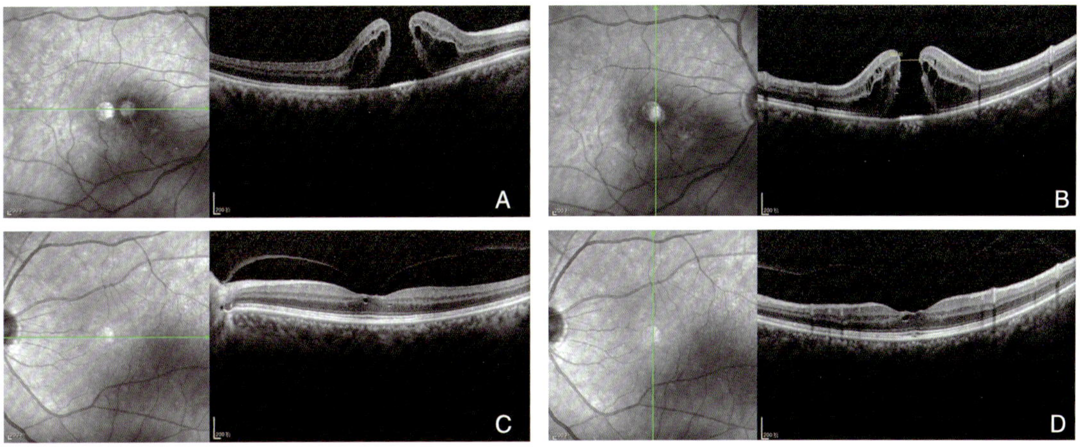

图 5-1-case6-4　双眼黄斑 OCT（2018.5.30）

A、B. 右眼；C、D. 左眼。右眼黄斑 OCT 扫描显示黄斑区神经感觉层全层缺失，裂孔未闭合，约 522μm，裂孔边缘高起视网膜内核层、外丛状层有液体积聚，形成囊样水肿；左眼黄斑 OCT 同前。

手术方式 2：2018 年 6 月 4 日，行右眼二次内界膜翻转填塞 + 注气术（术中截图 5-1-case6-5）。

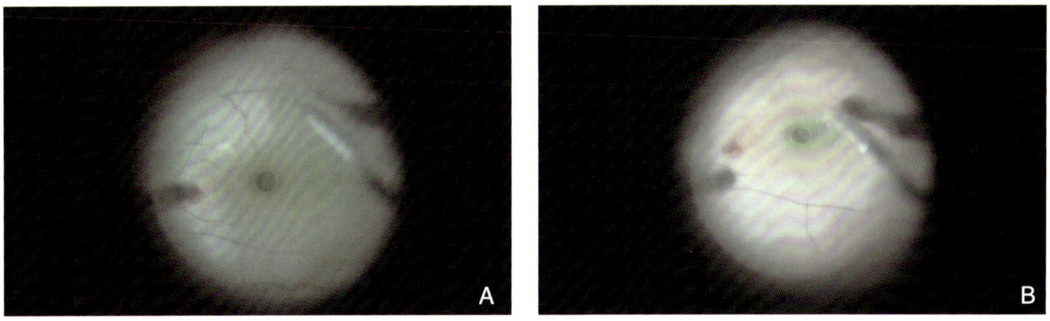

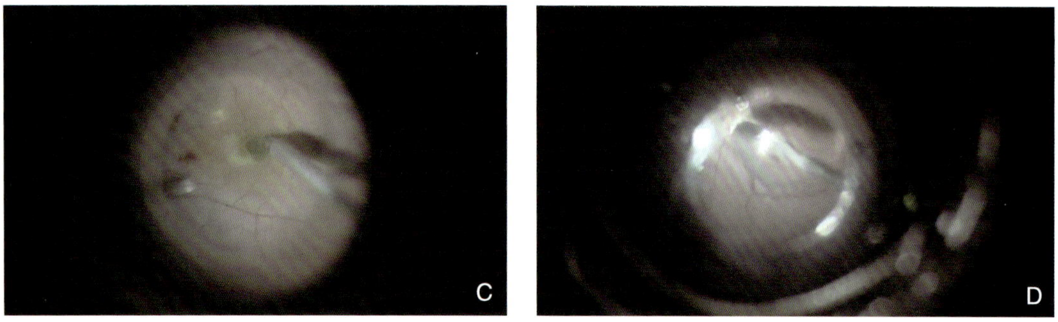

图 5-1-case6-5　右眼二次手术中截图（2018.6.4）

A. ICG 染色剥内界膜；B. 切割头切修内界膜残留约 1/2~2/3PD；C. 翻转填塞黄斑裂孔处；D. 气 - 液交换。

术后复查 2：

（1）2018 年 6 月 12 日，右眼二次内界膜填塞术后 8 天。视力 OD 0.2，OS 0.6。眼压 OD 12.3mmHg，OS 15.1mmHg。右眼人工晶体位正，玻璃体腔清；眼底视网膜平伏，黄斑裂孔闭合；左眼检查同前（图 5-1-case6-6）。

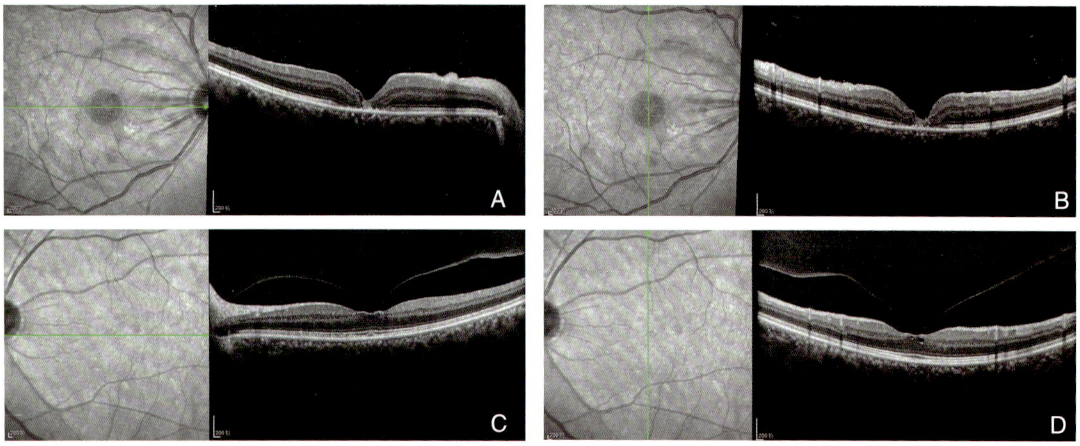

图 5-1-case6-6　双眼黄斑 OCT（2018.6.12）

A、B. 右眼；C、D. 左眼。右眼 OCT 扫描显示黄斑裂孔闭合，黄斑中心凹形态可见，外层视网膜部分组织结构缺失，RPE 水平可见多处小隆起；左眼 OCT 同前。

（2）2018 年 6 月 26 日，右眼二次内界膜填塞术后 22 天。视力 OD 0.25，OS 0.6。眼压 OD 16.3mmHg，OS 14.9mmHg。右眼人工晶体位正，玻璃体腔清，眼底视网膜平伏，黄斑裂孔闭合；左眼检查同前（图 5-1-case6-7）。

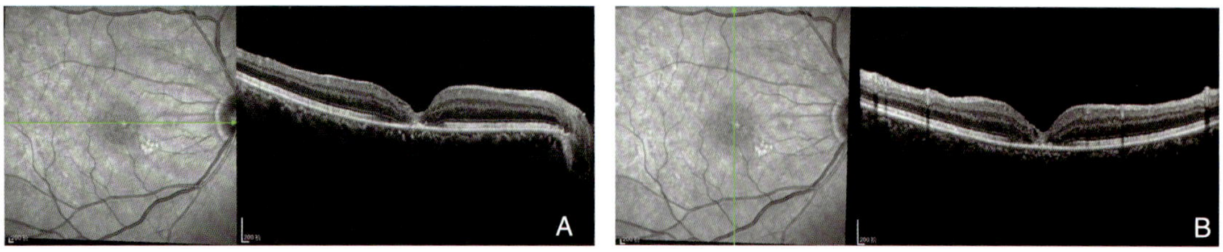

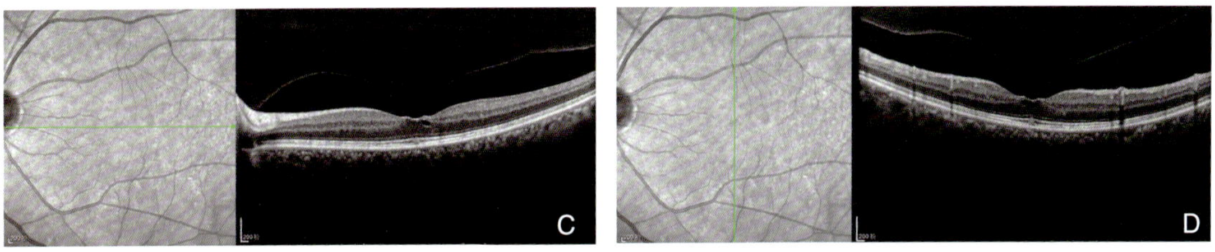

图 5-1-case6-7　双眼黄斑 OCT（2018.6.26）

A、B. 右眼；C、D. 左眼。双眼黄斑 OCT 与 2018.6.12 检查结果无明显区别。

手术方式 3： 2018 年 7 月 5 日，行左眼 PHACO+IOL 植入 +PPV+ 注气术（23G）（术中截图 5-1-case6-8）。

术中截图 3：

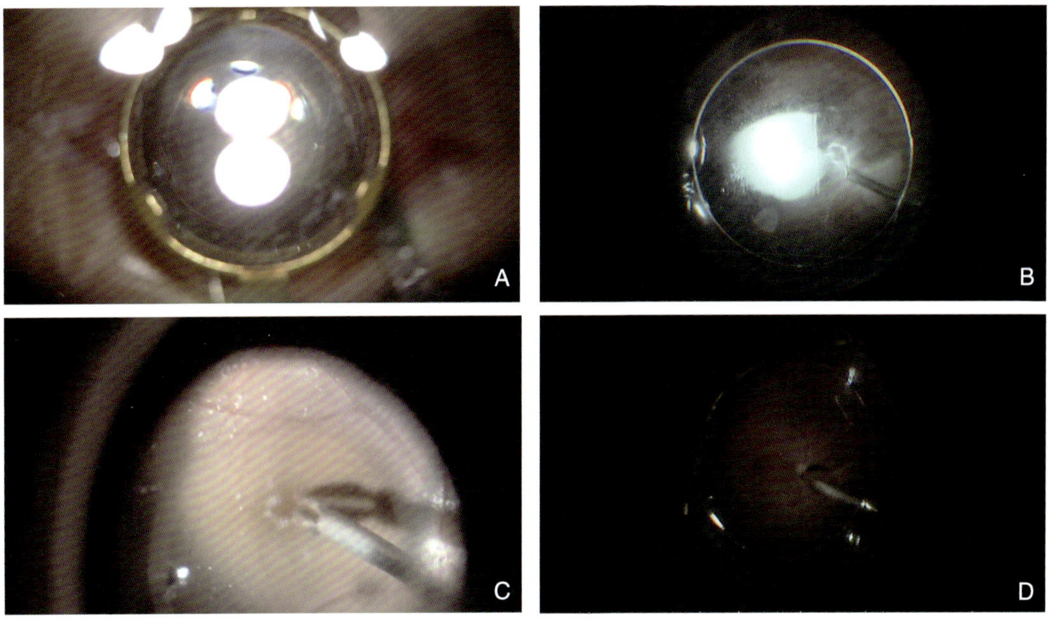

图 5-1-case6-8　左眼术中截图（2018.7.5）

A. 全视网膜镜下玻璃体切除；B. TA 辅助玻璃体后脱离；C. 眼内镊夹除黄斑区残留皮质；D. 气 - 液交换。

术后复查 3：

（1）2019 年 7 月 11 日，右眼二次内界膜填塞术后 5 周，左眼 PPV 术后 6 天。视力 OD 0.4，OS 0.6。眼压 OD 13.6mmHg，OS 14.3mmHg。双眼人工晶体位正，玻璃体腔清，眼底视网膜平伏，右眼黄斑裂孔闭合，左眼黄斑中反可见（图 5-1-case6-9）。

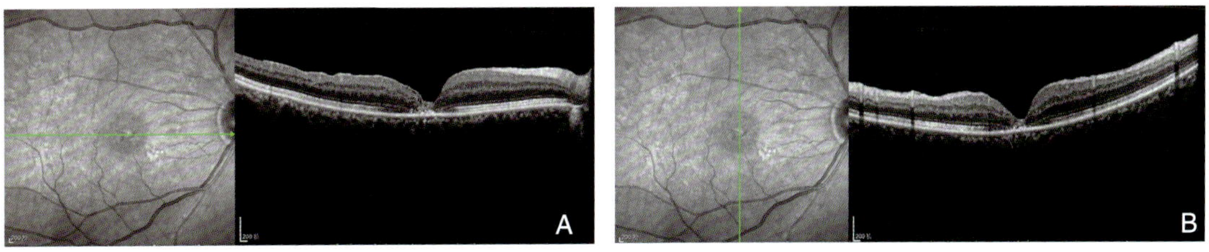

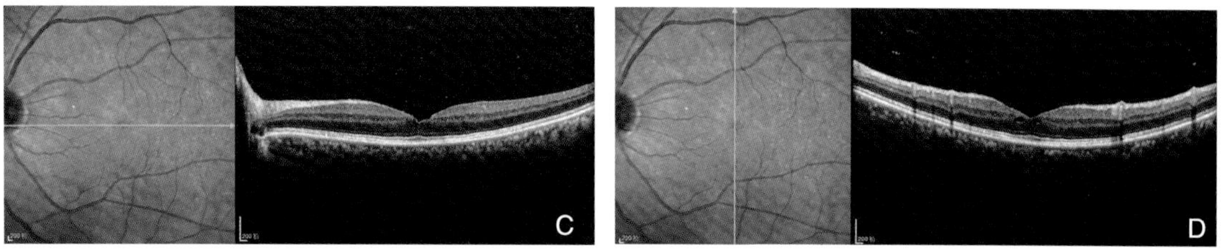

图 5-1-case6-9　双眼黄斑 OCT（2019.7.11）

A、B. 右眼；C、D. 左眼。右眼 OCT 扫描显示黄斑裂孔闭合，黄斑中心凹形态可见，黄斑中心视网膜层间结构不清，外层视网膜部分组织结构缺失（缺损范围较前缩小），RPE 水平可见多处小隆起。B：左眼 OCT 扫描显示黄斑中心凹表面光滑，无玻璃体牵拉。黄斑处视网膜组织基本连续，局部视网膜层间可见小囊样暗区。

（2）2018 年 8 月 7 日，右眼二次内界膜填塞术后 3 月，左眼 PPV 术后 1 月。视力 OD 0.4，OS 0.6。眼压 OD 12.1mmHg，OS 14.2mmHg。双眼人工晶体位正，玻璃体腔清，眼底视网膜平伏，右眼黄斑裂孔闭合，左眼黄斑中反可见（图 5-1-case6-10）。

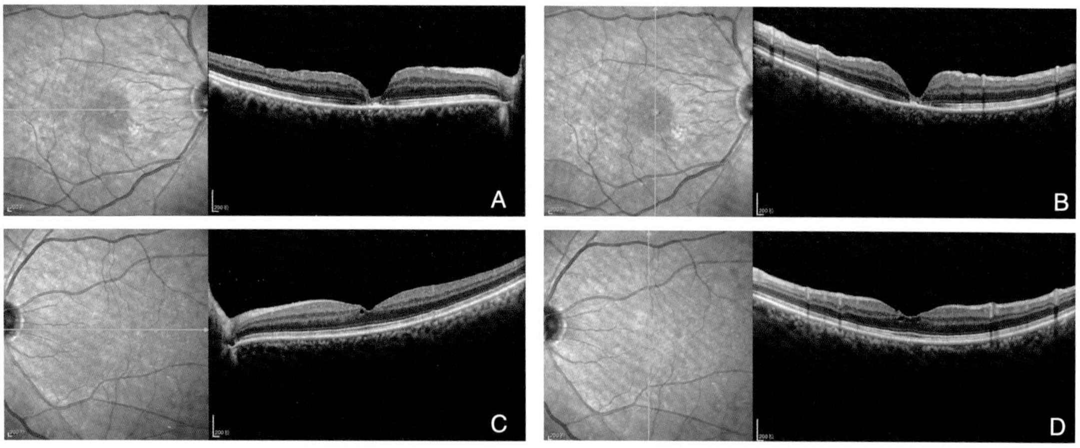

图 5-1-case6-10　双眼黄斑 OCT（2018.8.7）

A、B. 右眼；C、D. 左眼。右眼 OCT 扫描显示黄斑裂孔闭合，黄斑中心凹形态可见，黄斑中心处外层视网膜欠连续，RPE 水平颗粒状高反射信号堆积。左眼 OCT 扫描显示黄斑区视网膜组织基本连续，局部视网膜层间可见小囊样暗区。

（3）2018 年 10 月 24 日，右眼二次内界膜填塞术后 5 月，左眼 PPV 术后 3 月。视力 OD 0.4，OS 1.0。眼压 OD 13.2mmHg，OS 12.9mmHg。双眼人工晶体位正，玻璃体腔清，眼底视网膜平伏，右眼黄斑裂孔闭合，左眼黄斑中反可见（图 5-1-case6-11）。

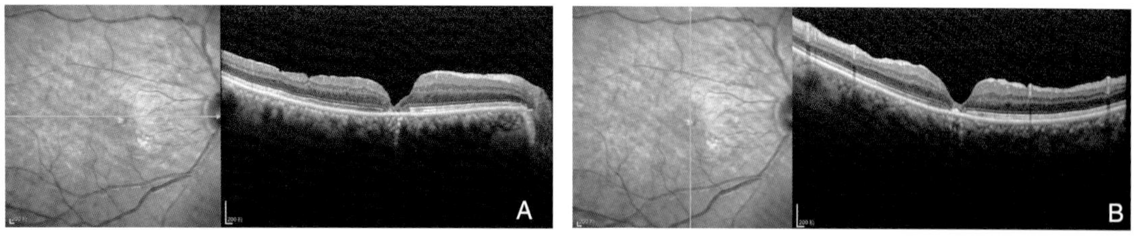

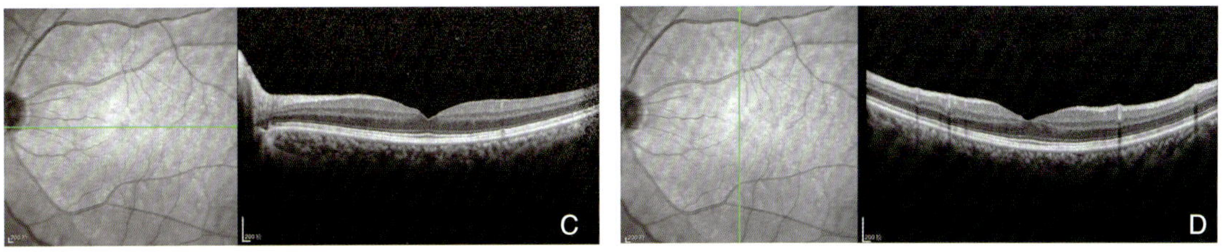

图 5-1-case6-11　双眼黄斑 OCT（2018.10.24）

A、B. 右眼；C、D. 左眼。右眼 OCT 扫描显示黄斑裂孔闭合，其余结构同前。左眼 OCT 扫描显示黄斑处视网膜组织连续、无缺损，囊腔消失。

（4）2018 年 12 月 12 日，右眼二次内界膜填塞术后 7 月，左眼 PPV 术后 6 月。视力 OD 0.4，OS 1.0。眼压 OD 14.1mmHg，OS 13.6mmHg。双眼人工晶体位正，玻璃体腔清，眼底视网膜平伏，右眼黄斑裂孔闭合，左眼黄斑中反可见（图 5-1-case6-12）。

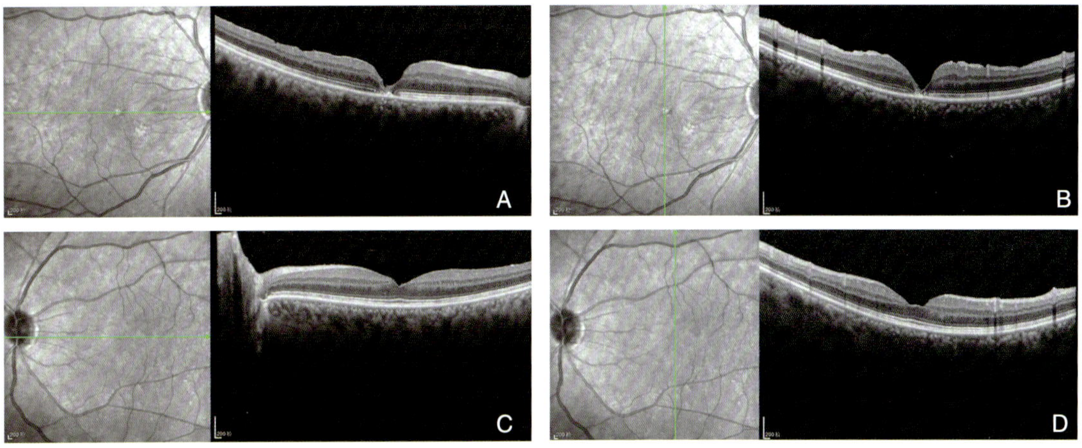

图 5-1-case6-12　双眼底黄斑 OCT（2018.12.12）

A、B. 右眼；C、D. 左眼。双眼黄斑 OCT 与 2018.10.24 检查结果无明显区别。

病例解析：该患者为双眼特发性黄斑裂孔，右眼Ⅳ期，左眼Ⅰ期。①手术设计时考虑右眼虽然黄斑裂孔较大（约 671μm），但是由于黄斑裂孔有盖，故术中保留盖膜，未行黄斑区内界膜剥除，术后裂孔未闭。行二次剥除黄斑区内界膜及局部内界膜翻转填塞后，黄斑裂孔闭合。分析原因可能是，虽有盖膜，但裂孔较大，内界膜未剥除，张力未松解，导致裂孔未闭合。②因特发性黄斑裂孔双眼患病率为 6%~28%。该患者右眼黄斑裂孔较大，左眼已存在明显黄斑玻璃体牵拉，且中心凹处可见小囊腔，发展成黄斑裂孔的可能性较大，建议密切观察。但患者要求尽快手术，经沟通及准备，行玻璃体手术，切除玻璃体，解除牵拉。同时注意黄斑区有无玻璃体皮质残留，尽可能去除黄斑区玻璃体残留非常重要。③临床上有部分患者黄斑区 OCT 仅表现黄斑玻璃体牵拉，无黄斑裂孔形成，对视力无明显影响，需密切观察。但对对侧眼有黄斑裂孔的患者，则建议尽早选择手术，预后较好。

（病例提供：雷春灵）

第二节　近视性黄斑裂孔

近视性黄斑裂孔是黄斑区视网膜组织变性、萎缩或发生囊样变性所致的黄斑区全层缺损。多见于高度近视，多数为单眼，少数双眼，当裂孔形成后容易发生视网膜脱离。

一、症状、体征

（1）视力下降，视物变形。

（2）眼底表现：后极部典型后巩膜葡萄肿，黄斑区看见圆形裂孔，或由于后极部大片脉络膜萎缩黄斑区裂孔窥不清（图 5-2-1），需借助 OCT 诊断（图 5-2-2）。

（3）影像检查：眼底照相、OCT、B 超。

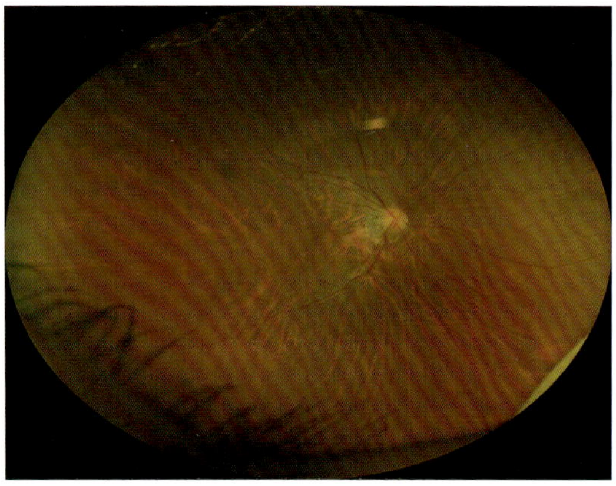

图 5-2-1　近视性黄斑裂孔超广角眼底成像

眼底呈豹纹状改变，黄斑区裂孔窥不清。

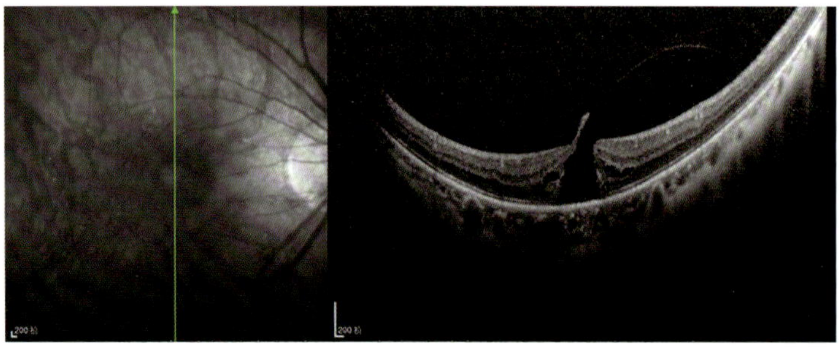

图 5-2-2　近视性黄斑裂孔 OCT

黄斑区中心凹神经上皮全层缺失，中心凹处见玻璃体牵拉条带。

二、诊断

（1）近视病史。

（2）视力下降，视物变形。

（3）眼底呈高度近视改变，黄斑区裂孔较小时不易窥清（图 5-2-3）。

（4）B 超提示眼轴延长（图 5-2-4）。

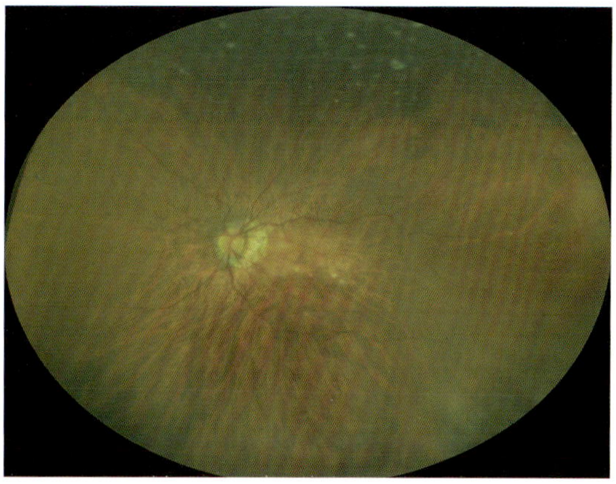

图 5-2-3　近视性黄斑裂孔超广角眼底成像

左眼高度近视，眼底呈豹纹状改变，黄斑裂孔窥不清。

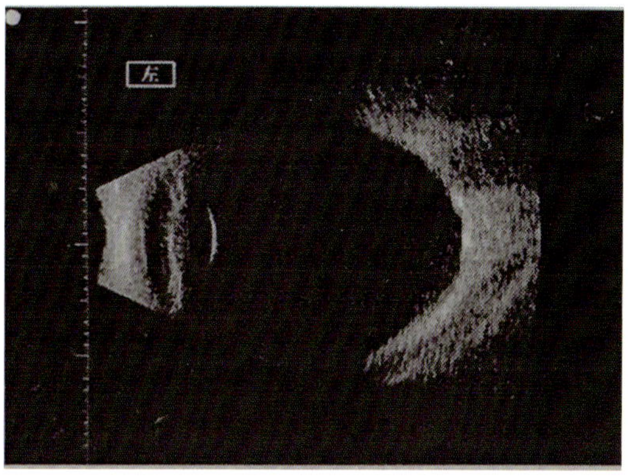

图 5-2-4　近视性黄斑裂孔 B 超

左眼眼轴延长，约 30.36mm，后巩膜葡萄肿。

（5）OCT 是主要诊断方法，提示黄斑区神经上皮缺失（图 5-2-5）。

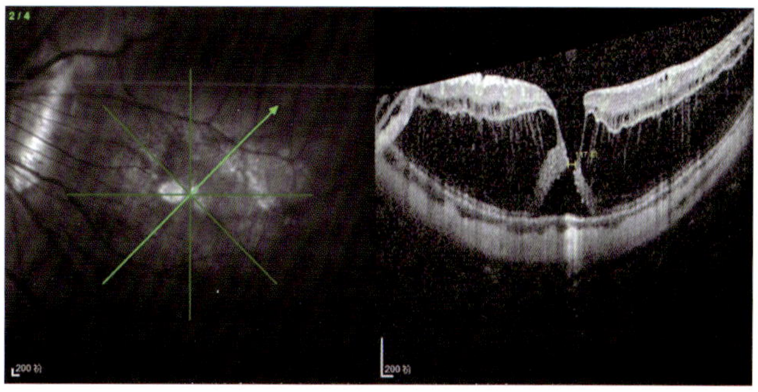

图 5-2-5　近视性黄斑裂孔 OCT

OCT 扫描显示黄斑区多层次（内核层、外核层）劈裂，黄斑裂孔形成。

三、治疗原则及手术要点

1. 治疗原则

经各种检查确诊为近视性黄斑裂孔，应尽快手术，以免发生视网膜脱离。

2. 手术注意

（1）要完全 PVD，由于高度近视，玻璃体与视网膜粘连紧密，并易形成玻璃体后劈裂而残留一层皮质不易脱离，术中借助 TA 辅助玻璃体残留后皮质清除是关键（图 5-2-6）。

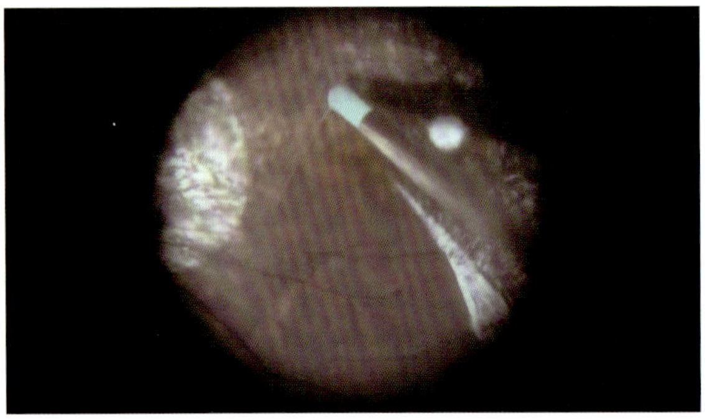

图 5-2-6　TA 辅助清除玻璃体后皮质

（2）尽量剥除黄斑区前膜及内界膜，解除对裂孔的牵拉，由于高度近视黄斑区内界膜较薄，不易剥除，术中需吲哚菁绿或台盼蓝染色辅助剥除（图 5-2-7）。

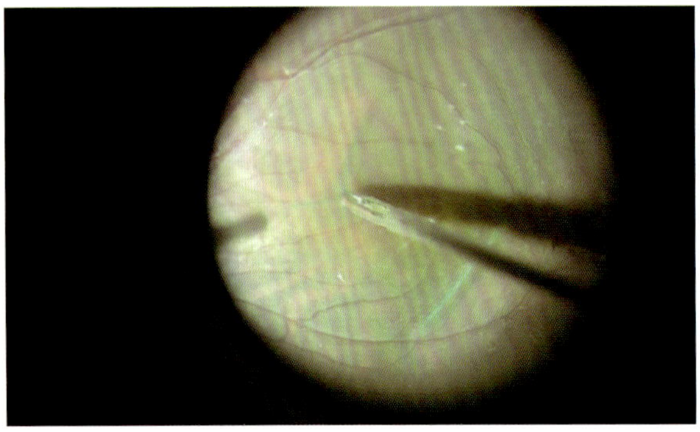

图 5-2-7　ICG 辅助剥除黄斑区内界膜

（3）如果黄斑裂孔较大，可以采用内界膜填塞（图 5-2-8）、自体血清、血小板或全血等辅助，促使裂孔闭合。

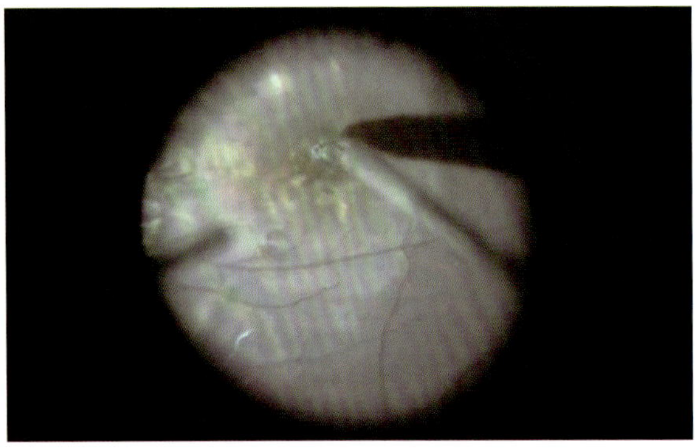

图 5-2-8　带蒂内界膜翻转填塞黄斑裂孔

（4）注意周边视网膜的检查，如有视网膜变性及视网膜裂孔，根据情况可选择视网膜光凝或冷凝处理。

（5）眼内填充的选择：如黄斑区无明显视网膜脱离，周边无明显变性及裂孔，可选择气体填充。

四、典型病例及手术视频

病例 7

患者女，29 岁。

主诉： 右眼视物变形 1 月。

既往： 高度近视史，右眼裂孔性视网膜脱离行环扎外垫压术 3 年。

眼部检查：（图 5-2-case7-1、图 5-2-case7-2）

	OD	OS
视力	HM/20cm -1400DS → 0.02	0.02 -1500DS → 0.4
眼压	19.2mmHg	18.3mmHg
前节	晶体透明	晶体透明
玻璃体	轻度絮状混浊	轻度絮状混浊
眼底	视网膜呈豹纹状，鼻上方 2PD 圆形视网膜裂孔位于术嵴，黄斑区中反未见	视网膜呈豹纹状，黄斑区中反可见

影像检查：

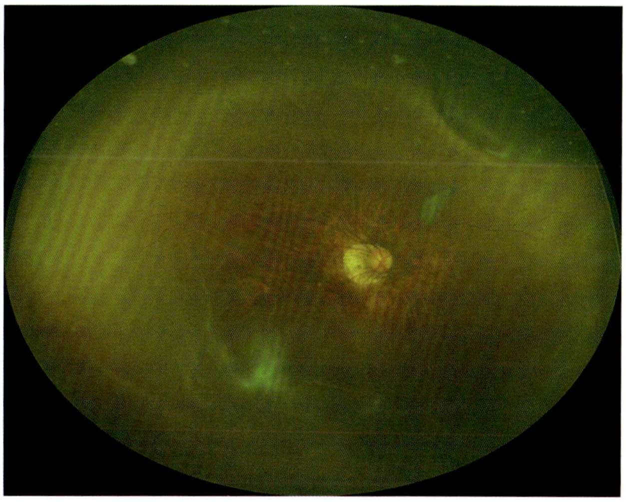

图 5-2-case7-1　术前右眼超广角眼底成像

眼底呈豹纹状改变，视盘颞侧见脉络膜萎缩弧，黄斑中反未见，鼻上方见 2PD 裂孔位于术嵴。

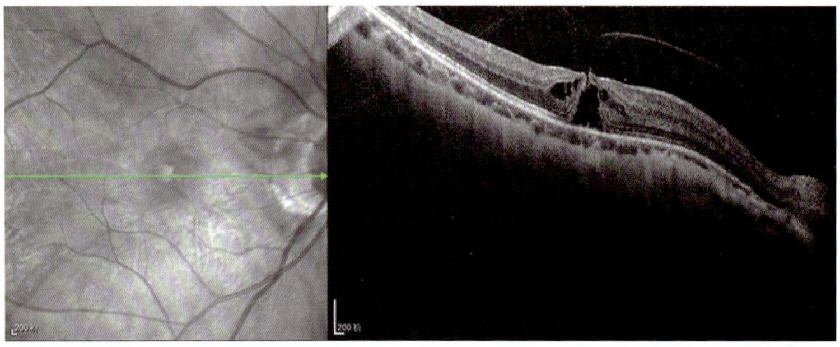

图 5-2-case8-3　术前右眼黄斑 OCT

OCT 扫描显示黄斑处神经感觉层全层缺失，玻璃体后脱离，内层视网膜组织被玻璃体牵拉，形成“开罐样”撕开，可见玻璃体后界膜。裂孔边缘的外丛状层有液体积聚，形成囊样水肿。

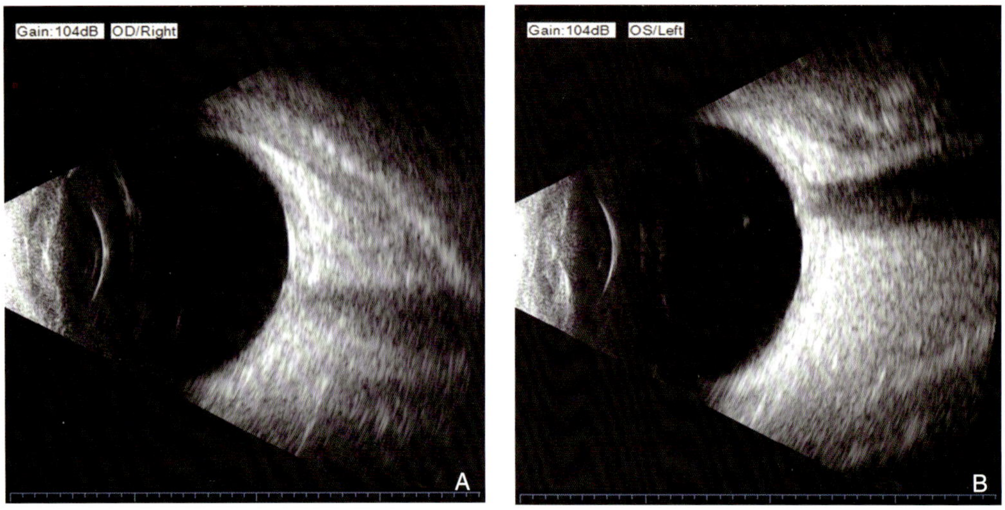

图 5-2-case8-4　术前双眼 B 超

A. 右眼轴长 26.3mm，玻璃体点状强回声；B. 左眼轴长 25.9mm，玻璃体点状强回声。

诊断：①右眼近视性黄斑裂孔；②双眼高度近视。

手术方式：2018 年 7 月 9 日，行右眼 PPV+ 保留黄斑中心内界膜剥除 + 注气术（23G）（术中截图 5-2-case8-5）。

术中截图：

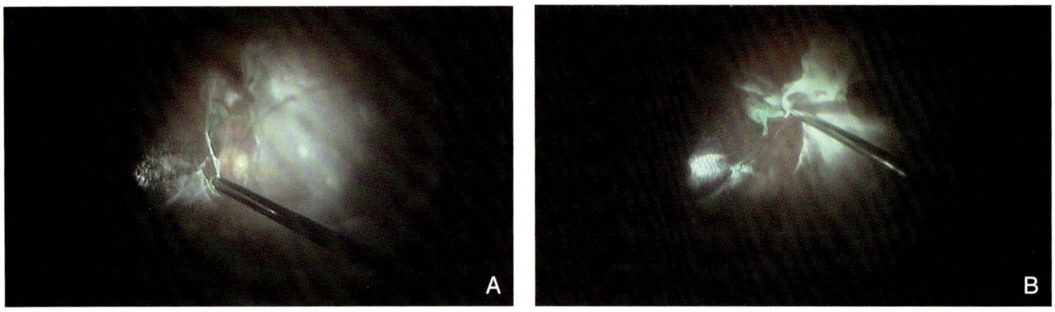

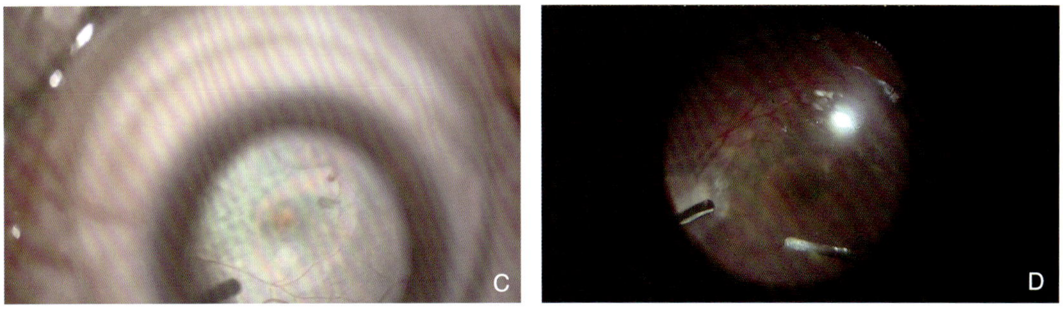

图 5-2-case8-5　术中截图

A. TA 辅助 PVD；B. 切除玻璃体后皮质；C. ICG 辅助环形撕除内界膜，保留黄斑中心区约 1PD；D. 气 - 液交换，注入空气。

术后复查：

（1）2018 年 7 月 18 日，右眼 PPV 术后 9 天。视力 OD 0.04，矫正 0.3。右眼晶体透明，玻璃体腔清，眼底视网膜平伏（图 5-2-case8-6）。

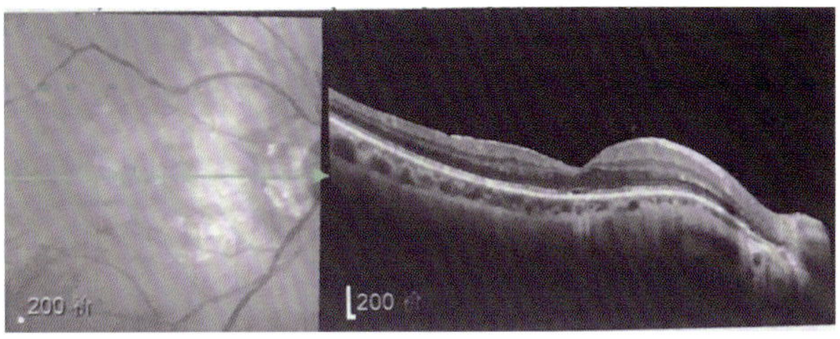

图 5-2-case8-6　右眼黄斑 OCT（2018.7.18）

OCT 扫描显示黄斑裂孔闭合，黄斑中心凹形态可见，中心凹处 IS/OS 层部分断裂，RPE 水平可见小隆起呈高反射信号。

（2）2018 年 8 月 1 日，右眼 PPV 术后 3 周。视力 OD 0.04，矫正 0.5。右眼晶体透明，玻璃体腔清，眼底视网膜平伏（图 5-2-case8-7）。

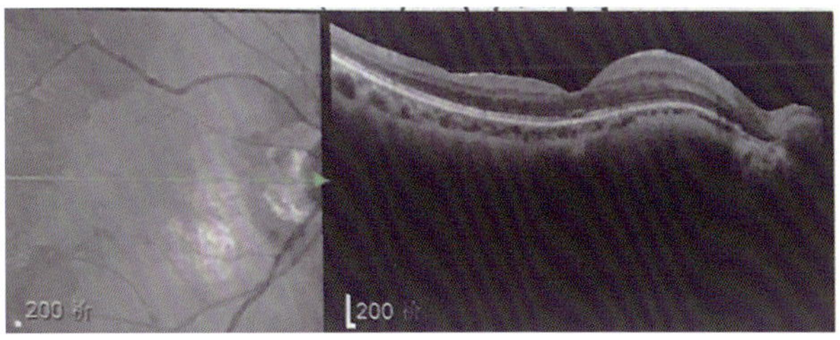

图 5-2-case8-7　右眼黄斑 OCT（2018.8.1）

OCT 扫描显示黄斑裂孔闭合，黄斑中心凹形态可见，中心凹处 IS/OS 层部分断裂。

病例解析：该患者系高度近视黄斑裂孔，且裂孔极小，眼底照相及欧宝检查均不能显示，早期诊断主要借助 OCT。由于患者裂孔小、度数高，为了预防术后黄斑裂孔再次开放及增大，同时又要考虑缓解内界膜对裂孔的牵拉，术中选择黄斑区环形内界膜撕除，保留黄斑中心约 1PD 内界膜，术后 OCT 显示裂孔闭合，视力改善明显。

（病例提供：雷春灵）

第三节 外伤性黄斑裂孔

外伤性黄斑裂孔多发生在眼部钝挫伤后，发生率占闭合性眼外伤 1.4%、开放性眼外伤 0.15%，同时可以伴随眼底其他部位的损伤如玻璃体积血、视网膜或黄斑区出血、视网膜震荡、脉络膜破裂、视神经挫伤等，极少数发生视网膜脱离。

一、症状、体征

（1）有外伤史。

（2）视力下降可伴有视物变形。

（3）如果钝挫伤较严重，并且伴有眼部其他部位的损伤，早期眼底不易窥清，会使诊断受限；随着对眼部其他损伤的治疗及屈光间质逐渐清亮，通过眼底检查及影像检查，如照相和 OCT 等，可明确诊断。

二、诊断

（1）有外伤史。

（2）视力下降。

（3）影像学改变（图 5-3-1~ 图 5-3-3）。

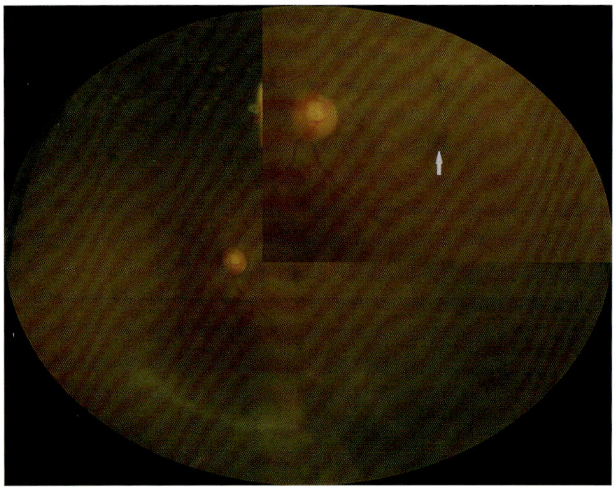

图 5-3-1　外伤性黄斑裂孔超广角眼底成像

黄斑区见 1/2PD 圆形裂孔（白箭）。

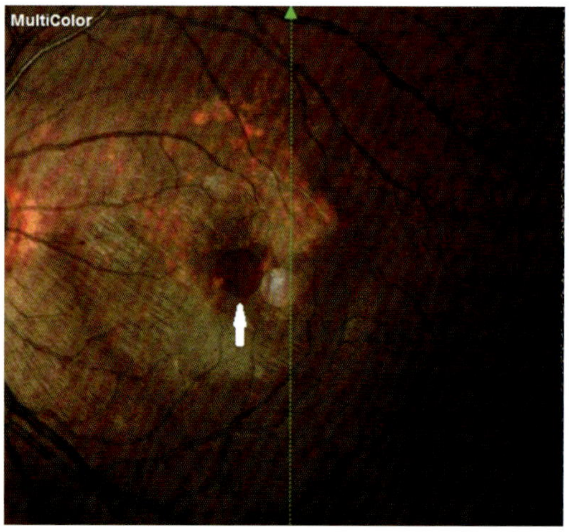

图 5-3-2　外伤性黄斑裂孔炫彩眼底成像

黄斑区见 1/2PD 裂孔（白箭），后极部色素上皮病变。

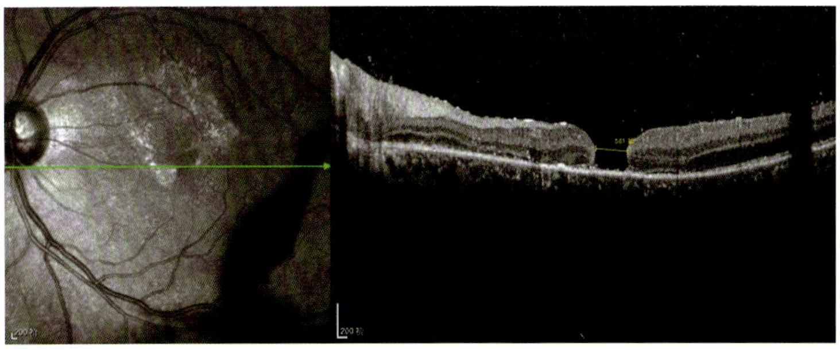

图 5-3-3　外伤性黄斑裂孔 OCT

OCT 显示黄斑处神经感觉层全层缺失，约 581μm，外层视网膜组织结构欠连续，RPE 层粗糙，可见颗粒状高反射信号。

三、治疗原则及手术要点

（1）确诊为外伤性黄斑裂孔后，首先根据初步检查评估眼部状态：有无眼内炎症反应，有无眼部其他部位的损伤，黄斑裂孔变化为不变—进展—缩小—自愈，视力预后，根据评估的结果决定治疗方法。

（2）如果仅为黄斑裂孔，需每 2 周复查 1 次 OCT，密切观察。如裂孔逐渐增大进展，建议行玻璃体手术联合内界膜剥除或（和）填塞或联合其他方式，如自体血清血小板辅助等，促使黄斑裂孔闭合；如裂孔逐渐缩小，则保守治疗，不建议手术。

（3）如果黄斑裂孔合并眼底其他部位的损伤，如脉络膜破裂，预估术后视力无明显改善，不建议手术治疗。

（4）如果黄斑裂孔伴有视网膜脱离，注意查明是否伴随其他周边视网膜裂孔，按裂孔性视网膜脱离原则选择手术治疗。

（5）手术要点：由于患者多为年轻人，玻璃体粘连紧密，术中应尽可能清理玻璃体后皮质，同时注意周边视网膜有无其他损伤，避免遗漏。

四、典型病例及手术视频

病例 9

患者男，14 岁。

主诉： 左眼视力下降 4 月。

既往史： 左眼被石子打伤 4 年，未治疗。

眼部检查： （图 5-3-case9-1~ 图 5-3-case9-3）

术后复查：

（1）2020年1月17日，左眼PPV术后1天。视力OD 1.0，OS FC/20cm。眼压OD 19.4mmHg，OS 18.1mmHg。左眼角膜透明，前房中深，房闪（+），瞳孔药物性散大，晶体透明，玻璃体腔气体填充，眼底视网膜平伏，黄斑区裂孔闭合，其下缘约1PD色素上皮萎缩灶。

（2）2020年3月27日，左眼PPV术后2个月。视力OD 1.0，OS 0.08。眼压OD 16.3mmHg，OS 16.9mmHg。左眼前节（-），玻璃体腔清，眼底视网膜平伏，黄斑区其下缘约1PD色素上皮萎缩灶（图5-3-case9-5）。

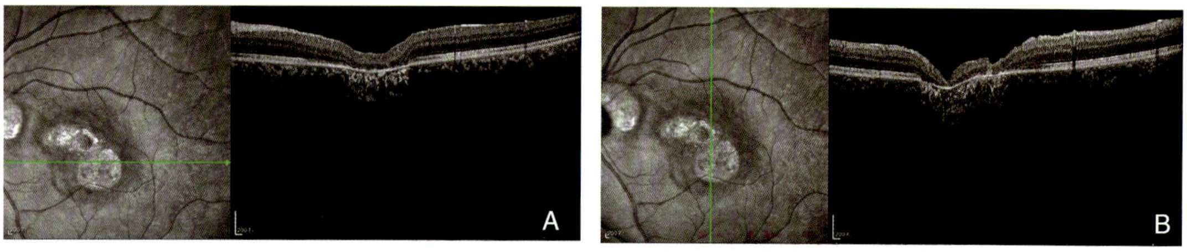

图5-3-case9-5　左眼黄斑OCT（2020.3.27）

A. 水平扫描；B. 垂直扫面。左眼黄斑区裂孔闭合，视网膜外层萎缩，黄斑区IS/OS层大部分缺失。

病例解析：患者外伤已4年，自觉视力下降半年，黄斑裂孔较大，评估无自愈的可能，选择手术治疗。术后OCT显示黄斑裂孔已闭合，与术前OCT相比囊样水肿消失但IS/OS层无明显变化，同时伴黄斑区下方可见1PD色素上皮病变及术前裂孔较大，病程较长，术后视力无明显改善，因此外伤性黄斑裂孔术前评估、预判视功能恢复的情况及与患者沟通非常重要。

（病例提供：雷春灵）

病例10

患者男，19岁。

主诉：摔伤后左眼视力下降7天。

眼部检查：（图5-3-case10-1）

	OD	OS
视力	0.1 -5.00DS-0.50DC×10°→1.2	0.08 -5.50DS-1.00DC×160°→0.2
眼压	17.5mmHg	14.3mmHg
前节	晶体透明	晶体透明
玻璃体	无明显混浊	中下方血性混浊
眼底	视网膜平伏，黄斑中反可见	黄斑区可见与视盘同心圆的弧形约3PD黄白色及1PD片状出血

影像检查：

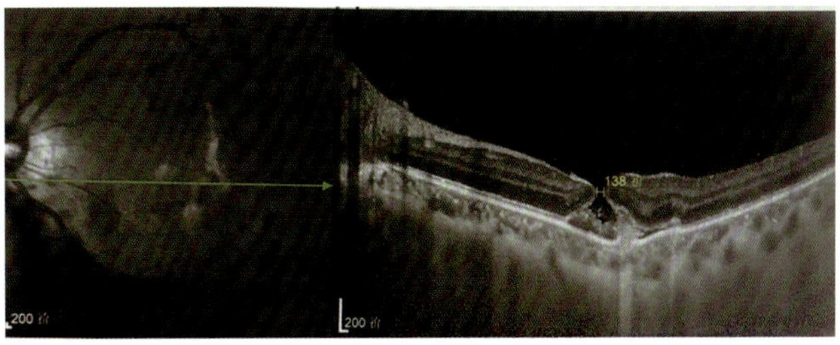

图 5-3-case10-1　左眼黄斑 OCT（2019.2.11）

OCT 扫描显示黄斑区神经感觉层全层缺失，约 138μm，下方可见中低反射信号。孔的颞侧视网膜神经上皮局限性浅脱离，色素上皮反射带不连续。

诊断：①左眼钝挫伤；②左眼外伤性黄斑裂孔；③左眼外伤性脉络膜破裂；④左眼外伤性玻璃体积血。

治疗：药物治疗 + 随诊。

复查：

（1）2019 年 2 月 27 日，左眼外伤后 23 天。视力 OD 0.1 矫正 1.2，OS 0.08 矫正 0.3。左眼晶体清，下方周边玻璃体少量陈旧血性浑浊，眼底视网膜平伏，黄斑区见弧形脉络膜劈裂灶，黄斑裂孔闭合（图 5-3-case10-2、图 5-3-case10-3）。

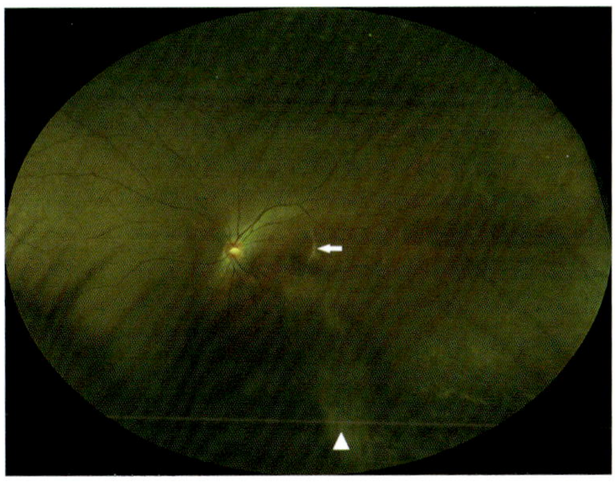

图 5-3-case10-2　左眼超广角眼底成像（2019.2.27）

下方玻璃体少量积血（白三角），黄斑区弧形脉络膜破裂灶（白箭），黄斑裂孔闭合。

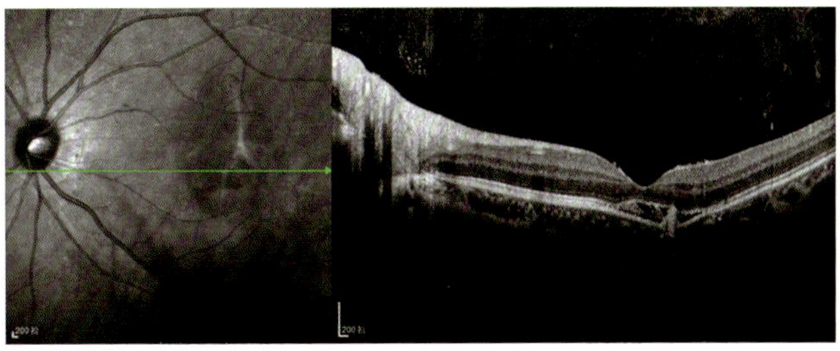

图 5-3-case10-3　左眼黄斑 OCT（2019.2.27）

OCT 扫描显示黄斑裂孔闭合，视网膜神经上皮层下中低反射信号密度影较前减弱，上皮局限性浅脱离，色素上皮反射带断裂，局部隆起。

（2）2019 年 3 月 19 日，左眼外伤后 6 周。视力 OD 0.1 矫正 1.2，OS 0.08 矫正 0.4。左眼晶体清，下方周边玻璃体血性浑浊较前减轻，眼底视网膜平伏，黄斑区见弧形脉络膜破裂灶，黄斑裂孔闭合（图 5-3-case10-4、图 5-3-case10-5）。

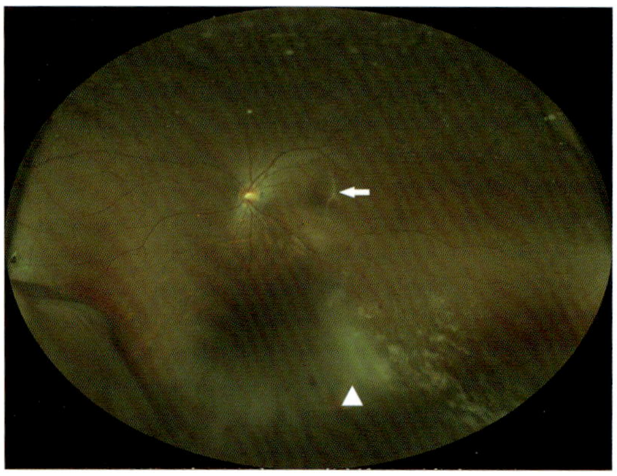

图 5-3-case10-4　左眼超广角眼底成像（2019.3.19）

下方玻璃体少量积血部分吸收（白三角），黄斑区见弧形脉络膜破裂（白箭），黄斑裂孔闭合。

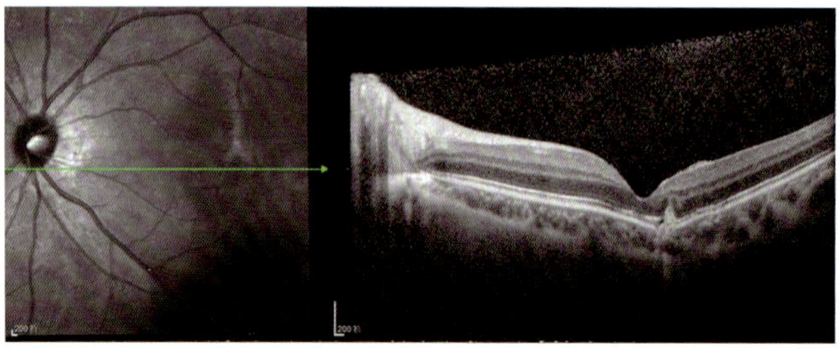

图 5-3-case10-5　左眼黄斑 OCT（2019.3.19）

OCT 扫描显示黄斑裂孔闭合，局限性神经上皮脱离已消失（与前次相比），色素上皮反射带局部隆起，隆起处顶端和外丛状层有粘连，呈高反射信号。

（3）2019 年 4 月 30 日，左眼外伤后 3 月。视力 OD 0.1 矫正 1.2，OS 0.08 矫正 0.6。左眼查体同前（图 5-3-case10-6、图 5-3-case10-7）。

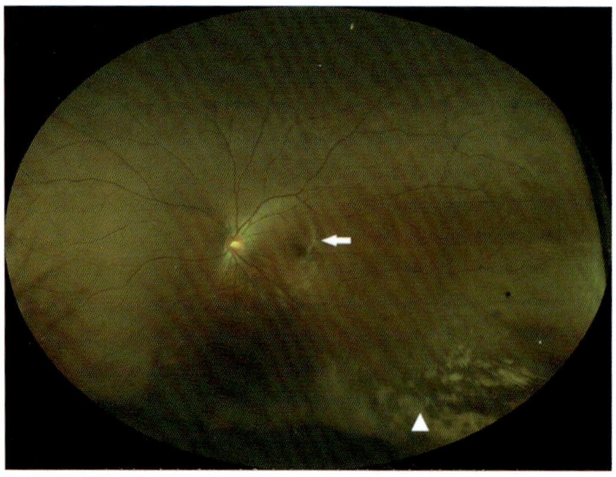

图 5-3-case10-6　左眼超广角眼底成像（2019.4.30）

同 2019.3.19 检查结果。

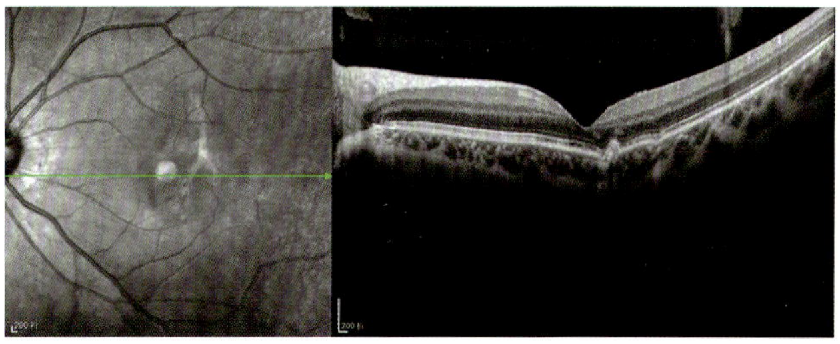

图 5-3-case10-7　左眼黄斑 OCT（2019.4.30）

OCT 扫描显示黄斑裂孔闭合，色素上皮反射带断裂，局部隆起，隆起处与外丛状层分离，嵌合体带不连续。

（4）2019 年 8 月 14 日，左眼外伤后 6 月余。视力 OD 0.1-5.00DS → 1.0，OS 0.1 -5.75DS/-0.75DC → 1.0。左眼前节（-），下方玻璃体少量陈旧积血，眼底视网膜平伏，黄斑区见弧形脉络膜破裂灶，黄斑裂孔闭合（图 5-3-case10-8、图 5-3-case10-9）

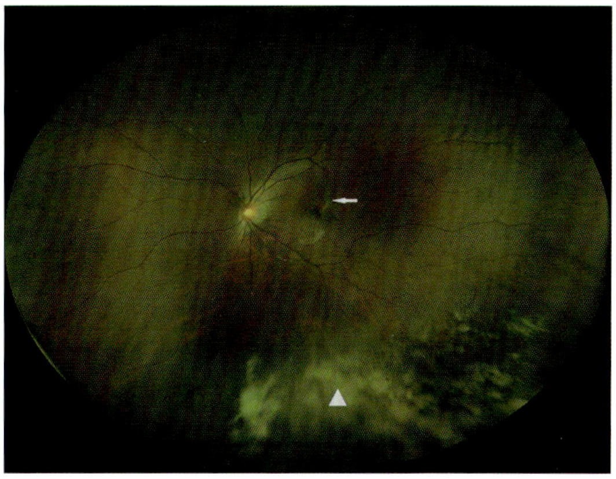

图 5-3-case10-8　左眼超广角眼底成像（2019.8.14）

下方玻璃体少量陈旧积血（白三角），黄斑区脉络膜破裂（白箭），黄斑裂孔闭合。

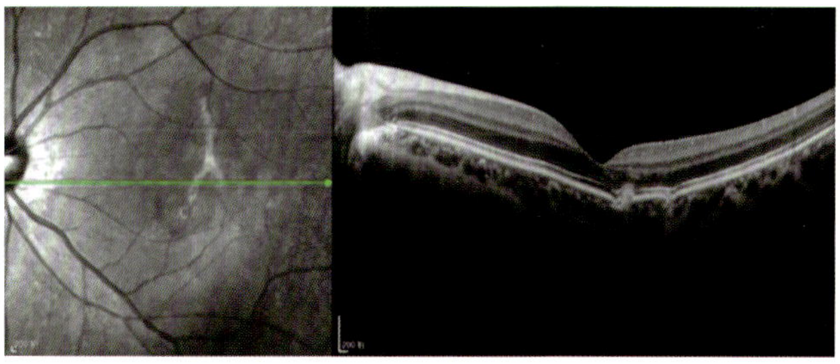

图 5-3-case10-9　左眼黄斑 OCT（2019.8.14）

OCT 扫描显示黄斑裂孔闭合，色素上皮反射带断裂，局部隆起较前缩小，隆起处视网膜外层结构趋向完整（外界膜、嵌合体带连续）。

病例解析：外伤性黄斑裂孔有一定的自愈性，有文献报道，部分未经任何治疗的外伤性黄斑裂孔可在外伤后 1 周至 4 个月自行闭合。该患者于外伤后 1 周检查 OCT 发现黄斑区极小裂孔约 138μm，神经上皮下少量中密度光点，结合临床考虑为出血，故给予药物及随诊。通过定期随诊 OCT 检查，黄斑裂孔及黄斑区形态逐渐恢复，最终半年后矫正视力达到 1.0。

第六章　黄斑前膜

由于不同原因导致某些细胞（如视网膜色素上皮细胞、胶质细胞、成纤维细胞等）在视网膜内表面增生形成纤维细胞膜，可以发生于视网膜的任何部位，位于黄斑及其附近的膜称黄斑视网膜前膜，简称黄斑前膜（macular epiretinal membrane，MEM）。根据原因不同分为 2 类：特发性黄斑前膜（idiopathic macular epiretinal membrane，IMEM）和继发性黄斑前膜（secondary macular epiretinal membrane，SMEM）。特发性黄斑前膜 80% 以上的发病年龄在 50 岁以上，在人群中的发病率约 5.5%~12%，不伴其他眼部疾病；继发性黄斑前膜可发生在眼外伤、葡萄膜炎、视网膜血管病变、内眼手术、视网膜脱离复位术或玻璃体手术后，以及视网膜光凝或冷凝后等。

第一节　症状、体征、临床分期

一、症状

不同程度视力下降、视物变形。

二、体征

（1）早期：黄斑前膜为一层透明薄膜组织，呈玻璃纸样反光，此后逐渐发展为以膜为中心的放射状视网膜皱褶。

（2）进一步发展：随着牵拉发生血管的改变，黄斑附近小血管扩张、扭曲。

（3）晚期：由于前膜明显增厚，牵拉、收缩致黄斑中心形成类似黄斑裂孔的假性裂孔及黄斑水肿（图 6-1-1、图 6-1-2）。

三、临床分期

1. 国内分 3 期

早期：黄斑前膜薄、透明，后极部视网膜呈不规则塑料薄膜样反光，黄斑区视网膜血管走形迂曲。

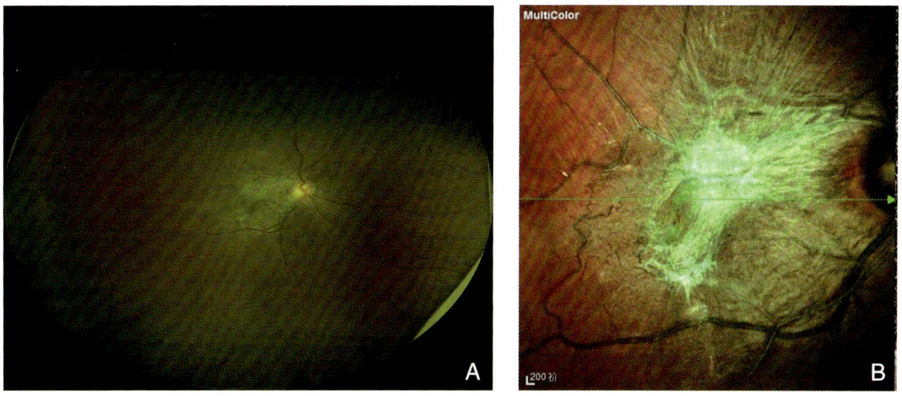

图 6-1-1　特发性黄斑前膜

A. 超广角眼底成像见黄斑区前不规则增殖膜，呈灰白色，血管弓牵拉、迂曲变形；B. 炫彩眼底成像见黄斑区前不规则增殖膜，呈灰白色，血管弓牵拉迂曲变形。

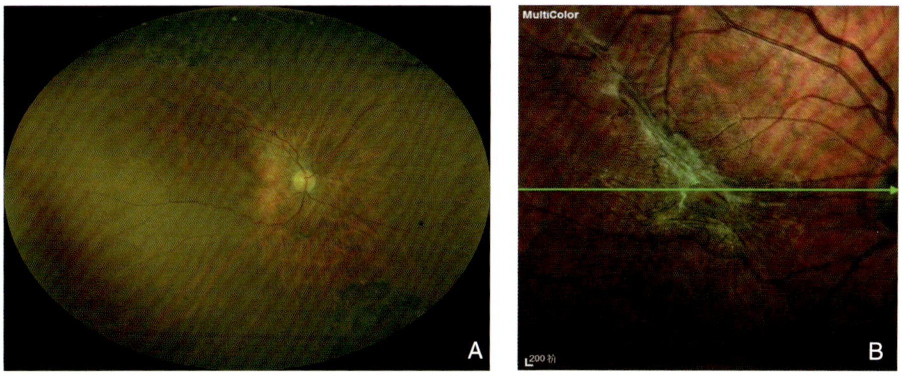

图 6-1-2　继发性黄斑前膜

A. 超广角眼底成像见周边颞上及鼻下各见 1 处激光封闭裂孔，黄斑区前见不规则增殖膜，呈灰白色，血管弓牵拉迂曲变形；B. 炫彩眼底成像见黄斑区前增殖膜，呈灰白色，血管弓牵拉迂曲变形。

中期：黄斑前膜增厚，增生的前膜呈灰白色，有的发生收缩或牵拉视网膜，表现为以黄斑为中心的放射状视网膜皱缩或条纹。靠近血管附近的前膜收缩可使视网膜血管迂曲、不规则扩张，甚至发生黄斑移位，还可能出现视网膜脱离、点状出血、黄斑水肿、棉絮状斑等改变（图 6-1-3）。

晚期：黄斑前膜呈灰白色，伴有黄斑囊样变性及假性黄斑裂孔（图 6-1-4）。

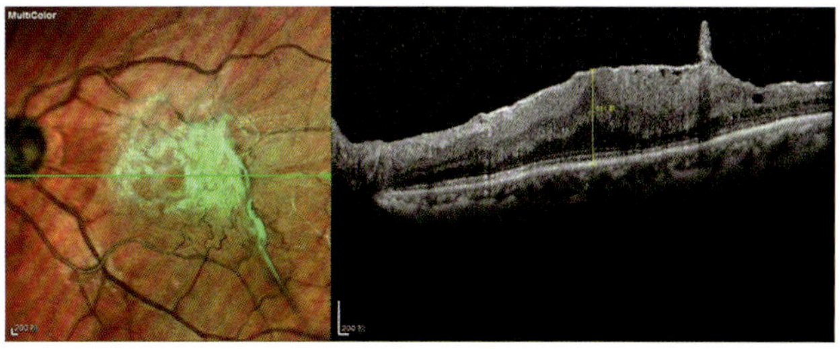

图 6-1-3　黄斑前膜

炫彩眼底成像 +OCT 示黄斑前膜呈灰白色，黄斑区视网膜表面线状高反射信号，黄斑中心凹消失增厚约 551μm，失去正常形态，其周围外丛状层呈劈裂状。

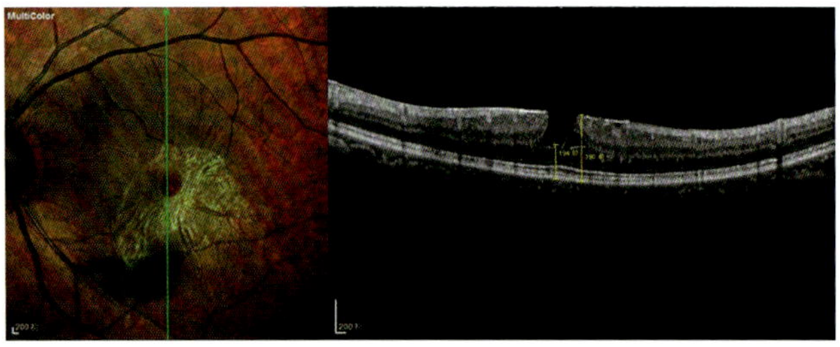

图 6-1-4 黄斑前膜伴黄斑假性裂孔

炫彩眼底成像 +OCT 显示黄斑区视网膜表面线状高反射信号，黄斑中心失去正常形态，向中心聚拢呈陡峭状，形成假性黄斑裂孔。

2. Gass 分 3 级

0 级：透明，视网膜内层无变形，眼底表现为黄斑区玻璃纸样反光。

Ⅰ级：薄膜，内层视网膜不规则皱缩，以膜为中心呈放射状，引起黄斑周围小血管扩张迂曲。

Ⅱ级：厚膜，膜增厚呈灰白色，视网膜可见明显变形及皱褶，牵拉引起出血点、棉絮斑、视网膜水肿等（图 6-1-3、图 6-1-4）。

第二节 诊 断

一、病史

注意询问有无眼部其他疾病及内眼手术史。

二、症状及体征

不同程度视力下降、视物变形等；眼底黄斑区可见灰白色不规则增殖膜形成。

三、影像检查

眼底照相、OCT、FFA 等（图 6-2-1~ 图 6-2-3）。

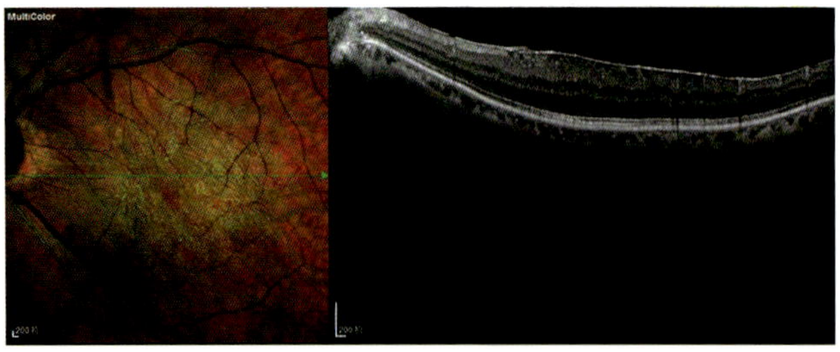

图 6-2-1 黄斑前膜 – 薄膜

炫彩眼底成像 +OCT 显示视网膜表面皱褶呈不规则灰白色薄膜，可见线状高反射信号，黄斑中心凹形态消失，视网膜增厚。

1. FFA 检查

在黄斑前膜早期，荧光血管造影一般无明显异常改变。随着疾病的发展，黄斑区视网膜被牵引而出现一系列的病理生理改变。荧光血管造影表现主要有（图 6-2-4）：

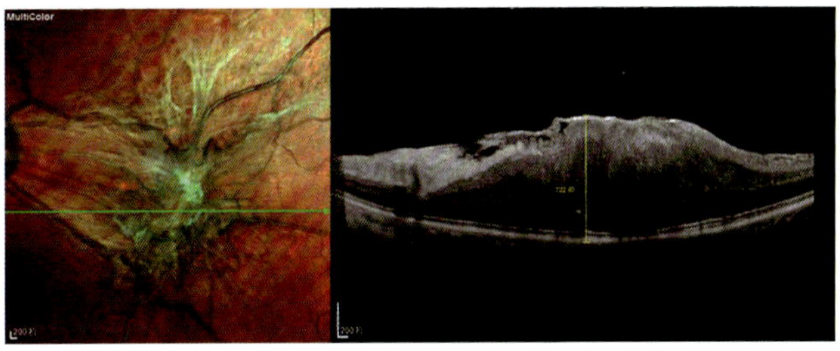

图 6-2-2　黄斑前膜 - 厚膜

炫彩眼底成像 +OCT 显示黄斑区视网膜不规则灰白色增厚，表面可见线状高反射信号，牵拉黄斑中心凹正常形态消失，视网膜明显增厚，约 722μm，外丛状层呈劈裂状。

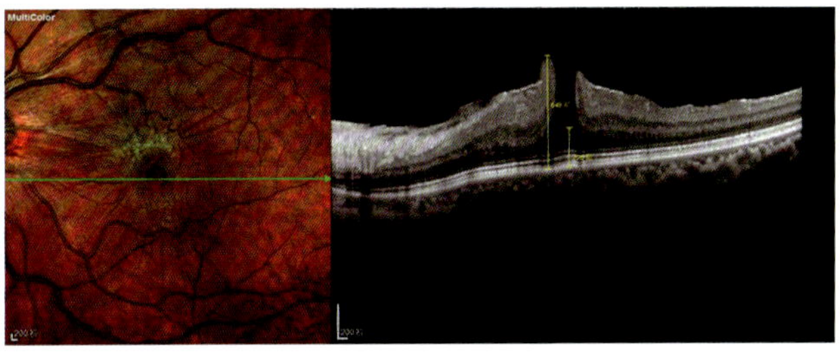

图 6-2-3　黄斑前膜伴黄斑假性裂孔

炫彩眼底成像 +OCT 显示黄斑区视网膜不规则灰白色薄膜，表面线状高反射信号，黄斑中心凹正常形态消失，向中心聚拢呈陡峭状形成假性黄斑裂孔。

（1）黄斑区的小血管受黄斑前膜的牵拉，迂曲蛇行或变直。

（2）在进行性发展的黄斑前膜中，由于膜的牵拉使血管屏障受损，出现染料渗漏，有时还可见膜染色。

（3）由于黄斑区被牵引，黄斑囊样水肿多不典型，呈不规则的荧光积存。

（4）如果黄斑前膜较厚，可表现为不同程度的荧光遮蔽。

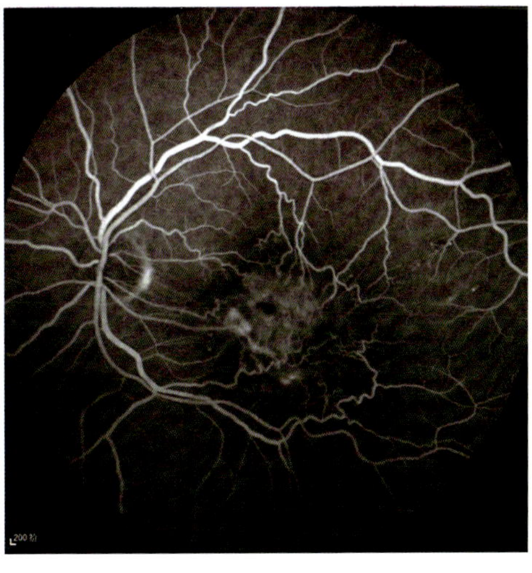

图 6-2-4　黄斑前膜 FFA

黄斑区拱环毛细血管扭曲变形，FFA 晚期扭曲的毛细血管荧光素渗漏。

2. OCT 检查

可明确黄斑前膜的诊断，特别是在早期临床表现轻微、眼底检查仅出现玻璃膜样反光时，OCT 即能显示出黄斑前膜。

（1）视网膜前膜伴有黄斑水肿：黄斑中心凹变浅或消失，神经上皮层呈囊样改变，视网膜内层可见光带增强的前膜（图 6-2-5）。

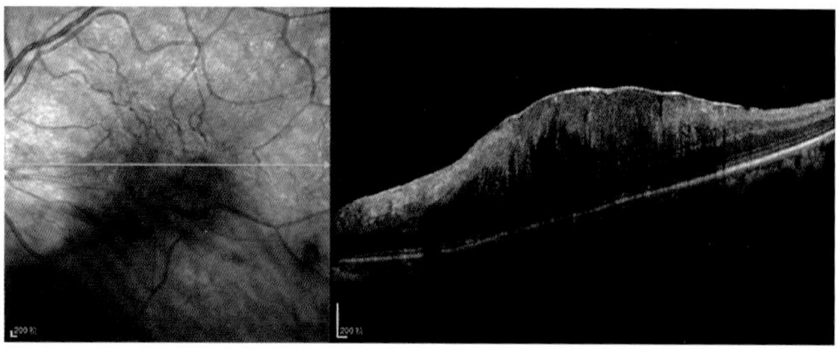

图 6-2-5　视网膜前膜伴有黄斑水肿

OCT 扫描显示黄斑视网膜表面线状高反射信号，黄斑中心凹正常形态消失，黄斑区视网膜增厚，视网膜层间囊样暗区。

（2）增生性视网膜前膜：黄斑中心视网膜增厚，神经上皮层间水肿，视网膜内层光带增强、增宽，有时可呈团块状向玻璃体腔凸起（图 6-2-6）。

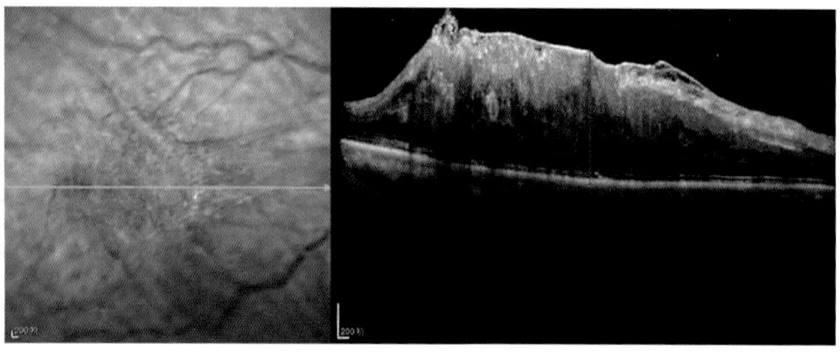

图 6-2-6　增生性视网膜前膜

OCT 扫描显示黄斑视网膜增厚，视网膜表面线状高反射信号，黄斑中心凹正常形态消失，黄斑区视网膜增厚，约 755μm，外丛状层劈裂。

（3）视网膜前膜伴假性黄斑裂孔：如果黄斑前膜围绕中心凹，产生向心性收缩，中心凹呈陡峭状或狭小的外形，形成假性黄斑裂孔，黄斑中心凹厚度增加或正常（图 6-2-7）。

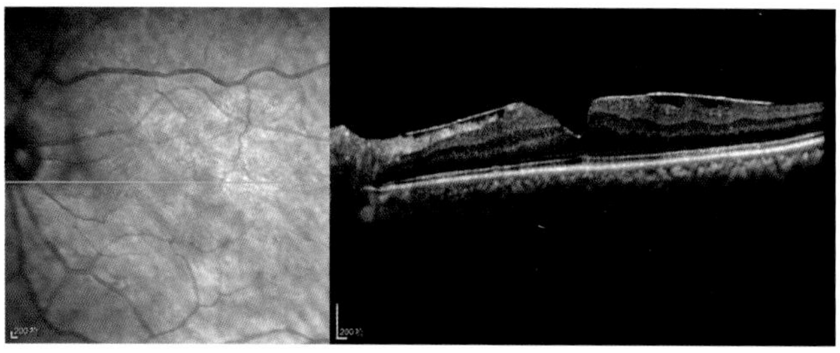

图 6-2-7　视网膜前膜伴假性黄斑裂孔

OCT 扫描显示黄斑视网膜表面线状高反射信号，视网膜各层连续、无缺损，前膜收缩致中心凹呈陡峭状——假性黄斑裂孔形成。

（4）视网膜前膜伴板层黄斑裂孔：如果黄斑中心凹神经上皮层部分缺失，则形成板层黄斑裂孔（图 6-2-8）。

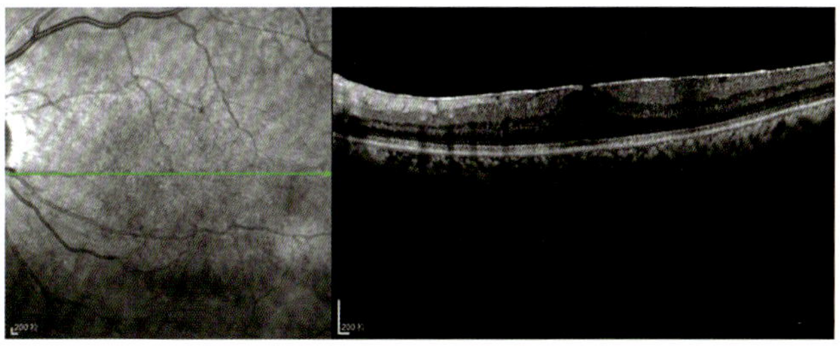

图 6-2-8　视网膜前膜伴板层黄斑裂孔

OCT 扫描显示黄斑视网膜表面线状高反射信号，视网膜神经感觉层的内层组织不连续缺失，外层尚有部分组织存在。

第三节　治疗原则及手术要点

一、手术适应证及手术时机

1. 适应证

目前玻璃体手术是治疗黄斑前膜的有效方法，通过手术剥除黄斑前膜，可以缓解前膜牵拉黄斑引起视力下降，促使部分患者视力改善。黄斑前膜的手术治疗并无统一标准。手术与否取决于患者症状、视力下降程度、视力要求、是否伴随其他眼部疾病、年龄以及对侧眼情况等。视网膜血管渗漏和囊样黄斑水肿是预后较差的一个因素。

2. 手术时机

（1）视力在 0.3 或以下。

（2）视力 0.4 以上，但有严重的复视、视物变形等症状。

（3）视力较好，但荧光造影显示已有荧光素渗漏或黄斑部水肿。

（4）视网膜脱离术后的黄斑前膜，应待其稳定、无活动性收缩后方可手术。

二、手术基本步骤

1. 切口

经结膜睫状体平坦部三通道微创切口。

2. 晶状体处理

联合或不联合白内障超声乳化人工晶体植入。

3. 玻璃体切除

依次为：前部玻璃体切除——后部玻璃体切除——TA 注入 0.1~0.2mL——玻切头或笛针致 PVD——切除玻璃体后皮质——切除周边皮质。

4. 黄斑前膜剥除

可眼内注入 0.1% ICG 0.1~0.2mL 染色，辅助剥除黄斑区前膜；可联合或不联合内界膜剥除约 2~3PD。

5. 周边检查

继发性黄斑前膜注意术中检查周边视网膜有无异常病变。

6. 气 – 液交换

用切割头或笛针做气 – 液交换，置换出眼内液体。

7. 关闭切口（如果漏气需缝合）

拔出微创套管，如切口闭合不良有漏气，需缝合切口。

三、手术要点

（1）黄斑前膜剥除时首先寻找膜边缘，从膜的边缘或最厚处开始用眼内镊夹取，或用膜刮刀或钻石刷在膜边缘轻柔摩擦起瓣，也可借助术中 OCT 寻找膜边缘，然后沿切线方向，绕黄斑中心轻柔将膜环形剥除。

（2）术中是否剥除内界膜仍存争议。如果剥除需借助染色剂，亮蓝 G（BBG）是目前较为安全的选择。

（3）术中如剥膜时伴有视网膜出血，一般无须处理；后极部视网膜小裂孔不处理，通过气体填充可以闭合，如发现周边视网膜裂孔需激光或冷凝处理。

（4）建议老年人同时联合白内障手术，减少手术次数、手术并发症，改善术后早期视力。

第四节　典型病例及手术视频

病例 11

患者女，66 岁。

主诉：右眼视力下降 2 年。

眼部检查：（图 6-4-case11-1、图 6-4-case11-2）

	OD	OS
视力	0.25	0.6
眼压	12.1mmHg	11.5mmHg
前节	晶体混浊	晶体轻度混浊
玻璃体	无明显混浊	无明显混浊
眼底	黄斑区可见灰白色不规则增殖膜约 2PD	视网膜平伏，黄斑中反可见

影像检查：

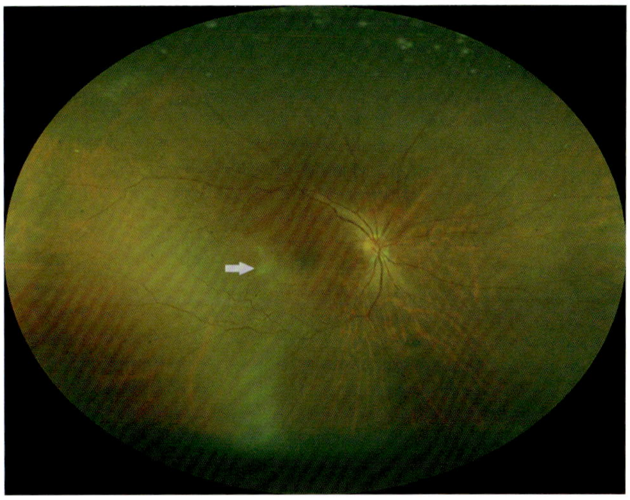

图 6-4-case11-1 术前右眼超广角眼底成像

黄斑区可见灰白色不规则增殖膜约 2PD（白箭）。

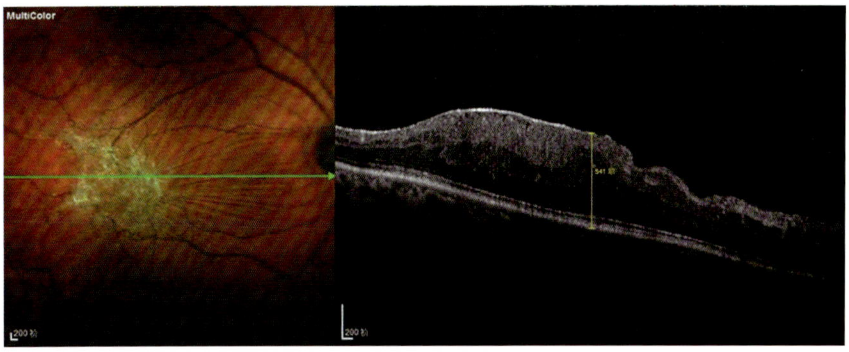

图 6-4-case11-2 术前右眼炫彩眼底成像 +OCT

显示黄斑视网膜表面线状高反射信号，视网膜表面皱褶，黄斑中心凹正常形态消失，视网膜增厚，约 541μm，外丛状层劈裂。

诊断：①右眼特发性黄斑前膜伴黄斑水肿；②双眼年龄相关性白内障。

手术方式：2019 年 9 月 3 日，行右眼 PHACO+IOL 植入 +PPV+ 剥膜 + 注气术（23G）（术中截图 6-4-case11-3）。

术中截图：

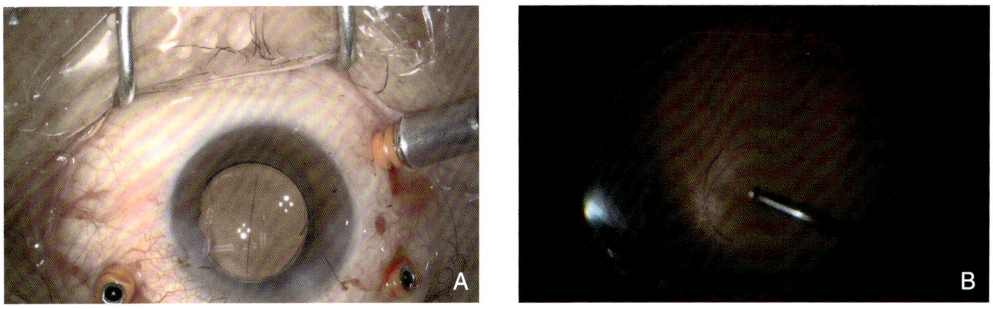

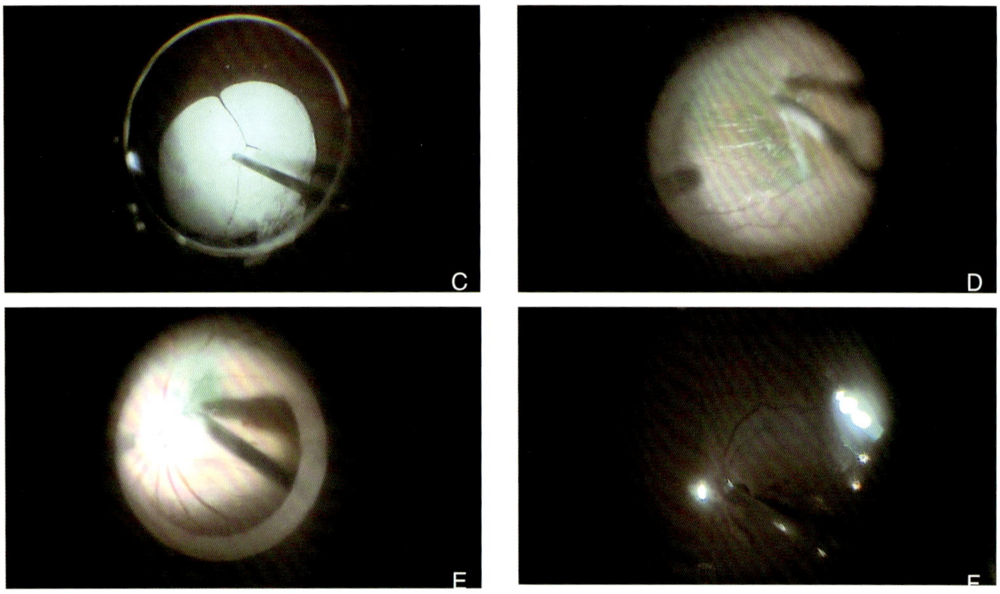

图 6-4-case11-3　术中截图

A. 23G 标准三通道手术切口建立及 PHACO+IOL 植入；B. 玻璃体切除；C. TA 辅助 PVD 及后部玻璃体切除；D. ICG 辅助黄斑前膜剥除；E. ICG 辅助黄斑残留内界膜剥除 ;F. 气 – 液交换。

术后复查：

（1）2018 年 9 月 12 日，右眼 PPV 术后 9 天。视力 OD 0.15，OS 0.6。眼压 OD 14.2mmHg，OS 13.7mmHg。右眼人工晶体位正，玻璃体腔清，眼底视网膜平伏，黄斑中反不清（图 6-4-case11-4）。

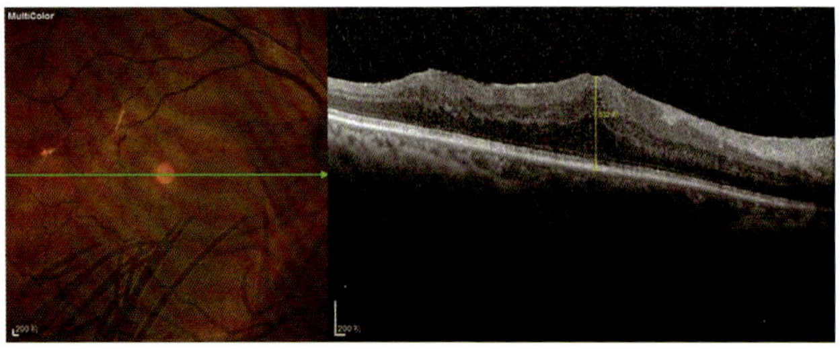

图 6-4-case11-4　右眼炫彩眼底成像 +OCT（2018.9.12）

显示黄斑视网膜增厚约 532μm，较术前无明显减轻，黄斑中心凹形态仍未恢复。

（2）2018 年 11 月 28 日，右眼 PPV 术后 3 月。视力 OD 0.4，OS 0.6。眼压 OD 13.6mmHg，OS 15.7mmHg。右眼人工晶体位正，玻璃体腔清，眼底视网膜平伏，黄斑中反欠清（图 6-4-case11-5）。

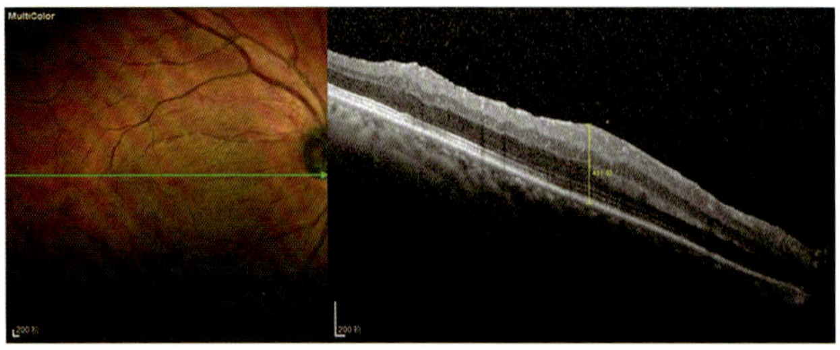

图 6-4-case11-5　右眼炫彩眼底成像 +OCT（2018.11.28）

显示黄斑视网膜增厚，约 451μm（较前变薄），黄斑中心凹形态未恢复。

（3）2019 年 3 月 26 日，右眼 PPV 术后半年。视力 OD 0.5 -0.50DS/-1.00DC*75° → 0.6，OS 0.6 +0.50DS/+1.00DC*15° → 0.6。眼压 OD 15.2mmHg，OS 13.1mmHg。右眼人工晶体位正，玻璃体腔清，眼底视网膜平伏，黄斑中反可见（图 6-4-case11-6）。

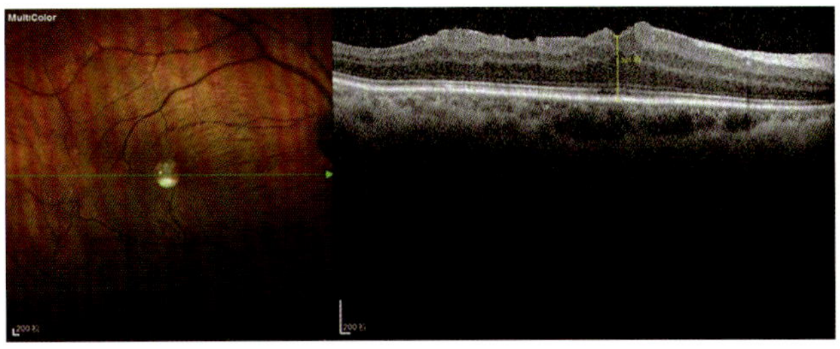

图 6-4-case11-6 右眼炫彩眼底成像 +OCT（2019.3.26）

显示黄斑视网膜略增厚，约 381μm，较术前明显减轻，黄斑中心凹已显露。

病例解析：该患者黄斑前膜伴黄斑水肿为国内分期中晚期，Gass 分级Ⅱ级，视力 0.25，符合手术指征。文献报道对内界膜是否剥除有争议，有研究显示，剥除或不剥除内界膜在改善视力方面无明显差异；还有研究发现，内界膜剥除不能改善患者术后的视力，但能降低黄斑前膜的复发率。该病例由于病程长，前膜厚，术中所见黄斑前膜与部分内界膜粘连紧密，剥除前膜时，内界膜也随之一同被剥除，因此要注意检查是否有残留内界膜并尽可能清除，预防黄斑前膜复发。OCT 是一种无创可重复定量检测厚度的检查手段，在黄斑前膜随访中非常重要。从该患者随访 OCT 结果看，术后半年左右黄斑中心凹才开始逐渐显露，故术后视功能的恢复需长时间等待。

（病例提供：雷春灵）

病例 12

患者女，66 岁。

主诉：双眼视物模糊 1 年。

既往史：3 月前在外院诊断为左眼白内障行 PHACO+IOL 植入术。

眼部检查：（图 6-4-case12-1）

	OD	OS
视力	0.3 矫正不提高	0.5 矫正不提高
眼压	20.3mmHg	18.4mmHg
前节	晶体混浊	人工晶体位正
玻璃体	无明显混浊	无明显混浊
眼底	黄斑区 1.5PD 不规则增殖膜形成，中央类似 1/3PD 圆形裂孔	视网膜平伏，黄斑区玻璃纸样反光

眼部检查：（图 6-4-case13-1~ 图 6-4-case13-3）

	OD	OS
视力	0.4	0.8
眼压	16.5mmHg	18.2mmHg
前节	IOL 在位	IOL 在位
玻璃体	轻度混浊，见 Weiss 环	轻度混浊，见 Weiss 环
眼底	黄斑区不规则增殖膜形成，周边 11：00 可见 1PD 圆形裂孔，4：30 可见 2PD 马蹄形裂孔，裂孔周围均被激光斑包绕	视网膜平伏，黄斑区中反可见

影像检查：

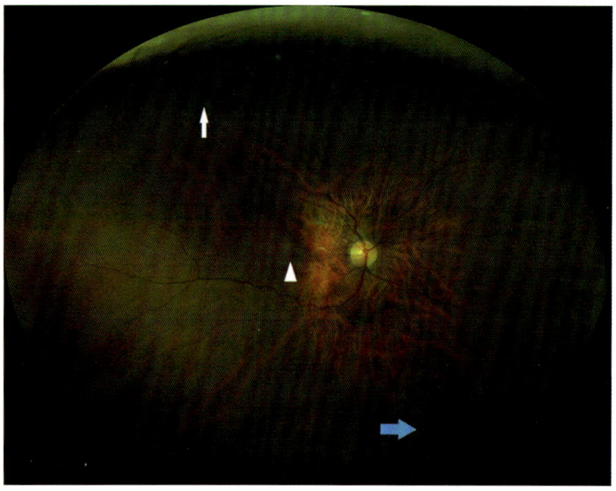

图 6-4-case13-1　术前右眼超广角眼底成像

黄斑区前不规则增殖膜形成（白三角），周边 11：00 可见 1PD 圆形裂孔（白箭），4：30 可见 2PD 马蹄形裂孔（蓝箭），裂孔周围均被激光斑包绕。

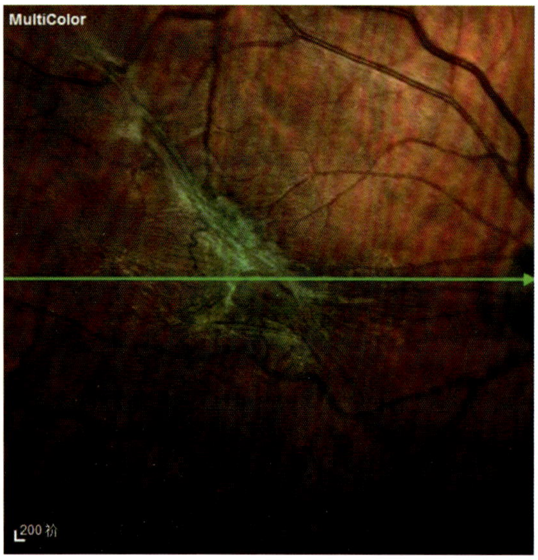

图 6-4-case13-2　术前右眼炫彩眼底成像

黄斑区前不规则灰白色增殖膜形成。

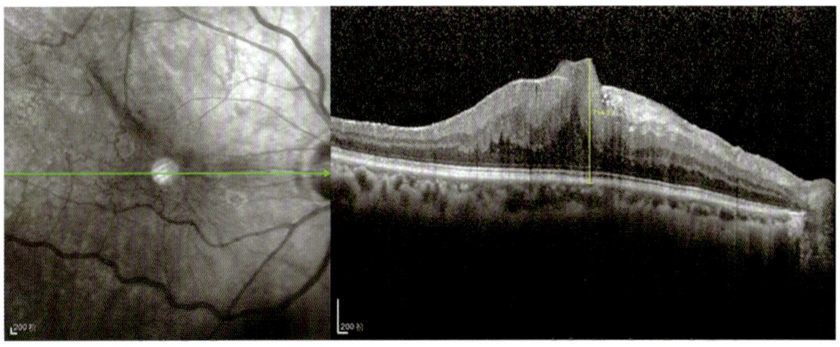

图 6-4-case13-3　术前右眼黄斑 OCT

OCT 扫描显示黄斑视网膜增厚，约 714μm，视网膜表面线状高反射信号，局部呈凸起状进入玻璃体，牵拉黄斑中心凹，导致正常形态消失，外丛状层劈裂。

诊断：①右眼继发性黄斑前膜；②右眼视网膜裂孔激光术后；③双眼人工晶体眼；④双眼玻璃体后脱离。

手术方式：2019 年 5 月 13 日，行右眼 PPV+ 剥膜 + 注气术（25G）（术中截图 6-4-case13-4）。

术中截图：

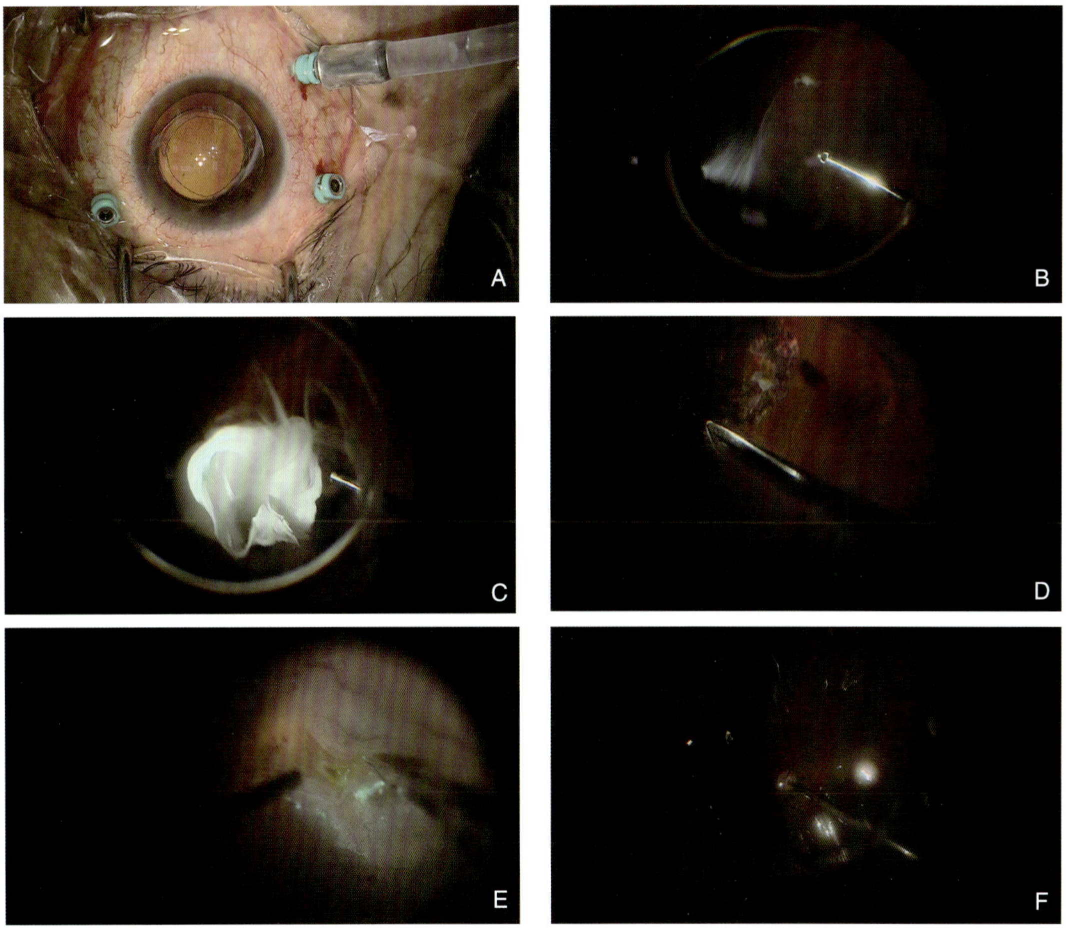

图 6-4-case13-4　术中截图

A. 25G 标准三通道切口建立；B. 玻璃体切除及 Weiss 环；C. TA 辅助玻璃体切除；D. 术中见原已激光封闭裂孔；E. ICG 辅助剥除前膜；F. 气 – 液交换。

术后复查：

（1）2019 年 8 月 13 日，右眼 PPV 术后 3 月。视力 OD 0.5，OS 0.8。眼压 OD 12.3mmHg，OS 13.6mmHg。右眼角膜透明，IOL 在位，玻璃体腔清，眼底视网膜平伏，黄斑中反不清（图 6-4-case13-5）。

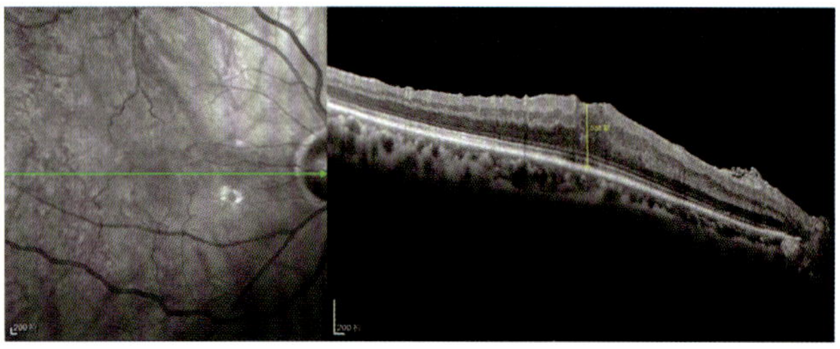

图 6-4-case13-5　右眼黄斑 OCT（2019.8.13）

OCT 扫描显示黄斑视网膜增厚，约 358μm，较术前明显减轻，黄斑中心凹形态未恢复，视网膜表面小皱褶，鼻侧可见视网膜表面局部线状高反射信号。

（2）2019 年 11 月 19 日，右眼术后 6 月。视力 OD 0.6，OS 0.8。右眼 IOL 在位，玻璃体腔清，眼底视网膜平伏（图 6-4-case13-6）。

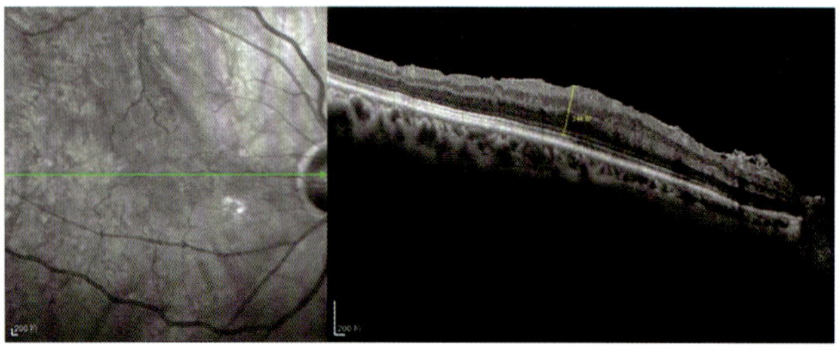

图 6-4-case13-6　右眼黄斑 OCT（2019.11.19）

OCT 扫描显示黄斑视网膜厚度约 344μm，黄斑中心凹形态略有恢复，视网膜表面小皱褶，鼻侧可见视网膜表面局部线状高反射信号。

病例解析：患者有视网膜裂孔光凝史 2 年，自述视物变形明显，视力 0.4，眼底照相及 OCT 都显示明显黄斑区增殖膜形成，符合手术指征。术中见黄斑前膜与玻璃体后皮质及内界膜粘连紧密，牵拉黄斑区变形移位，不易剥除，需注意术中对组织结构的辨别。如果有 TA 颗粒沉积多为玻璃体后皮质残留；黄斑前膜呈灰白色，不规则边界较清楚；内界膜光滑、有光泽，具有延伸性，ICG 等染色剂可以着色辨识；神经纤维层多呈绒毛状，牵拉剥除时容易伴随斑点状出血。对继发性黄斑前膜的患者，术中要注意周边视网膜检查，避免遗漏造成再次手术。

（病例提供：雷春灵）

（雷春灵　李凤至　高　鸽）

参考文献

[1] 葛坚. 眼科学(供 8 年制及 7 年制临床医学等专业用)[M]. 北京：人民卫生出版社，2010: 318-319.

［2］唐仕波．黄斑部疾病手术学［M］．北京：人民卫生出版社，2005: 191–200.

［3］黄晓波，邹海东．特发性黄斑前膜的诊断和治疗新进展［J］．眼科新进展，2008, 28(10): 797–799.

［4］Gass JDM. Stereoscopic atlas of Macular Diseases: Diagnosis and Treatment［M］. 2thed. St. Louis: The CVMosby, 1977: 352–361.

［5］刘杏，凌运兰，郑小平．特发性黄斑视网膜前膜的光学相干断层扫描［J］．中华眼底病杂志，2001, 17(2): 115–118.

［6］Bu SC, Kuijer R, Li XR. Idiopathic epiretinal membrane［J］. Retina, 2014, 34(12): 2317–2335.

［7］Kumar K, Chandnani N, Raj P. Clinical outcomes of double membrane peeling with or without simultaneous phacoemulsification/gas tamponade for vitreoretinal-interface-associated (VRI) disorders［J］. Int Ophthalmol, 2016, 36(4): 547–556.

［8］黎晓新，赵家良．视网膜［M］．天津：科技翻译出版公司，2011: 2482–2495.

［9］Totan Y, G ü ler E. Brilliant blue G assisted macular surgery: the effect of air infusion on contrast recognisability in internal limiting membrane peeling［J］. Br J Ophthalmol, 2015, 99(1):75–80.

［10］Yiu G, Marra KV, Arroyo JG. Authors' response: surgical outcomes after epiretinal membrane peeling combined with cataract surgery［J］. Br J Ophthalmol, 2013, 97(12): 1609.

［11］王泓，张平，陈凤娥，等．23G 玻璃体切割手术联合与不联合内界膜剥除治疗特发性黄斑前膜的疗效对比观察［J］．中华眼底病杂志，2014, 30(4): 361–365.

［12］Chang S. Controversies regarding internal limiting membrane peeling in idiopathic epiretinal membrane and macular hole［J］. Retina, 2012, 32 Suppl 2: S200–S204.

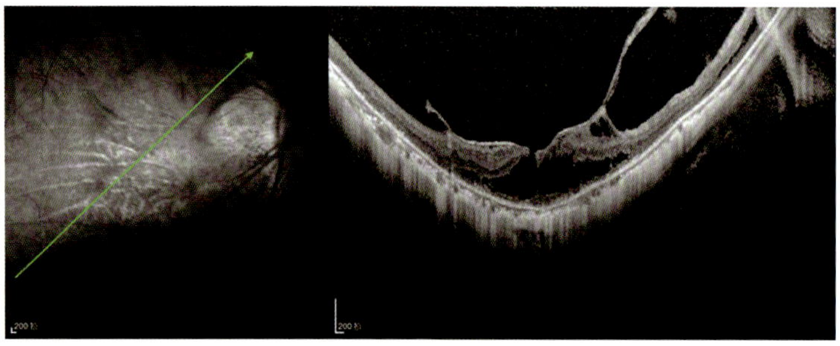

图 7-1-5 VMT 合并视网膜劈

黄斑 OCT 扫描示玻璃体后皮质与黄斑区中心凹粘连牵拉，黄斑中心凹视网膜内外层均可见层间劈裂。

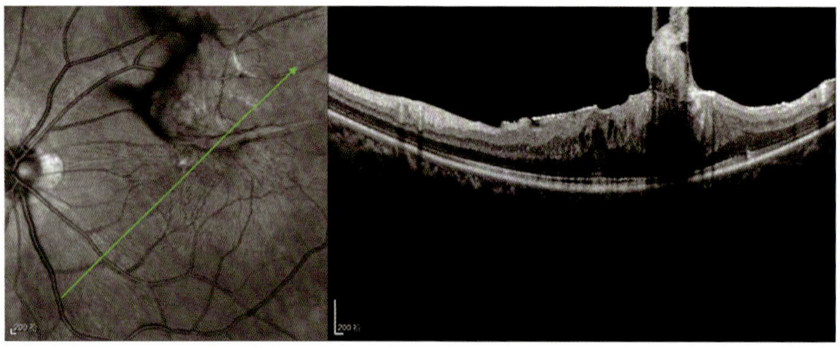

图 7-1-6 VMT 合并黄斑前膜

黄斑 OCT 扫描示玻璃体后皮质与黄斑区中心凹粘连并牵拉，伴黄斑区视网膜前增殖膜形成。

2. 国内分级

根据频域光相干断层扫描（SD-OCT）观察到玻璃体对黄斑区视网膜的牵拉程度、黄斑区视网膜结构改变情况将 VMT 分为 4 级（图 7-1-7）：

（1）Ⅰ级：眼底彩像未见明显异常；SD-OCT 可见玻璃体不全后脱离，黄斑区玻璃体与视网膜粘连，黄斑结构无异常改变。

（2）Ⅱ级：眼底彩像仅见黄斑区色素紊乱；SD-OCT 则可发现玻璃体不全后脱离，黄斑可存在小囊样改变，但中心凹形态基本正常。

（3）Ⅲ级：眼底彩像可见黄斑区色素紊乱，但尚无明显视网膜皱褶及小血管扭曲；SD-OCT 显示为玻璃体不全后脱离，黄斑受牵拉向玻璃体腔隆起、劈裂、囊样改变，中心凹变平坦或隆起。

（4）Ⅳ级：眼底彩像可见黄斑区视网膜放射状皱褶，小血管扭曲；SD-OCT 影像则为玻璃体不全后脱离，黄斑受宽带状高反射信号玻璃体后皮质牵拉高度隆起，呈“峰”样凸入玻璃体腔，正常组织结构完全破坏，严重者可有黄斑区局限性神经上皮浅脱离。

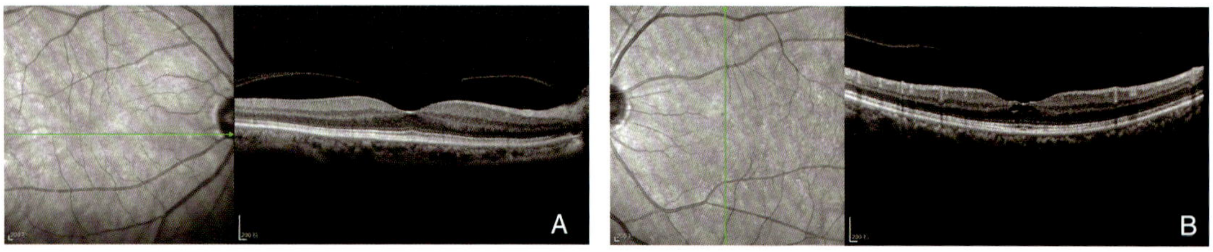

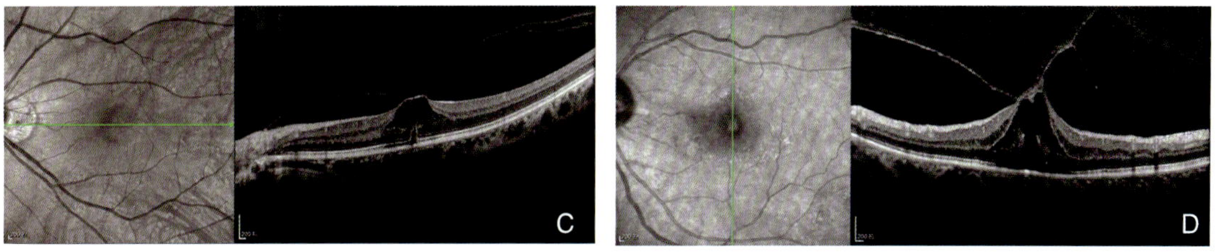

图 7-1-7 VMT OCT 分级

A. Ⅰ级，黄斑结构无异常改变；B. Ⅱ级，黄斑小囊样改变，中心凹形态基本正常；C. Ⅲ级，不完全 PVD，黄斑呈劈裂、囊样；D. Ⅳ级，黄斑呈“峰”样凸入玻璃体腔，正常组织结构完全破坏。

第二节 诊 断

根据症状、体征及影像检查。OCT 是 VMT 的临床诊断、随访影像检查中最常用检查方法，能清晰直观反映牵拉的程度、有无囊样水肿、黄斑前膜、视网膜劈裂等。

第三节 治疗原则及手术要点

一、观察

大部分 VMT 患者的视力都保持得较好，建议初次就诊后最少进行为期 3 个月的随诊，观察牵拉变化。10%~11% 的患者会自行松解，无须手术。如有黄斑区结构的改变并引起视力下降及视物变形可考虑手术。

二、手术

多数患者随着玻璃体黄斑牵拉的加重，视功能逐渐下降。中心视力小于 0.2~0.3，或者视力大于 0.3 但患者有明显视物变形，严重干扰双眼视，建议手术治疗。FFA 提示有明显黄斑水肿或旁中心血管渗漏，B 超或 OCT 提示有黄斑牵引性脱离时应及时手术。手术目的是解除玻璃体黄斑牵拉，促进黄斑区结构的恢复，改善视功能。手术中注意黄斑区勿残留玻璃体后皮质，否则可能会引起继发性黄斑前膜；如伴有黄斑前膜，需剥除前膜，为减少黄斑前膜的复发，可同时剥除内界膜。

三、药物

奥克纤溶酶（Ocriplasmin）是一种重组的人类丝氨酸蛋白酶，2012 年 10 月美国 FDA 批准用于 VMT。药物治疗对于独眼、有玻璃体手术禁忌证或术后无法完成俯卧位的患者不失为一种选择。与 PPV 相比，它操作简便，对眼内结构扰动相对较小。但其适用范围较 PPV 窄，且即使选择了合适的患者，其成功率仍远低于 PPV，另外价格高昂与尚有争议的安全性也是其显著的缺点。目前在国内尚未应用。

第四节　典型病例及手术视频

病例 14

患者女，42 岁。

主诉：左眼视力下降伴视物变形 2 周。

既往史：双眼屈光不正史多年。

眼部检查：（图 7-4-case14-1、图 7-4-case14-2）

	OD	OS
视力	0.3 矫正 1.0	0.06 矫正 0.4
眼压	12.4mmHg	16.6mmHg
前节	晶体透明	晶体透明
玻璃体	无明显混浊	无明显混浊
眼底	视网膜平伏，黄斑区中反清	视网膜平伏，黄斑区中反不清

影像检查：

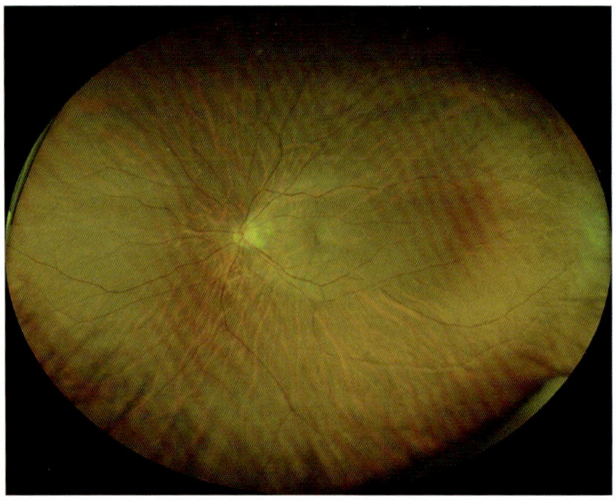

图 7-4-case14-1　术前左眼超广角眼底成像

视网膜平伏，呈豹纹状改变，黄斑区中反不清。

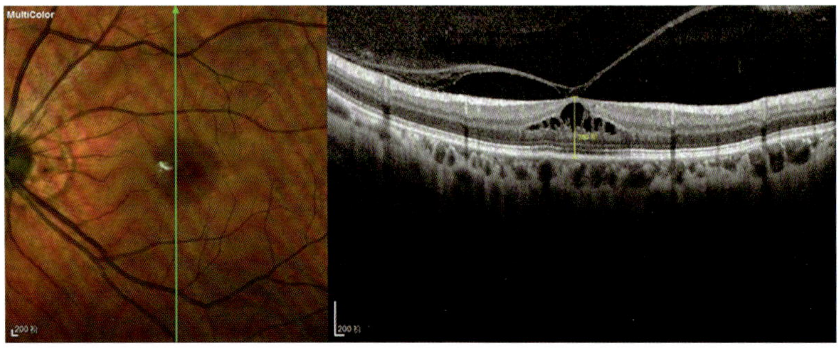

图 7-4-case14-2　术前左眼炫彩眼底成像 +OCT

左眼玻璃体皮质与黄斑中心凹粘连并牵拉，中心凹形态消失，呈囊样改变。

诊断：①左眼玻璃体黄斑牵拉综合征；②双眼屈光不正。

手术方式：2019 年 1 月 3 日，行左眼 PPV+ 注气术（25G）（术中截图 7-4-case14-3）。

术中截图：

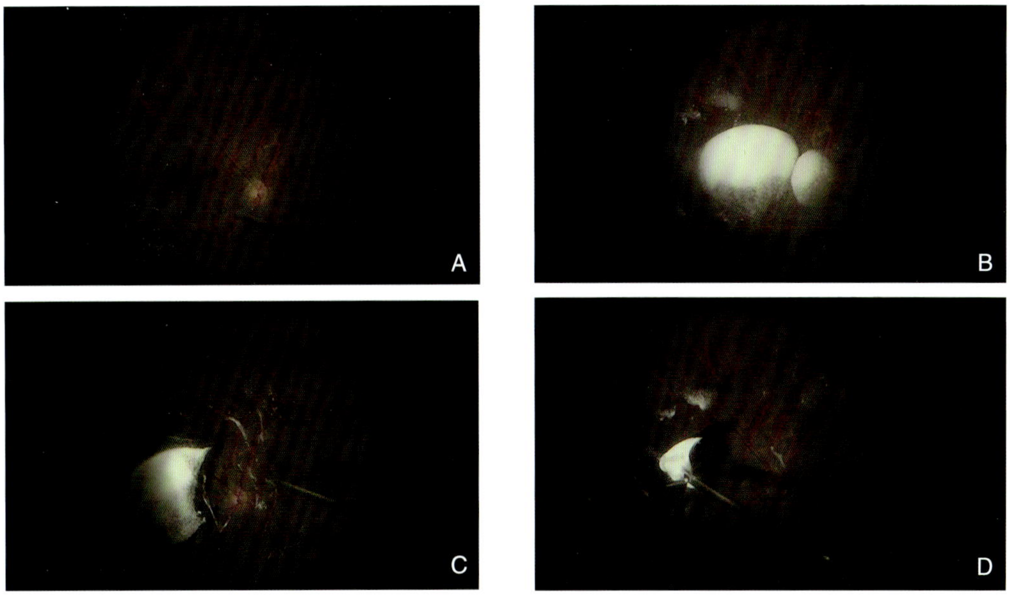

图 7-4-case14-3　术中截图

A. 玻璃体切除；B. TA 注入见后极部 2 个类圆形 TA 沉积，提示无 PVD；C. 玻切头加大吸力致 PVD；D. TA 辅助玻璃体后皮质切除。

术后复查：

（1）2019 年 1 月 8 日，左眼 PPV 术后 5 天。视力：OD 0.3 矫正 1.0，OS 0.15 矫正 0.6。眼压 OD16.3mmHg，OS 18.7mmHg。左眼晶体清，玻璃体腔清，眼底视网膜平伏（图 7-4-case14-4）。

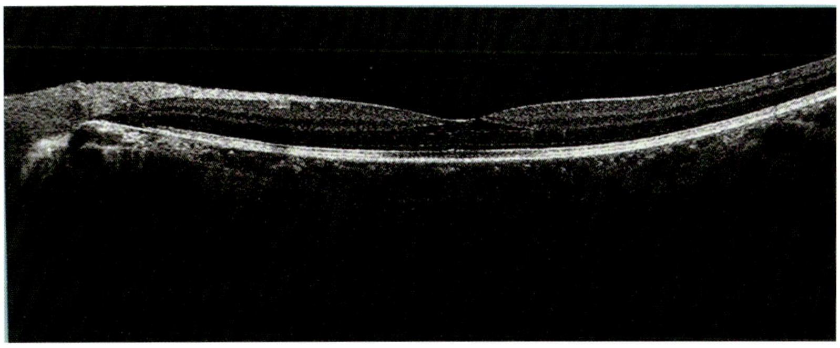

图 7-4-case14-4　左眼黄斑 OCT（2019.1.8）

黄斑中心凹形态可见，内层组织间隙见小囊腔。

（2）2019 年 2 月 19 日，左眼 PPV 术后 6 周。视力 OD 0.3-3.50DS/-0.50DC*105°→1.0，OS 0.3-5.50DS→0.8。左眼晶体清，玻璃体腔清，眼底视网膜平伏，黄斑中反清（图 7-4-case14-5）。

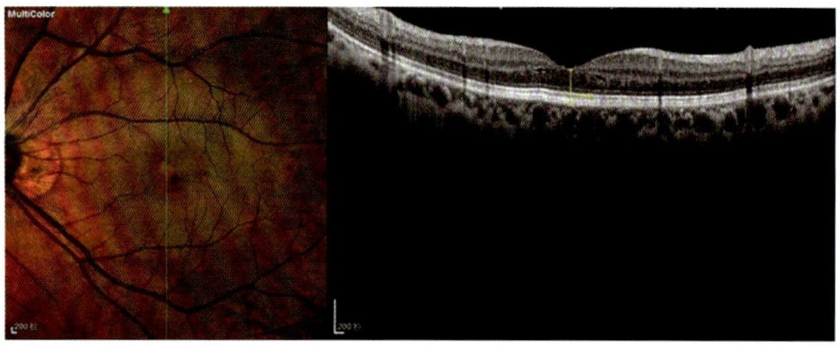

图 7-4-case14-5　左眼炫彩眼底成像 +OCT（2019.2.19）

黄斑中心凹形态可见，内层组织间隙见小囊腔较前次减轻。

（3）2019 年 7 月 30 日，左眼 PPV 术后 6 月余。视力 OD 0.3 矫正 1.0，OS 0.3 矫正 1.0。左眼晶体清，玻璃体腔清，眼底视网膜平伏，黄斑中反清（图 7-4-case14-6）。

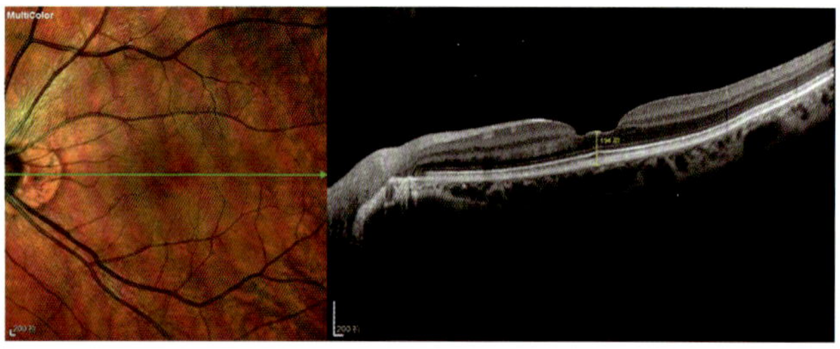

图 7-4-case14-6　左眼炫彩眼底成像 +OCT（2019.7.30）

黄斑中心凹形态可见，形态欠规则，内层组织间隙囊腔消失。

病例解析：该患者有突然视力下降及视物变形临床症状，OCT 检查显示玻璃体后皮质对黄斑区牵拉明显，引起黄斑朝玻璃体腔凸起，呈囊样改变，符合手术指征。术中见玻璃体与视盘及黄斑区粘连紧密，因此诱导 PVD 时应注意小心操作，尤其对黄斑区粘连的后皮质，可借助 TA 辨识，并用剥膜镊切线方向清除后皮质。该例患者术前 OCT 检查无黄斑前膜，故术中对黄斑区未做任何处理。需随访注意黄斑区的状态。

（病例提供：雷春灵）

病例 15

患者女，62 岁。

主诉：左眼视力下降 5 天。

眼部检查：（图 7-4-case15-1）

	OD	OS
视力	0.8	0.4
眼压	14.3mmHg	15.7mmHg
前节	晶体周边灰白色混浊	晶体周边灰白色混浊
玻璃体	无明显混浊	无明显混浊
眼底	视网膜平伏，黄斑区中反清	视网膜平伏，黄斑区中反不清

影像检查：

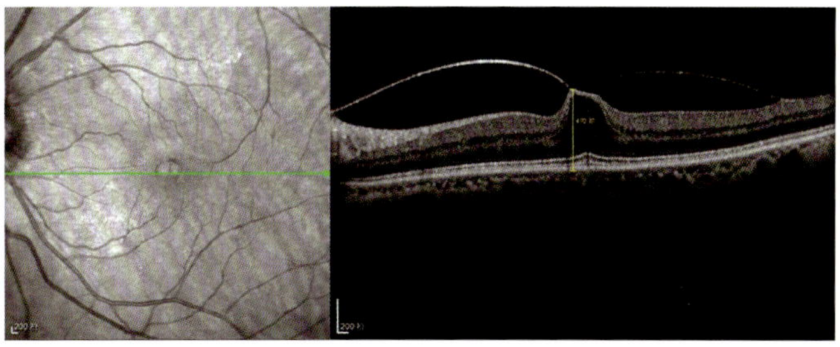

图 7-4-case15-1　左眼黄斑 OCT（2018.10.11）
OCT 扫描显示玻璃体后皮质粘连并牵拉黄斑中心凹，中心凹增厚，约 470μm，向玻璃体腔凸起，内层组织见囊腔。

诊断：①左眼玻璃体黄斑牵拉综合征；②双眼年龄相关性白内障。

建议：左眼建议随诊观察。

复查：

（1）2018 年 10 月 24 日，患者自述左眼视力稍有好转。视力 OD 0.8，OS 0.6。左眼视网膜平伏，黄斑区中反不清（图 7-4-case15-2）。

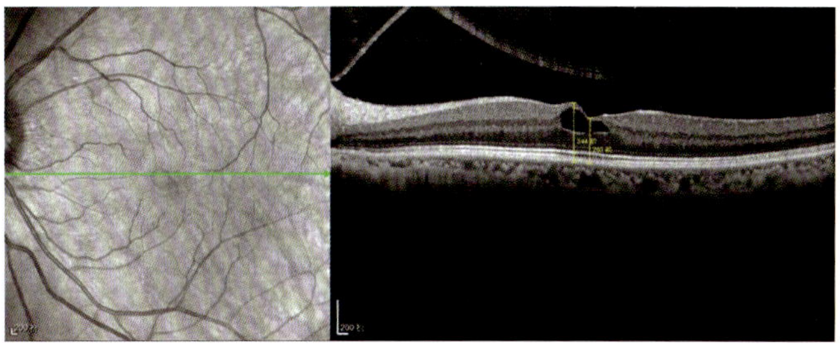

图 7-4-case15-2　左眼黄斑 OCT（2018.10.24）
OCT 扫描显示黄斑区中心凹处玻璃体后脱离，黄斑中心凹见囊腔。

（2）2019 年 3 月 20 日，患者自述眼前有黑影飘动，视力有好转。视力 OD 0.8，OS 0.8。眼部检查：双眼前节（-），左眼玻璃体可见 Weiss 环，眼底视网膜平伏（图 7-4-case15-3）。

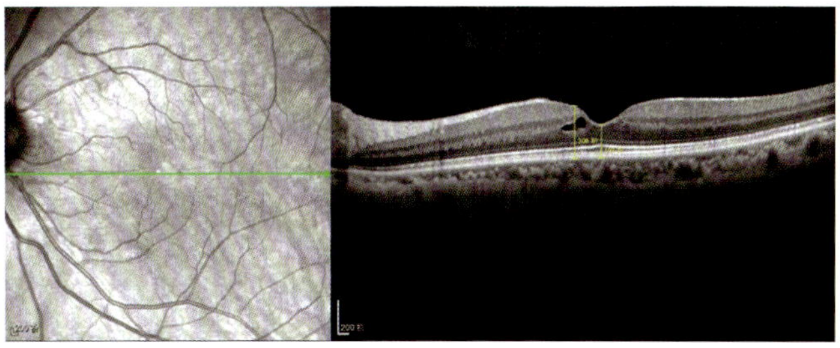

图 7-4-case15-3　左眼底黄斑 OCT （2019.3.20）
OCT 扫描显示黄斑区中心凹处玻璃体后脱离，黄斑中心凹见囊腔较前减小。

病例解析：据文献报道，VMT 患者中有 20% 在平均 15 个月的时间内自行松解，8% 进展为黄斑裂孔，12% 进展为较严重的、影响视力的、需手术的 VMT。该患者在首次就诊后，诊断为 VMT，建议观察 3 个月。在观察期间自诉视力稍有好转，前来复诊时 OCT 显示已 PVD，

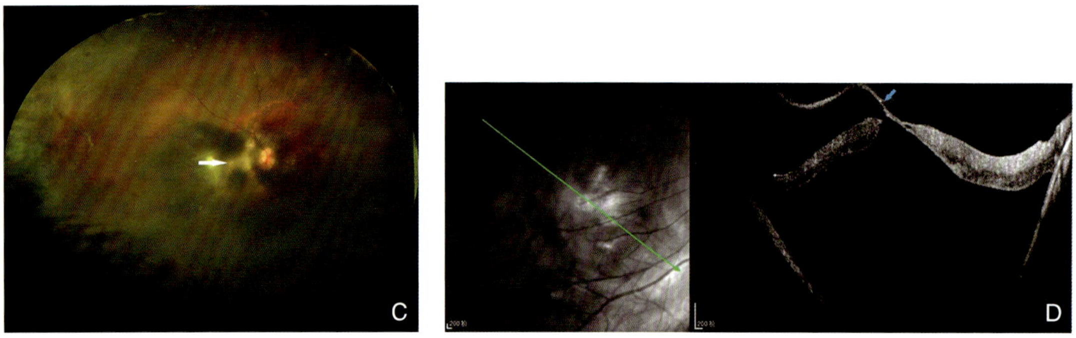

图 8-1-1　黄斑裂孔性视网膜脱离

A、B. 萎缩孔；C、D. 撕裂孔。A. 超广角眼底成像示右眼黄斑区 1/3PD 圆孔（白箭），后极部及颞侧视网膜脱离；B. 黄斑 OCT 示黄斑区神经上皮脱离，伴中心凹处缺损；C. 超广角眼底成像示右眼黄斑中心凹 1/4PD 新月状裂孔（白箭），后极部及下方视网膜脱离；D. 黄斑 OCT 示黄斑区神经上皮脱离，伴中心凹处缺损及玻璃体牵拉（蓝箭）。

（2）黄斑裂孔所致的视网膜脱离，早期一般局限于后极部，随着病程的延长，脱离范围扩大，最终造成全视网膜脱离（图 8-1-2、图 8-1-3）。

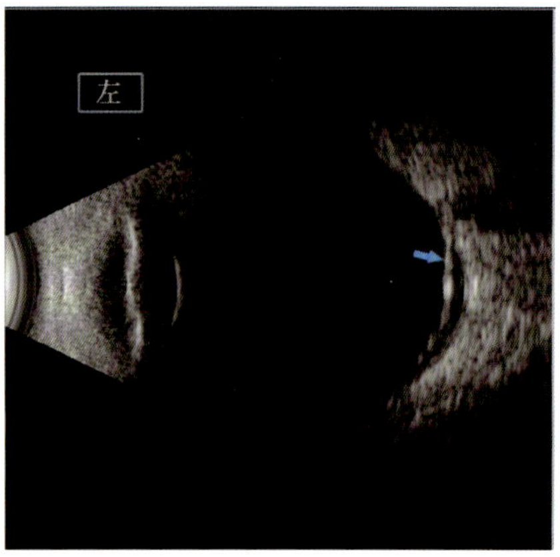

图 8-1-2　黄斑裂孔性视网膜脱离 B 超

左眼轴延长，约 29.1mm，球后壁前见强回声光带（蓝箭），其凹面朝向眼球前方，一端与视盘相连，另一端与球壁相连。

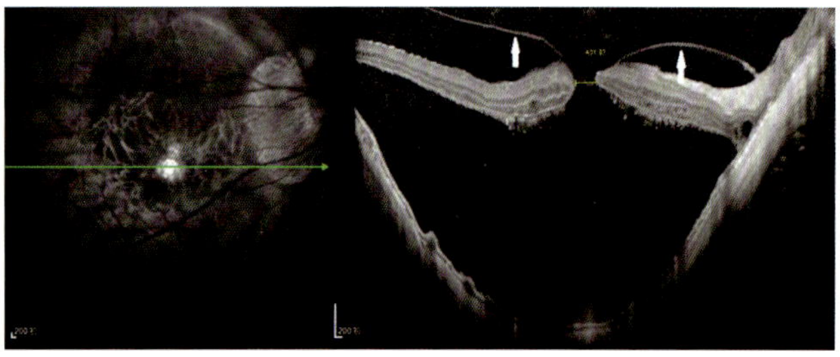

图 8-1-3　黄斑裂孔性视网膜脱离 OCT

黄斑区神经上皮层局限脱离，中央全层缺失，孔缘见玻璃体牵拉带（白箭）。

（3）玻璃体改变：多数会并发不同程度的玻璃体后脱离。不完全的玻璃体后脱离常存在玻璃体视网膜牵拉。

三、临床分期

临床上根据视网膜脱离的范围分 3 种类型。① Ⅰ 型：视网膜脱离局限黄斑区（图 8-1-4）；② Ⅱ 型：视网膜脱离扩展到赤道部但未达视网膜锯齿缘（图 8-1-5）；③ Ⅲ 型：视网膜脱离至少有一个象限已达锯齿缘（图 8-1-6）。

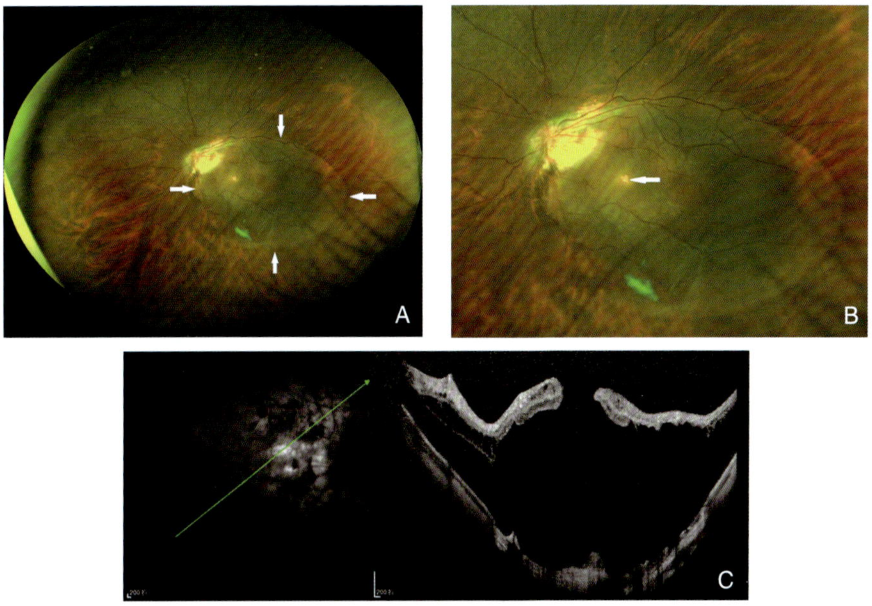

图 8-1-4　Ⅰ 型黄斑裂孔性视网膜脱离分型

A. 超广角眼底成像示后极部视网膜脱离（白箭）；B. A 的黄斑局部放大图，见黄斑裂孔约 1/4 PD（白箭）；C. 黄斑 OCT 示黄斑区神经上皮局限性脱离，伴中央全层缺失。

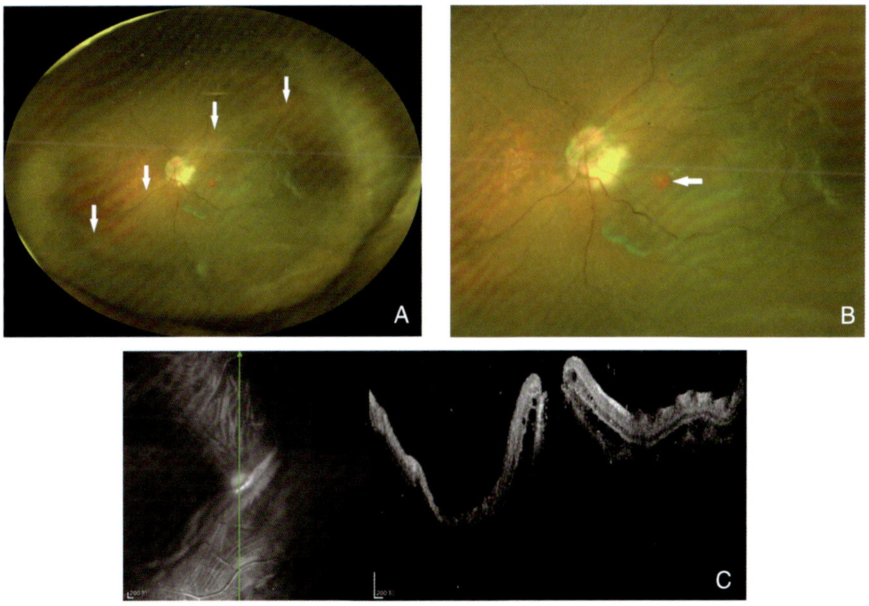

图 8-1-5　Ⅱ 型黄斑裂孔性视网膜脱离

A. 超广角眼底成像 2：00~8：00 示视网膜脱离（白箭）；B. A 的黄斑局部放大图，黄斑裂孔约 1/3PD（白箭）；C. 黄斑 OCT 示黄斑区神经上皮脱离，中央全层缺损。

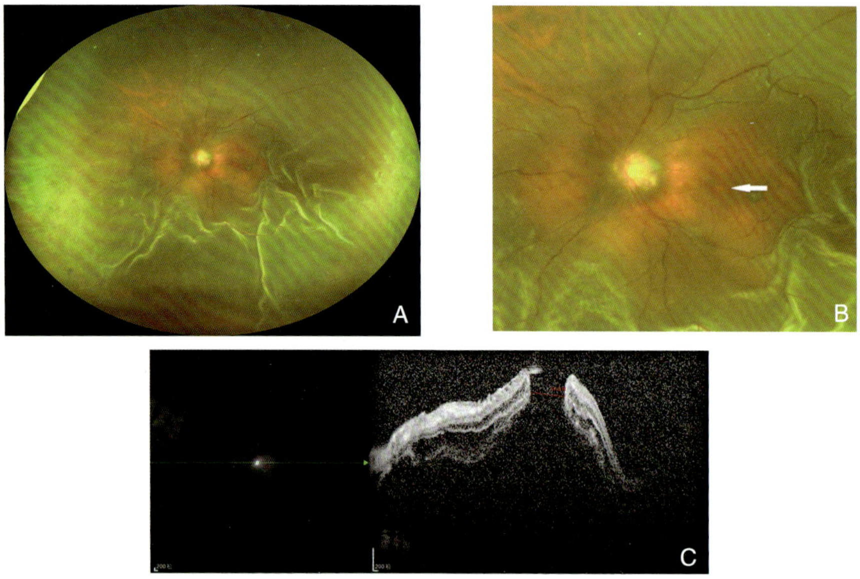

图 8-1-6 Ⅲ型黄斑裂孔性视网膜脱离

A. 超广角眼底成像示全视网膜脱离；B. A 的黄斑局部放大图，黄斑裂孔约 1/4PD（白箭）；C. 黄斑 OCT 示黄斑区神经上皮脱离，中央全层缺失。

第二节 诊断

一、病史

有高度近视史、外伤史等。

二、症状

视力下降。

三、体征

视网膜脱离同时存在黄斑区裂孔（图 8-2-1、图 8-2-2）。

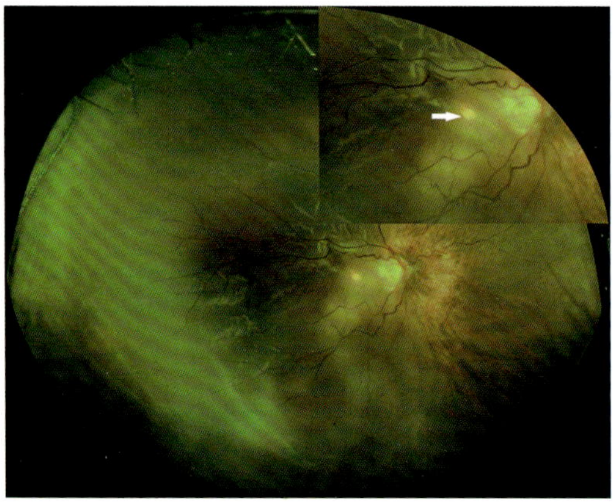

图 8-2-1 黄斑裂孔性视网膜脱离

超广角眼底成像示黄斑裂孔约 1/2PD（白箭）。

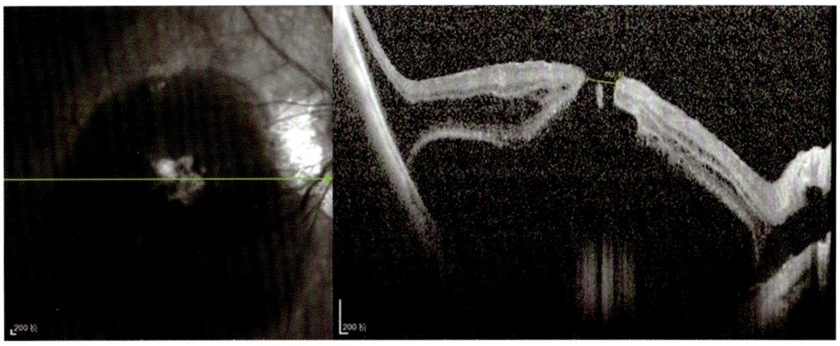

图 8-2-2　黄斑裂孔性视网膜脱离 OCT

黄斑区神经上皮层脱离伴中央全层缺失，裂孔约 661μm。

第三节　治疗原则及手术要点

一、手术治疗的原则

解除黄斑玻璃体牵拉和明显黄斑前膜，促进黄斑裂孔的闭合。

手术方式主要包括单纯玻璃体腔注气术，玻璃体切除联合内界膜剥除、内界膜移植、翻转或填塞、注气或注油术，后巩膜加固及内联合手术。目前，临床上以采用玻璃体切除联合内界膜剥除、内界膜移植、翻转或填塞、注气或注油术为主。

二、手术要点

彻底清除后极部玻璃体后皮质、黄斑区视网膜前膜，并联合内界膜剥除，有利于视网膜的复位和黄斑裂孔的闭合。

（1）术中使用 TA，清晰显示残存的玻璃体后皮质，可反复染色，有助于彻底清除玻璃体（图 8-3-1）。

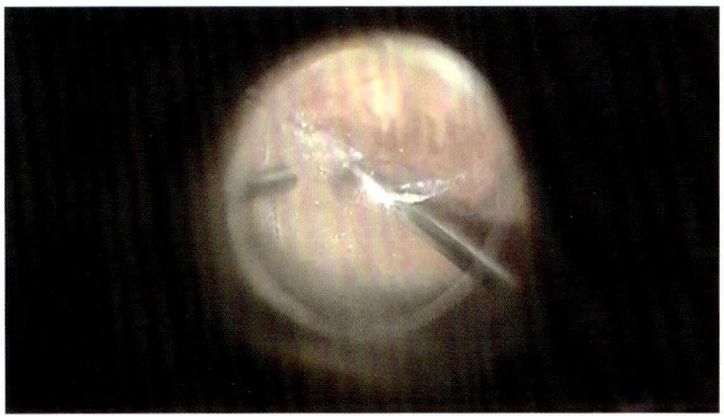

图 8-3-1　TA 辅助剥除玻璃体后皮质

（2）使用台盼蓝、亮蓝、吲哚菁绿等染色剂辅助视网膜前膜及内界膜剥除，可提高剥膜手术的可视性及安全性，减少对视网膜的损伤（图 8-3-2）。

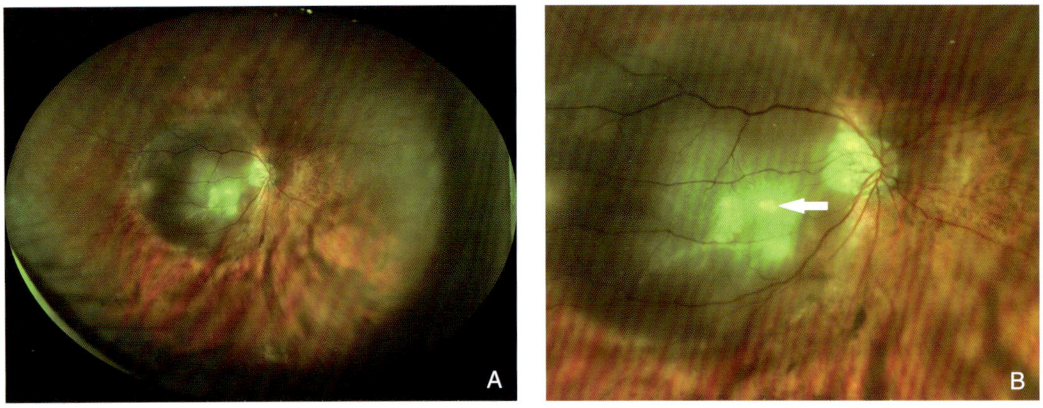

图 8-4-case16-2　术前右眼超广角眼底成像

A. 超广角眼底成像见视网膜呈豹纹状，后极部视网膜脱离约 5PD；B.A 的黄斑局部放大图，黄斑区见 1/3PD 白孔（白箭）。

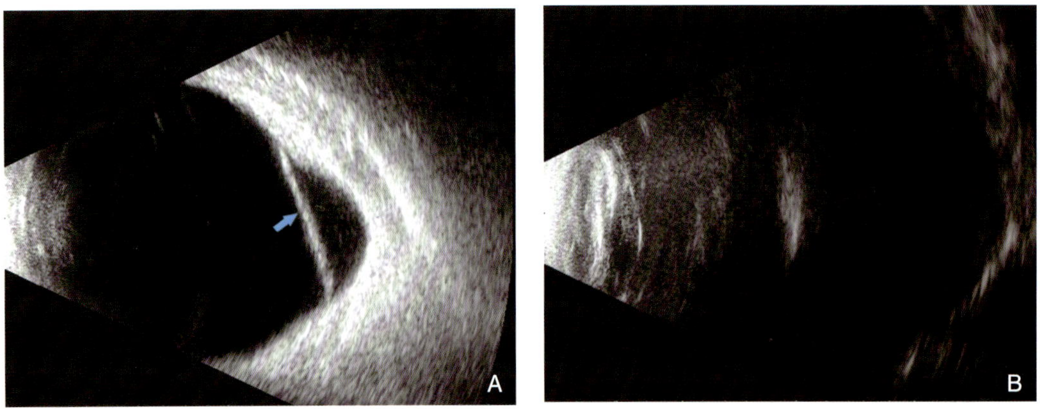

图 8-4-case16-3　术前双眼 B 超

A. 右眼眼轴延长，约 32mm，玻璃体腔见强回声光带（蓝箭），与球后壁相连；B. 左眼眼轴缩短，眼轴约 18mm，球内结构不清。

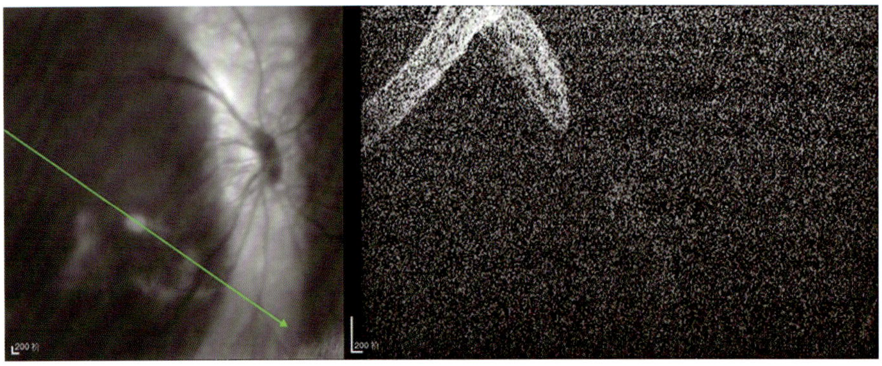

图 8-4-case16-4　术前右眼黄斑 OCT

黄斑区视网膜神经上皮层脱离，伴中心凹处全层缺失。

诊断：①右眼黄斑裂孔性视网膜脱离；②右眼人工晶体眼；③左眼玻璃体切割术后；④双眼高度近视。

手术方式： 2020 年 5 月 21 日，行右眼 PPV+ 内界膜剥除及部分内界膜填塞 + 硅油填充术（23G）（术中截图 8-4-case16-5）。

术中截图：

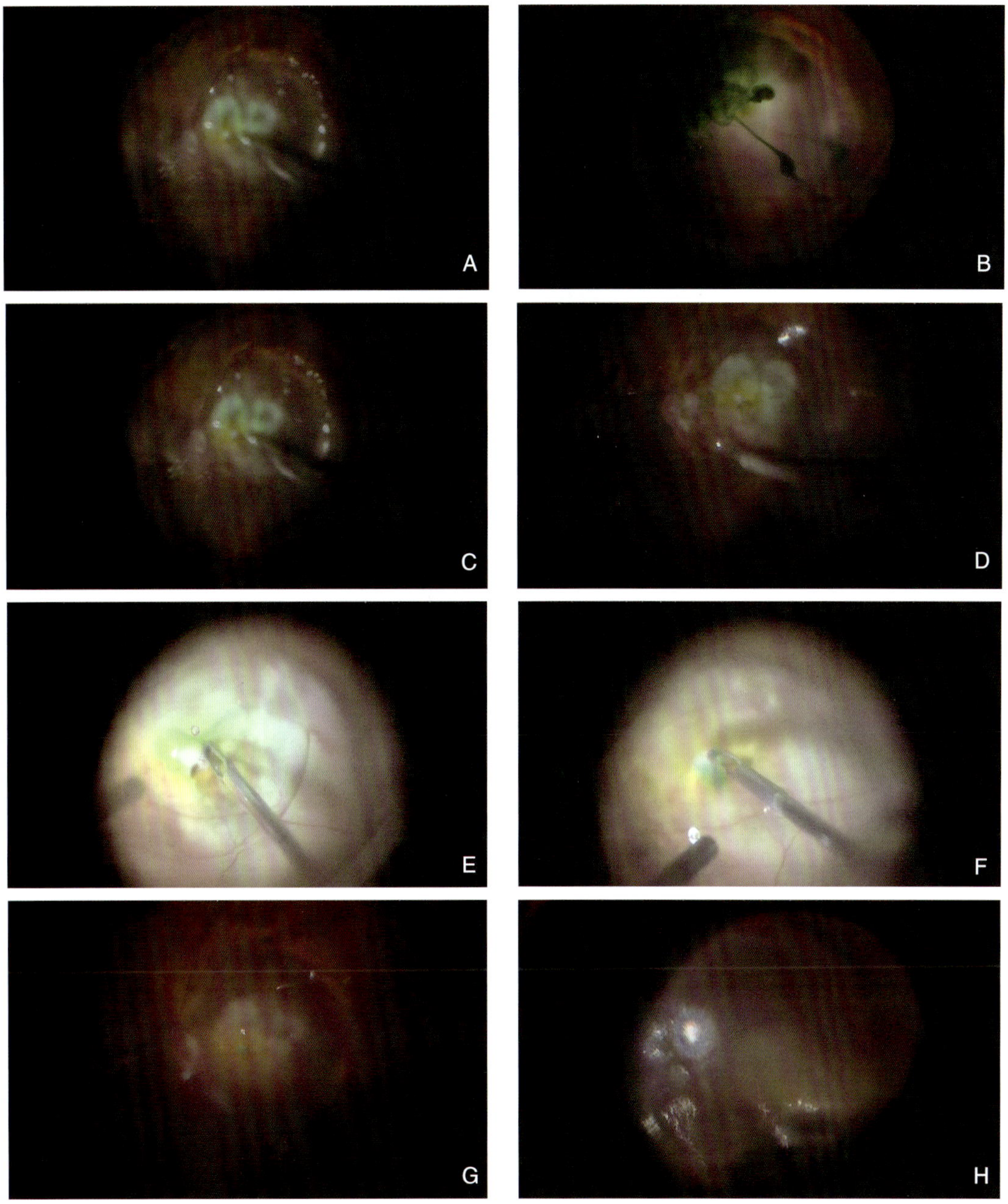

图 8-4-case16-5　术中截图

A. 玻璃体切除见后极部视网膜局限性脱离及黄斑裂孔呈白色；B. 玻璃体切除后注入 ICG 行内界膜染色；C. 气 - 液交换排出视网膜下液呈气态；D. 玻璃体腔气下注入少量重水，再行气 - 液交换置换出眼内气体；E. 灌注液及部分重水下剥除黄斑区内界膜约 3~4PD；F. 保留部分带蒂内界膜填塞于黄斑裂孔；G. 气 - 液交换后玻璃体呈气态；H. 气 - 硅油交换注入硅油。

术后复查：

（1）2020 年 5 月 22 日，右眼 PPV+ 注油术后 1 天。眼部检查：右眼视力 0.05，眼压 14mmHg。右眼人工晶体位正，玻璃体腔硅油填充，眼底视网膜平伏，呈高度近视改变，后极部脉络膜萎缩明显，黄斑裂孔窥不清（图 8-4-case16-6、图 8-4-case16-7）。

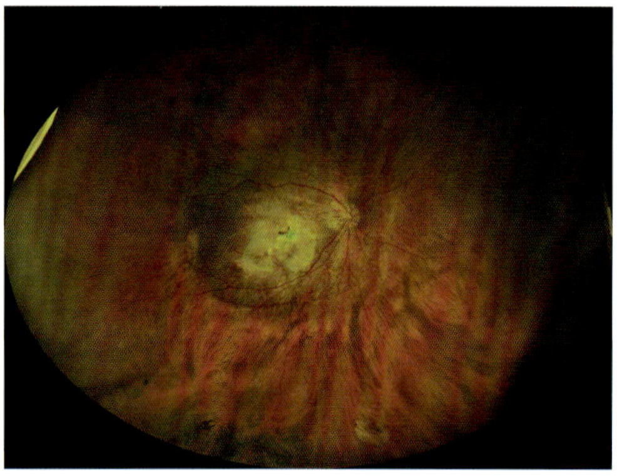

图 8-4-case16-6　右眼超广角眼底成像（2020.5.22）

右眼视网膜平伏，呈豹纹状，后巩膜葡萄肿，黄斑裂孔窥不清。

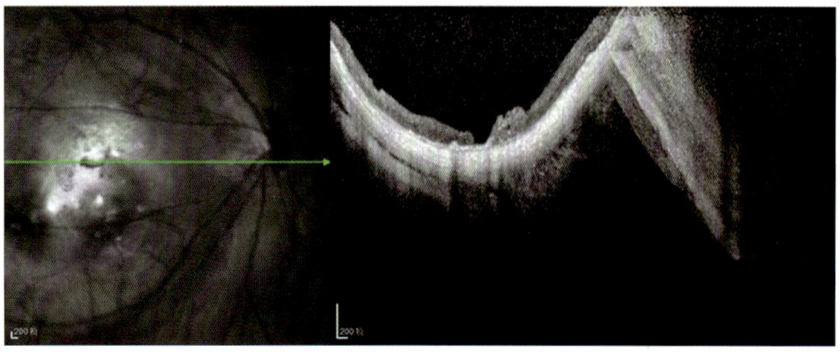

图 8-4-case16-7　右眼黄斑 OCT（2020.5.22）

右眼黄斑裂孔缩小，未完全融合，后极部视网膜脉络膜萎缩明显。

（2）2020 年 6 月 6 日，右眼 PPV+ 注油术后 2 周。眼部检查：右眼视力 0.08，眼压 13.7mmHg。右眼人工晶体位正，玻璃体腔硅油填充，眼底视网膜平伏，呈高度近视改变，后极部脉络膜萎缩明显，黄斑裂孔窥不清（图 8-4-case16-8、图 8-4-case16-9）。

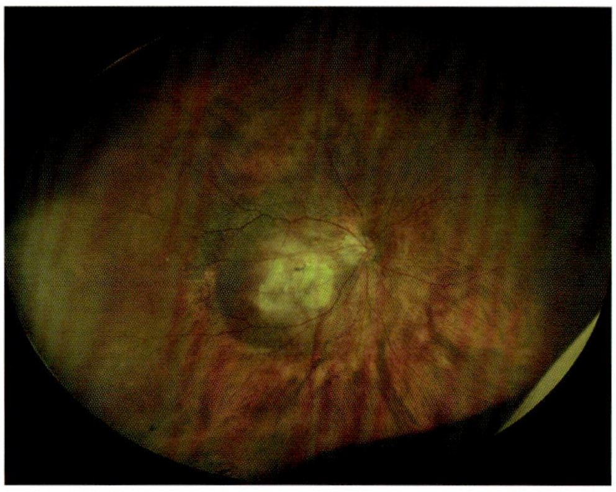

图 8-4-case16-8　右眼超广角眼底成像（2020.6.6）

右眼视网膜平伏，呈豹纹状，后巩膜葡萄肿，黄斑裂孔窥不清。

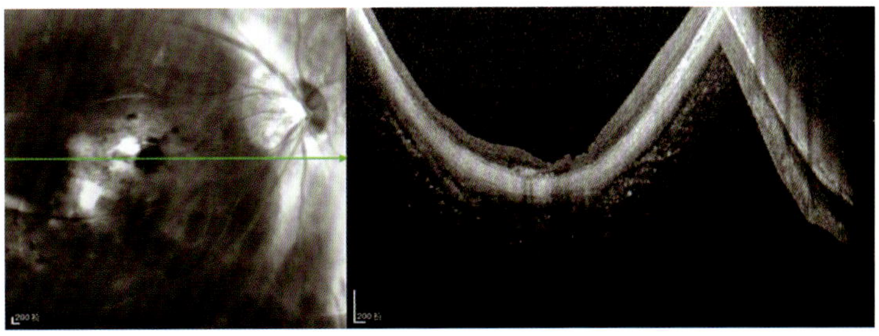

图 8-4-case16-9　右眼黄斑 OCT（2020.6.6）

右眼黄斑裂孔融合，后极部视网膜脉络膜萎缩变薄。

病例解析：自 1982 年 Gonvers 等首次报道应用经睫状体平坦部玻璃体切割手术（PPV）治疗黄斑裂孔性视网膜脱离，该手术已成为高度近视黄斑裂孔性视网膜脱离（MHRD）的标准治疗方式。高度近视 MHRD 因眼轴长、伴巩膜后葡萄肿、黄斑区视网膜脉络膜萎缩、血供差等原因，导致常规玻璃体手术联合 ILM 剥除后裂孔闭合率较低，视网膜脱离易复发。Kurivama 等将 ILM 翻瓣手术应用于高度近视 MHRD 患者的治疗，手术后裂孔闭合率显著提高。因此目前常采用玻璃体切除联合 ILM 剥离或 ILM 填塞及硅油或惰性气体填充手术治疗高度近视 MHRD。高度近视 MHRD 患者脱离视网膜和较长的眼轴也给 ILM 的剥除、翻转和填塞增加了难度，影响预后。

本例患者系高度近视 MHRD，术中使用重水辅助 ILM 剥除及部分带蒂内界膜翻转填塞裂孔，术后第一天黄斑 OCT 显示裂孔融合。术中注意：① TA 辅助玻璃体后皮质清除；② ICG 染色后行气 - 液交换，使后极部脱离视网膜复位；③在气下注入少量重水，在重水下剥除内界膜，由于重水的作用，内界膜不易完整剥除，但避免了在视网膜脱离情况下剥除内界膜时对视网膜的牵拉；④重水下内界膜翻转填塞，避免黄斑区视网膜脱离时内界膜漂浮不易填塞；⑤填塞内界膜尽可能选用黄斑裂孔颞侧内界膜，在气液交换时，有利于内界膜贴附，不易移位；⑥应注意周边视网膜的检查，发现周边视网膜裂孔或变性需同时处理。

（病例提供：雷春灵）

病例 17

患者女，68 岁。

主诉：左眼视力下降 6 月。

既往史：双眼高度近视病史。左眼曾于外院行白内障摘除联合人工晶体植入术。

眼部检查：（图 8-4-case17-1~ 图 8-4-case17-3）

	OD	OS
视力	LP	CF/30cm
眼压	10mmHg	7 mmHg
前节	晶状体皮质、核性混浊	人工晶体在位
玻璃体	窥不清	玻璃体轻度混浊
眼底	窥不入	视盘界清、色淡，豹纹状眼底改变，黄斑中心可见 1/3PD 大小裂孔，下方及后极部视网膜脱离

影像检查：

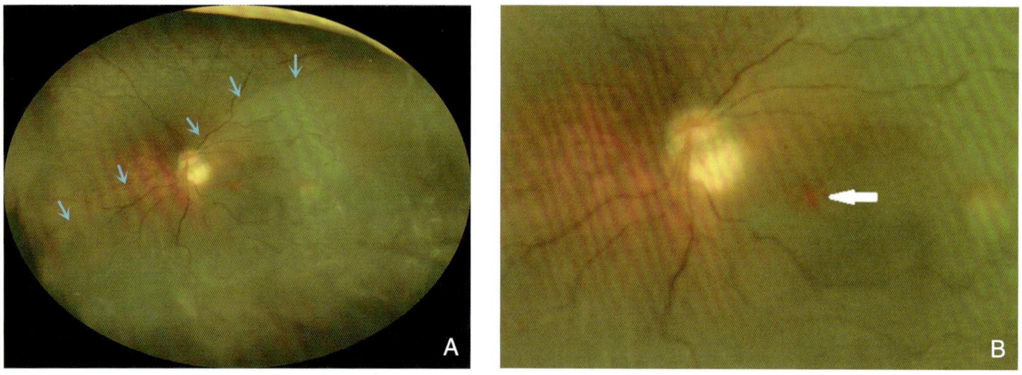

图 8-4-case17-1 术前左眼超广角眼底成像

A. 左眼超广角眼底成像见 1：30~8：00 视网膜脱离（蓝箭）；B. A 的黄斑局部放大图，黄斑裂孔约 1/3PD（白箭）。

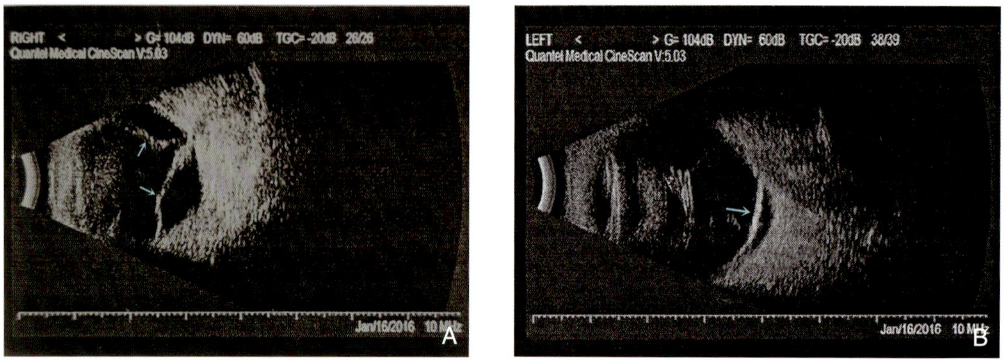

图 8-4-case17-2 术前双眼 B 超

A. 右眼轴长约 20.0mm，玻璃体腔见点团状强回声光影，见 V 形强回声光带（蓝箭），与视盘相连；B. 左眼轴延长，约 27.1mm，玻璃体腔见点团状强回声光影，见强回声光带（蓝箭），活动度好，一端与视盘相连。

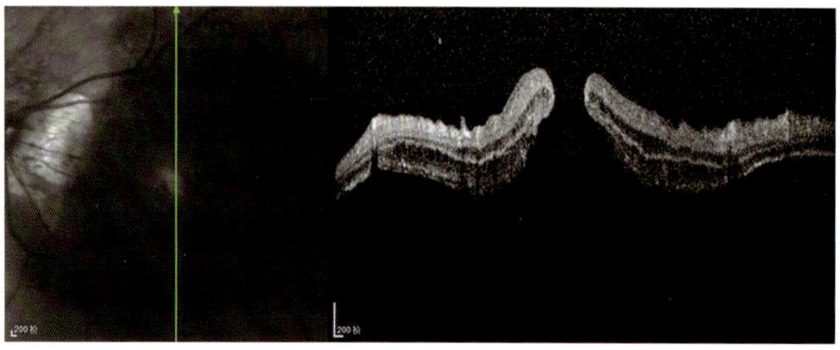

图 8-4-case17-3 术前左眼黄斑 OCT

左眼黄斑神经上皮脱离，中央处全层缺失。

诊断：①左眼黄斑裂孔性视网膜脱离；②左眼人工晶体眼；③右眼白内障；④右眼视网膜脱离；⑤双眼高度近视。

手术方式 1：2016 年 2 月 16 日，行左眼巩膜外环扎 + 放视网膜下液 + 玻璃体腔注气术（C_3F_8 0.5mL）。

术后复查 1：

（1）2016 年 2 月 29 日，左眼巩膜环扎术后 13 天。视力 OS：0.02，眼压 OS 10mmHg。左眼结膜轻微充血，角膜透明，前房中深，房闪（－），瞳孔 3mm，人工晶体位正，玻璃体腔 1/2 气体填充。眼底隐约见视网膜平伏，裂孔闭合。

（2）2016 年 3 月 30 日，左眼巩膜环扎术后 45 天。视力 OS：0.15，眼压 OS 12mmHg。左眼结膜轻微充血，角膜透明，前房中深，房闪（－），瞳孔 6mm，人工晶体位正，玻璃体腔轻微混浊。眼底视网膜平伏，黄斑裂孔闭合（图 8-4-case17-4）。

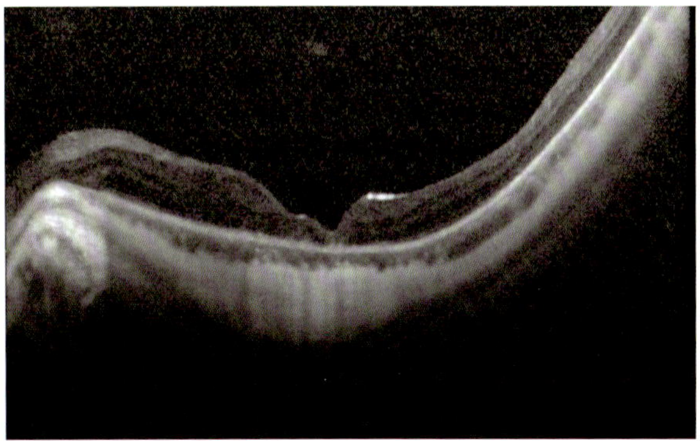

图 8-4-case17-4 左眼黄斑 OCT（2016.3.30）

左眼黄斑区裂孔融合，中心凹形态不规则，伴外层视网膜萎缩。

（3）2019 年 12 月 20 日，左眼巩膜环扎术后 4 年。患者诉“左眼视力下降伴眼前黑影飘动 1 周”。眼部检查：视力 OD NLP，OS 0.02；眼压 OD 8mmHg，OS 10.9mmHg。右眼球略缩小，右眼晶体混浊，余眼内窥不入；左眼角膜透明，前房中深，房闪（－），瞳孔 6mm（药物性散大），人工晶体位正，玻璃体轻度混浊。眼底视盘界清、色淡，豹纹状眼底改变，后巩膜葡萄肿，黄斑中心可见 1/2PD 大小裂孔，下方及后极部视网膜呈青灰色隆起，周边术嵴可见。（图 8-4-case17-5~ 图 8-4-case17-7）。

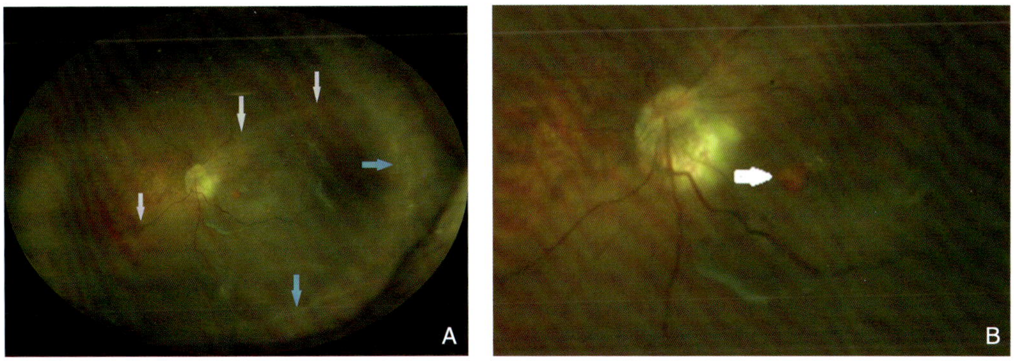

图 8-4-case17-5 左眼超广角眼底成像（2019.12.20）

A. 左眼超广角眼底成像见 1：30~8：00 视网膜脱离（白箭），周边见术脊隆起（蓝箭）；B. A 的黄斑局部放大图，黄斑裂孔约 1/3PD（白箭）。

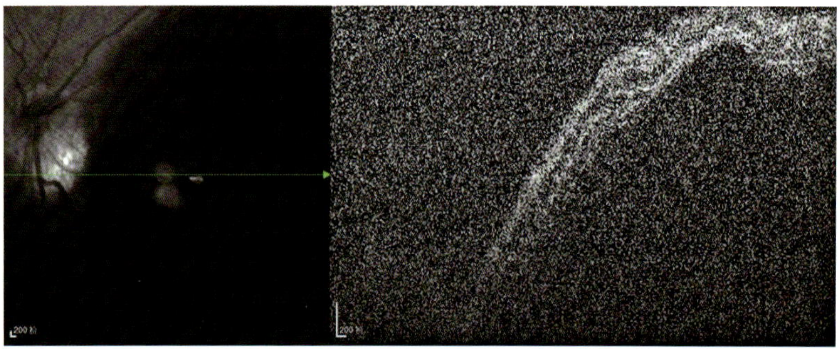

图 8-4-case17-6　左眼黄斑 OCT（2019.12.20）

黄斑区视网膜神经上皮层高度隆起，裂孔未探及。

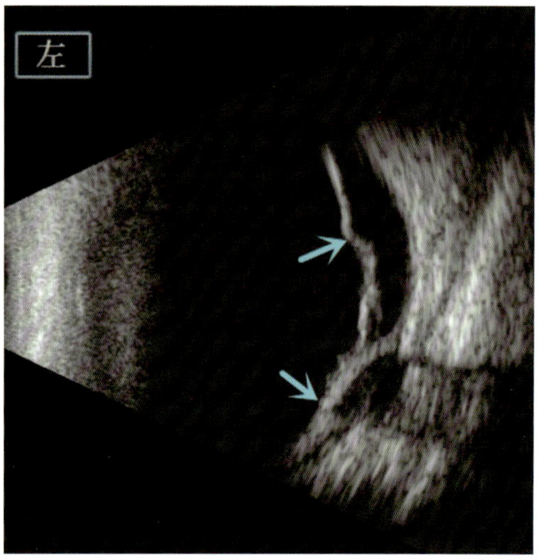

图 8-4-case17-7　左眼 B 超（2019.12.20）

左眼轴延长，约 28.05mm，玻璃体腔见强回声光带（蓝箭），一端与视盘相连。

手术方式 2： 2019 年 12 月 23 日，行左眼 PPV+ 剥膜 + 光凝 + 注硅油术（23）（术中截图 8-4-case17-8）。

术中截图 2：

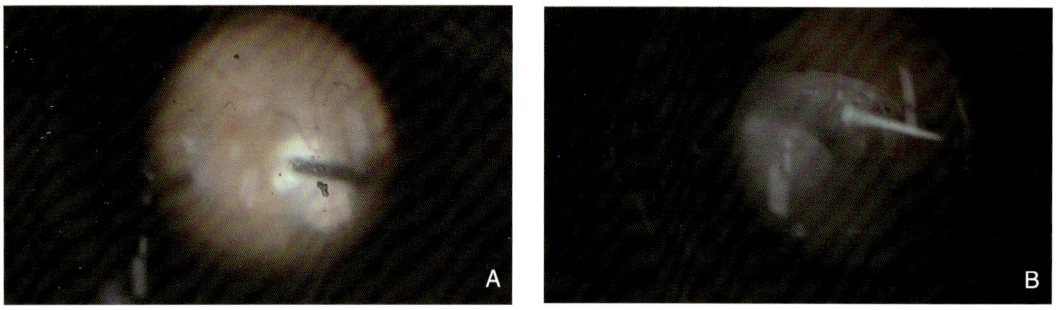

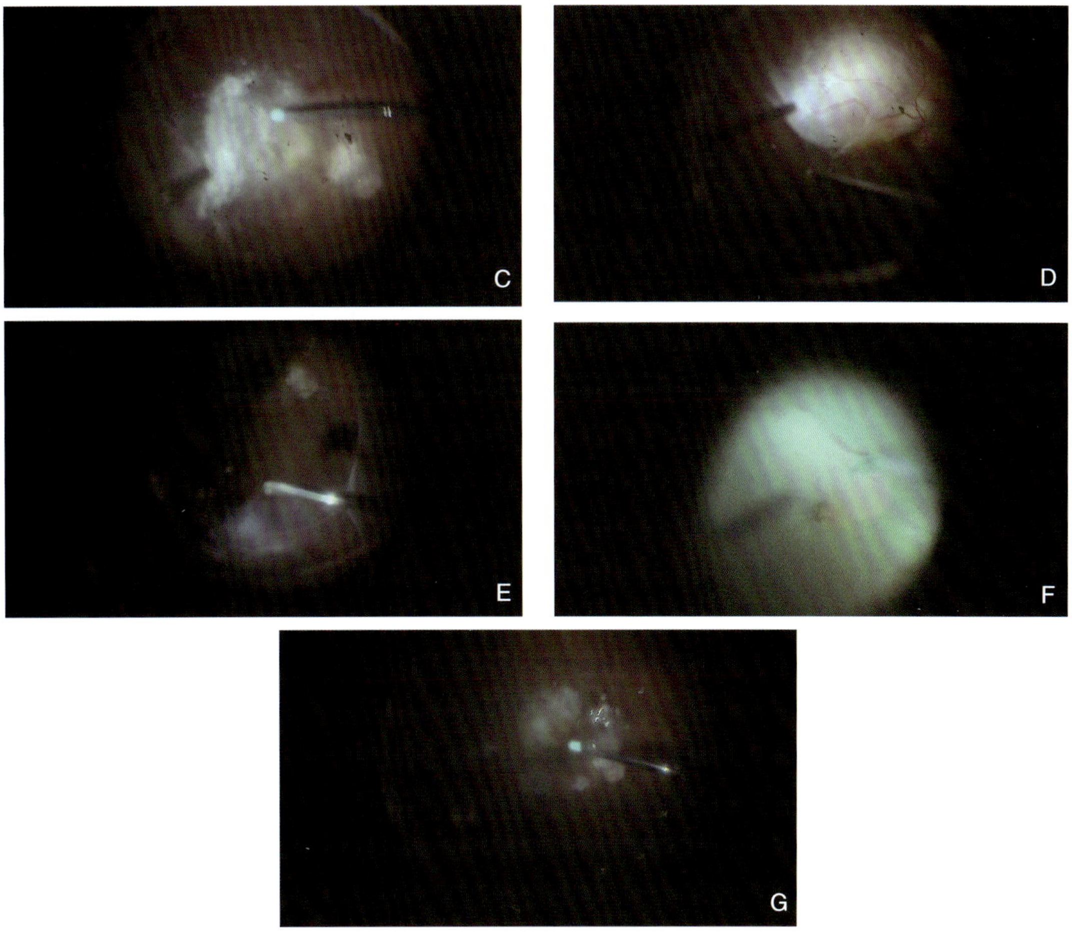

图 8-4-case17-8　术中截图

A. 切除中轴部玻璃体；B. 玻璃体腔注入 TA；C. 笛针辅助玻璃体后脱离；D. 眼内镊剥除玻璃体后皮质；E. 切除周边部玻璃体；F. ICG 辅助剥除后极部内界膜；G. 气－液交换后注入硅油。

术后复查 2：

（1）2019 年 12 月 31 日，左眼 PPV+ 注硅油术后 8 天。眼部检查：视力 OS 0.12; 眼压 OS 11.4 mmHg; 左眼角膜透明，人工晶体位正，玻璃体腔硅油填充。眼底视网膜平伏，后极部脉络膜萎缩（图 8-4-case17-9）。

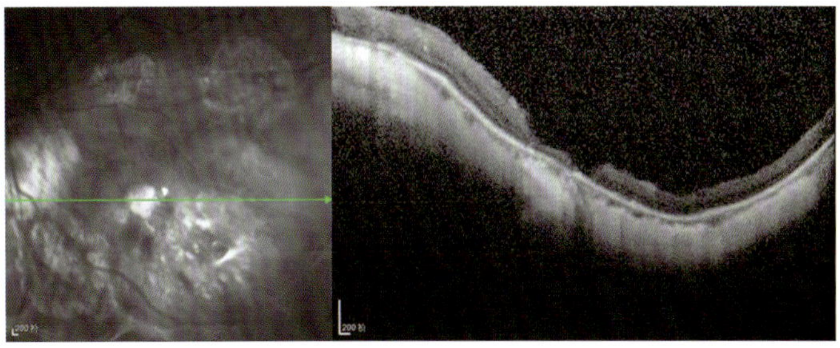

图 8-4-case17-9　左眼黄斑 OCT（2019.12.31）

左眼黄斑裂孔缩小，未完全融合。

（2）2020 年 4 月 29 日，左眼 PPV+ 注硅油术后 4 月。眼部检查：视力 OD NLP，OS 0.12;

眼压 OD 9mmHg，OS 11mmHg；左眼角膜透明，人工晶体位正，玻璃体腔油填充。眼底视网膜平伏，后极部脉络膜萎缩，裂孔封闭（图 8-4-case17-10、图 8-4-case17-11）。

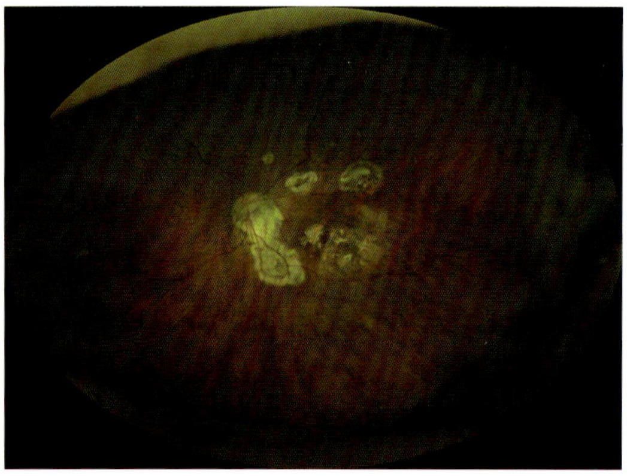

图 8-4-case17-10 左眼超广角眼底成像（2020.4.29）

左眼视网膜平伏，呈豹纹状改变，后极部见多处脉络膜萎缩灶，黄斑裂孔窥不清。

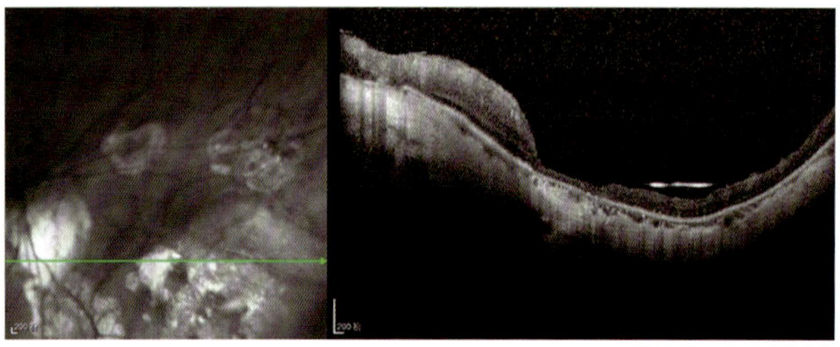

图 8-4-case17-11 左眼黄斑 OCT（2020.4.29）

左眼黄斑裂孔融合，黄斑区视网膜萎缩变薄，后极部视网膜前见硅油界面。

手术方式 3：2020 年 5 月 7 日，行左眼取硅油术。

术后复查 3：

2020 年 5 月 16 日，左眼取油术后 9 天。眼部检查：视力 OS 0.12；眼压 OS 10.8mmHg；左眼角膜透明，人工晶体位正，玻璃体腔清，眼底视网膜平伏，后极部脉络膜萎缩，黄斑裂孔窥不清（图 8-4-case17-12）。

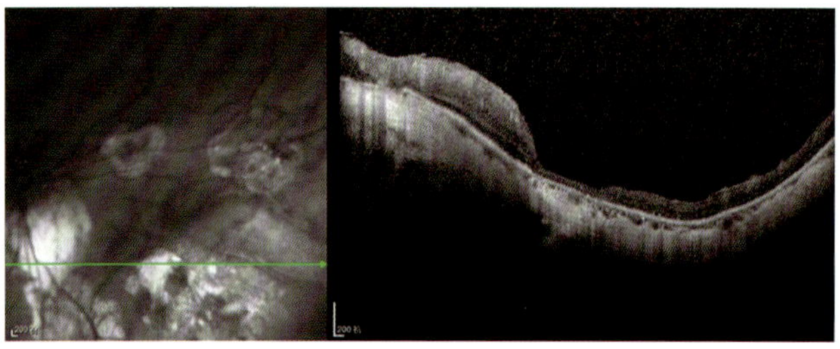

图 8-4-case17-12 左眼黄斑 OCT（2020.5.16）

左眼黄斑裂孔融合，黄斑区视网膜萎缩变薄。

病例解析：该患者为高度近视导致的黄斑裂孔性视网膜脱离，第一次在 2016 年 2 月患黄斑裂孔视网膜脱离，由于无明显视网膜前增殖，后极部脉络膜萎缩不严重，手术采用巩膜环扎联合玻璃体惰性气体注入，术后视网膜复位。4年后黄斑裂孔视网膜脱离复发，考虑与年龄增长、脉络膜萎缩加重、玻璃体牵拉未缓解有关。第二次超广角眼底彩图与第一次术后相比后极部萎缩明显加重，第二次选择玻璃体切除，彻底清除后极部玻璃体后皮质，行黄斑区内界膜剥除，并行硅油填充，术后视网膜脱离复位，黄斑裂孔闭合。现患者眼内硅油已取出，视网膜复位并获得了有用视力。该患者第二次术后超广角眼底彩图（4年后）与第一次术后（4年前）相比后极部萎缩明显加重，提示高度近视会随着年龄增长，萎缩逐步加重。

（病例提供：屈超义）

病例 18

患者女，60岁。

主诉：右眼视力下降1年。

既往史：双眼高度近视史。2019年5月因左眼黄斑裂孔性视网膜脱离于外院行左眼PHACO+PPV+注油术。

眼部检查：（图 8-4-case18-1~图 8-4-case18-3）

	OD	OS
视力	0.02	0.2
眼压	10mmHg	10.7mmHg
前节	晶状体混浊	晶状体缺如
玻璃体	玻璃体混浊	玻璃体腔硅油填充
眼底	眼底呈豹纹状改变，后极部大片脉络膜萎缩，黄斑区视网膜浅脱离	视盘界清、色淡，颞侧见弧形斑，豹纹状眼底改变，后极部大片脉络膜萎缩灶

影像检查：

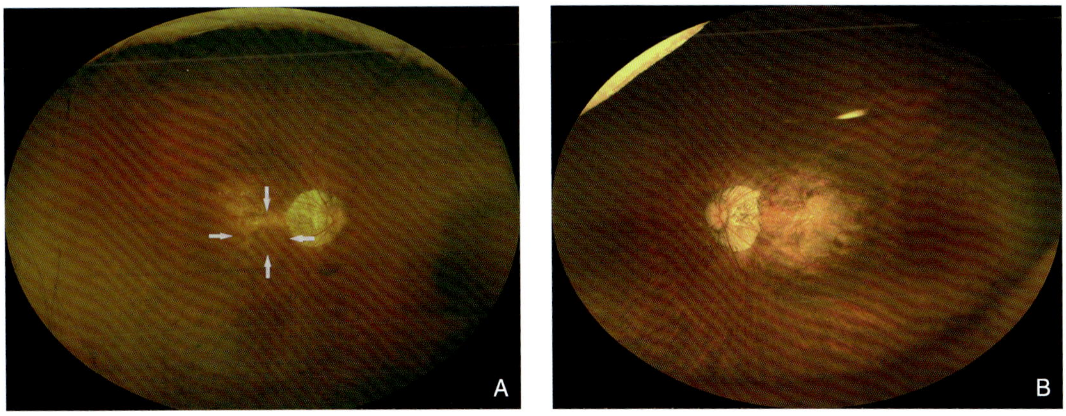

图 8-4-case18-1　术前双眼超广角眼底成像

A. 右眼后极部见脉络膜萎缩灶，黄斑区视网膜脱离约2PD（白箭）；B. 左眼玻璃体腔硅油填充，眼底视网膜平伏，后极部见脉络膜萎缩灶。

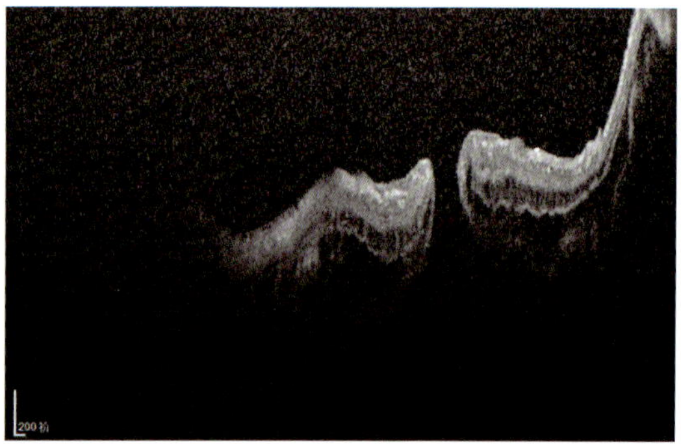

图 8-4-case18-2　术前右眼黄斑 OCT

右眼黄斑区视网膜神经上皮层脱离伴中心凹处全层缺失。

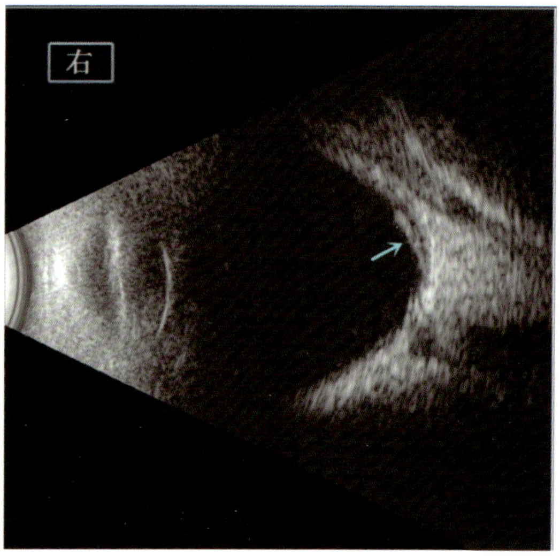

图 8-4-case18-3　术前右眼 B 超

右眼轴延长，约 27.6mm，球后壁前见强反光光带伴中断，一端与视盘相连（蓝箭）。

诊断：①右眼黄斑裂孔性视网膜脱离；②右眼年龄相关性白内障；③左眼硅油眼；④左眼晶体缺如；⑤双眼高度近视。

手术方式 1：2019 年 5 月 16 日，行右眼 PHACO+IOL 植入 +PPV+ 内界膜剥除及填塞 + 硅油填充术（23G）（术中截图 8-4-case18-4）。

术中截图 1：

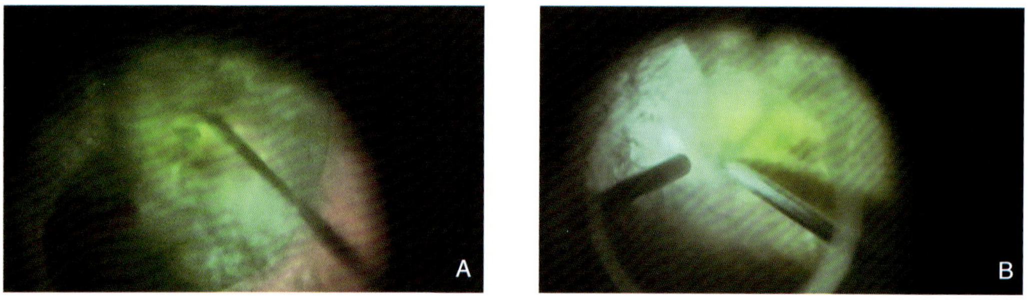

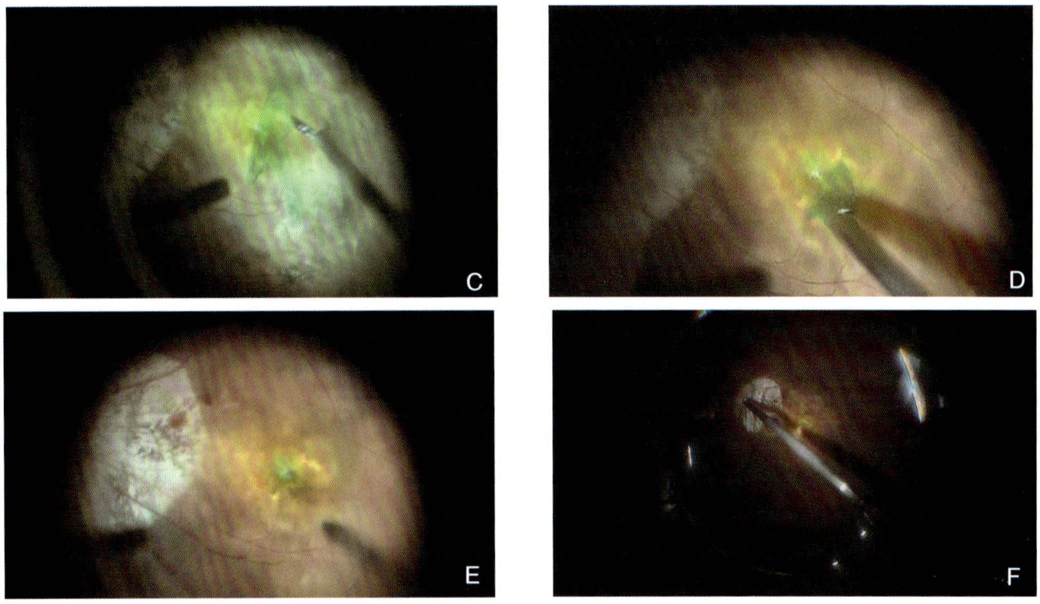

图 8-4-case18-4　术中截图

A. ICG 染色；B. 剥除内界膜；C. 保留带蒂内界膜瓣；D. 玻切头修剪内界膜瓣；E. 内界膜瓣填塞于黄斑裂孔；F. 气 – 液交换。

术后复查 1：

（1）2019 年 5 月 22 日，右眼 PHACO+IOL 植入 +PPV+ 注油术后 1 周。眼部检查：视力 OD 0.1，眼压 OD 14.1mmHg；右眼角膜透明，人工晶体位正，玻璃体腔硅油填充，眼底视网膜平伏，后极部脉络膜萎缩。

（2）2019 年 6 月 18 日，右眼 PHACO+IOL 植入 +PPV+ 注油术后 1 月。眼部检查：视力 OD 0.12，眼压 OD 9.7 mmHg；右眼角膜透明，人工晶体在位，玻璃体腔硅油填充，眼底视网膜平伏，呈高度近视改变（图 8-4-case18-5）。

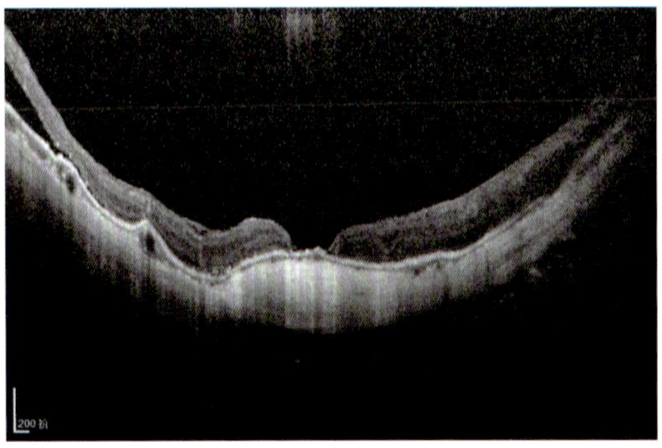

图 8-4-case18-5　右眼黄斑 OCT（2019.6.18）

黄斑区裂孔闭合，但黄斑裂孔未融合，黄斑颞侧神经上皮层下见少量积液。

（3）2019 年 9 月 11 日，右眼 PHACO+IOL 植入 +PPV+ 注油术后 4 月。眼部检查：视力 OD 0.12；眼压 OD 13.8mmHg；右眼角膜透明，人工晶体在位，玻璃体腔硅油填充，眼底视网膜平伏，呈高度近视改变（图 8-4-case18-6）。

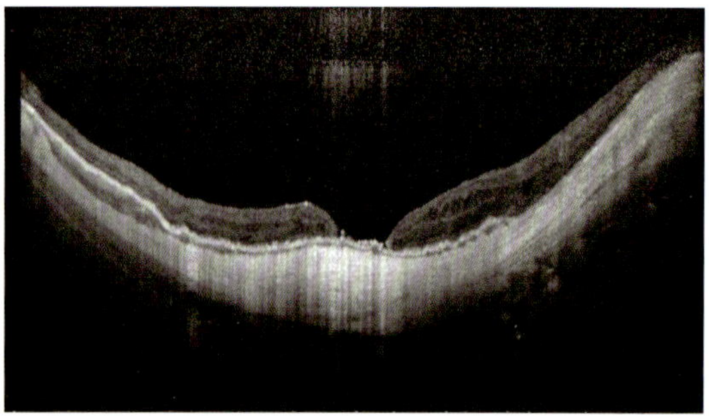

图 8-4-case18-6　右眼黄斑 OCT（2019.9.11）

视网膜复位，黄斑区裂孔闭合，但黄斑裂孔未融合，周围神经上皮层层间见小暗区。

（4）2019 年 12 月 11 日，右眼 PHACO+IOL 植入 +PPV+ 注油术后半年。眼部检查：视力 OD 0.12，眼压 OD 12.6 mmHg；右眼角膜透明，人工晶体在位，玻璃体腔硅油填充，眼底视网膜平伏，呈高度近视改变（图 8-4-case18-7、图 8-4-case18-8）。

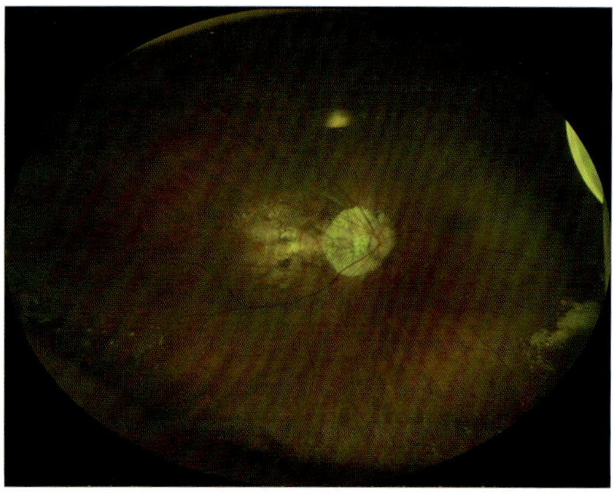

图 8-4-case18-7　右眼超广角眼底成像（2019.12.11）

视网膜平伏，呈豹纹状改变，后极部见脉络膜萎缩灶。

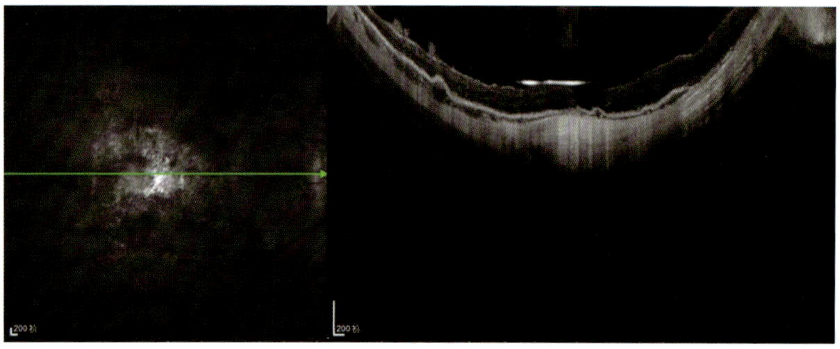

图 8-4-case18-8　右眼黄斑 OCT（2019.12.11）

黄斑裂孔闭合，但未融合，后极部视网膜前见硅油反光界面。

手术方式 2：2019 年 12 月 12 日，行右眼硅油取出术。

术后复查 2：

2019 年 12 月 25 日，右眼取油术后 1 周。眼科检查：视力 OD 0.12，眼压 OD 12.6 mmHg。

右眼角膜透明，人工晶体在位，玻璃体腔清，眼底视网膜平伏，呈高度近视改变（图 8-4-case18-9、图 8-4-case18-10）。

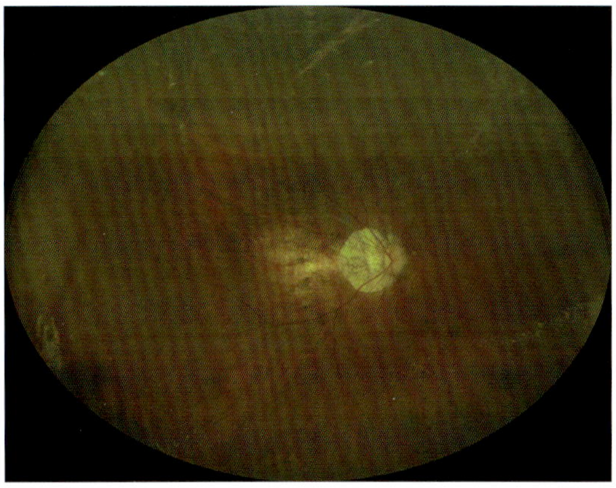

图 8-4-case18-9　右眼超广角眼底成像（2019.12.25）

视网膜平伏，呈豹纹状改变，后极部见脉络膜萎缩灶。

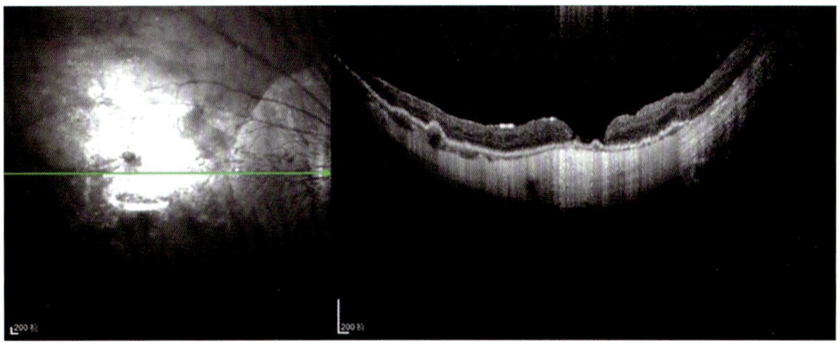

图 8-4-case18-10　右眼黄斑 OCT（2019.12.25）

黄斑裂孔闭合，但未融合。

病例解析：该患者右眼患黄斑裂孔性视网膜脱离、白内障，故行白内障联合玻璃体手术。术中除常规玻璃体切除、彻底清除玻璃体后皮质、剥除黄斑区内界膜外，为了提高裂孔闭合，同时行黄斑裂孔内界膜填塞。术后 OCT 提示视网膜复位，黄斑裂孔未融合，但取得了较好的视网膜解剖复位，并获得了有用视力。

（病例提供：雷春灵）

（屈超义　李凤至）

参考文献

［1］Margheria RR, Schepens CL. Macular breaks. 1. Diagnosis, etiology, and observations［J］. Am J Ophthalmol, 1972, 74(2): 219-232.

［2］刘文 . 临床眼底病 : 外科卷［M］. 北京 : 人民卫生出版社 , 2014: 601-612.

［3］唐仕波 . 黄斑部疾病手术学［M］. 北京 : 人民卫生出版社 , 2005: 230-235.

［4］姚宜 , 韩丽荣 , 闵云花 , 等 . 高度近视黄斑裂孔视网膜脱离玻璃体视网膜手术的疗效观察［J］. 中国眼耳鼻喉科

杂志，2016, 16(1): 26–29.

[5] 李跃，刘淑伟，李玉涛. 黄斑裂孔性视网膜脱离的手术选择 [J]. 中国实用眼科杂志，2012, 30(2): 127–129.

[6] 黄志坚，陈晓，洪玲，等. 玻璃体切割联合内界膜填塞手术治疗高度近视黄斑裂孔性视网膜脱离疗效观察 [J]. 中华眼底病杂志，2017, 33(4): 350–353.

[7] 惠延年，刘玮，张鹏，等. 玻璃体手术治疗高度近视眼黄斑裂孔引起的原发性视网膜脱离 [J]. 中华眼底病杂志，2006, 22(5): 287–290.

[8] 晁炜静，董方田，郑霖，等. 高度近视眼黄斑裂孔性视网膜脱离的临床特征和手术疗效分析 [J]. 中华医学杂志，2008, 88(16): 1100–1102.

[9] 颜华，许瀛海，赫天耕，等. 高度近视眼黄斑裂孔视网膜脱离手术治疗 [J]. 中华眼底病杂志，2001, 17(2): 90–92.

[10] Akiba J, Konno S, Yoshida A. Retinal detachment associated with a macular hole in severely myopic eyes [J]. Am J Ophthalmol, 1999, 128(5): 654–655.

[11] Laviers H, Li JO, Grabowska A, et al. The management of macular hole retinal detachment and macular retinoschisis in pathological myopia; a UK collaborative study [J]. Eye (Lond), 2018, 32(11): 1743–1751.

[12] Philippakis E, Gualino V, Gaucher D, et al. Posterior vitreous detachment in highly myopic eyes undergoing vitrectomy[J]. Retina, 2013, 36(6): 1070–5.

[13] Kinoshita T, Onoda Y, Maeno T. Long-term surgical outcomes of the inverted internal limiting membrane flap technique in highly myopic macular hole retinal detachment [J]. Graefes Arch Clin Exp Ophthalmol, 2017, 255(6): 1101–1106.

[14] Gonvers M, Machemer R. A new approach to treating retinal detachment with macular hole [J]. Am J Ophthalmol, 1982, 94(4): 468–472.

[15] Kuriyama S, Hayashi H, Jingami Y, Kuramoto N, Akita J, Matsumoto M. Efficacy of inverted internal limiting membrane flap technique for the treatment of macular hole in high myopia [J]. Am J Ophthalmol, 2013, 156(1): 125–131.

第九章 巨大裂孔性视网膜脱离

巨大裂孔性视网膜脱离是指裂孔环形边缘所对应的角度≥ 90° 所引起的视网膜脱离。男性多见，好发于 40~60 岁。因大面积视网膜色素上皮暴露，PVR 发生率较高。该病具有发病急、进展快、治疗难度大、手术成功率低、预后比较差的特点。

第一节 症状、体征、临床分型

一、症状

（1）发病急骤，早期症状有闪光感和飞蚊症。

（2）随着疾病的快速进展，可在 1~2 周内出现眼前黑影遮挡、视野缺损、视力障碍。

二、体征

（1）视网膜裂孔≥ 90°（3 个钟点），裂孔多位于基底部，裂孔后瓣多伴翻转、卷边，如不及时治疗易发生 PVR。

（2）视网膜青灰色隆起，进展快，几天可以进展为全视网膜脱离。

三、临床分型

依病因可分为 4 种类型。

1. 原发性巨大裂孔性 RD（非外伤性视网膜巨大裂孔 RD）

基底部玻璃体变性收缩牵拉锯齿缘视网膜形成巨大裂孔，同时睫状上皮也易撕裂伴睫状上皮脱离（图 9–1–1）。

2. 继发于脉络膜、视网膜变性的巨大裂孔 RD

常见于周边视网膜广泛变性，变性区边缘的玻璃体牵拉收缩导致撕裂形成巨大裂孔（图 9–1–2）。

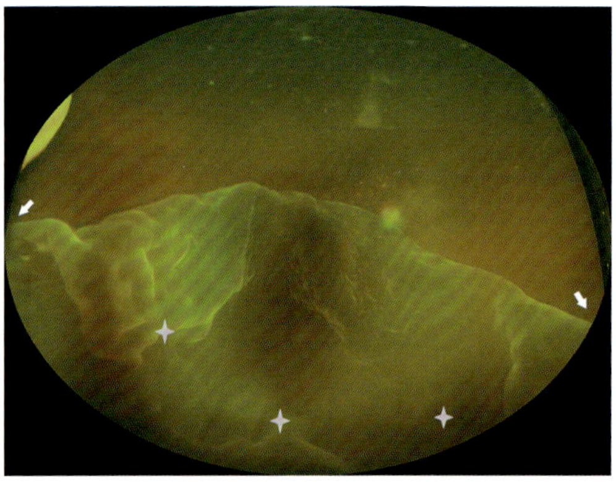

图 9-1-1　原发性巨大裂孔性视网膜脱离

超广角眼底成像见 9：00~4：00 视网膜撕裂（白箭），后缘反转遮盖下半视网膜（白星）。

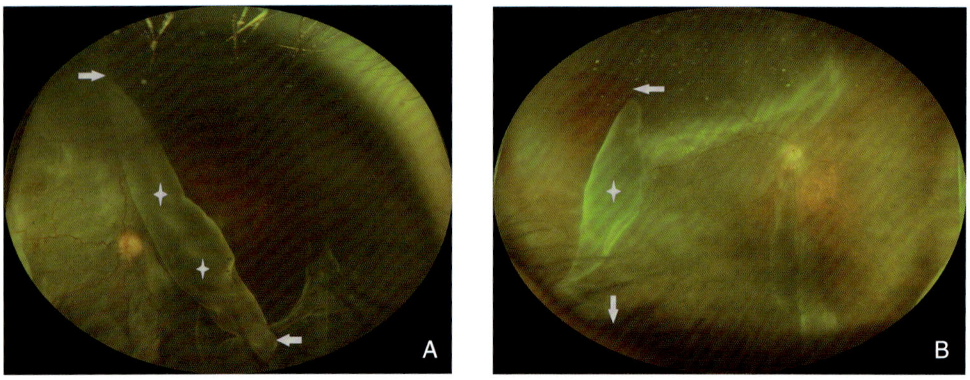

图 9-1-2　继发性巨大裂孔性视网膜脱离

A. 超广角眼底成像见左眼视网膜全脱离，11：00~4：00 见巨大裂孔（白箭），后缘翻转卷曲（白星）；B. 超广角眼底成像见右眼 5：00~2：00 视网膜脱离，7：00~10：00 见巨大裂孔（白箭），后缘翻转（白星），局部格子样变性。

3. 外伤性巨大裂孔 RD

由于外伤导致基底部玻璃体急性脱离牵拉视网膜形成巨大裂孔，多为锯齿缘截离型（图 9-1-3）。

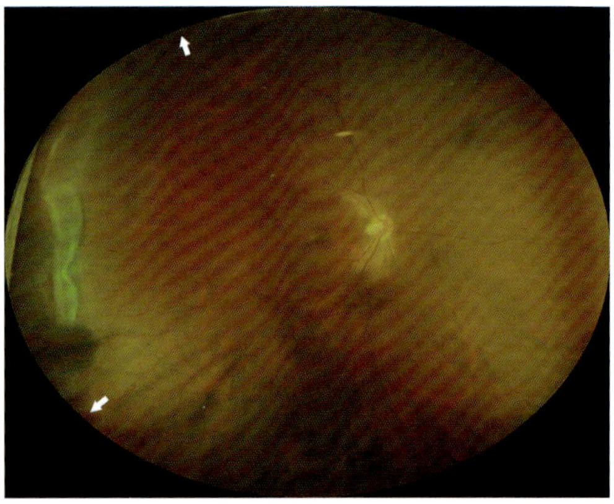

图 9-1-3　外伤性巨大裂孔性视网膜脱离

超广角眼底成像见右眼 7：30~11：00 周边视网膜脱离，7：30~1：00 见巨大裂孔（白箭）。

4. 并发于综合征的巨大裂孔 RD

常见于 Marfan 综合征、Ehles-Danlos 综合征、Wagnel-stickler 综合征，此类患者易发生玻璃体液化、局部或全部巩膜膨隆变薄，呈高度近视改变并进行性发展。因此，其眼底表现与高度近视相同，巨大裂孔的发病机制亦相同。

第二节 诊 断

一、病史

常伴屈光不正或外伤史。

二、症状

急剧视力下降。

三、体征

眼底检查视网膜脱离，且视网膜裂孔≥ 90° 即可诊断。

第三节 治疗原则及手术要点

一、手术方式的选择

（1）视网膜裂孔≥ 90°，无视网膜脱离及裂孔后瓣翻转，可行视网膜光凝，并密切观察。

（2）视网膜裂孔≥ 90°，伴视网膜脱离，无裂孔后瓣翻转及 PVR，可行巩膜环扎外垫压术。

（3）视网膜裂孔≥ 90°，伴视网膜脱离，裂孔后瓣翻转、内卷或伴 PVR，选择玻璃体视网膜手术。

二、手术要点及处理

近年来，广角观察系统（全视网膜镜）和全氟化碳液体（俗称“重水”）在临床应用，使得巨大裂孔视网膜脱离的手术操作相对简单安全，可以获得好的视力及预后，但术中仍应注意一些手术方法及技巧。

（1）尽可能彻底切除基底部的玻璃体，尤其是裂孔缘周围，这是手术处理的关键和难点。孔缘残留的玻璃体收缩是导致裂孔重新开放、手术失败的主要原因。

（2）如存在前部 PVR，或晶状体明显混浊，应联合晶状体摘除术，以利于彻底切除基底部玻璃体、剥除前部增殖膜、松解牵拉。

（3）对于合并后部 PVR 的病例，应充分剥除视网膜前膜及视网膜下膜，以彻底松解牵拉，有利于视网膜复位。

（4）术中裂孔后缘贴附不良向后滑脱的原因：①裂孔后缘仍有残膜及卷边未处理到位；②激光光凝不充分；③视网膜下液引流不充分；④眼压波动较大。预防措施：①充分剥除视网膜前膜及视网膜下膜，彻底切除孔缘的玻璃体；②视网膜裂孔后缘行 3~4 排视网膜光凝；③充分气 – 液交换，引流视网膜下液；④裂孔位于周边时，可在气 – 液交换后或填充硅油后进行巩膜外顶压下周边视网膜光凝或冷凝；⑤如经上述处理后仍见裂孔后缘滑脱，可以借助重水辅助视网膜复位后行重水 – 硅油交换。

（5）术中重水进入视网膜下的原因：①视网膜牵拉未完全松解；②重水小泡形成并进入视网膜下。预防措施：①充分松解视网膜牵拉；②避免重水被灌注液冲击形成大量重水小泡。处理：①少量重水进入视网膜下，可将裂孔置于低位，重水可自裂孔流出；②大量重水残留时，需进入视网膜下取出全部重水。

（6）术后重水眼内残留（图 9–3–1、图 9–3–2）的原因：①术中屈光介质不清，如角膜水肿，导致气液交换时不能分辨重水与气体的界面；②保留晶状体的高度近视患者，眼轴和晶状体屈光力失调导致术中眼底看不清。

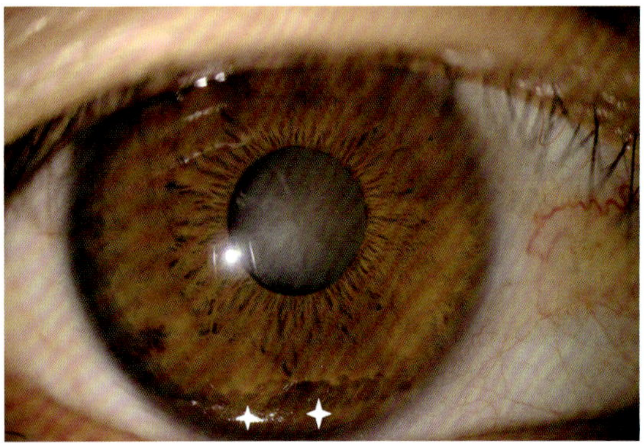

图 9–3–1　前房重水残留

眼前节照相见前房下方鱼卵样重水残留（白星），晶体核呈棕色混浊。

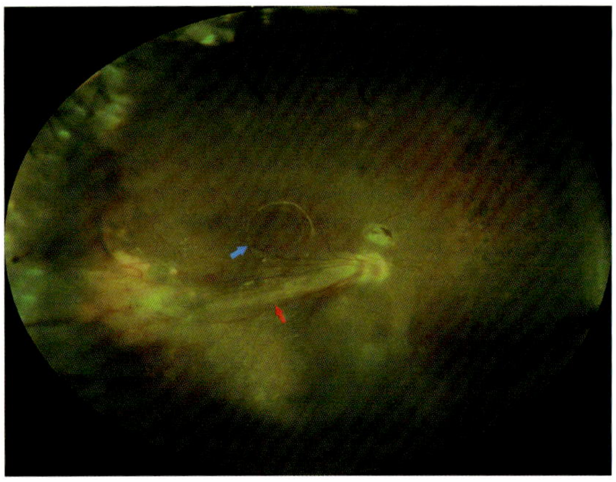

图 9–3–2　视网膜下重水残留

FEVR 行 PPV+ 硅油填充术后超广角眼底成像见颞侧视网膜皱襞（红箭），皱襞上方视网膜下重水残留，约 1.5PD（蓝箭）。

术中预防重水眼内残留：①角膜上皮水肿混浊者，可刮除部分角膜上皮；②非接触式全视网膜镜具有视野广泛、成像清晰的优点，可在全视网膜镜下做气-液交换，排出重水；③眼内注入硅油后，应再次检查眼底，如发现后极部重水残留，可使用笛针吸出。术后重水残留处理：①如术后发现大量重水残留，需再次手术取出，并补充硅油；②少量重水残留，可取俯卧位使重水进入前房后，裂隙灯下行前房穿刺取出。

第四节　典型病例及手术视频

病例 19

患者男，37 岁。

主诉：右眼黑影飘动 2 周。

既往史：16 年前行双眼角膜准分子激光手术，1 周前因右眼前黑影飘动来眼科就诊，诊断为右眼巨大视网膜裂孔，孔后缘浮起，在我院行 2 次视网膜裂孔激光光凝术。

眼部检查：（图 9-4-case19-1、图 9-4-case19-2）

视力	0.5	1.5
眼压	12.1mmHg	15.6mmHg
前节	（-）	（-）
玻璃体	玻璃体絮状混浊，并见大量色素颗粒	无明显混浊
眼底	颞上 8：00~1：00 周边部见巨大裂孔，裂孔后缘浮起翻转，浮起后缘见 3~4 排激光斑	视网膜平伏，黄斑中反可见

影像检查：

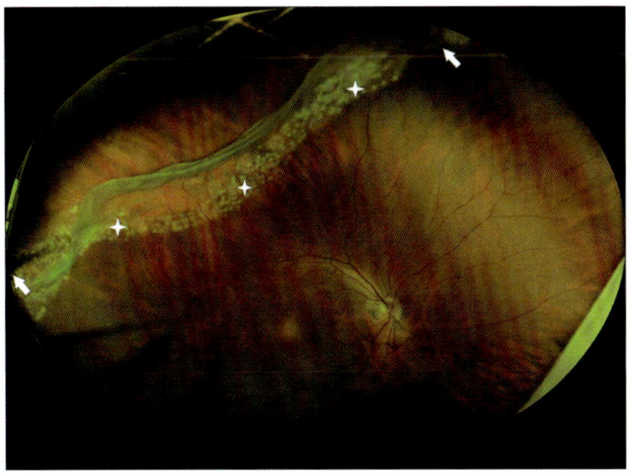

图 9-4-case19-1　术前右眼超广角眼底成像

8：00~1：00 见视网膜裂孔（白箭），裂孔后缘浮起翻转，浮起后缘见 3~4 排激光斑（白星）。

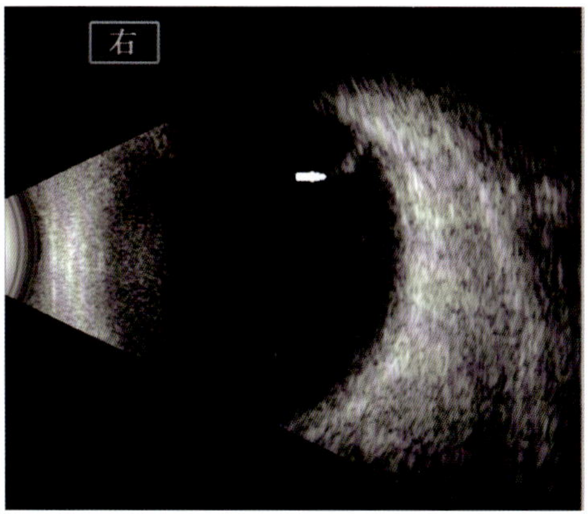

图 9-4-case19-2　术前右眼 B 超

右眼轴长约 26.8mm，玻璃体腔见点状强回声，并见强反光光带（白箭），一端与眼球壁相连，另一端游离。

诊断：①右眼巨大裂孔性视网膜脱离；②右眼视网膜裂孔激光光凝术后；③双眼准分子激光术后。

手术方式 1：2019 年 10 月 31 日，行右眼 PPV+ 光凝 + 冷凝 + 注硅油术（23G）（术中截图 9-4-case19-3）。

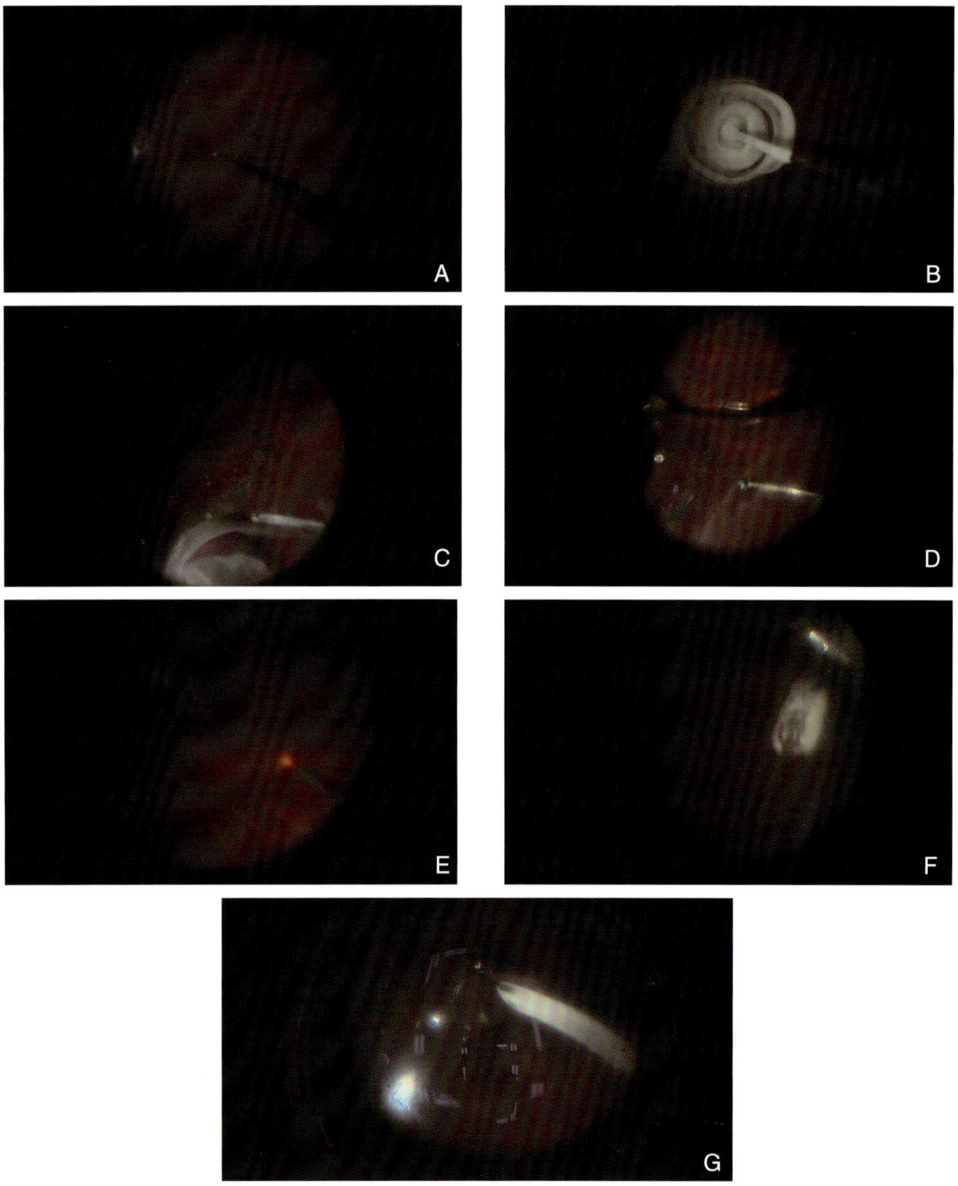

图 9-4-case19-3　术中截图

A. 切除前部及中轴部玻璃体；B. TA 辅助玻璃体后脱离；C. 切除裂孔缘的玻璃体；D. 气 - 液交换，排出视网膜下液体；E. 裂孔后唇视网膜光凝；F. 裂孔 2 个角及前缘冷凝；G. 硅油充填。

术后复查 1：

（1）2019 年 11 月 26 日，右眼 PPV+ 硅油填充术后 4 周。右眼视力 0.1，眼压 16.1mmHg。右眼结膜略充血，角膜透明，晶体清，玻璃体腔硅油填充，眼底视网膜平伏，呈豹纹状，颞上裂孔封闭良好，孔后缘见激光斑（图 9-4-case19-4）。

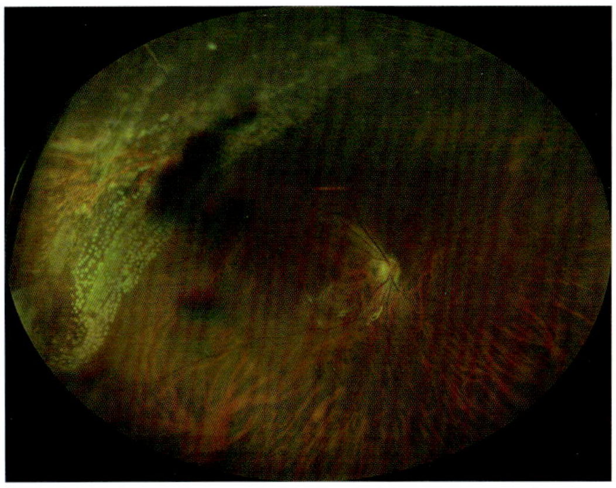

图 9-4-case19-4　右眼超广角眼底成像（2019.11.26）
右眼视网膜平伏，呈豹纹状，颞上裂孔封闭良好，孔后缘见激光斑。

（2）2019 年 12 月 31 日，右眼 PPV+ 硅油填充术后 2 个月。右眼视力 0.3，眼压 15mmHg。右眼结膜无充血水肿，角膜透明，晶体密度增加，玻璃体腔硅油填充，眼底视网膜平伏，呈豹纹状，颞上裂孔封闭良好，孔后缘见色素沉着（图 9-4-case19-5）。

（3）2020 年 3 月 11 日，右眼 PPV 术后 4 月余。右眼视力 0.3，眼压 14.7mmHg。右眼结膜无充血水肿，角膜透明，晶体密度增加，玻璃体腔硅油填充，眼底检查同前（图 9-4-case19-6）。

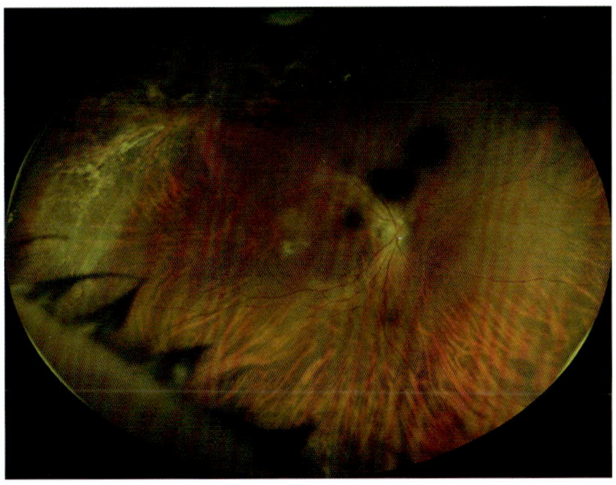

图 9-4-case19-5　右眼超广角眼底成像(2019.12.31)
视网膜平伏，呈豹纹状，颞上裂孔封闭良好，孔后缘见色素沉着。

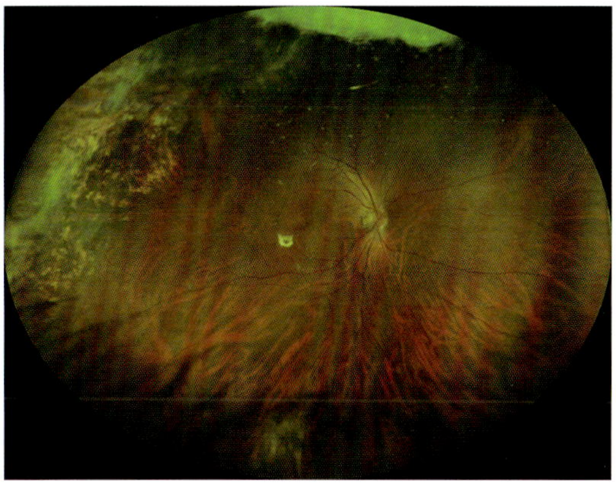

图 9-4-case19-6　右眼超广角眼底成像(2020.3.11)
右眼超广角眼底成像同前（2019.12.31）。

手术方式 2：2020 年 3 月 12 日，行右眼硅油取出术。

术后复查 2：

2020 年 4 月 7 日，右眼取油术后 3 周。右眼视力 0.5，眼压 12.3mmHg。右眼结膜略充血，角膜透明，晶体密度增加，玻璃体腔液体填充，眼底视网膜平伏，呈豹纹状，颞上裂孔封闭良好，孔后缘见激光斑（图 9-4-case19-7、图 9-4-case19-8）。

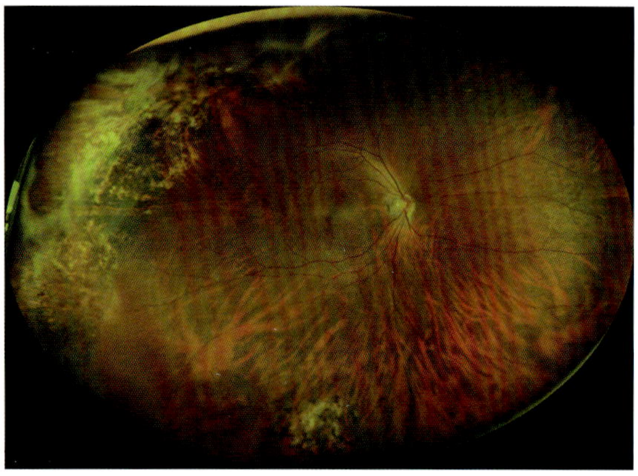

图 9-4-case19-7　右眼超广角眼底成像（2020.4.7）
右眼视网膜平伏，颞上裂孔封闭良好，孔后缘见色素沉着。

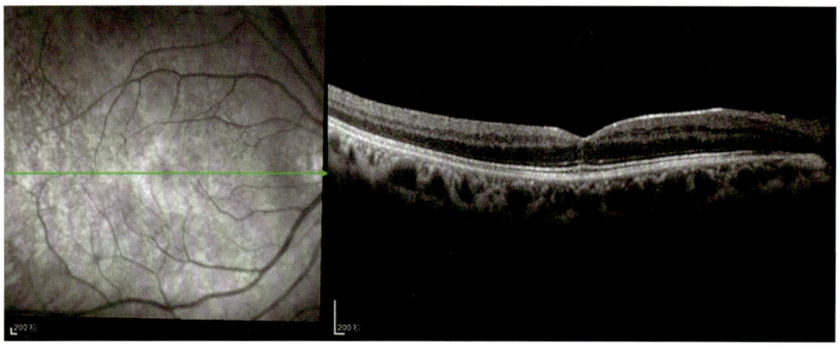

图 9-4-case19-8　右眼黄斑 OCT（2020.4.7）
右眼黄斑 OCT 扫描未见明显异常。

病例解析：患者右眼视网膜巨大裂孔，颞上视网膜裂孔后缘浮起，先给予视网膜裂孔后缘激光光凝，观察后颞上逐渐发展为视网膜脱离，故行右眼 PPV+ 光凝 + 冷凝 + 注硅油术。

（1）重水的选择：该例患者视网膜脱离局限，未波及黄斑区，故术中未使用重水，术中气 - 液交换时调整眼位使裂孔位于最低位，尽可能排除视网膜下液使视网膜复位，如残留少量视网膜下液不影响视网膜光凝可以忽略，术后配合俯卧位，视网膜下液 24 小时均可吸收。该例在气下完成视网膜裂孔激光光凝及冷凝，减少手术步骤，节省费用。

（2）填充选择：由于视网膜脱离范围局限，视网膜裂孔位置以颞上为主，常规术中应选用长效气体填充。但近 2 年国内暂无长效气体，特殊原因故选用硅油填充，增加再次手术。

（病例提供：雷春灵）

病例 20

患者女，50 岁。

主诉：左眼前黑影遮挡 10 天。

既往史：双眼高度近视 30 余年。

眼部检查：眼位：左眼外斜视 -20°；交替遮盖：双眼由外向正（图 9-4-case20-1、图 9-4-case20-2）。

	OD	OS
视力	0.12 -10.00DS/-3.00DC*175° →0.8	HM/10cm 矫正无提高
眼压	14.4mmHg	11.7mmHg
前节	晶状体周边楔形混浊	晶状体周边楔形混浊
玻璃体	轻度混浊	明显混浊伴大量色素
眼底	视网膜平伏	10：00~6：00 视网膜浅灰色隆起，累及黄斑区， 1：00~4：00 巨大裂孔，孔缘卷边

影像检查：

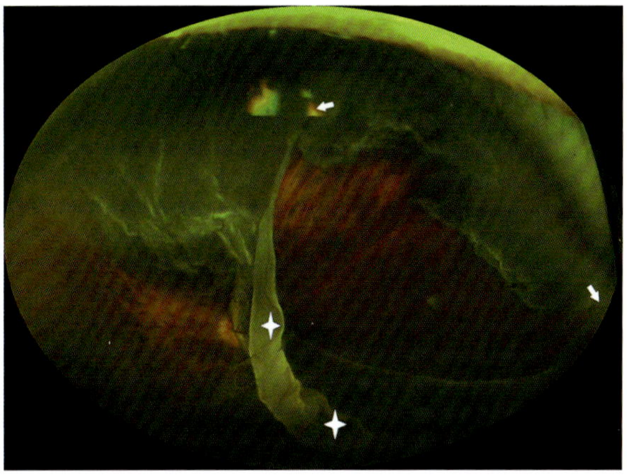

图 9-4-case20-1　术前左眼超广角眼底成像

10：00~6：00 视网膜浅灰色隆起，累及黄斑区，1：00~4：00 位巨大裂孔（白箭），孔缘卷边（白星）。

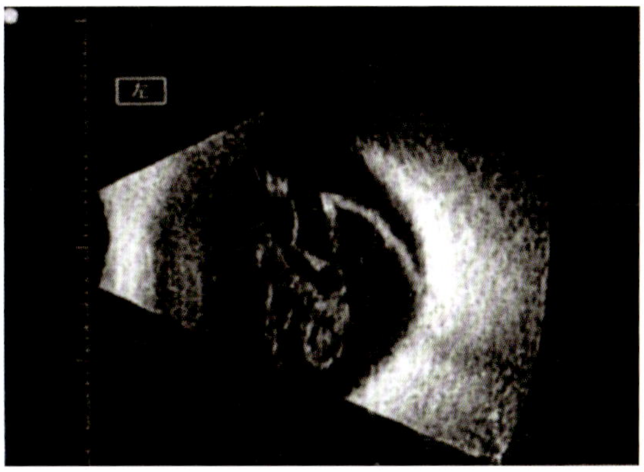

图 9-4-case20-2　术前左眼 B 超

左眼轴延长约 27.8mm，玻璃体见点团状强回声及强反光光带，光带中断，一端与视盘相连。

诊断：①左眼巨大裂孔性视网膜脱离；②双眼白内障；③双眼高度近视；④双眼共同性外斜视。

手术方式 1：2019 年 5 月 5 日，行左眼 PHACO+PPV+ 剥膜 + 光凝 + 冷冻 + 注硅油术（23G）（术中截图 9-4-case20-3）。

术中截图 1：

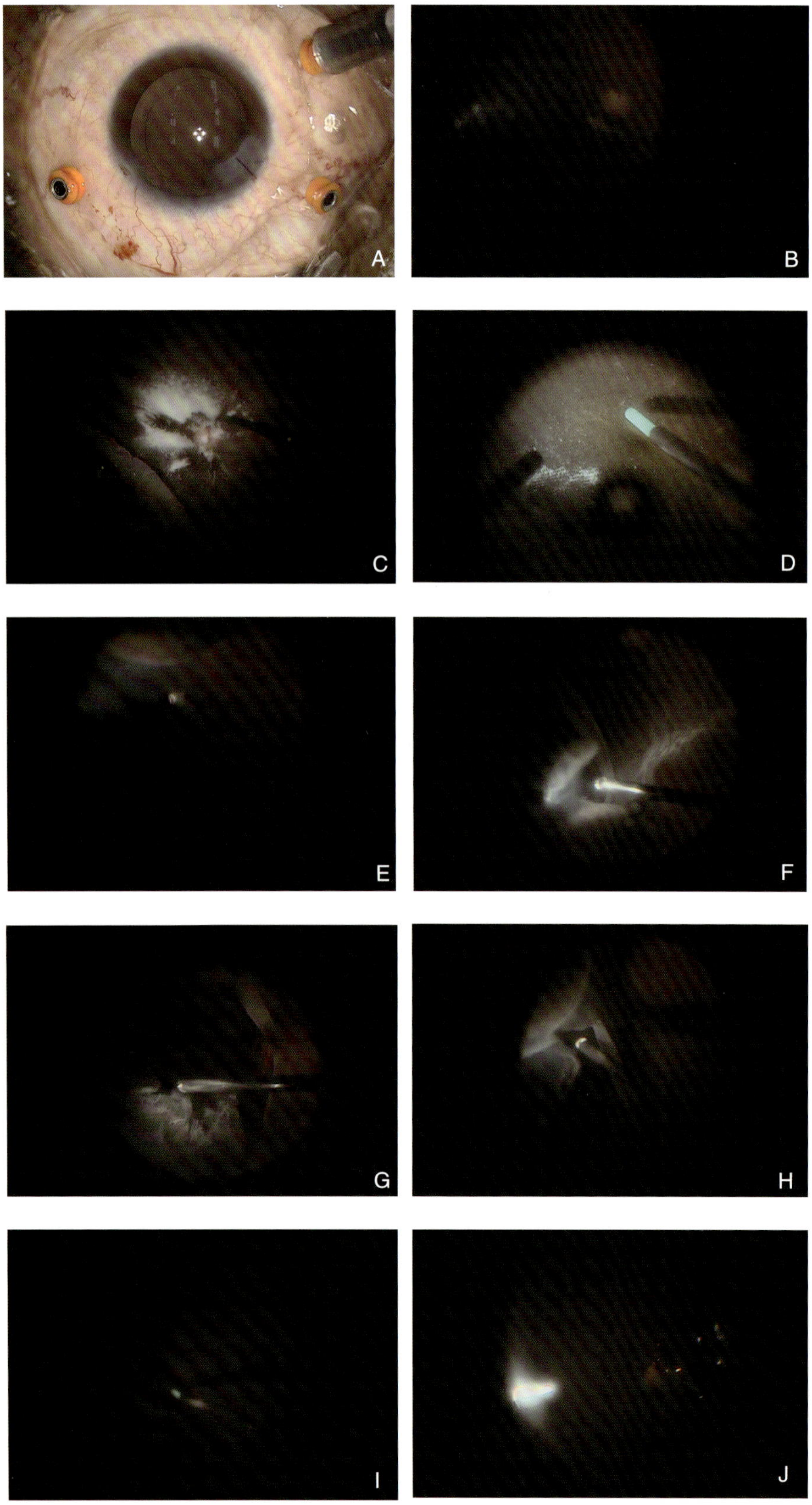

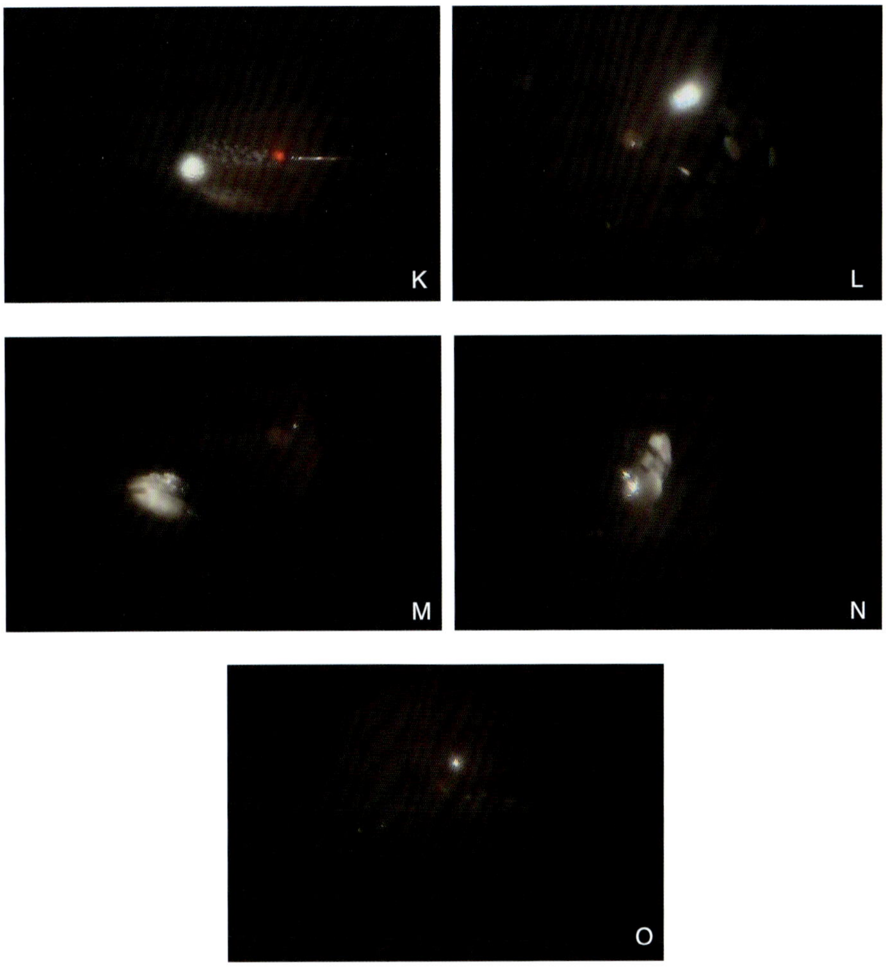

图 9-4-case20-3　术中截图

A. 行白内障超声乳化摘除术；B. 切除中轴部玻璃体；C、D. TA 辨识切除后极部玻璃体及清除玻璃体后皮质；E. 切除周边部玻璃体；F. 彻底切除裂孔后缘的玻璃体；G. 切除裂孔前缘的玻璃体；H. 彻底切除裂孔上角的玻璃体；I. 气－液交换，引流视网膜下液，使用笛针排液展平裂孔后缘；J. 玻璃体腔注入重水；K. 重水下视网膜裂孔后缘激光光凝；L. 气－液交换，排出眼内重水；M. 气下巩膜外冷凝视网膜裂孔上角；N. 气下巩膜外冷凝视网膜裂孔下角；O. 注入硅油填充。

术后复查 1：

（1）2019 年 5 月 7 日，左眼 PPV+ 注油术后 2 天。视力 OS 0.1；眼压 OS 15.1mmHg；左眼角膜透明，晶体缺如，玻璃体腔硅油填充，眼底视网膜平伏，颞上裂孔封闭良好，孔后缘见灰白色激光斑及点状出血，黄斑区颞上方见视网膜下重水残留，约 1/2PD。（图 9-4-case20-4）。

（2）2019 年 5 月 21 日，左眼 PPV+ 注油术后 16 天。视力 OS 0.12；眼压 OS 12.3mmHg；左眼角膜透明，晶体缺如，玻璃体腔硅油填充，眼底视网膜平伏，颞上裂孔封闭良好，孔后缘见激光斑，黄斑区颞上方见网膜下重水残留，约 1/2PD（图 9-4-case20-5）。

（3）2019 年 6 月 5 日，左眼 PPV+ 注油术后 1 个月。视力 OS 0.2；眼压 OS 16.2mmHg。左眼角膜透明，晶体缺如，玻璃体腔硅油填充，眼底检查同前（图 9-4-case20-6）。

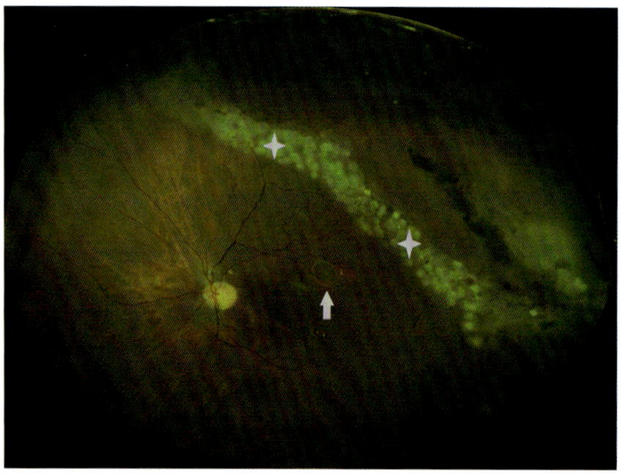

图 9-4-case20-4　左眼超广角眼底成像（2019.5.7）

视网膜平伏，11：00~3：30 裂孔封闭良好，孔后缘见 3~4 排灰白色激光斑（白星），黄斑颞上见 1/2PD 网膜下重水残留（白箭）。

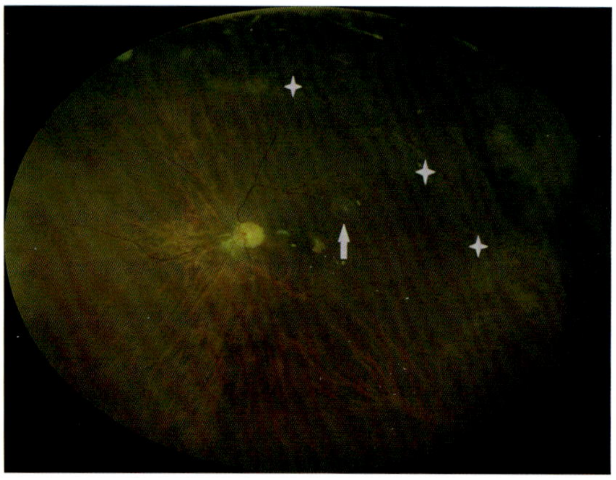

图 9-4-case20-5　左眼超广角眼底成像（2019.5.21）

视网膜平伏，11：00~3：30 裂孔封闭良好，孔后缘见激光斑（白星），黄斑颞上见 1/2PD 网膜下重水残留（白箭）。

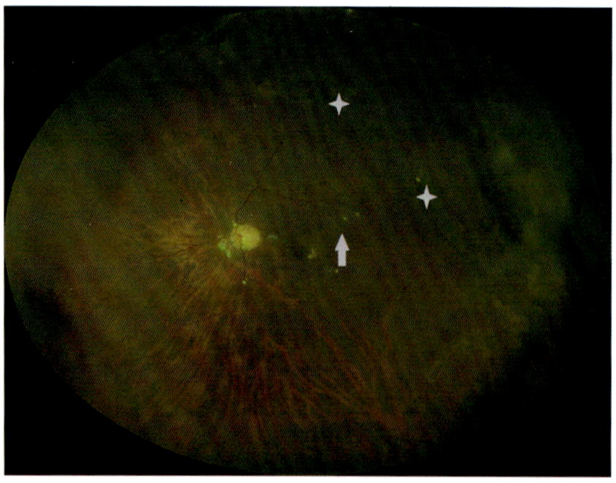

图 9-4-case20-6　左眼超广角眼底成像（2019.6.5）

同前（2019.5.21）

手术方式 2：2019 年 6 月 6 日，行左眼视网膜下重水取出、光凝术。

术后复查 2：

（1）2019 年 6 月 25 日，左眼视网膜下重水取出、光凝术后 19 天。视力 OS 0.2；眼压 OS 15.0mmHg；左眼角膜透明，晶体缺如，玻璃体腔硅油填充，眼底视网膜平伏，颞上裂孔封闭良好，孔后缘见陈旧激光斑，黄斑区颞上方见激光斑。

（2）2019 年 10 月 30 日，左眼 PPV+ 注油术后 4 个月。视力 OS 0.2；眼压 OS 16.6 mmHg；左眼角膜透明，晶体缺如，玻璃体腔硅油填充，眼底视网膜平伏，颞上裂孔封闭良好，孔后缘见陈旧激光斑，黄斑区颞上方见激光斑，黄斑区下方见增殖膜（图 9-4-case20-7）。

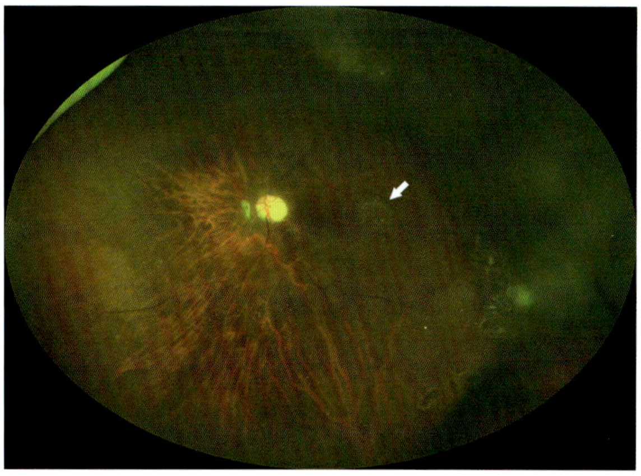

图 9-4-case20-7　左眼超广角眼底成像（2019.10.30）
视网膜平伏，颞上原裂孔封闭良好，黄斑区颞上方原重水残留处光凝斑包绕（白箭）。

手术方式 3：2019 年 10 月 31 日，行左眼硅油取出 +IOL 植入术。

术后复查 3：

2019 年 11 月 14 日，左眼取油术后 2 周。视力 OS 0.25 -0.50DS/-1.75DC*160° → 0.4；眼压 OS 11.0mmHg。左眼结膜略充血，角膜透明，人工晶体位正，玻璃体腔液体填充，眼底视网膜平伏，颞上裂孔封闭良好，孔后缘见陈旧激光斑，黄斑区颞上方见激光斑（图 9-4-case20-8）。

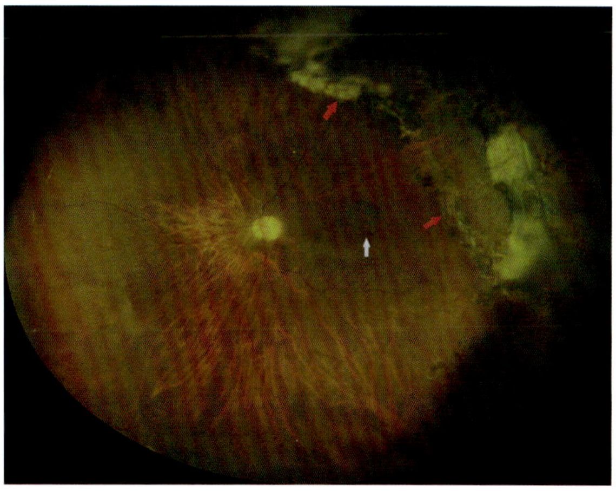

图 9-4-case20-8　左眼超广角眼底成像（2019.11.14）
视网膜平伏，颞上原裂孔封闭良好（红箭），黄斑区颞上方原重水残留处光凝斑包绕（白箭）。

病例解析： 该患者系高度近视，左眼巨大裂孔性视网膜脱离，裂孔后瓣翻转卷边伴周边视网膜格子样变性，临床上属于继发于脉络膜视网膜变性的巨大裂孔。由于种种原因术后发生视网膜下重水残留，后极部视网膜前增殖膜形成，经过 3 次手术，最终获得较好的结果。

手术选择及术中应注意：

（1）手术方式选择左眼白内障超声乳化联合玻璃体切除，术中充分解除玻璃体对裂孔缘的牵拉，在重水辅助下进行视网膜光凝和冷凝，视网膜成功复位。由于晶体周边混浊影响裂孔前缘玻璃体的处理及视网膜脱离影响人工晶体度数的测量，故一期仅做白内障超声乳化，保留后囊膜，未行人工晶体植入。

（2）手术中使用重水辅助视网膜复位，辅助裂孔后缘光凝。术后检查发现后极部视网膜下重水滴残留，并再次手术取出视网膜下重水。故术中在使用重水时应注意彻底切除裂孔周围的玻璃体；充分剥除增殖膜，松解牵拉；注入重水时应缓慢并保持重水泡内注入，避免快速形成多个重水小泡。

（3）术后第三次手术取出眼内硅油 +IOL 植入，视力恢复良好。

（病例提供：雷春灵）

病例 21

患者男，39 岁。

主诉： 左眼视物遮挡 1 周。

既往史： 双眼准分子激光术史，双眼高度近视病史。

眼部检查：（图 9-4-case21-1、图 9-4-case21-2）

	OD	OS
视力	0.8	CF/20cm（颞侧），矫正不提高
眼压	15.3mmHg	12.1mmHg
前节	（-）	（-）
玻璃体	无明显混浊	轻度混浊，可见较多色素颗粒
眼底	视网膜平伏，呈豹纹状改变	视盘界清、色淡红，豹纹状改变，颞侧视网膜青灰色隆起，2：00~5：00 可见周边部巨大裂孔，孔缘翻转

影像检查：

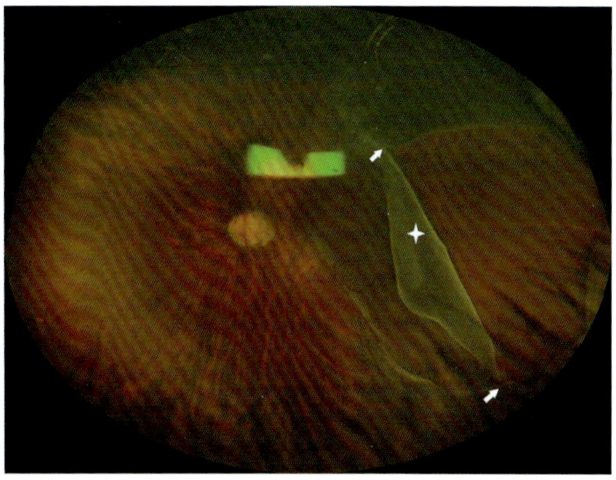

图 9-4-case21-1　术前左眼超广角眼底成像

1：00~5：30 视网膜脱离，2：00~5：00 见巨大裂孔（白箭），孔后缘翻转（白星）。

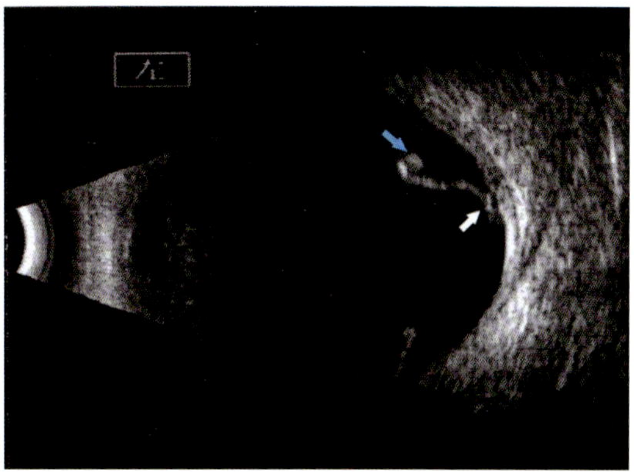

图 9-4-case21-2　术前左眼 B 超

左眼眼轴延长约 30.34mm，仰卧位 B 超见玻璃体腔见强反光光带，活动度好，一端与视盘相连（白箭），另一端游离并球壁翻转（蓝箭）。

诊断：①左眼巨大裂孔性视网膜脱离；②双眼准分子激光术后；③双眼高度近视。

手术方式 1：① 2019 年 11 月 6 日，行左眼 PPV+ 光凝 + 注硅油术（23G）（术中截图 9-4-case21-3）。

手术截图 1：

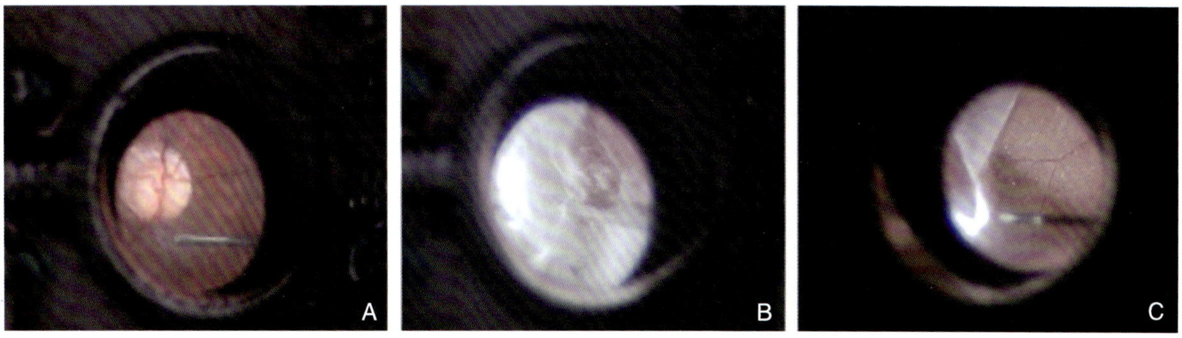

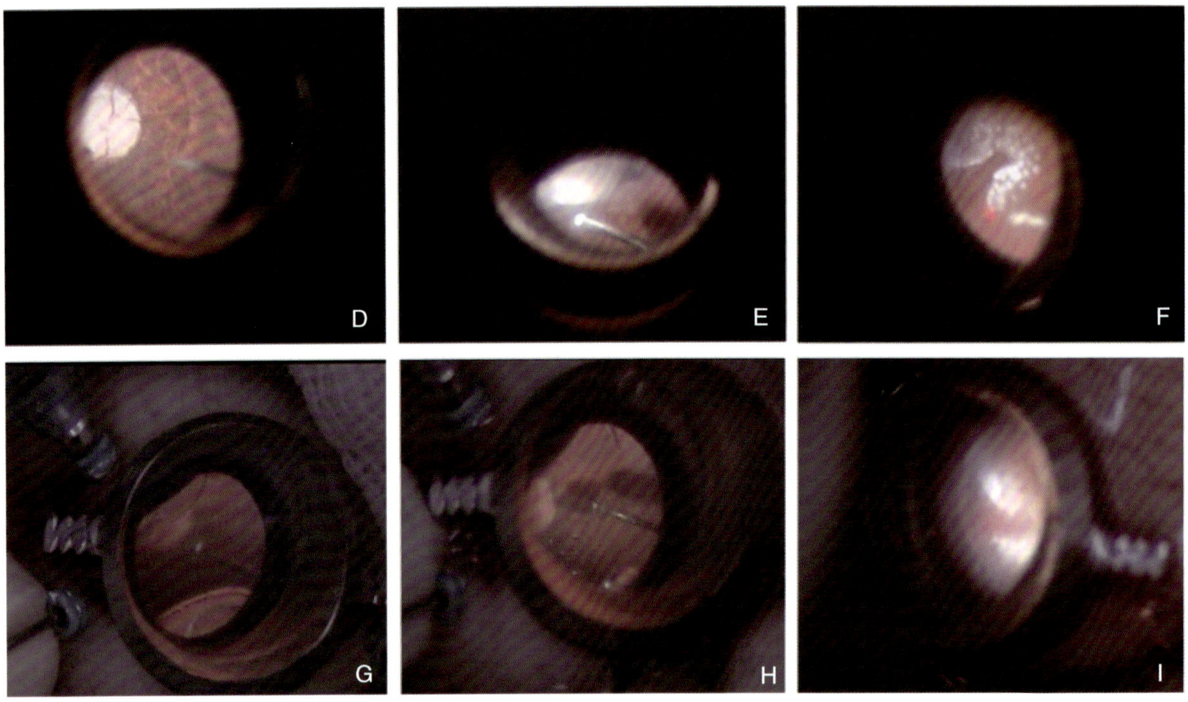

图 9-4-case21-3　术中截图

A. 切除中轴部玻璃体；B. 曲安奈德辅助清除玻璃体后皮质；C. 切除孔后缘附近玻璃体解除牵拉；D. 注入重水；E. 助手顶压下切除周边玻璃体；F. 孔缘光凝；G. 拔出灌注，将注油管放置于原灌注管位置；H. 重水 – 硅油交换；I. 术毕观察裂孔。

术后复查 1：

（1）2019 年 11 月 7 日，左眼 PPV+ 注油术后 1 天。眼部检查：视力 OD 0.8，OS 0.1；眼压 OD 15.7mmHg，OS 13.6mmHg；左眼角膜透明，晶体密度增加，玻璃体腔硅油填充，眼底视网膜平伏，颞侧裂孔封闭良好，孔后缘见灰白色激光斑（图 9-4-case21-4）。

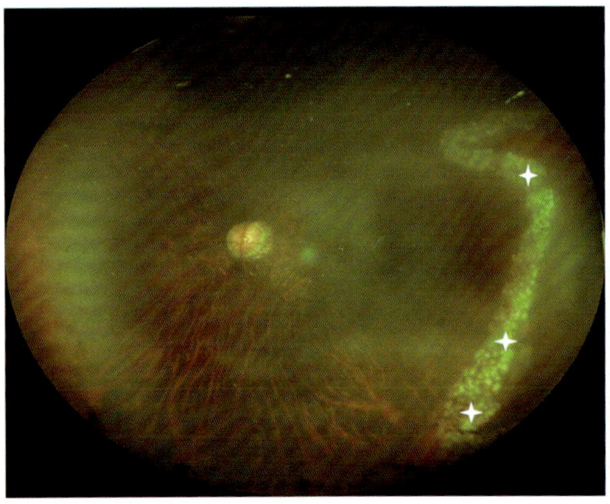

图 9-4-case21-4　左眼超广角眼底成像（2019.11.7）

视网膜平伏，呈豹纹状改变，颞侧裂孔封闭良好，孔后缘见灰白色激光斑（白星）。

（2）2019 年 11 月 14 日，左眼 PPV+ 注油术后 1 周。眼部检查：视力 OD 0.8，OS 0.2；眼压 OD 14.6mmHg，OS 14mmHg；左眼角膜透明，晶体密度增加，玻璃体腔硅油填充，眼底视网膜平伏，颞侧裂孔封闭良好，孔后缘见激光斑（图 9-4-case21-5）。

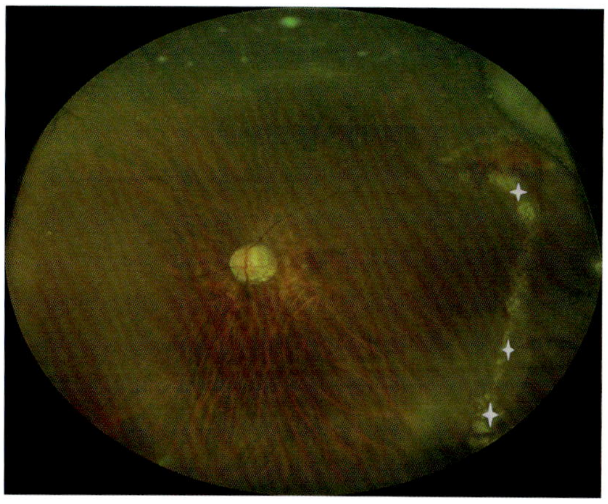

图 9-4-case21-5　左眼超广角眼底成像（2019.11.14）
视网膜平伏，呈豹纹状改变，孔后缘见激光斑（白星）。

（3）2020 年 4 月 1 日，左眼 PPV+ 注硅油术后 4 个月。眼部检查：视力 OD 0.8，OS 0.2；眼压 OD 14.7mmHg，OS 19.6mmHg；左眼角膜透明，晶体密度增加，玻璃体腔硅油填充，眼底视网膜平伏，颞侧裂孔封闭良好，孔后缘见陈旧激光斑（图 9-4-case21-6、图 9-4-case21-7）。

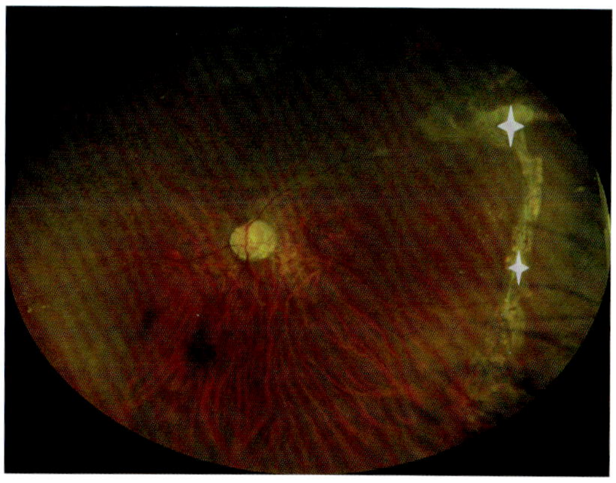

图 9-4-case21-6　左眼超广角眼底成像（2020.4.1）
同前（2019.11.14）

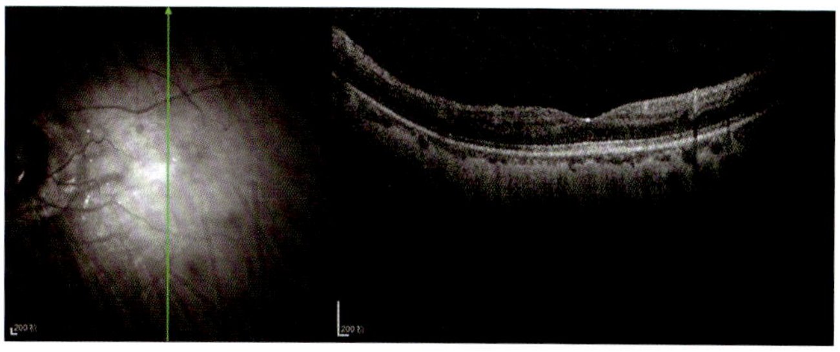

图 9-4-case21-7　左眼黄斑 OCT（2020.4.1）
左眼黄斑区视网膜各层结构清晰，未见明显异常。

手术方式 2：2020 年 4 月 1 日，行左眼硅油取出术。

第十章 脉络膜脱离型视网膜脱离

孔源性视网膜脱离合并睫状体、脉络膜脱离，被称为脉络膜脱离型视网膜脱离（rhegmatogenous retinal detachment associated with choroidal detachment，RRDCD），是一种复杂性视网膜脱离。患者一般先发生孔源性视网膜脱离，然后再出现脉络膜脱离。多见于老年人、高度近视和无晶体眼患者，具有发病急、进展快、预后差的特点。

第一节　症状、体征

一、症状

患者自觉眼前黑影、闪光感、视物变形、视力下降，眼红、眼痛、畏光。

二、体征

1. 前葡萄膜炎表现

结膜睫状充血，KP+，前房加深，房水闪辉和浮游细胞，虹膜震颤，瞳孔缩小，严重者瞳孔区可见纤维渗出膜形成，后期瞳孔后粘连，晶状体表面色素沉着（图 10-1-1）。

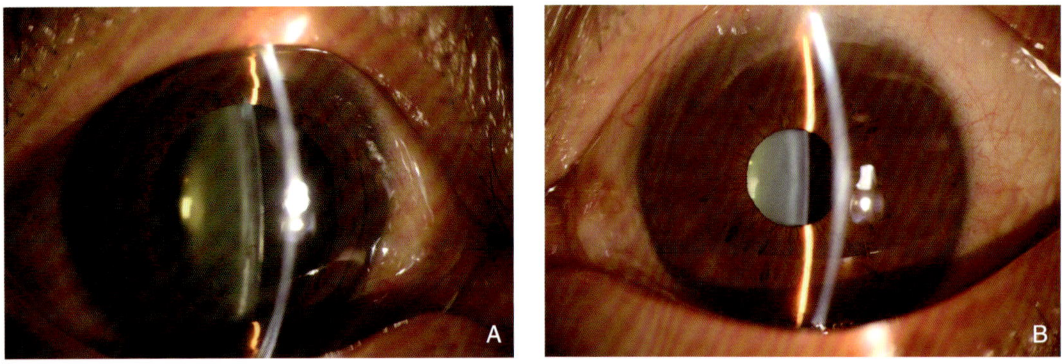

图 10-1-1　双眼前节照相

A. 右眼；B. 左眼。右眼中央前房较左眼加深，右眼房闪（+++），晶体表面色素沉着，前部玻璃体混浊明显。

2. 低眼压表现

睫状体脱离导致眼压降低，一般在 10mmHg 以下。晶状体悬韧带松弛，出现晶状体震颤和虹膜震颤。

3. 玻璃体及眼底表现

玻璃体混浊、浓缩，见大量色素颗粒，活动度降低。脉络膜脱离呈棕色山丘样或球形隆起，表面光滑。如脉络膜脱离顶住视网膜裂孔，玻璃体腔液体进入视网膜下较少，视网膜脱离不明显。如不及时治疗，可在赤道部产生环形增生，以及视乳头前增生膜收缩，形成星状固定皱褶，严重者形成漏斗状视网膜脱离（图 10-1-2）。

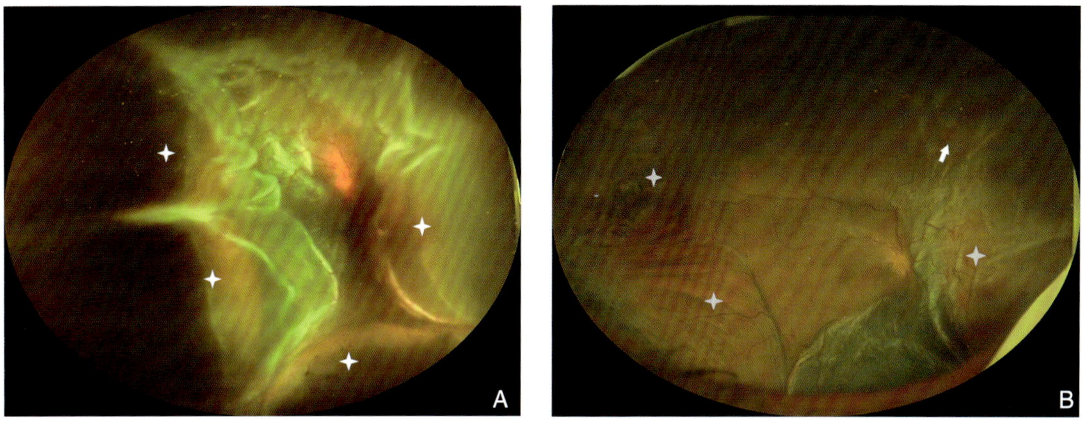

图 10-1-2 脉络膜脱离型视网膜脱离的超广角眼底成像

A. 右眼视网膜全脱离，全周见半球形棕色实性隆起（白星），裂孔窥不清；B. 右眼鼻上见 2PD 马蹄孔（白箭），鼻侧及下方见视网膜脱离伴多个半球形棕色隆起（白星）。

4. B 超和 UBM 检查

可提示是否存在睫状体或脉络膜脱离，并明确脱离的性质是出血性还是渗出性（图 10-1-3、图 10-1-4）。

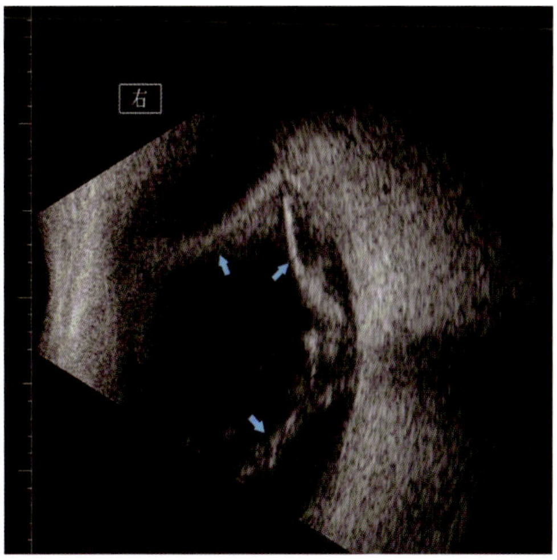

图 10-1-3 脉络膜脱离型视网膜脱离 B 超

右眼脉络膜脱离呈半球状（蓝箭），凸面向眼球内，脉络膜脱离内无回声，提示为渗出性液体。

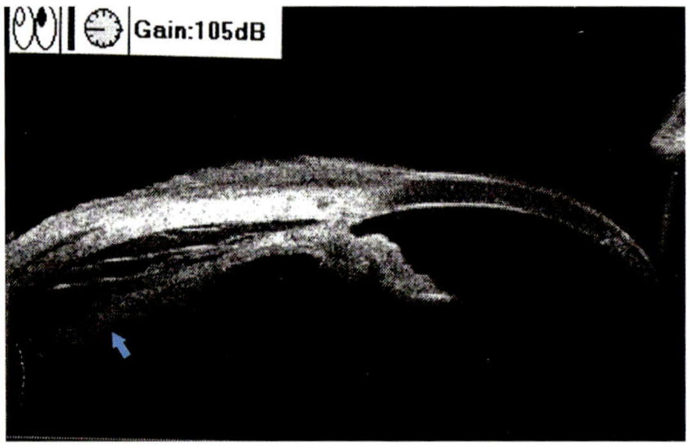

图 10-1-4 睫状体脱离 UBM

左眼 9：00 位周边部脉络膜浅脱离和睫状体脱离（蓝箭），脱离区内无回声，提示为渗出性液体。

三、脉络膜脱离程度

轻度脉络膜脱离可见周边部扁平或球形隆起，严重脉络膜脱离达到赤道部，脉络膜脱离隆起可相互接触，中度介于二者之间。

第二节 诊 断

一、症状

视力下降，视物遮挡，眼红、眼痛等。

二、临床表现

低眼压及前葡萄膜炎表现，眼底可见视网膜脱离及脉络膜脱离。

三、检查

B 超或 UBM 检查显示脉络膜脱离。

四、鉴别诊断

注意与葡萄膜炎、特发性脉络膜渗漏综合征、继发于青光眼或白内障术后的脉络膜脱离和并发于巩膜炎的脉络膜脱离、脉络膜黑色素瘤等疾病的鉴别。

第三节 治疗原则及手术要点

一、治疗原则

脉络膜脱离型视网膜脱离常伴有严重的葡萄膜炎症状，是导致玻璃体视网膜手术失败的危险因素，术前及术后均应常规进行抗感染治疗。糖皮质激素局部和全身应用，可抑制炎症反应，降低脉络膜血管的通透性，减少渗出，阻止或延缓 PVR 的发展。同时，给予散瞳药，避免瞳孔后粘连，为手术创造条件。

1. 巩膜扣带术

巩膜扣带术适应证：PVR 分级 B 级以下，屈光间质清晰，裂孔较小，裂孔位于赤道部以前，脉络膜脱离局限和轻度患者。

2. 玻璃体手术的适应证

（1）虹膜后粘连、小瞳孔、晶状体混浊或玻璃体混浊。

（2）PVR 分级 C1 级以上。

（3）大裂孔、多发裂孔、后极部裂孔。

（4）中度以上脉络膜脱离的患者。

二、手术要点

1. 注意灌注头放置

存在脉络膜脱离时，PPV 手术放置灌注头前，未排出的睫状体脉络膜上腔液体有可能导致灌注头进入睫状体脉络膜上腔的并发症，故应首先引流睫状体脉络膜上腔的液体，向眼内注入 BSS 调整眼压。方法：使用巩膜穿刺刀经睫状体平坦部做切口，排出睫状体脉络膜上腔液体，眼内注入 BSS，调整眼压后放置灌注头，确定灌注头位于玻璃体腔内，才能打开灌注，进行下一步手术操作（图 10-3-1）。

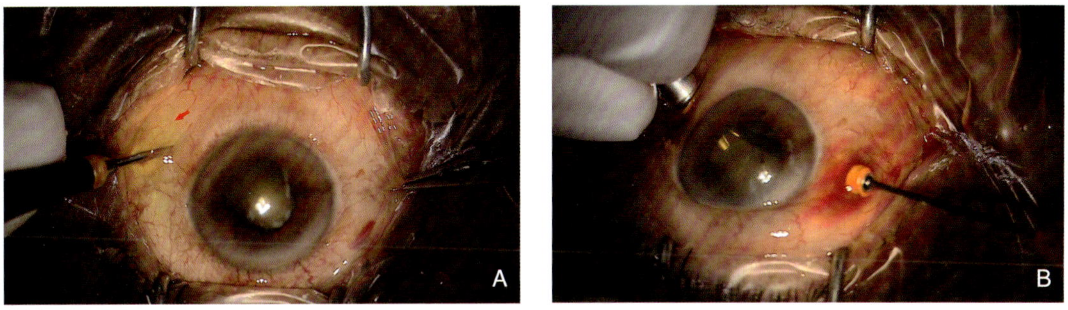

图 10-3-1　脉络膜脱离型视网膜脱离放置灌注

A. 引流脉络膜上腔液体（红箭）；B. 导光纤维照明确认灌注头进入玻璃体腔。

2. 晶状体摘除

如晶状体混浊严重或伴有前部 PVR，需摘除晶状体，可采用白内障超声乳化术、白内障囊外摘除或晶状体切除术。

3. 玻璃体切除

脉络膜脱离型视网膜脱离患者的玻璃体往往混浊、浓缩、与视网膜粘连紧密，在近视网膜处切除玻璃体时，应采用低吸力高切速模式，避免视网膜损伤。

4. 眼内充填

一般选择硅油眼内填充。术后根据裂孔位置调整体位，保证硅油充分顶压裂孔。

5. 术后处理

术后应继续局部或全身使用糖皮质激素 1~2 周，以控制炎症。

第四节　典型病例及手术视频

病例 22

患者男，56 岁。

主诉：右眼突发视力下降 20 天。

既往史：双眼高度近视多年。门诊给予局部地塞米松 2.5mg 半球后注射及泼尼松片口服治疗（30mg，1 次 / 日，晨服，1 周）。

眼部检查：（图 10-4-case22-1、图 10-4-case22-2）

	OD	OS
视力	0.05	0.2
眼压	7mmHg	19.6mmHg
前节	前房深，房闪（+++），5：00~7：00 虹膜后粘连，晶状体轻度混浊，震颤	晶状体轻度混浊
玻璃体	玻璃体混浊，可见色素颗粒	轻度混浊
眼底	全视网膜青灰色隆起，累及黄斑，鼻上 1：30 见 1PD 马蹄孔，其旁见 1/2PD 圆孔，鼻下棕色隆起	视网膜平伏，黄斑区中反不清

影像检查：

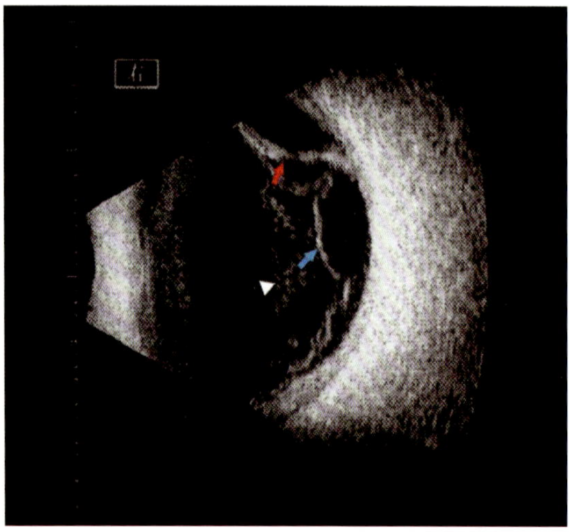

图 10-4-case22-1　术前右眼 B 超

右眼玻璃体点团状混浊（白三角），视网膜脱离（蓝箭），脉络膜脱离呈半球状（红箭），凸面向眼球内，脉络膜脱离腔内无低回声，提示为渗出液。

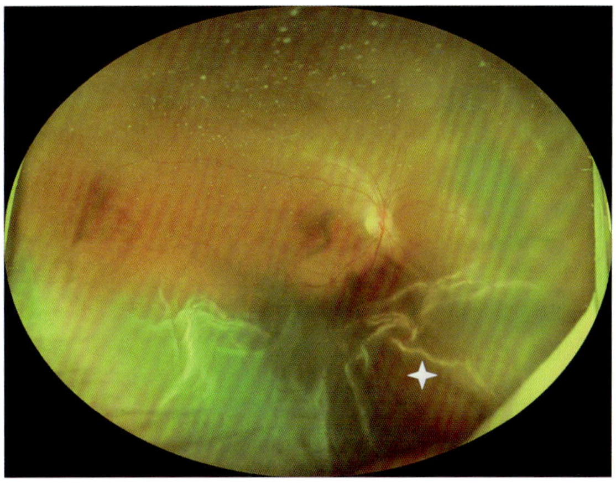

图 10-4-case22-2　术前右眼底超广角眼底成像

全视网膜青灰色隆起，鼻上 1：30 见 1PD 马蹄孔，其旁见 1/2PD 圆孔，鼻下见棕黑色半球形隆起（白星）。

诊断：①右眼脉络膜脱离型视网膜脱离；②双眼年龄相关性白内障；③双眼高度近视。

手术方式 1：2019 年 3 月 21 日，行右眼 PPV+ 剥膜 + 冷凝 + 注硅油术（23G）（术中截图 10-4-case22-3）。

术中截图 1：

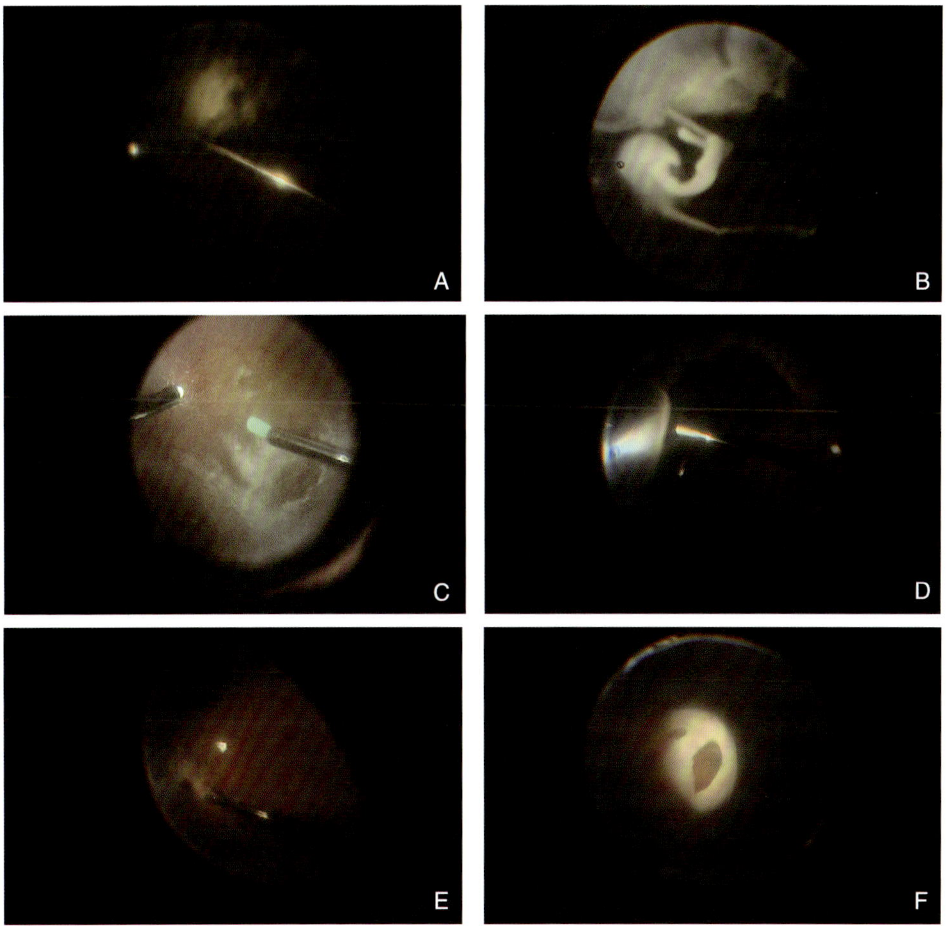

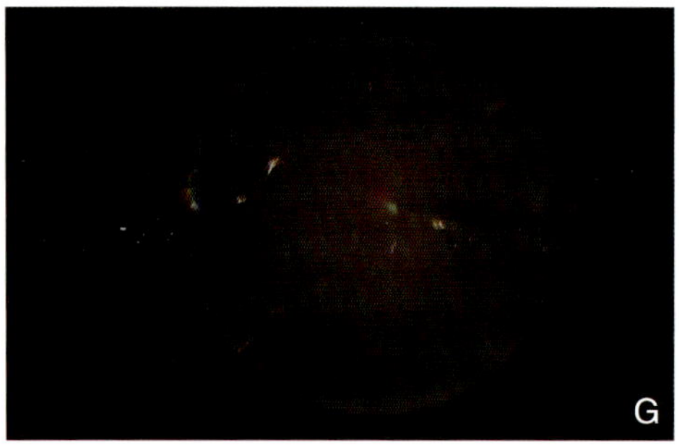

图 10-4-case22-3 术中截图

A. 切除中轴玻璃体，玻璃体腔混浊严重，可见大量色素颗粒；B. TA 辅助玻璃体后脱离；C. 清除玻璃体后皮质；D. 注入重水辅助视网膜复位后切除周边部玻璃体；E. 自视网膜裂孔引流视网膜下液；F. 巩膜外冷凝视网膜裂孔；G. 气 - 液交换后注入硅油。

术后复查 1：

（1）2019 年 4 月 3 日，右眼 PPV+ 注油术后 2 周。视力 OD 0.02，OS 0.2；眼压 OD 51.6mmHg，OS 16.2mmHg。右眼角膜雾状水肿，前房中深，晶体轻混，玻璃体腔硅油填充，眼底隐约见后极部视网膜平伏。给予降眼压药物治疗，随诊观察，眼压逐渐降至正常。

（2）2019 年 6 月 11 日，右眼 PPV+ 注油术后 2 个月余。视力 OD 0.15，OS 0.2；眼压 OD 15.6mmHg，OS 17.2mmHg。右眼角膜透明，前房中深，晶体轻混，玻璃体腔硅油填充，眼底见颞下周边 7：30 可见 1PD 马蹄孔，伴浅脱离，6：00 位可见 2 个裂孔（图 10-4-case22-4、图 10-4-case22-5）。

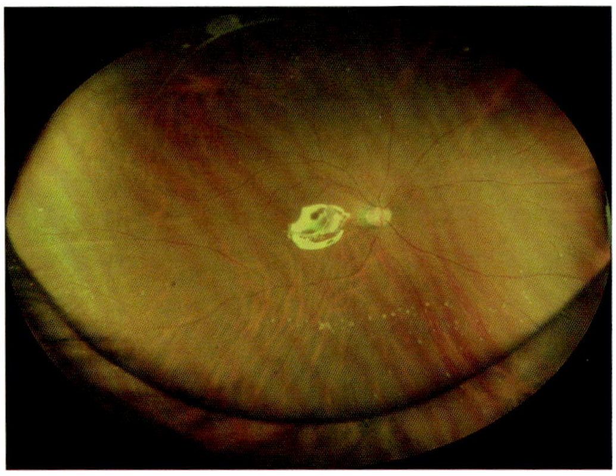

图 10-4-case22-4 右眼超广角眼底成像（2019.6.11）

颞下周边 7：30 可见 1PD 马蹄孔，伴浅脱离，6：00 位可见 2 个裂孔。

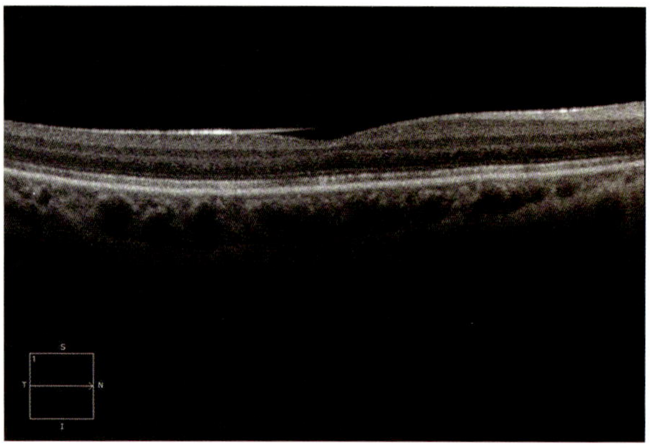

图 10-4-case22-5 右眼黄斑 OCT（2019.6.11）

右眼黄斑区各层次结构清晰，未见明显异常，视网膜前见硅油界面。

手术方式 2：2019 年 6 月 17 日，行右眼部分硅油取出 + 巩膜环扎外垫压术。

术后复查 2：

（1）2019 年 7 月 16 日，右眼巩膜环扎术后 1 个月。视力 OD 0.12，矫正无提高，OS 0.2，矫正 1.0；眼压 OD 16.3mmHg，OS 15.2mmHg。右眼角膜透明，前房中深，晶体轻混，玻璃体腔硅油填充，眼底视网膜平伏，周边可见术嵴隆起，下方裂孔位于嵴上，孔周见光凝斑（图 10-4-case22-6）。

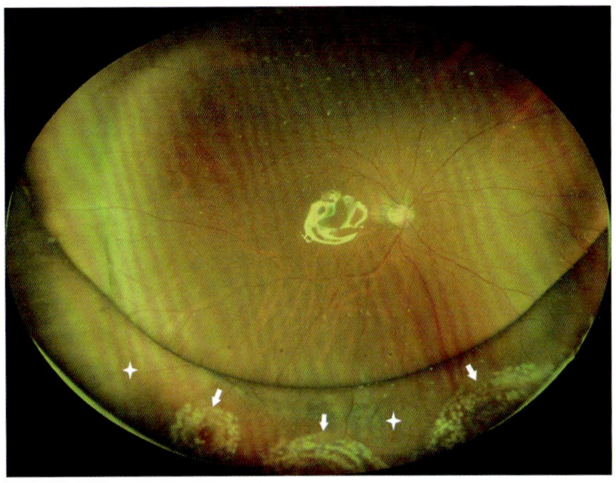

图 10-4-case22-6 右眼超广角眼底成像（2019.7.16）

视网膜平伏，周边可见术嵴隆起（白星），下方裂孔位于嵴上，孔周见激光斑（白箭）。

（2）2019 年 8 月 13 日，右眼巩膜环扎术后 2 个月。视力 SC OD 0.15，OS 0.2；CC OD 0.15，OS 1.0；眼压 OD 21.2mmHg，OS 17.5mmHg；右眼角膜透明，前房中深，晶体混浊，玻璃体腔硅油填充，眼底视网膜平伏，视网膜前见簇状乳化硅油滴，周边术嵴隆起，下方裂孔位于嵴上，孔周可见激光斑（图 10-4-case22-7、图 10-4-case22-8）。

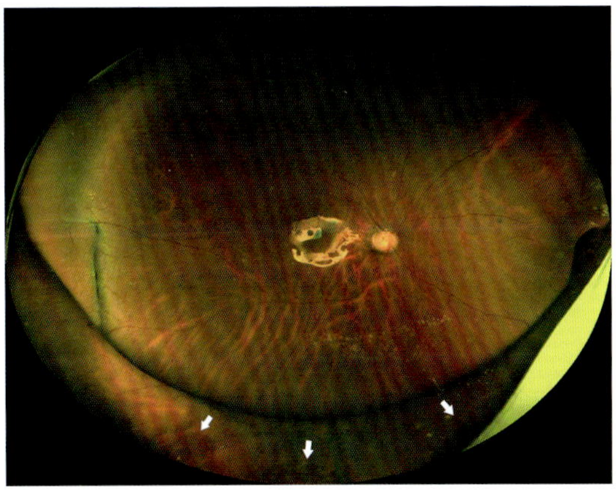

图 10-4-case22-7 右眼超广角眼底成像（2019.8.13）

视网膜平伏，周边可见术嵴隆起，下方裂孔位于嵴上，孔周见陈旧激光斑（白箭）。

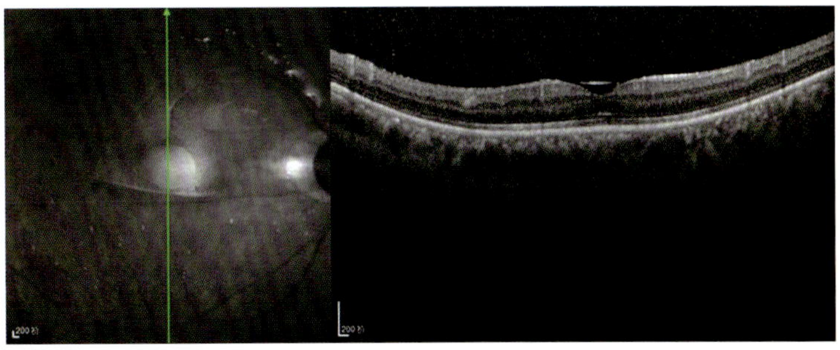

图 10-4-case22-8 右眼黄斑 OCT（2019.8.13）

右眼黄斑区各层次结构清晰，未见明显异常，视网膜前见硅油界面。

手术方式 3： 2019 年 8 月 15 日，行右眼 PHACO+IOL 植入 + 硅油取出术。

术后复查 3：

2019 年 10 月 8 日，右眼取油术后 8 周。视力 SC OD 0.25，OS 0.15；CC OD 0.5，OS 1.0。右眼角膜透明，前房中深，IOL 在位，玻璃体腔清，眼底视网膜平伏，下方周边术嵴隆起，裂孔位于嵴上，孔周见陈旧性激光斑（图 10-4-case22-9、图 10-4-case22-10）。

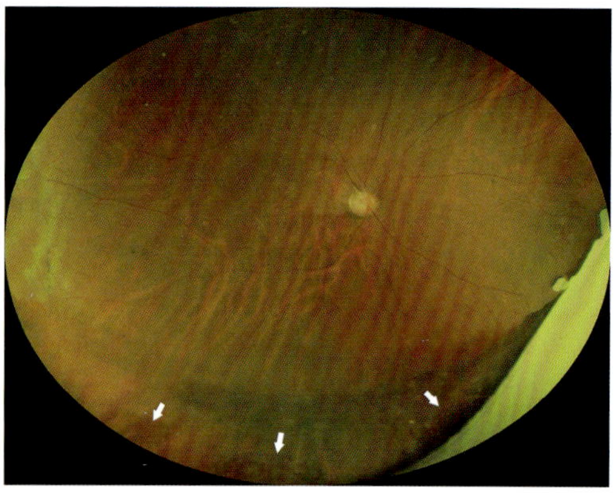

图 10-4-case22-9　右眼超广角眼底成像（2019.10.8）

视网膜平伏，周边可见术嵴隆起，下方裂孔位于嵴上，孔周见陈旧激光斑（白箭）。

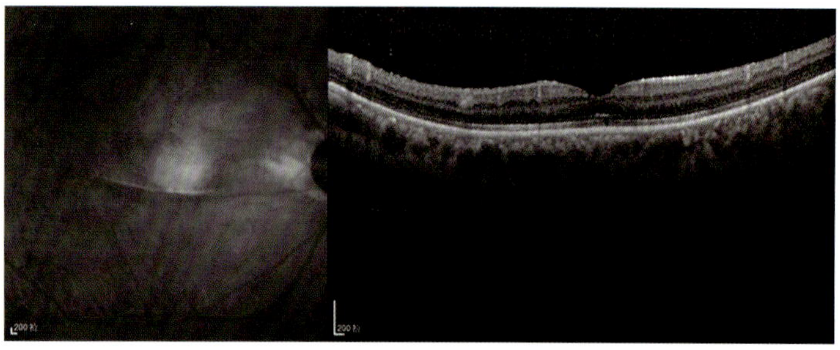

图 10-4-case22-10　右眼黄斑 OCT（2019.10.8）

右眼黄斑区各层次结构清晰，未见明显异常。

病例解析：脉络膜脱离型视网膜脱离是孔源性视网膜脱离的一种特殊类型，临床上并不少见，多见于老年人或高度近视患者，国内报道其发病率占孔源性视网膜脱离的 18.79%。该病特点是起病急，病情发展迅速，主要临床表现为低眼压、瞳孔不易散大、严重葡萄膜反应，伴脉络膜睫状体脱离，容易导致增殖性玻璃体视网膜病变，病情复杂，治疗难度大，预后较差。文献报道脉络膜脱离型视网膜脱离行巩膜外路手术的复位率为 35%~70%，合并 PVR 行玻璃体视网膜手术复位率为 20%~80%。

该患者为脉络膜脱离型视网膜脱离，因 PVR 分级为 C2，故手术方式选择玻璃体切割术；术后 2 个月随访时，发现下方视网膜脱离伴有周边部小裂孔，但视网膜前无明显增殖，考虑为 PPV 术后早期高眼压，同时周边玻璃体未彻底切除导致局部牵拉形成新的裂孔，故选择行右眼硅油下的巩膜环扎外垫压术，封闭视网膜裂孔，促使视网膜复位。术后视网膜复位后，给予视网膜裂孔周围光凝处理。最终患者顺利取出眼内硅油，获得了比较理想的视力。

（病例提供：雷春灵）

病例 23

患者男，49 岁。

主诉：左眼视力渐降 1 周。

眼部检查：（图 10-4-case23-1~ 图 10-4-case23-3）

	OD	OS
视力	1.0	HM/10cm
眼压	12mmHg	6.2mmHg
前节	角膜透明，晶状体密度增高	房闪（++），虹膜震颤，瞳孔药物性散大，晶状体不均匀楔状混浊，轻度晃动
玻璃体	玻璃体轻度混浊	玻璃体混浊，大量色素颗粒
眼底	视网膜平伏	视盘界清、色淡红，全视网膜青灰色隆起，11：00 可见周边部 1PD 马蹄形裂孔，鼻上及颞上方脉络膜球形隆起。上方及后极部视网膜脱离

影像检查：

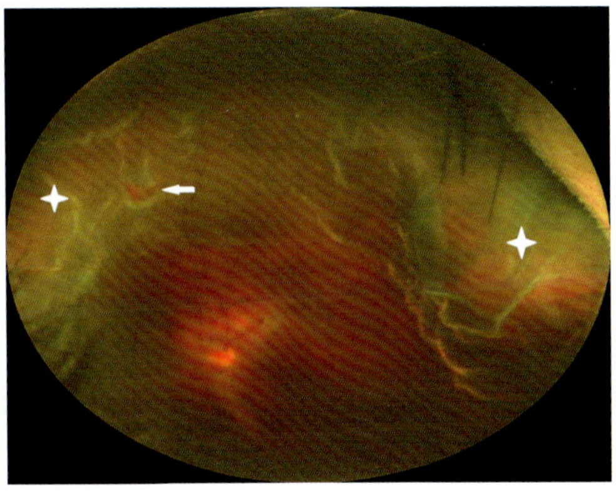

图 10-4-case23-1　术前左眼超广角眼底成像

视盘界清、色淡红，全视网膜青灰色隆起，11：00 可见周边部 1PD 马蹄形裂孔（白箭），鼻上及颞上方脉络膜球形隆起（白星），上方及后极部视网膜脱离。

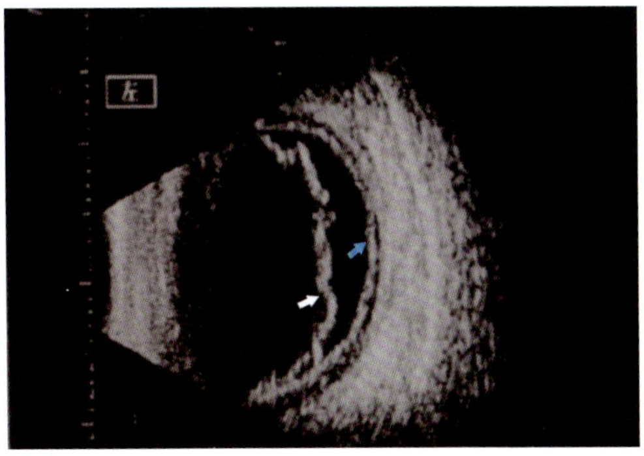

图 10-4-case23-2　术前左眼 B 超

左眼轴 22.3mm，左眼视网膜脱离（白箭）伴脉络膜脱离（蓝箭）。

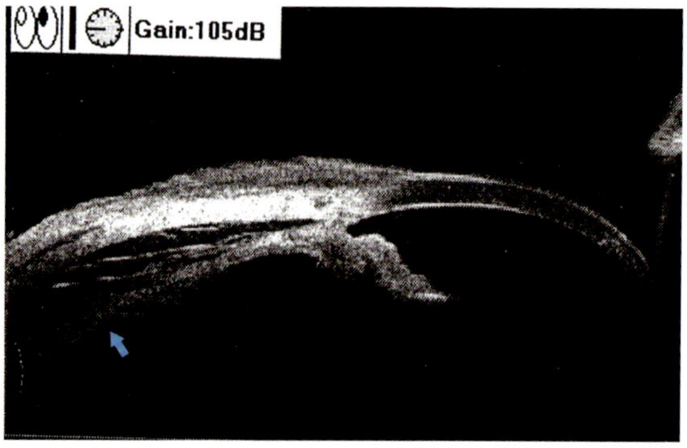

图 10-4-case 23-3　术前左眼 UBM

左眼 9 点位见睫状体脉络膜脱离（蓝箭）。

诊断： ①左眼脉络膜脱离型视网膜脱离；②左眼白内障。

手术方式： 2017 年 8 月 28 日，行左眼巩膜外环扎 + 外垫压术。

术后复查：

（1）2017 年 9 月 1 日，左眼巩膜环扎术后 3 天。视力 OD 1.0，OS 0.2（小孔）；眼压 OD 10.8mmHg，OS 19.4mmHg。左眼结膜轻度充血，切口愈合良好，角膜透明，前房中深，房闪（+），瞳孔药物性散大，晶状体不均匀楔状混浊，玻璃体腔混浊，大量色素颗粒，眼底视网膜平伏，裂孔封闭，位于人工嵴上（图 10-4-case23-4）。

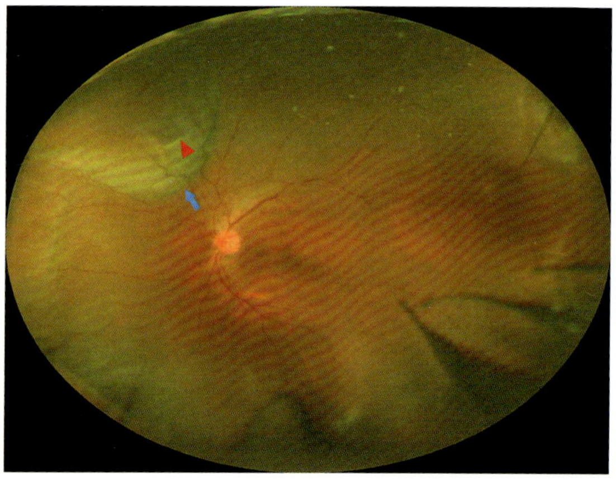

图 10-4-case23-4　左眼超广角眼底成像（2017.9.1）

视网膜平伏，鼻上术嵴隆起（白箭），裂孔封闭并位于嵴上（白三角）。

（2）2017 年 9 月 29 日，左眼巩膜环扎术后 1 月。视力 OD 1.0，OS 0.3（小孔）；眼压 OD 12mmHg，OS 17.2mmHg。左眼结膜轻微充血，切口愈合良好，角膜透明，前房中深，房闪（-），瞳孔药物性散大，晶状体不均匀楔状混浊，玻璃体腔轻混浊，可见色素颗粒，眼底视网膜平伏，裂孔封闭，位于人工嵴上。

（3）2017 年 11 月 29 日，左眼巩膜环扎术后 3 月。视力 OD 1.0，OS 0.3（小孔）；眼压 OD 13.6mmHg，OS 15.4mmHg。左眼外眼（-），晶状体、玻璃体及眼底检查同前。

病例解析： 本例患者左眼患脉络膜脱离型视网膜脱离，因患者视网膜裂孔位于周边部，视网膜前无明显增殖，故采用了巩膜外环扎＋外垫压术。术后视网膜脱离复位，裂孔闭合，手术获得了成功。

（病例提供：张妍春）

病例 24

患者女，71 岁。

主诉： 左眼视力下降 1 月余。

眼部检查：（图 10-4-case24-1、图 10-4-case24-2）

	OD	OS
视力	0.3	LP
眼压	16mmHg	7.4 mmHg
前节	角膜透明，晶状体混浊	结膜充血，角膜透明，房闪（++），虹膜震颤，瞳孔药物性散大，瞳孔前看见少量渗出膜，晶状体混浊、晃动
玻璃体	玻璃体轻度混浊	玻璃体混浊，可见色素颗粒
眼底	视网膜平伏	隐约可见视网膜全脱离，周边棕色隆起，黄斑区窥不见

影像检查：

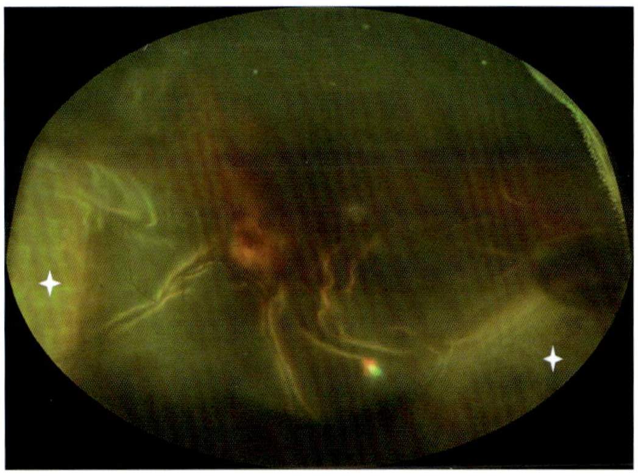

图 10-4-case24-1　术前左眼超广角眼底成像

隐约可见视网膜全脱离，全周脉络膜棕色隆起（白星），因视网膜高度隆起，左眼黄斑 OCT 未获得黄斑区图像。

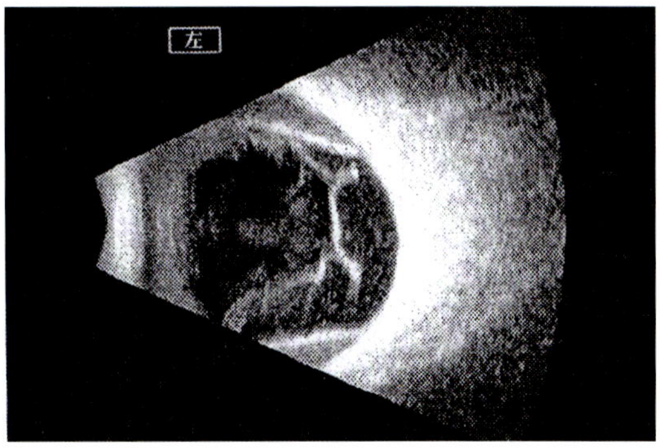

图 10-4-case24-2　术前左眼 B 超

左眼轴约 26.04mm，左眼玻璃体点团状混浊，视网膜脱离伴脉络膜脱离。

诊断： ①左眼脉络膜脱离型视网膜脱离；②双眼年龄相关性白内障；③双眼屈光不正。

手术方式 1： 2019 年 10 月 21 日，行左眼 PHACO+PPV+ 剥膜 + 光凝 + 注硅油术（23G）（术中截图 10-4-case24-3）。术后修正临床诊断：①左眼黄斑裂孔性视网膜脱离伴脉络膜脱离；②双眼年龄相关性白内障；③双眼屈光不正。

术中截图 1：

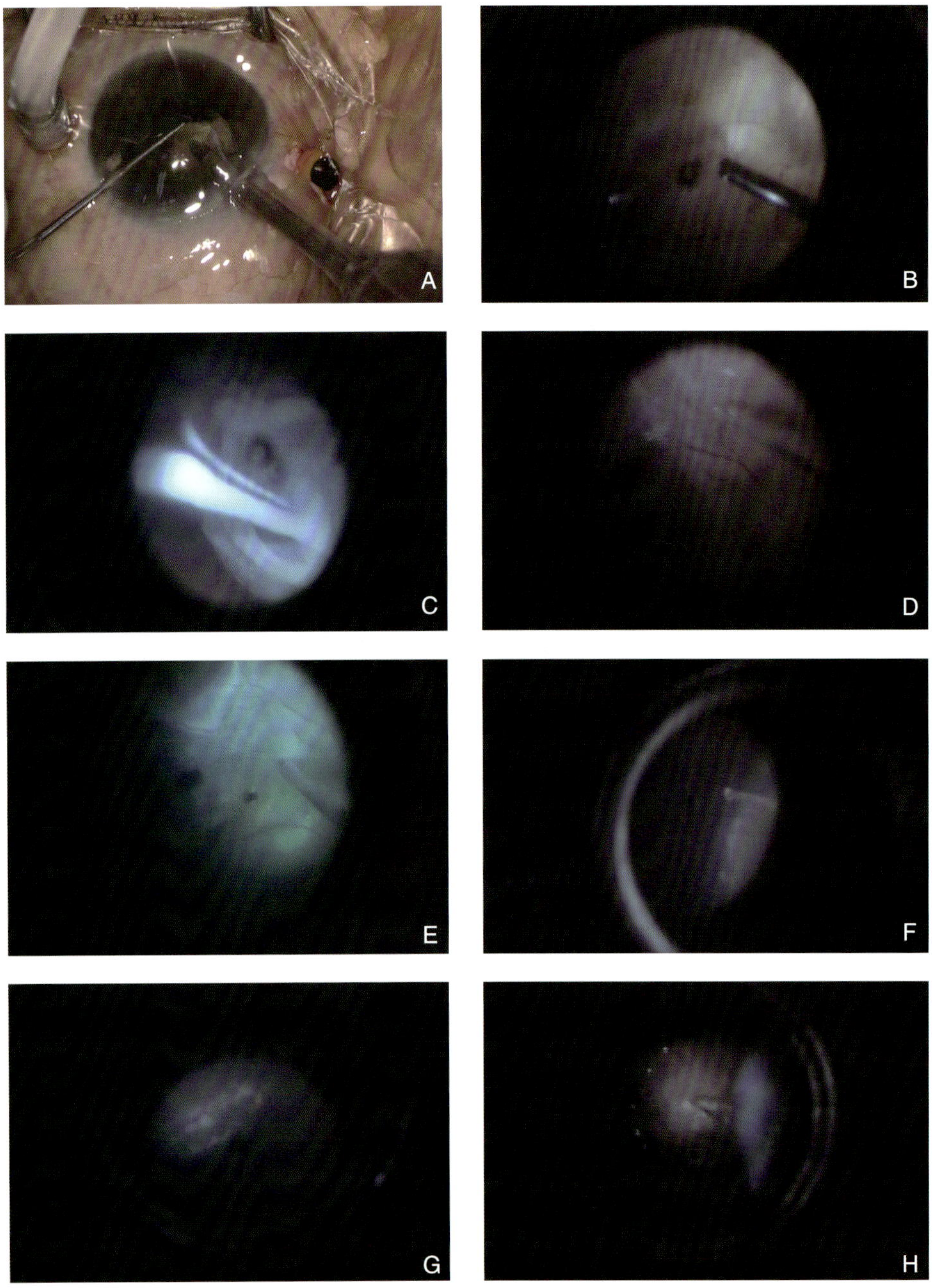

图 10-4-case24-3　术中截图

A. 超声乳化吸除白内障；B. 切除中轴部玻璃体；C. 注入 TA；D. 剥除玻璃体后皮质；E. 黄斑区可见 1/3PD 裂孔，吲哚菁绿辅助剥除后极部内界膜；F. 切除周边部玻璃体；G. 重水下光凝视网膜裂孔及变性区；H. 气 – 液交换后注入硅油。

术后复查 1：

（1）2019 年 10 月 30 日，左眼 PPV+ 注硅油术后 10 天。眼部检查：视力 OD 0.3，OS CF/30cm；眼压 OD 16mmHg，OS 21.3mmHg；左眼结膜轻微充血，角膜透明，前房中深，晶体缺如，玻璃体腔硅油充填。眼底视网膜平伏，后极部见脉络膜萎缩灶，黄斑裂孔闭合，上方周边 12：00 裂孔封闭良好，其周可见灰白色激光斑（图 10-4-case24-4）。

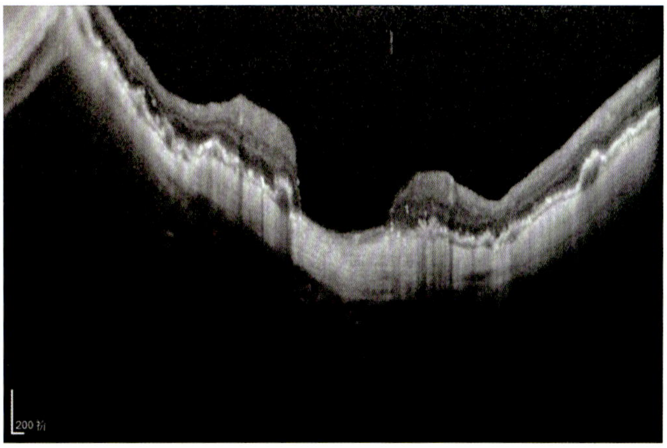

图 10-4-case24-4　左眼黄斑 OCT（2019.10.30）

左眼黄斑裂孔闭合，未融合，后极部脉络膜萎缩，孔周视网膜外层层间见液性暗区。

（2）2019 年 11 月 13 日，左眼 PPV+ 注硅油术后 20 天。眼部检查：视力 OD 0.3，OS 0.04；眼压 OD 14.9mmHg，OS 17.6mmHg；左眼角膜透明，晶体缺如，玻璃体腔硅油充填，眼底与前相比未见明显变化。

（3）2020 年 4 月 15 日，左眼 PPV+ 注硅油术后半年。眼部检查：视力 OD 0.3，OS 0.06；眼压 OD 14mmHg，OS 16.8mmHg；左眼角膜透明，晶体缺如，玻璃体腔硅油充填，眼底视网膜平伏，后极部见脉络膜萎缩灶，黄斑裂孔闭合，上方周边 12：00 裂孔封闭，其周可见陈旧性激光（图 10-4-case24-5、图 10-4-case24-6）。

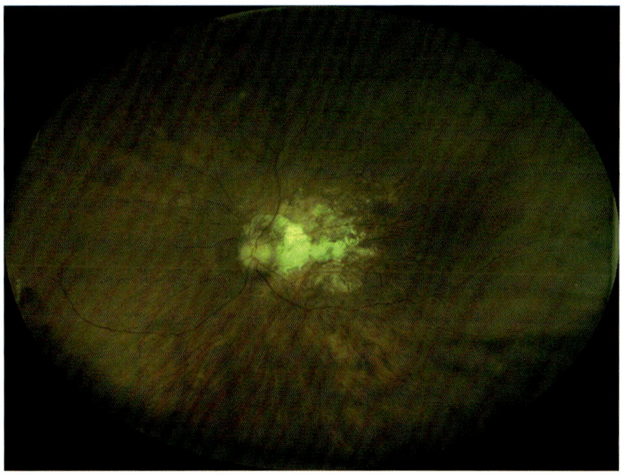

图 10-4-case24-5　左眼超广角眼底成像（2020.4.15）

视网膜平伏，后极部见脉络膜萎缩灶，黄斑裂孔闭合，上方 12：00 周边裂孔封闭，其周可见陈旧性激光。

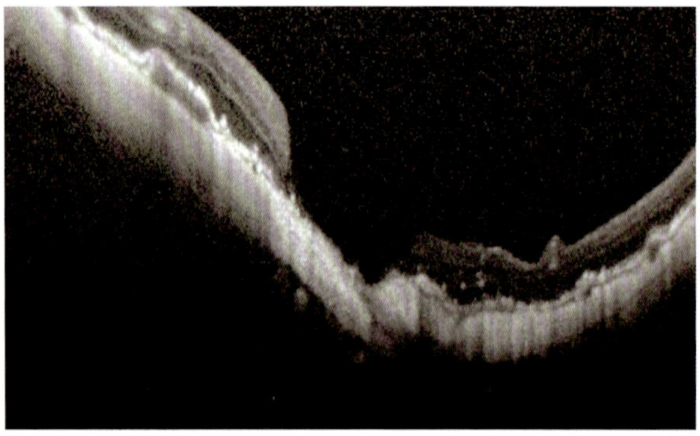

图 10-4-case24-6 左眼黄斑 OCT（2020.4.15）
左眼黄斑裂孔闭合，后极部脉络膜萎缩。

手术方式 2： 2020 年 4 月 20 日，行左眼硅油取出术。

术后复查 2： 2020 年 5 月 13 日，左眼取硅油术后 20 余天。眼部检查：视力 OD 0.3，OS 0.06；眼压 OD 15.5mmHg，OS 14.3mmHg；双眼外眼（-），左眼结膜轻微充血，角膜透明，前房中深，房闪（-），瞳孔 3mm，晶体缺如，玻璃体腔清，眼底视网膜平伏，后极部脉络膜萎缩，黄斑裂孔闭合（图 10-4-case24-7）。

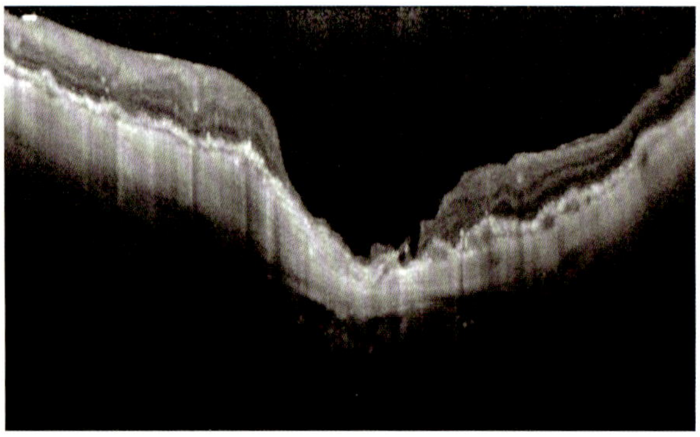

图 10-4-case24-7 左眼黄斑 OCT（2020.5.13）
左眼黄斑裂孔闭合，后极部脉络膜萎缩。

病例解析： 该患者左眼患脉络膜脱离型视网膜脱离，裂孔位于黄斑区，故采用左眼白内障超声乳化吸除 + 玻璃体切除 + 剥膜 + 光凝 + 注硅油术。为彻底清除周边部玻璃体，避免术后前部 PVR 增殖的发生，术中行白内障超声乳化摘除术，且未保留囊膜。并彻底清除后极部玻璃体后皮质及内界膜，使用硅油眼内充填，视网膜复位，半年后取出眼内硅油。虽然患者黄斑裂孔封闭，但黄斑区解剖结构恢复不佳，矫正视力无提高，故二期未植入人工晶体。

（病例提供：屈超义）

（屈超义 李凤至）

参考文献

[1] 刘忠人，牟晓陆. 伴有睫状体脉络膜脱离的裂孔性视网膜脱离 [J]. 中国实用眼科杂志，1987(1): 127-128.

［2］段安丽，王宁利，王景昭．脉络膜脱离型视网膜脱离的临床研究［J］．眼科研究，2007, 25(3): 222–225.
［3］徐晶，刘早霞．脉络膜脱离型视网膜脱离治疗的临床分析［J］．中国实用眼科杂志，2009, 27(9): 962–965.
［4］Shen L, Mao J, Sun S. Perioperative pharmacological management of choroidal detachment associated with rhegmatogenous retinal detachment［J］. Acta Ophthalmol, 2016, 94(4): 391–396.
［5］Gu YH, Ke GJ, Wang L, et al. Risk factors of rhegmatogenous retinal detachment associated with choroidal detachment in Chinese patients［J］. Int J Ophthalmol, 2016, 9(7): 989–993.
［6］Sharma T, Gopal L, Badrinath SS. Primary vitrectomy for rhegmatogenous retinal detachment associated with choroidal detachment［J］. Ophthalmology, 1998, 105(12): 2282–2285.
［7］刘文．临床眼底病：外科卷［M］．北京：人民卫生出版社，2014: 343–353.
［8］魏文斌．同仁玻璃体视网膜手术手册［M］．第2版．北京：人民卫生出版社，2014: 196–199.
［9］Li Z, Li Y, Huang X, et al. Quantitative analysis of rhegmatogenous retinal detachment associated with choroidal detachment in Chinese using UBM［J］. Retina, 2012, 32(10): 2020–2025.

第十一章 玻璃体积血

玻璃体积血（Vitreous Hemorrhage，VH）是由视网膜血管性疾病（如糖尿病视网膜病变、视网膜静脉阻塞、Eales 病、视网膜裂孔形成等）、外伤、手术或全身性疾病引起的血液进入玻璃体腔，从而影响视力的一种常见并发症，不是一种独立的疾病。

第一节 症状、体征、临床分期

一、症状

（1）少量出血：不易察觉，或仅有“飞蚊症”。

（2）较多的出血：眼前突然大片漂浮黑影，影响视力。

（3）大量出血：可突然无痛性视力下降至看不见。

二、体征

裂隙灯联合 90D 前置镜下检查晶体后玻璃体及眼底：

（1）轻微的出血时，可观察到前部玻璃体红细胞，看见出血遮蔽部分视网膜和视网膜血管。

（2）较多出血时，玻璃体下方团块状及絮状出血，遮挡下方视网膜使眼底不易被窥见。

（3）严重的玻璃体积血时，玻璃体血性混浊浓密，无眼底红光反射，窥不见眼底。玻璃体积血时间长时，由于血红蛋白降解而呈赭黄色。

三、临床分期

《中华眼科学》书中根据出血量多少建议将玻璃体积血分为 4 级（图 11-1-1）：

Ⅰ级，指极少量出血不影响眼底观察。

Ⅱ级，指眼底红光反射明显，或上半周边部可见视网膜血管。

Ⅲ级，指部分眼底有红光反射，下半无红光反射。

Ⅳ级，指眼底无红光反射。

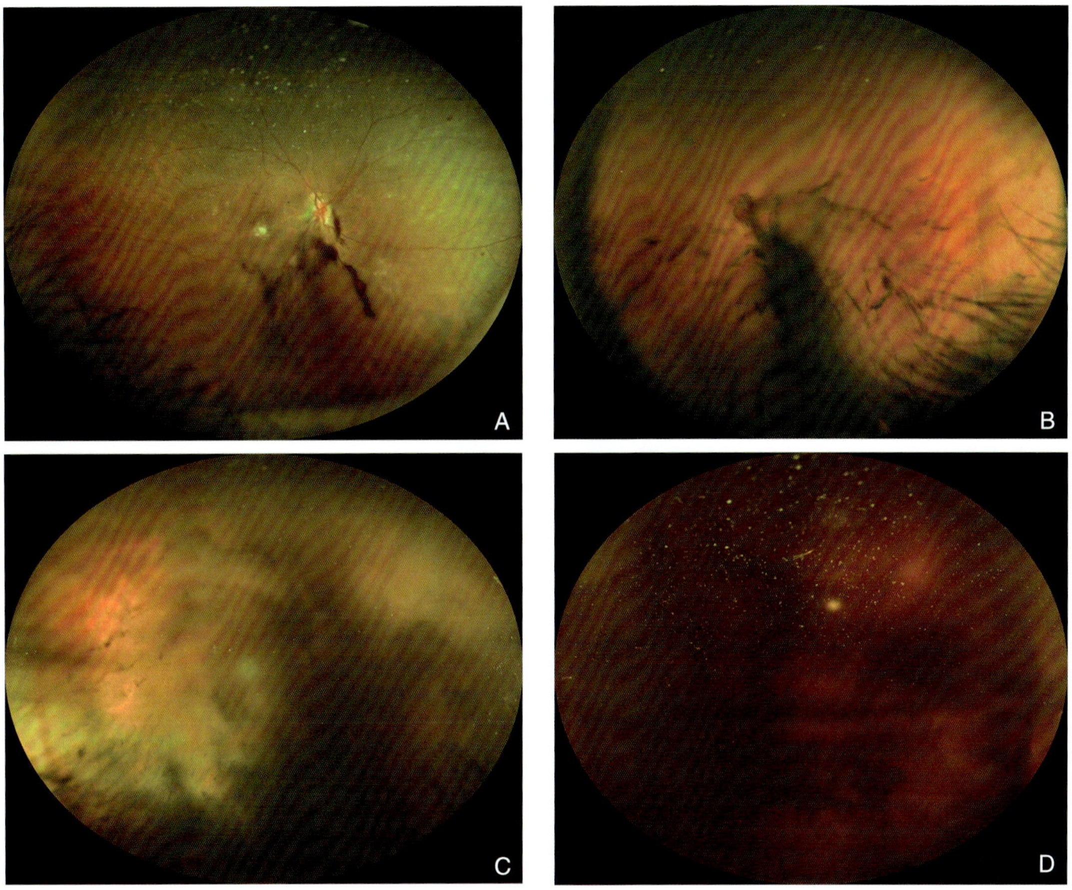

图 11-1-1　玻璃体积血分级超广角眼底成像

A. 玻璃体积血Ⅰ级；B. 玻璃体积血Ⅱ级；C. 玻璃体积血Ⅲ级；D. 玻璃体积血Ⅳ级。

第二节　诊　断

一、病史

外伤史，手术史，全身疾病如高血压、糖尿病等。

二、临床表现

突发或不明原因视力下降，眼部裂隙灯及眼底检查见前述。

三、辅助检查

B 超检查可了解玻璃体混浊的程度、是否合并视网膜脱离及牵拉等（图 11-2-1）。

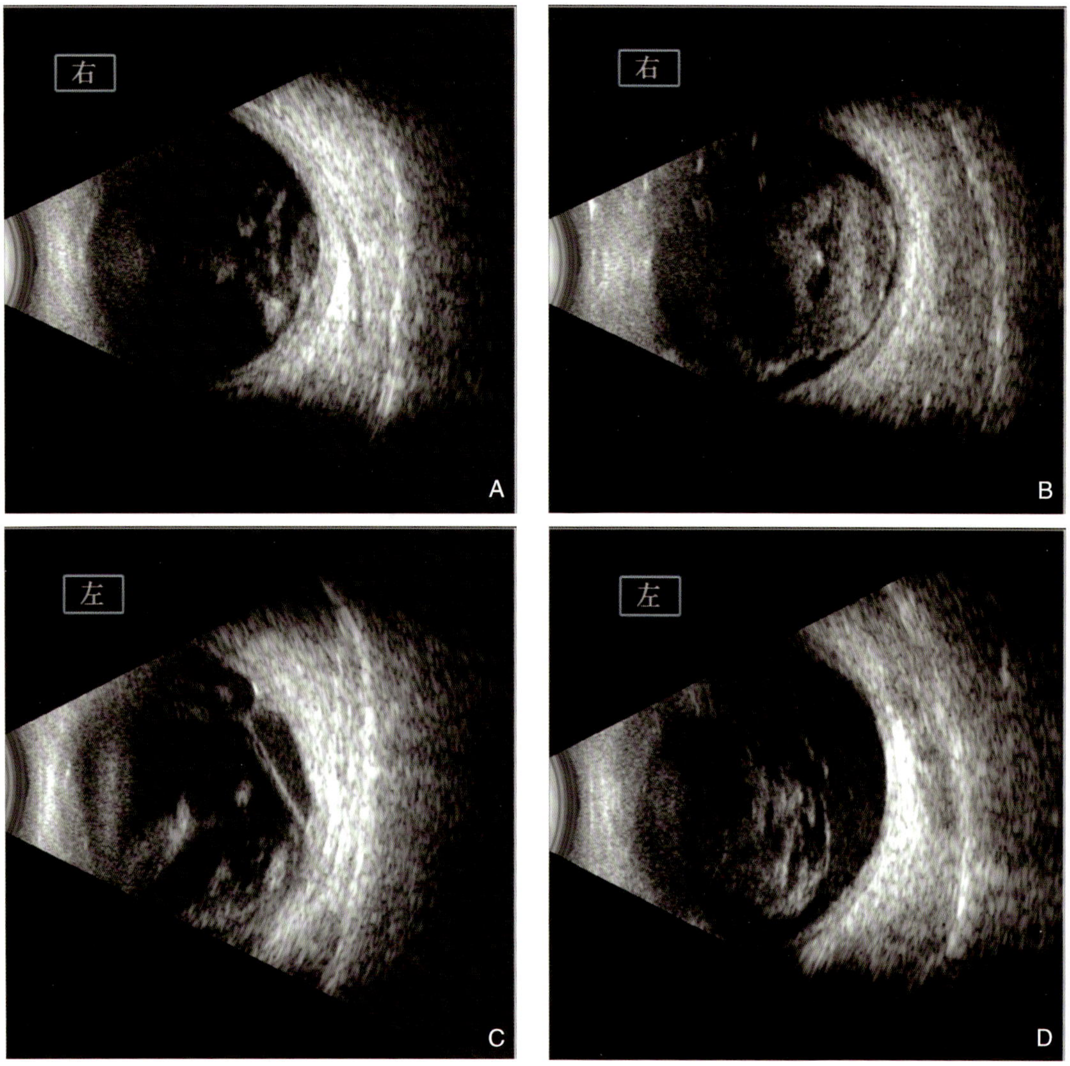

图 11-2-1　玻璃体积血 B 超

A. 少量玻璃体积血，B 超示玻璃体内大小不等、强弱不均的散在点状回声，呈局限性或散漫性分布，后运动活跃；B. 较多玻璃体积血，B 超示玻璃体内较多密集点团状回声伴玻璃体后脱离；C. 玻璃体积血合并视网膜脱离，B 超示玻璃体内较多密集点团状回声，后壁出现不规则的连续性带状回声一端与球壁视乳头相连，另一端或两端可黏附着锯齿缘或自锯齿缘到视乳头之间的眼底；D. 陈旧性玻璃体积血伴玻璃体后脱离，B 超示散在的小条束状高回声，高回声粗细不一，边缘不规则，后运动减弱，靠近球壁的回声明显减少。

第三节　治疗及随诊

出血量少时不需要特殊处理，可等待其自然吸收。出血量大且评估无法吸收时或合并视网膜脱离、纤维血管膜时，建议行玻璃体视网膜手术。

一、手术适应证

（1）大量及反复发生的玻璃体积血经 1~3 月保守治疗无吸收，或者有发展为增殖性玻璃体视网膜病变者，需尽早行玻璃体切割术。

（2）合并视网膜脱离或裂孔。

（3）合并虹膜新生血管形成。

（4）合并溶血性或血影细胞性青光眼。

二、手术要点

1. 灌注

确保灌注头进入玻璃体腔，尤其术前 B 超提示视网膜脱离者，然后再打开眼内灌注，避免灌注液误入视网膜下或脉络膜上腔。

2. 视网膜前血池

玻璃体积血常伴有视网膜前血池，切除血性玻璃体，避免将玻璃体后皮质过早过大切开，否则会造成血液涌入玻璃体腔影响手术视野及手术操作；术中注意寻找辨识玻璃体后皮质，打开小孔，在孔处吸除视网膜前血池。

3. 术中出血

在做玻璃体后脱离时仔细辨认有无牵拉，小心操作，避免过度牵拉血管导致术中出血；如发现有活动性出血，停止操作，升高眼内压保持 30 秒左右或及时电凝止血，或在眼内液中 500mL 灌注液内加入 0.1% 肾上腺素注射液 0.5mL。

4. 视网膜光凝或冷凝

术中根据眼底病变需对视网膜裂孔或视网膜血管病变进行冷凝或光凝处理。

三、特殊并发症及处理

1. 角膜水肿

如长时间暴露角膜、眼压过高或意外损伤角膜致角膜水肿影响眼内手术进行，可用干棉签挤压角膜上皮，用高渗液滴于角膜上皮。

2. 瞳孔缩小

500mL 灌注液内加入 0.1% 肾上腺素注射液 0.5mL，适当增加灌注压，球结膜下可注射散瞳合剂 0.2mL；必要时可用虹膜拉钩。

3. 医源性视网膜裂孔

充分切除孔周玻璃体，激光或冷冻封闭裂孔。

4. 术后眼内出血

可根据眼部及 B 超检查提示，如无视网膜脱离，可观察 1~2 个月，若不吸收，可行玻璃体腔灌洗术。

5. 虹膜新生血管或伴青光眼

行全视网膜光凝、球内注射抗 VEGF 药物；如果伴有眼压高，局部使用降眼压滴眼液；如果不易控制时可行抗青光眼手术。

四、随诊

术后复查非常重要，无论术中是否明确疾病诊断及有无视网膜光凝或冷凝治疗，建议术后2周复查 FFA+OCT。根据 FFA 及 OCT 结果决定后续治疗；如 FFA 有无灌注区域需补充视网膜光凝；如 OCT 提示黄斑水肿需行抗 VEGF 治疗。积极控制及治疗全身性疾病。

第四节　典型病例及手术视频

病例 25

患者女，66 岁。

主诉： 右眼视力下降 2 周，加重 1 周。

既往病史： 否认高血压、糖尿病史。

眼部检查：（图 11-4-case25-1~ 图 11-4-case25-3）

	OD	OS
视力	HM/ 眼前 10cm	0.6
眼压	14.0mmHg	16.4mmHg
前节	晶体混浊	晶体混浊
玻璃体	血性混浊	轻度絮状混浊
眼底	窥不清	视网膜平伏，未见明显出血渗出，黄斑中反可见

影像检查：

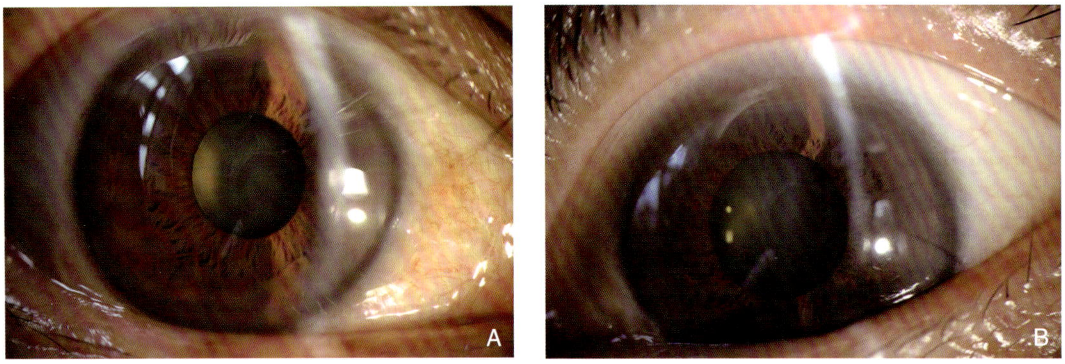

图 11-4-case25-1　术前双眼前节照相

A. 右眼晶体轻度混浊，前部玻璃体血性混浊；B. 左眼晶体轻度混浊，前部玻璃体清。

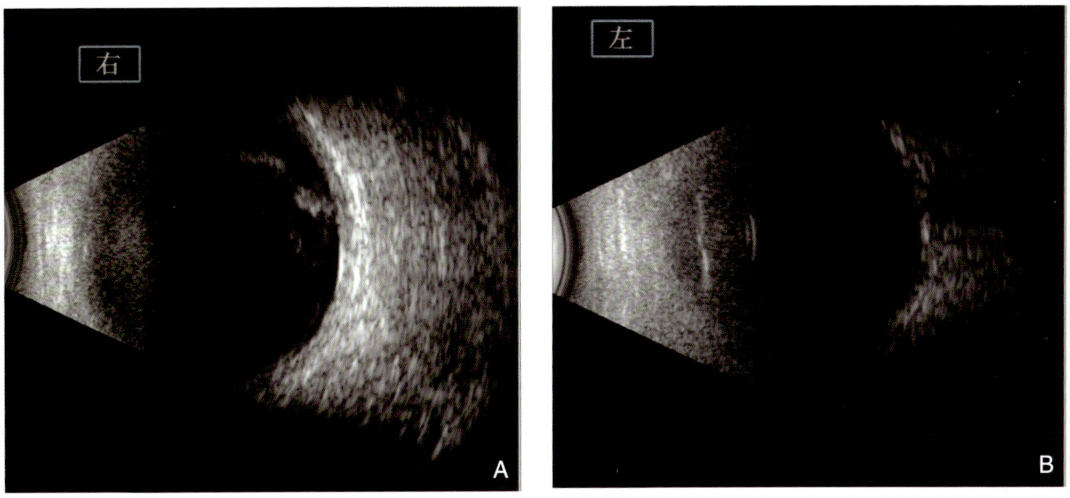

图 11-4-case25-2　术前双眼 B 超

A. 右眼轴长 23.1mm，玻璃体见团状强回声，球后壁粗糙；B. 左眼轴长 23.2mm，未见明显异常。

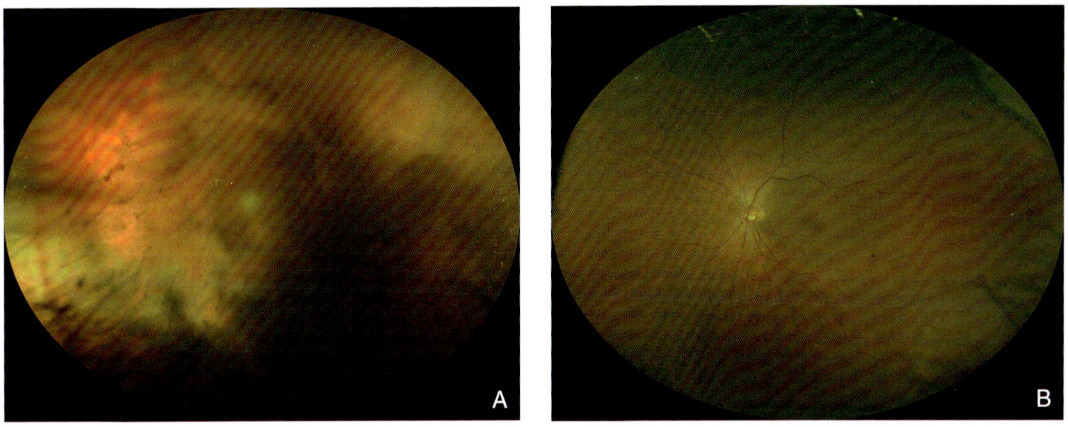

图 11-4-case25-3　术前双眼超广角眼底成像

A. 右眼玻璃体血性混浊，眼底窥不清；B. 左眼未见明显异常。

诊断：①右眼玻璃体积血；②双眼年龄相关性白内障。

手术方式 1：2019 年 7 月 29 日，行右眼 PHACO+IOL 植入 +PPV+ 冷冻 + 注油术（23G）（术中截图 11-4-case25-4）。术后修正临床诊断：①右眼玻璃体积血；②右眼视网膜裂孔；③双眼年龄相关性白内障。

术中截图 1：

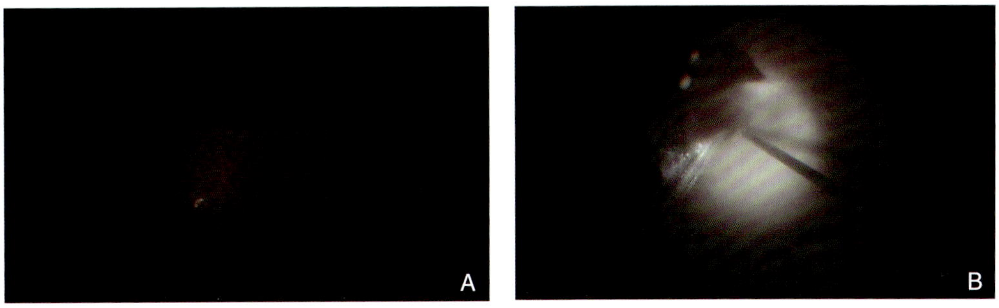

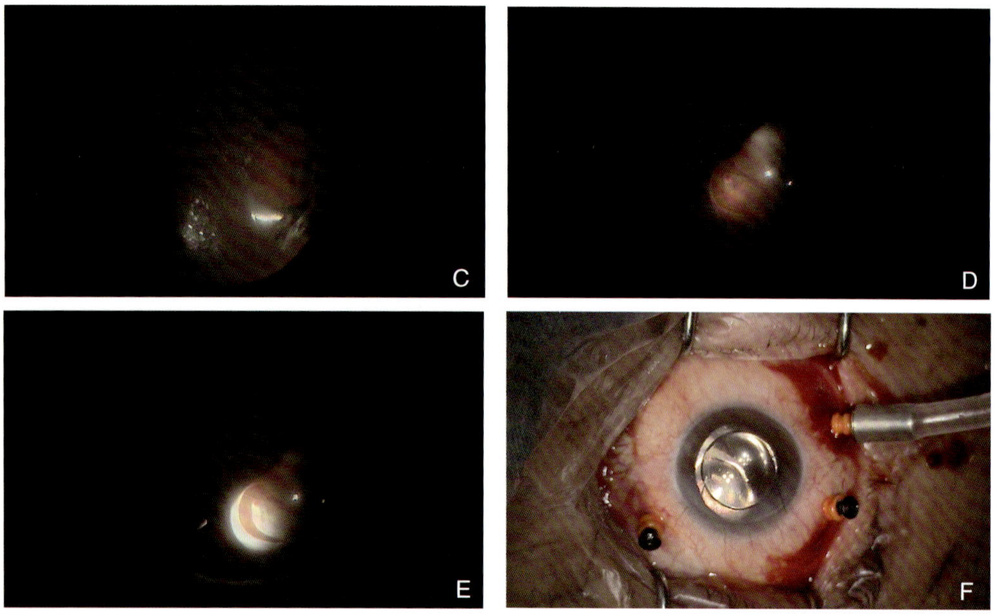

图 11-4-case25-4　术中截图

A. 切除血性玻璃体；B. TA 辅助玻璃体后脱离及周边血性玻璃体；C. 颞上周边可见 3PD 马蹄形裂孔，孔周视网膜浅脱离；D. 巩膜外裂孔处冷凝处理；E. 冷凝视网膜裂孔呈灰白色；F. 气 - 液交换，注油。

术后复查 1：

（1）2019 年 8 月 28 日，右眼 PPV+ 硅油填充术后 1 个月。视力 OD 0.2，OS 0.6。眼压 OD 19.2mmHg，OS 15.9mmHg。右眼人工晶体位正，玻璃体腔硅油填充，眼底视网膜平伏，颞上裂孔封闭良好（图 11-4-case25-5~ 图 11-4-case25-7）。

（2）2019 年 11 月 12 日，右眼 PPV+ 硅油填充术后 3 月半。视力 OD 0.2，OS 0.6。眼压 OD 10.2mmHg，OS 12.4mmHg。右眼人工晶体位正，玻璃体腔硅油填充伴乳化，眼底视网膜平伏，颞上裂孔封闭良好，周围见色素沉着（图 11-4-case25-8、图 11-4-case25-9）。

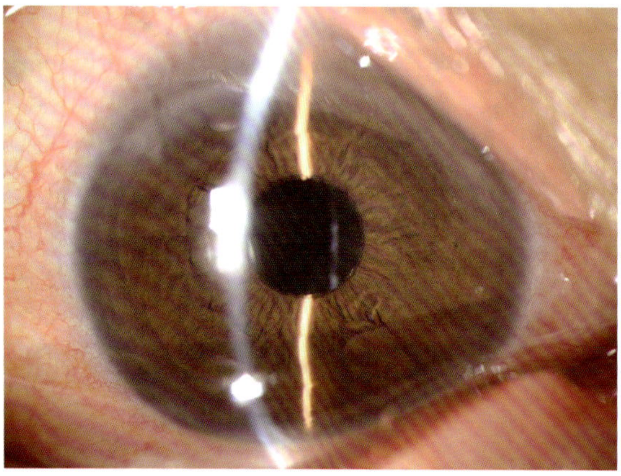

图 11-4-case25-5　右眼前节照相（2019.8.28）

右眼角膜透明，人工晶体位正。

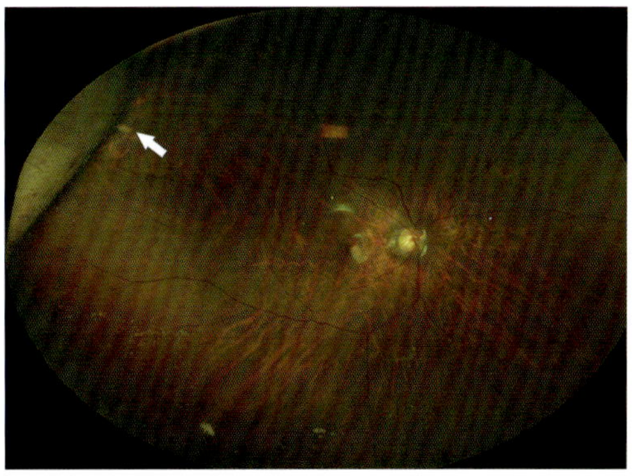

图 11-4-case25-6　右眼超广角眼底成像（2019.8.28）
视网膜平伏，颞上裂孔封闭良好，周围见激光斑（白箭）。

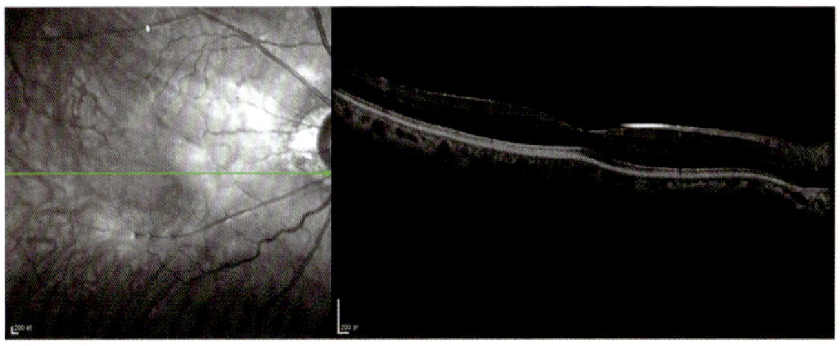

图 11-4-case25-7　右眼黄斑 OCT（2019.8.28）
黄斑区视网膜各层结构未见明显异常，视网膜前见硅油界面。

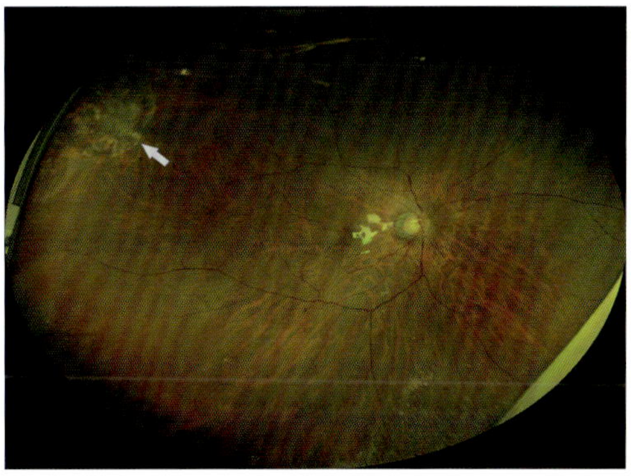

图 11-4-case25-8　右眼超广角眼底成像（2019.11.12）
视网膜平伏，颞上裂孔封闭良好，周围见色素沉着（白箭）。

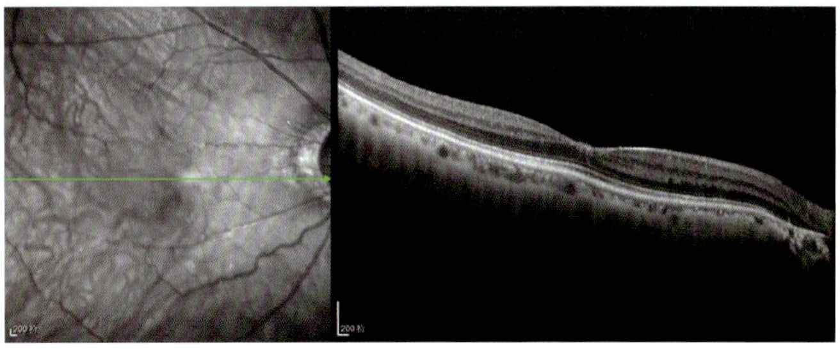

图 11-4-case25-9　右眼黄斑 OCT（2019.11.12）
黄斑区视网膜各层结构未见明显异常。

手术方式2： 2019年11月14日，行右眼硅油取出术。

术后复查2：

（1）2019年11月27日，右眼取油术后2周。视力OD 0.5，OS 0.8。眼压OD 13.8mmHg，OS 12.9mmHg。右眼人工晶体位正，玻璃体腔清，眼底视网膜平伏，颞上原裂孔封闭良好，周围见色素沉着。

（2）2020年4月19日，右眼取油术后5月。视力OD 0.5，OS 0.8。眼压OD 12.6mmHg，OS 13.4mmHg。右眼人工晶体位正，玻璃体腔清，眼底视网膜平伏，颞上裂孔封闭良好，周围见色素沉着（图11-4-case25-10）。

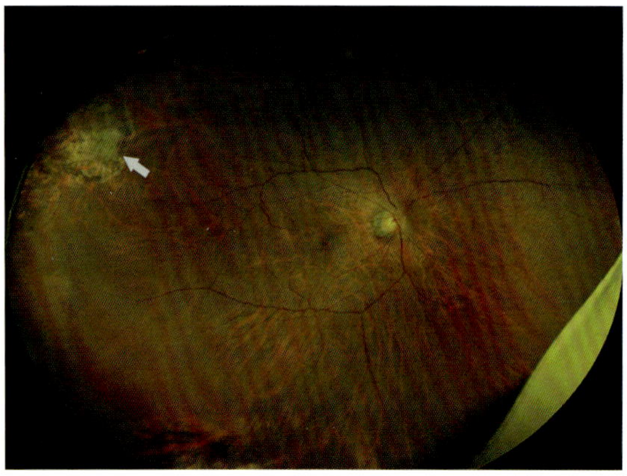

图11-4-case25-10　右眼超广角眼底成像（2020.4.19）

视网膜平伏，颞上裂孔封闭良好，周围见色素沉着（白箭）。

病例解析： 玻璃体积血常见于糖尿病视网膜病变、视网膜静脉阻塞、眼外伤、急性玻璃体后脱离，文献报道在伴有玻璃体积血的急性玻璃体后脱离患者中，视网膜裂孔发生率高达70%，常发生于上方。提醒我们在临床上遇到50岁以上轻度或中度玻璃体积血、无全身疾病（高血压、糖尿病等）患者时，应注意做眼底及眼B超检查，排除因急性玻璃体后脱离引起视网膜血管撕破及视网膜撕裂导致的玻璃体积血。如有少量玻璃体积血，眼底部分可以窥见，注意查看有无视网膜裂孔或视网膜脱离，确定视网膜裂孔无视网膜脱离，可以行视网膜裂孔周围光凝封闭裂孔；如裂孔伴有视网膜脱离，可以行巩膜外环扎和（或）外垫压、玻璃体视网膜手术。如玻璃体积血较多，眼底不易窥见，可通过B超检查提示玻璃体积血的程度及状态、有无视网膜裂孔或视网膜脱离。如有视网膜裂孔或视网膜脱离，应尽快行玻璃体视网膜手术。

该患者系老年人，无眼部及全身疾病、外伤等，引起玻璃体积血的原因不明，保守治疗无明显好转，术中见玻璃体已后脱离，证实玻璃体积血源自玻璃体与视网膜异常粘连，在急性玻璃体后脱离时引起视网膜血管撕破及视网膜撕裂，裂孔周围视网膜浅脱离。根据患者眼底病变情况，手术应选惰性气体填充，维持有效的气体填充约2周左右，促使视网膜裂孔闭合，但由于目前暂无惰性气体，故采用硅油填塞以替代惰性气体填塞。手术及时，视网膜脱离未累及黄斑区，故预后较好。

（病例提供：雷春灵）

病例 26

患者女，58 岁。

主诉： 右眼视力下降 4 月。

既往病史： 高血压病史 2 年。1 年半前诊断“右眼 BRVO”，行 2 次视网膜激光光凝术。

眼部检查：（图 11-4-case26-1~ 图 11-4-case26-3）

	OD	OS
视力	HM/50cm	0.8
眼压	14.0mmHg	16.4mmHg
前节	晶体轻度混浊	鼻侧球结膜肥厚增生，突入角膜缘约 1.5mm，晶体轻度混浊
玻璃体	血性混浊	轻度絮状混浊
眼底	窥不清	视网膜平伏，未见明显出血渗出，黄斑中反未见

影像检查：

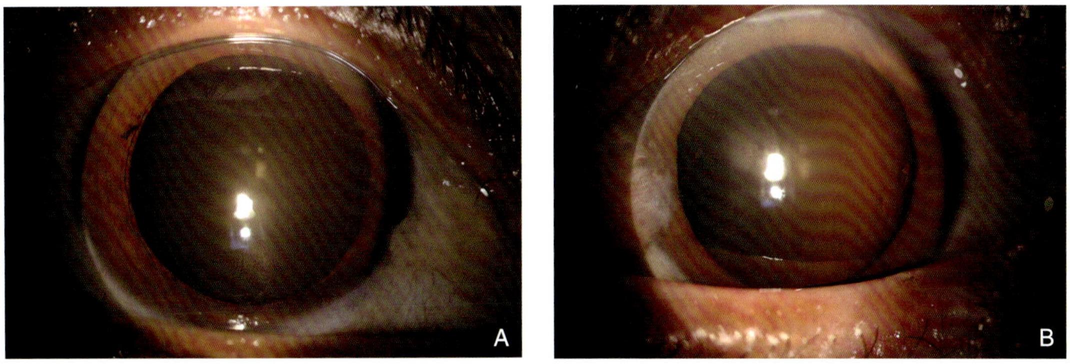

图 11-4-case26-1　术前双眼前节照相

A. 右眼晶体轻度混浊，前部玻璃体血性混浊，无明显红光反射；B. 左眼晶体轻度混浊，可见明显红光反射。

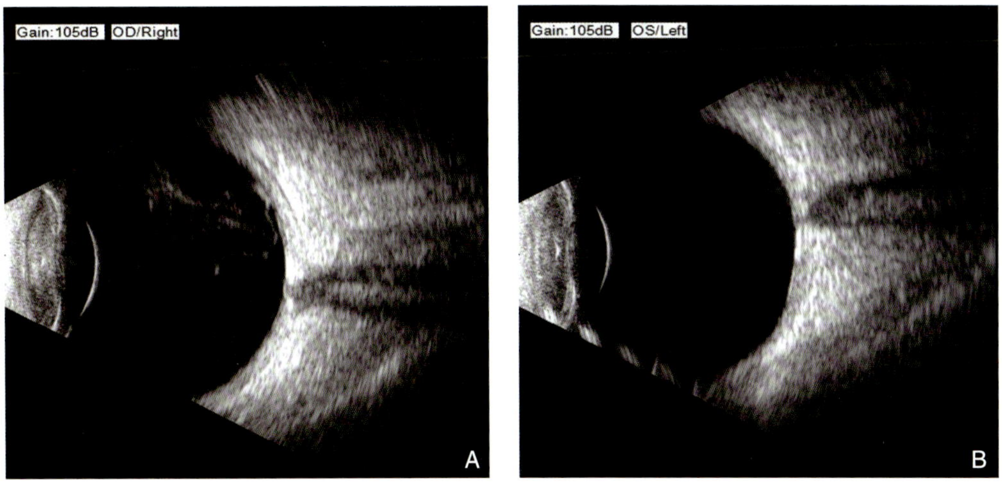

图 11-4-case26-2　术前双眼 B 超

A. 右眼轴长 22.6mm，玻璃体见团状强回声；B. 左眼轴长 23.1mm，未见明显异常。

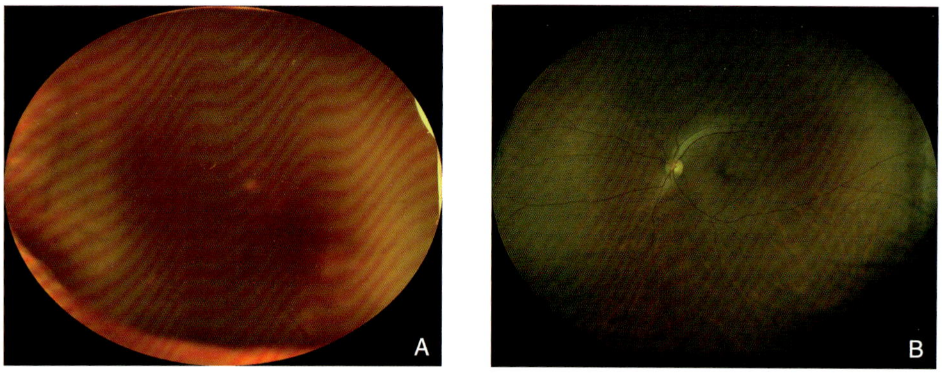

图 11-4-case26-3　术前双眼超广角眼底成像

A. 右眼玻璃体血性混浊，眼底窥不入；B. 左眼底未见明显异常。

诊断：①右眼玻璃体积血；②右眼 BRVO 视网膜激光术后；③双眼年龄相关性白内障；④高血压病。

手术方式：2019 年 12 月 26 日，行右眼 PPV+ 激光 + 注气术（23G）（术中截图 11-4-case26-4）。

术中截图：

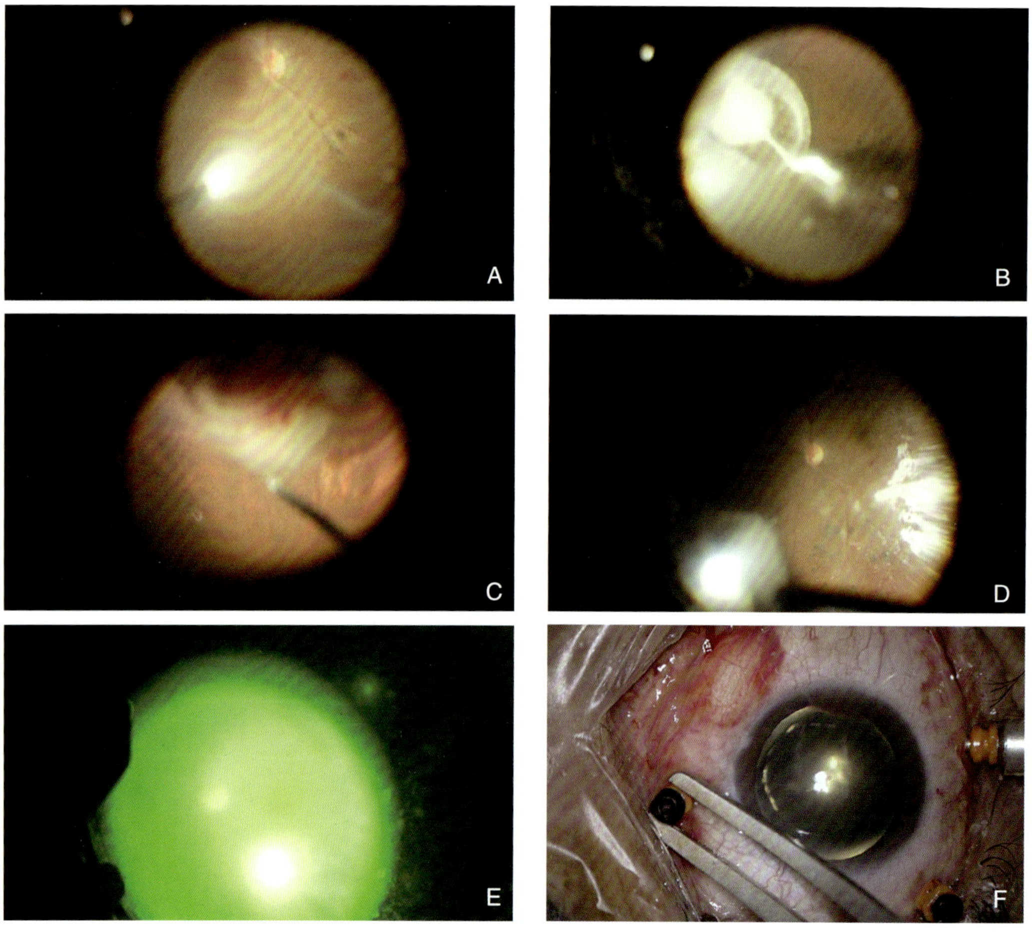

图 11-4-case26-4　术中截图

A. 切除玻璃体积血时见被牵拉游离的颞上视网膜血管；B. TA 辅助玻璃体切除；C. 切除周边血性玻璃体；D. 视网膜颞上分支静脉闭锁及光凝斑；D. 视网膜补充光凝；E. 气 – 液交换注气，关闭切口。

术后复查：

（1）2020 年 1 月 8 日，右眼 PPV 术后 2 周。视力 OD 0.8，OS 0.8；眼压 OD 19.2mmHg，OS 15.9mmHg。右眼晶体轻度混浊，玻璃体腔清，眼底视网膜平伏，颞上血管闭塞呈白线，颞上见激光斑（图 11-4-case26-5~ 图 11-4-case26-8）。左眼同前。行 FFA 检查，并给予补充视网膜激光光凝治疗。

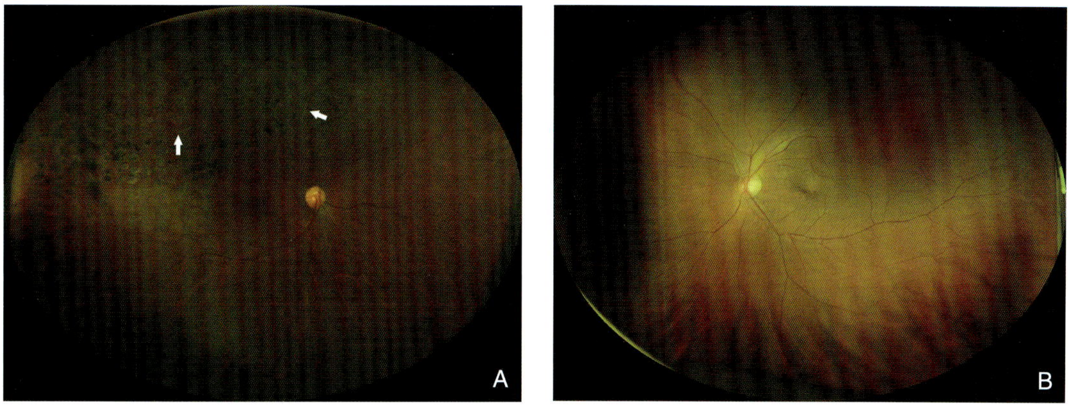

图 11-4-case26-5　双眼超广角眼底成像（2020.1.8）

A. 右眼视网膜平伏，颞上血管闭塞呈白线（白箭），颞上见激光斑；B. 左眼未见明显异常。

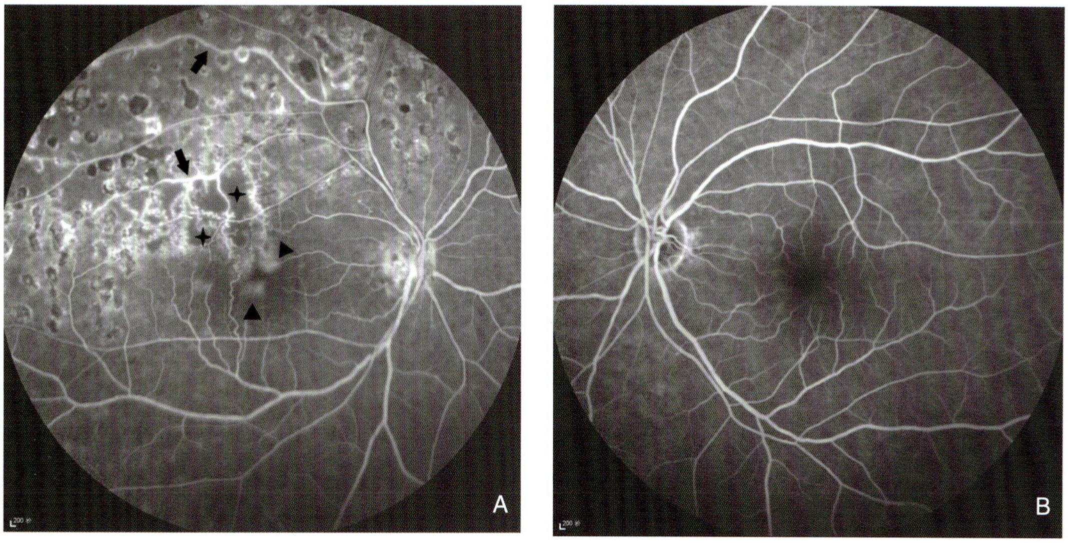

图 11-4-case26-6　双眼 FFA（2020.1.8）

A. 右眼晚期颞上血管变细，血管壁荧光着染（黑箭），黄斑区颞上见散在小片无灌注区（黑星），黄斑区小血管荧光素渗漏（黑三角）；B. 左眼未见明显异常。

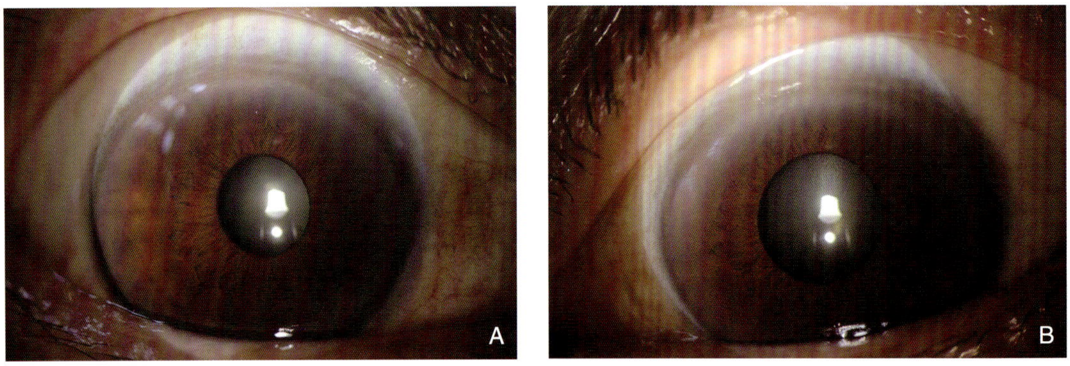

图 11-4-case27-2　双眼前节照相（2019.7.23）
A. 右眼晶体皮质混浊；B. 左眼晶体皮质混浊。

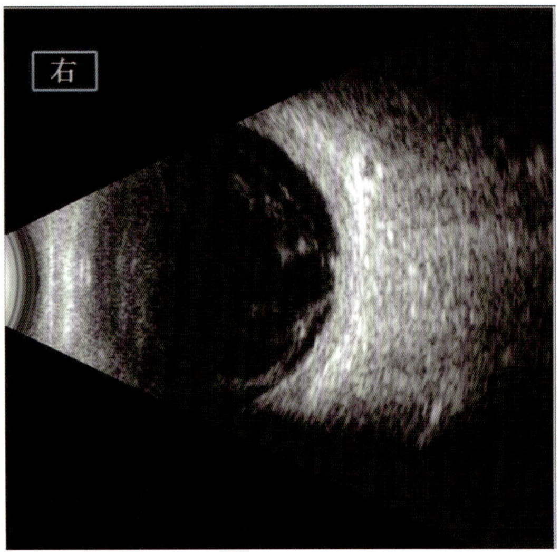

图 11-4-case27-3　右眼 B 超（2019.7.23）
右眼轴长 23.1mm，玻璃体团状强回声，球后壁粗糙。

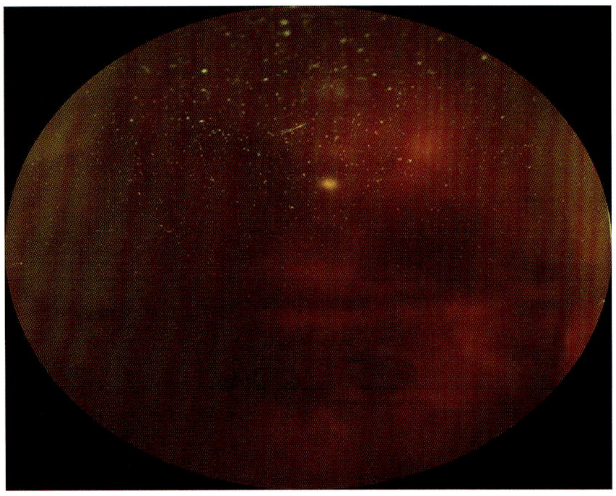

图 11-4-case27-4　右眼超广角眼底成像（2019.7.23）
视力下降 2 周检查见右眼玻璃体血性混浊，眼底窥不清。

诊断：①右眼玻璃体积血；②双眼年龄相关性白内障。

手术方式：2019 年 7 月 29 日，行右眼 PHACO+IOL 植入 +PPV+ 激光 + 注气术（23G）（术中截图 11-4-case27-5），术后修正临床诊断：①右眼玻璃体积血；②右眼视网膜大动脉瘤；③双眼年龄相关性白内障。

术中截图：

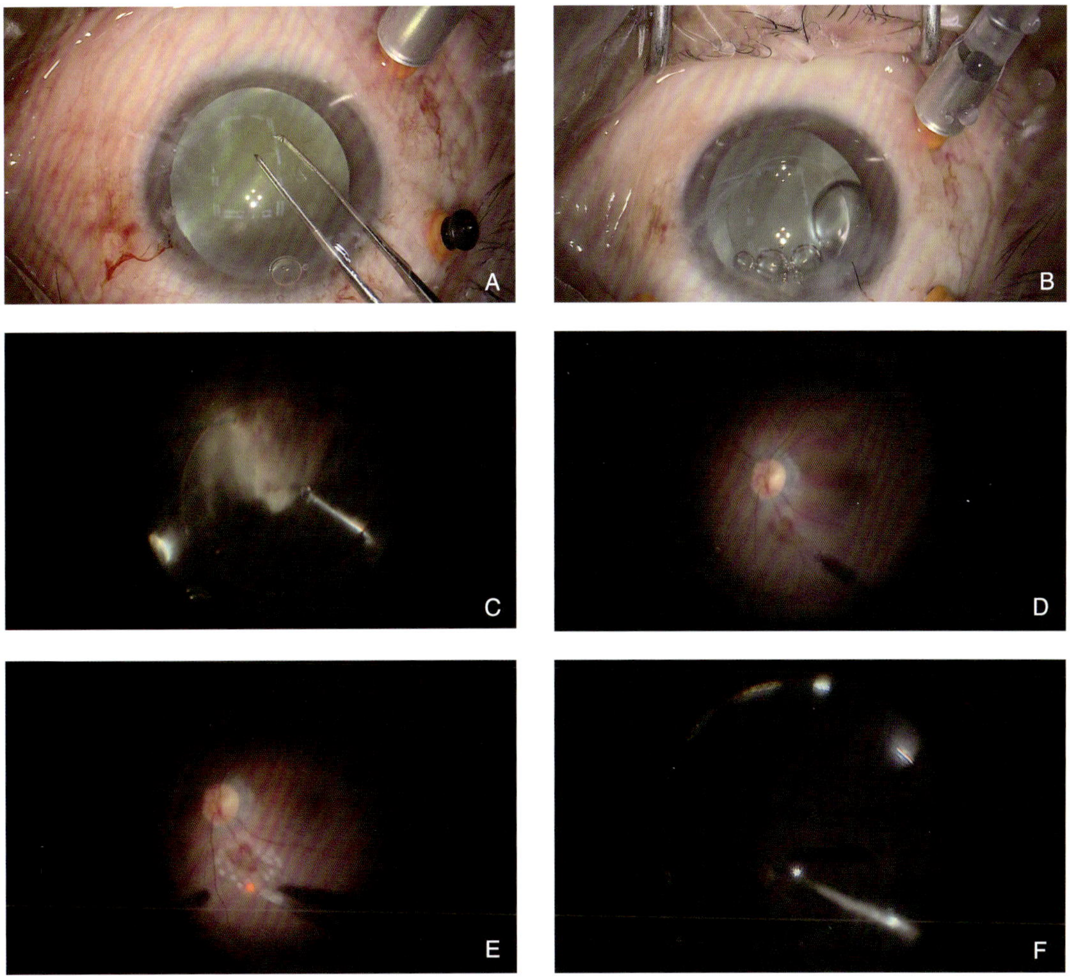

图 11-4-case27-5　术中截图

A. 导光头后照明辅助撕囊；B. PHACO+IOL 后行前部玻璃体切除；C. 切除血性玻璃体；D. 视盘颞上动静脉交叉处见 1/2PD 梭形隆起囊样暗红色病灶，周围伴出血；E. 包绕视网膜动脉瘤视网膜光凝；F. 气－液交换。

术后复查：

2019 年 8 月 12 日，右眼 PPV+ 注气术后 2 周。视力 OD 0.4，OS 0.6。眼压 OD 21mmHg，OS 16.5mmHg。右眼人工晶体位正，玻璃体腔清，眼底视网膜平伏，颞上动静脉交叉处见 1/3PD 出血灶（图 11-4-case27-6、图 11-4-case27-7）；左眼同前。行 FFA 检查，视网膜动脉瘤处补充光凝。

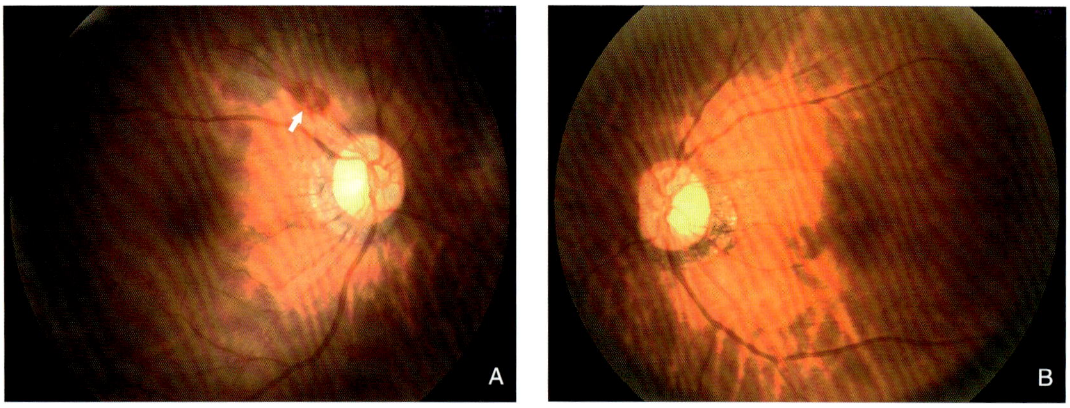

图 11-4-case27-6　双眼底普通彩照（2019.8.12）

A. 右眼视盘颞上动静脉交叉处见 1/2PD 梭形隆起囊样暗红色病灶（箭头），周围伴出血；B. 左眼未见明显异常。

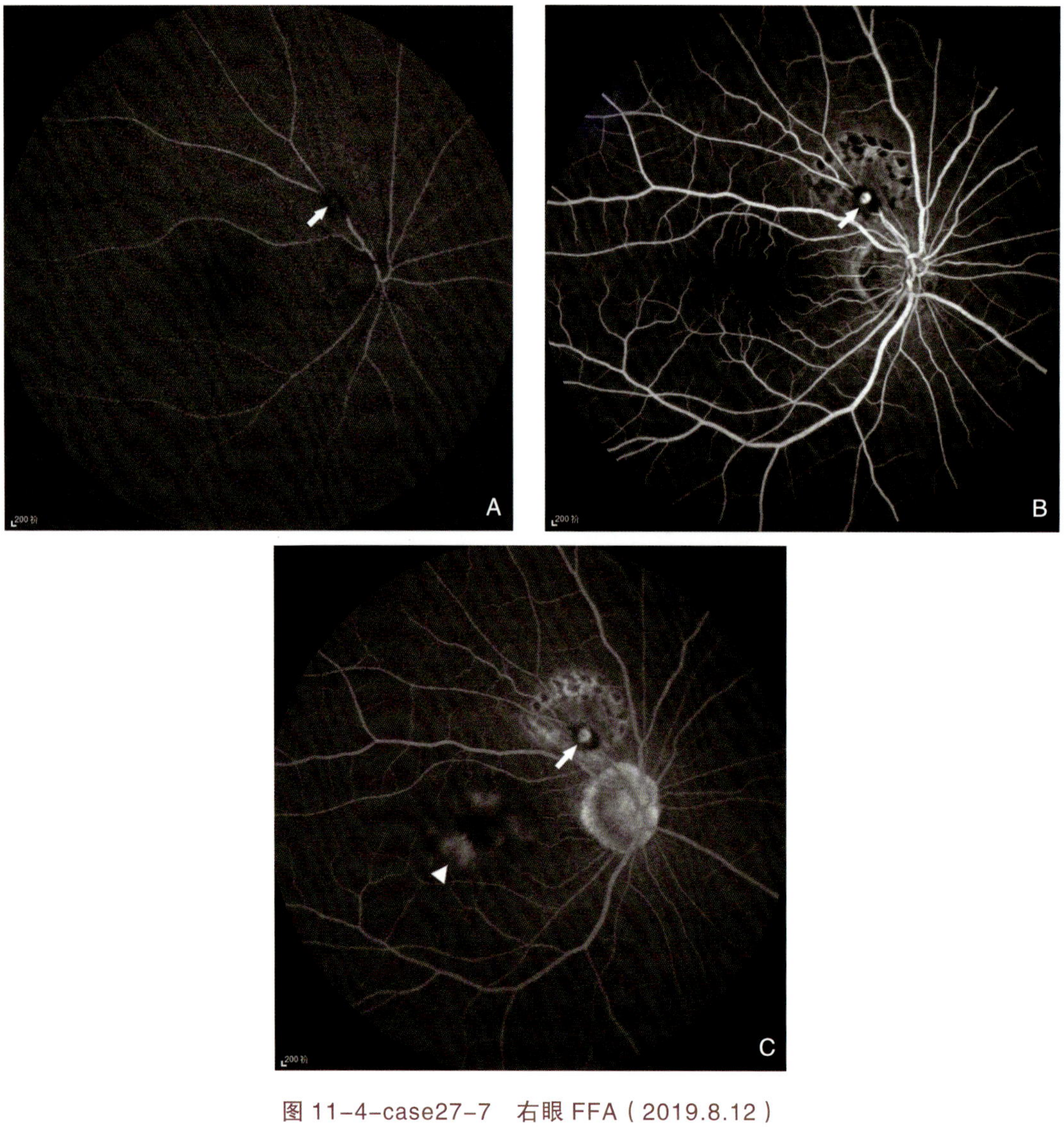

图 11-4-case27-7　右眼 FFA（2019.8.12）

A. 右眼 FFA，动脉期视盘颞上见小片视网膜前出血遮蔽荧光，动脉分支见点状强荧光（白箭）；B. 动静脉期荧光略增强（白箭），其周围激光环绕；C. 晚期动静脉期荧光略减弱（白箭），黄斑区拱环小血管荧光素渗漏（白三角）。

病例解析：视网膜大动脉瘤又称获得性视网膜大动脉瘤（retinal arterial macroaneurysm，RAM）为梭形或圆形视网膜分支动脉扩张，主要发生在视网膜动脉第二及第三分支、分叉点或动静脉交叉处。1973 年 Robertson 第一次提出视网膜大动脉瘤概念，并注意到其发病特点：多为单个，20% 的患者是沿着同一条血管或多条血管的多个动脉瘤。报道最多的是颞上视网膜分支动脉受累，由于出血及渗出影响视力。高血压是最常见的相关危险因素，未经控制的高血压可表现为视网膜大动脉瘤并发玻璃体积血。临床表现多样，瘤体破裂导致的玻璃体积血以及内界膜下、视网膜浅层、视网膜深层、视网膜下等视网膜多层次出血，容易误诊为渗出型老年性黄斑变性、糖尿病视网膜病变、视网膜分支静脉阻塞、毛细血管扩张症等可能出现类似表现的出血性疾病。

辅助检查：FFA 是诊断金标准，显示瘤样扩张的动脉立即充盈和渗漏荧光，如存在内界膜下和视网膜内出血遮挡，可在出血周围见到环形强荧光，累及的动脉可显示变细和不规则，周围毛细血管渗漏荧光。OCTA 检查显示视网膜层间见血管团状血流信号。OCT 检查显示渗出引起广泛的视网膜水肿，视网膜外层水肿最显著，还能显示黄斑区神经上皮脱离。

本患者因急于外出，未做相关检查，短暂高原旅居使患者血压急剧升高而并发玻璃体积血，术中切除血性玻璃体，见黄斑区无明显出血，视盘颞上视网膜第一分支动脉处梭形约 1/2PD 暗红色病灶，考虑为视网膜大动脉瘤，给予局部光凝治疗。术后 2 周 FFA 检查，进一步明确诊断。

视网膜大动脉瘤的治疗：①观察：因大多数视网膜动脉瘤可自行退化，视力恢复较好，所以对未影响黄斑区的病例可以进行观察。②激光治疗：激光适应证是慢性黄斑渗漏或黄斑水肿引起视力下降。用激光光凝视网膜动脉瘤表面及周围促进动脉瘤的萎缩，减少渗出，从而改善黄斑区水肿。③抗新生血管生长因子（VEGF）治疗：抗 VEGF 药物不能从根本上稳定视网膜动脉瘤病灶，仅在注射后可使早期黄斑区视网膜水肿明显减轻，但最终随访显示，其对最佳矫正视力和黄斑区视网膜厚度并没有显著作用。④手术治疗：如果玻璃体积血保守治疗无效需行玻璃体视网膜手术。

（病例提供：雷春灵）

病例 28

患者女，65 岁。

主诉：右眼突然视物不见 14 天。

现病史：2 周前于外院行 FFA+ICGA 检查（图 11-4-case28-1），诊断双眼 PCV，未予治疗。

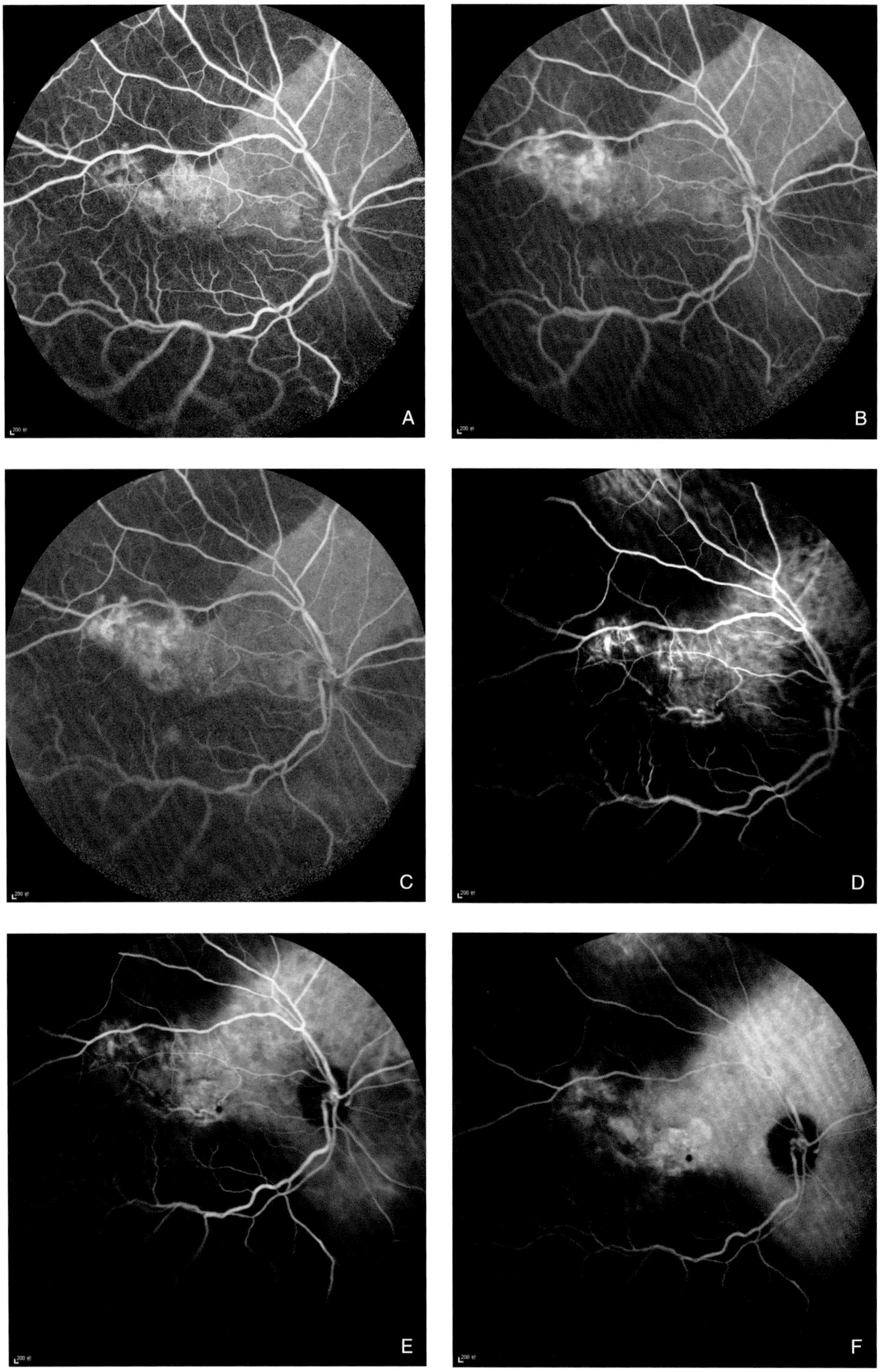
A
B
C
D
E
F

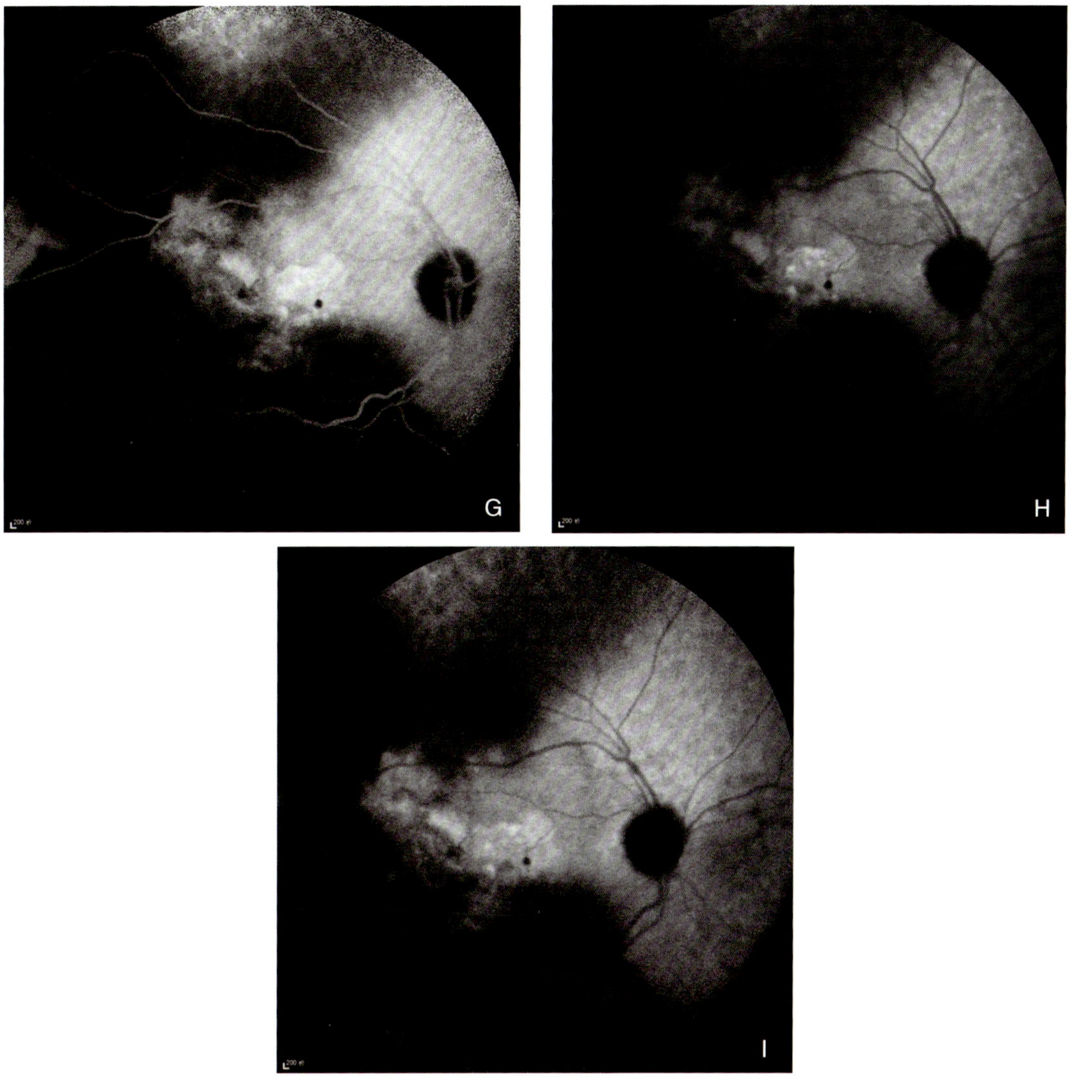

图 11-4-case28-1　FFA+ICGA（2019.6.4）

FFA：A~C. 黄斑区颞上斑点状强荧光，中后期部分染料渗漏。ICGA：D~E. 早期见黄斑区颞上血管弓下异常分支脉络膜血管网，末梢呈多个息肉状扩张灶；F~G. 中期由于渗漏息肉灶较明显；H~I. 后期见息肉灶中心弱荧光，周围染色呈“冲刷现象”。

既往病史： 否认高血压、糖尿病史。

眼部检查：（图 11-4-case28-2~ 图 11-4-case28-5）

	OD	OS
视力	LP	0.4
眼压	13.3mmHg	15.4mmHg
前节	晶体混浊	晶体混浊
玻璃体	血性混浊	轻度絮状混浊
眼底	窥不清	视网膜平伏，黄斑区见 1PD 黄白色病灶，其鼻侧见 1PD 色素萎缩灶，周围见散在渗出。

影像检查：

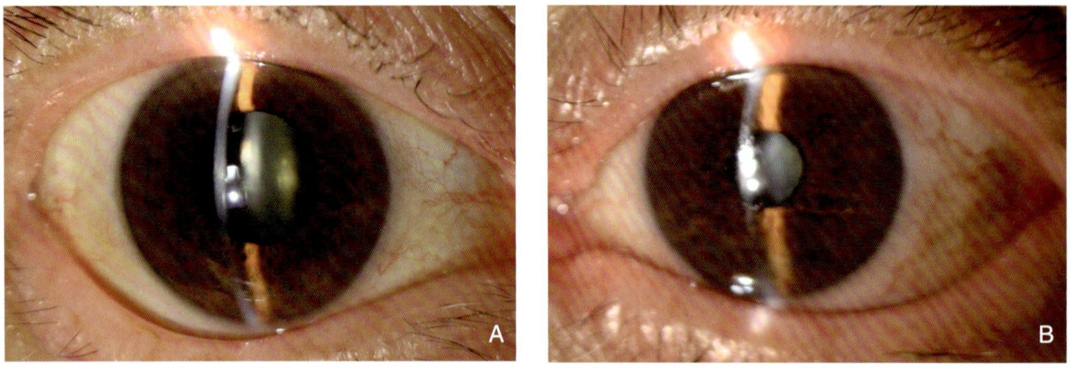

图 11-4-case28-2　术前双眼前节照相

A. 右眼散瞳见晶体轻度混浊，前部玻璃体血性混浊；B. 左眼小瞳下见晶体轻度混浊。

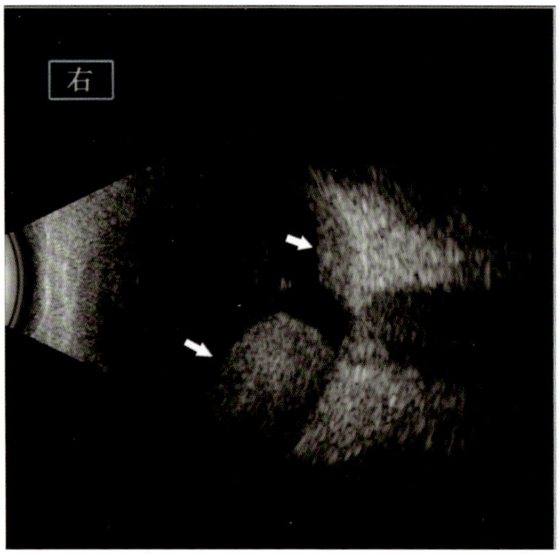

图 11-4-case28-3　术前右眼 B 超

右眼玻璃体斑片状强回声，球后壁结构不清晰，呈团块状高密度回声凸入玻璃体腔（白箭），视网膜下出血。

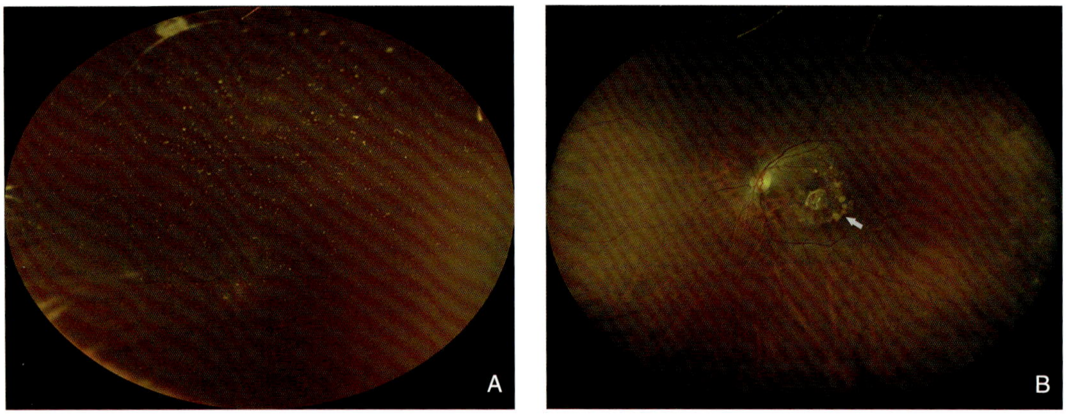

图 11-4-case28-4　术前双眼超广角眼底成像

A. 右眼玻璃体血性混浊，眼底窥不清；B. 左眼视网膜平伏，黄斑散在黄白色病灶（白箭）。

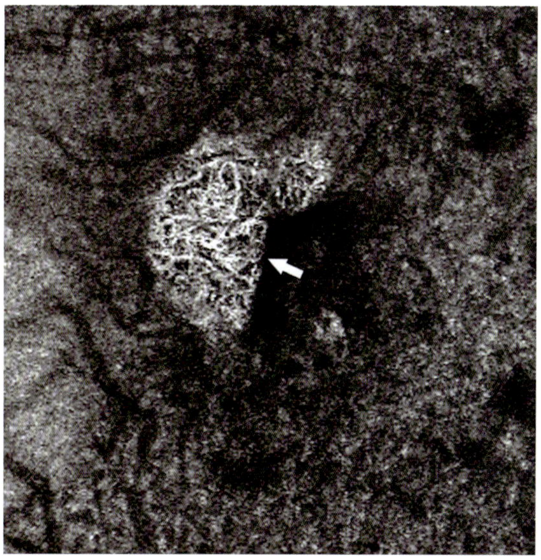

图 11-4-case28-5 左眼黄斑 OCTA

左眼 OCTA，黄斑区脉络膜血流信号不均，可见明显异常血管形态（白箭）。

诊断：①右眼玻璃体积血；②双眼息肉样脉络膜血管病变伴右眼出血性视网膜脱离？③双眼年龄相关性白内障。

手术方式 1：2019 年 6 月 4 日，行右眼 PHACO+PPV+ 电凝 + 视网膜切开 + 激光 + 注药（抗 VEGF）+ 注油术（23G）（术中截图 11-4-case28-6）。术后修正临床诊断：①右眼玻璃体积血；②双眼息肉样脉络膜血管病变伴右眼出血性视网膜脱离；③双眼年龄相关性白内障。

术中截图 1：

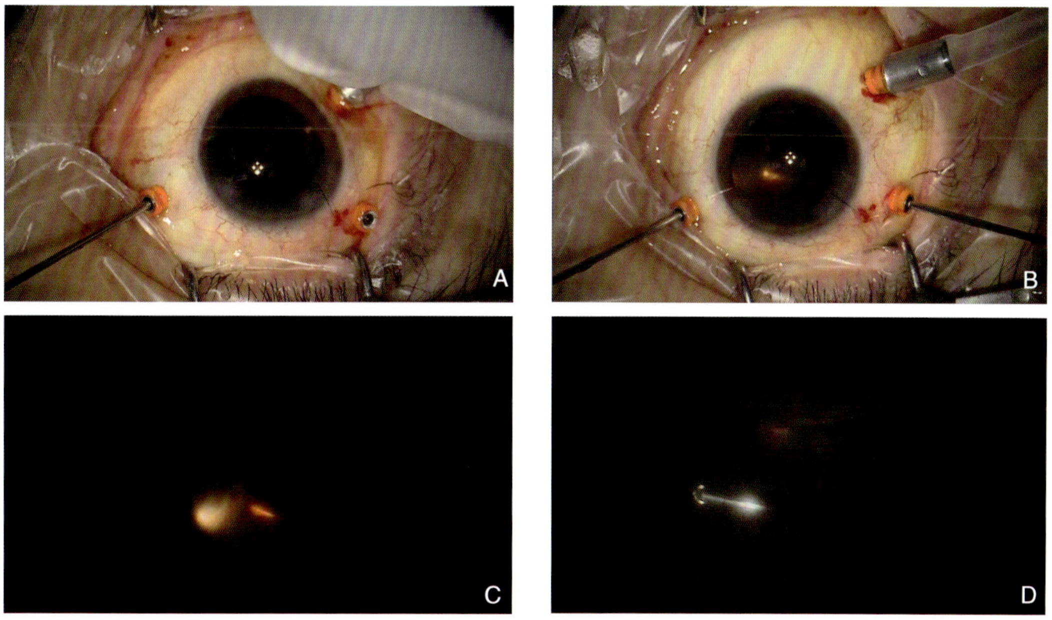

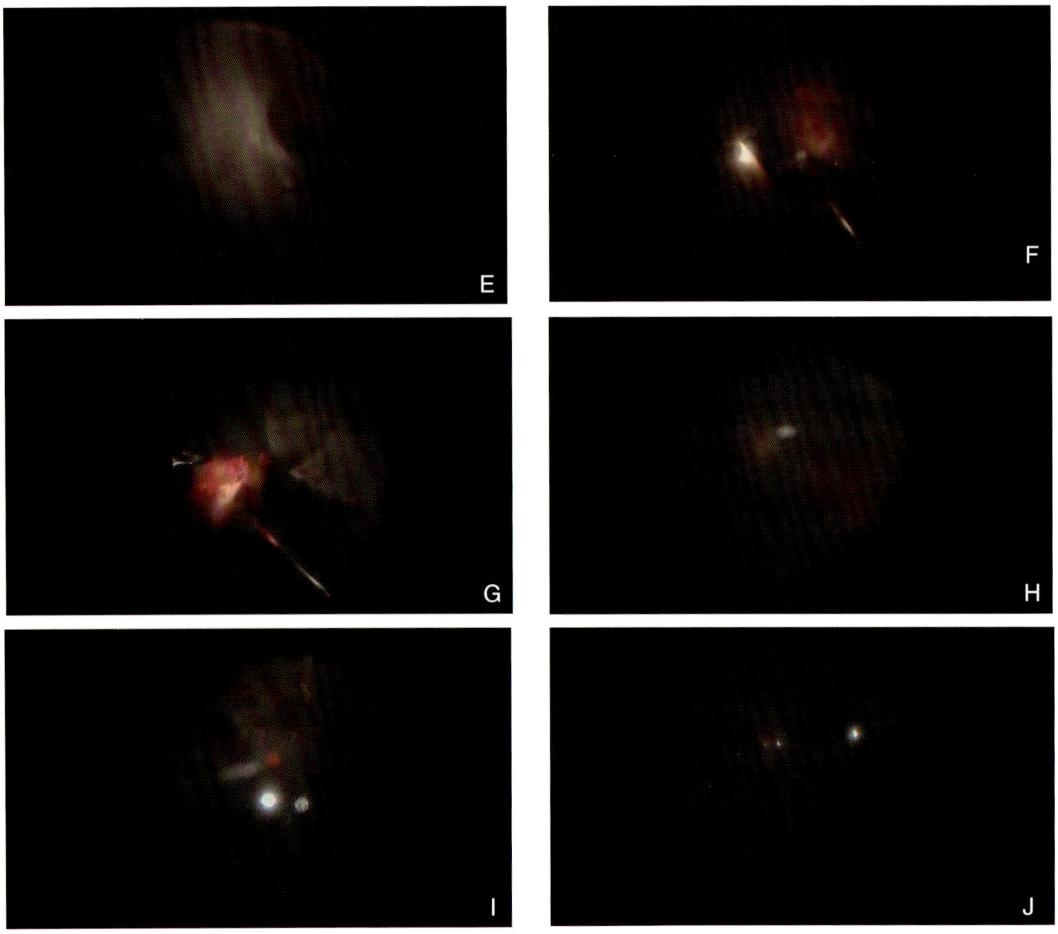

图 11-4-case28-6　术中截图

A. 灌注确定进入玻璃体腔后再打开灌注；B. 前部玻璃体切除见血性浓密玻璃体；C. 切除中后部血性浓密玻璃体；D. 切除玻璃体后见下方视网膜呈棕黑色隆起；E. 颞下赤道部视网膜切开；F. 清除视网膜下大量积血及血凝块；G. 将大块凝血机化团块移至玻璃体腔切除；H. 玻璃体腔注入重水视网膜平复并尽可能排出视网膜下残留积血；I. 颞下视网膜切开周围视网膜光凝包绕；J. 气－重水交换注入硅油。

术后复查 1：

（1）2019 年 7 月 9 日，右眼 PPV+ 硅油填充术后 5 周复查。视力 OD CF/20cm，OS 0.4；眼压 OD 15.0mmHg，OS 13.2mmHg。右眼晶体缺如，玻璃体腔硅油填充，眼底视网膜平伏，颞侧见大片色素上皮萎缩灶（图 11-4-case28-7、图 11-4-case28-8）。左眼同前。

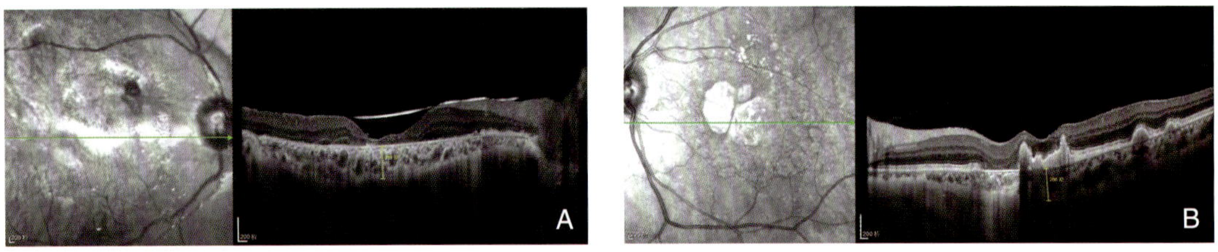

图 11-4-case28-7　双眼黄斑 OCT（2019.7.9）

A. 右眼示黄斑区神经上皮层萎缩变薄；B. 左眼黄斑区 RPE 层不规则隆起，部分视网膜外层组织变薄萎缩，部分 RPE 层缺失，可见玻璃体皮质牵拉条带。

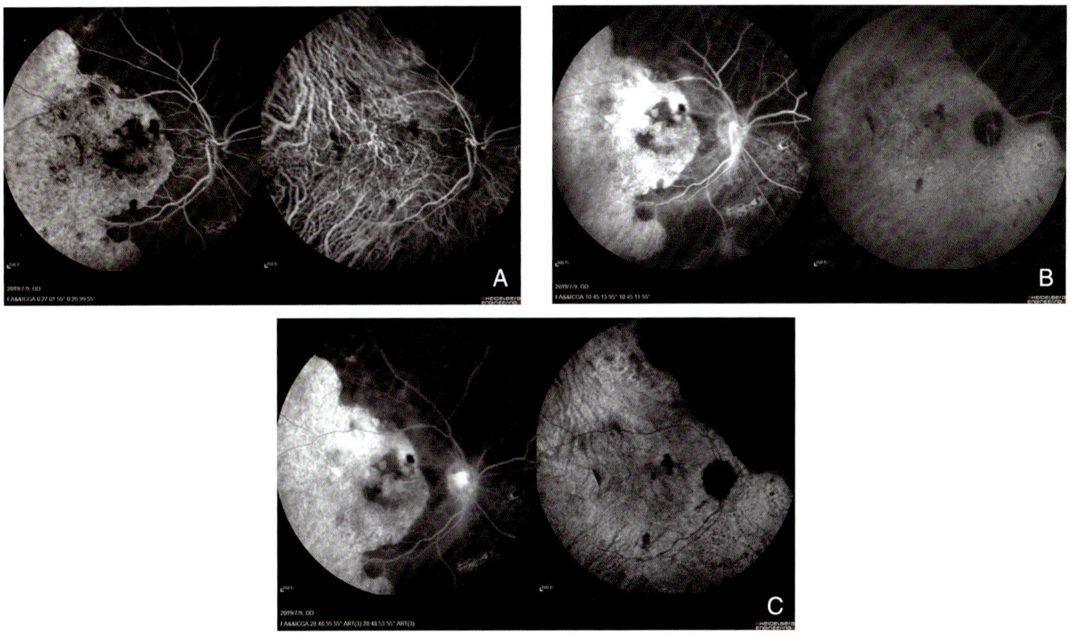

图 11-4-case28-8　FFA+ICGA（2019.7.9）

A. FFA+ICGA—0：27″；B. FFA+ICGA—10：45″；C. FFA+ICGA—28：48″。双相造影早期、中期、晚期黄斑区颞上血管弓下均未见明显斑点状强荧光及息肉灶，黄斑区及颞侧见大片斑驳状强荧光。

（2）2019 年 8 月 20 日，右眼 PPV+ 硅油填充术后 2 个月。视力 OD FC/20cm，OS 0.4；眼压 OD 17.0mmHg，OS 13.4mmHg。右眼晶体缺如，玻璃体腔硅油填充，眼底视网膜平伏，颞侧见大片色素上皮萎缩灶（图 11-4-case28-9、图 11-4-case28-10）。左眼同前。

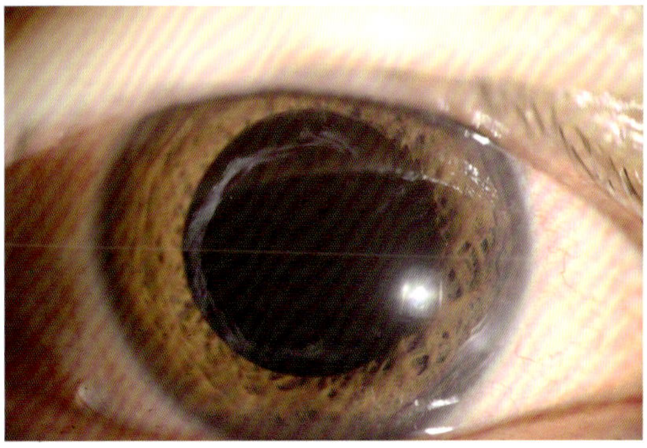

图 11-4-case28-9　右眼前节照相（2019.8.20）

右眼晶体缺如，周边见残留囊膜。

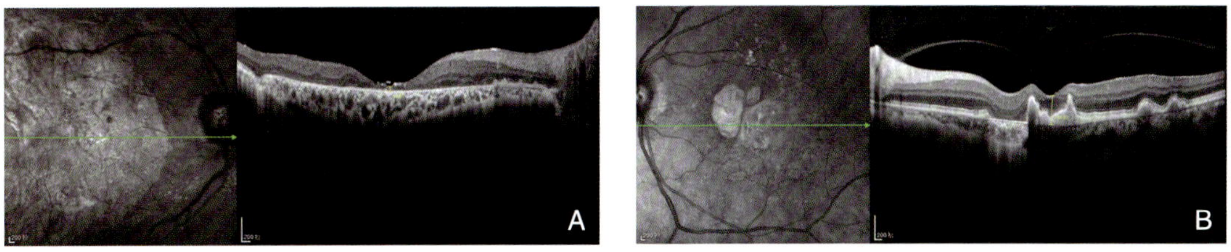

图 11-4-case28-10　双眼黄斑 OCT（2019.8.20）

A. 右眼黄斑区视网膜神经上皮萎缩；B. 左眼检查结果同 2019.7.9。

（3）2019 年 9 月 22 日，右眼 PPV+ 硅油填充术后 3 月。视力 OD CF/20cm，OS 0.5；眼压 OD 19.0mmHg，OS 14.2mmHg；右眼晶体缺如，玻璃体腔硅油填充伴乳化，眼底视网膜平伏，颞侧见大片色素上皮萎缩灶；左眼同前（图 11-4-case28-11）。

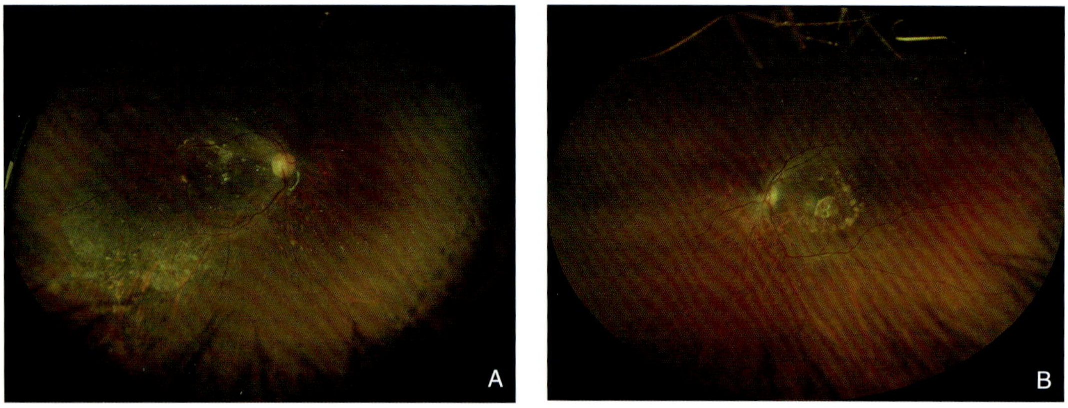

图 11-4-case28-11　双眼超广角眼底成像（2019.9.22）

A. 右眼黄斑区色素紊乱，颞侧见大片色素萎缩灶，下方周边见激光斑；B. 左眼同术前。

手术方式 2：2019 年 9 月 26 日，行右眼硅油取出 +IOL 植入术。

术后复查 2：

2019 年 10 月 9 日，右眼硅油取出 +IOL 植入术后 2 周。视力 OD 0.1，OS 0.5；眼压 OD 13.0mmHg，OS 12.2mmHg；右眼人工晶体位正，玻璃体腔清，眼底视网膜平伏，颞侧见大片色素上皮萎缩灶（图 11-4-case28-12）。左眼同前。

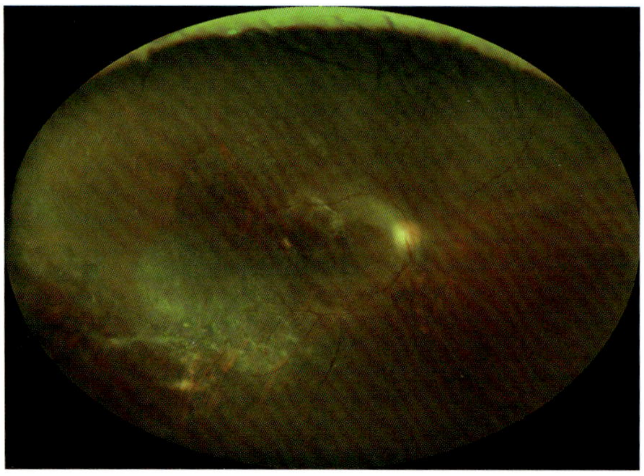

图 11-4-case28-12　右眼超广角眼底成像（2019.10.9）

右眼黄斑区色素紊乱，颞侧见大片色素萎缩灶，下方周边见激光斑。

病例解析：息肉样脉络膜血管病变（polypoidal choroidal vasculopathy，PCV）是一组以视网膜下橘红色结节样病灶和（或）呈异常分支的脉络膜血管网及其末梢息肉状扩张为特征的疾病，严重的可伴有玻璃体积血和出血性视网膜脱离，导致视力急剧下降，由 Stern 等人于 1985 年首先描述。该患者术前因视力下降曾行 FFA、ICGA 及 OCTA，FFA 提示黄斑区颞上斑点状强荧光，中后期部分染料渗漏；ICGA 提示早期黄斑区颞上血管弓下异常分支脉络膜血管网，末梢呈多个息肉状扩张灶，中期由于渗漏息肉灶明显，后期息肉灶中心呈弱荧光，周围染色呈“冲刷现象”。OCTA 提示脉络膜血流信号不均，可见明显异常血管形态，诊断明确。2 周后发生少见的、文献中报道 0.8% 发生率的 Polyps 破裂引起视网膜下大量出血及继发玻璃体积血导致视力突然丧失。

PCV 并发玻璃体积血及出血性视网膜脱离的手术方式的选择：如仅伴玻璃体积血或（和）局限的出血性视网膜脱离，可行玻璃体视网膜手术，术后联合眼内注药抗 VEGF 或（和）PDT 治疗；如同时存在玻璃体积血及广泛的出血性视网膜脱离，可行玻璃体视网膜手术联合视网膜切开清除视网膜下出血，但需硅油填充，二次手术，或经巩膜于视网膜下注射 tPA，然后放出视网膜下的出血，再行 PPV 或抗 VEGF 治疗。

以玻璃体积血为首诊的出血性视网膜脱离注意与脉络膜黑色素瘤鉴别，可做彩色多普勒血流成像（CDFI）及核磁共振（MRI）。PCV 引起的出血性视网膜脱离 CDFI 没有血流信号，MRI 信号值在任何阶段都不会被强化；脉络膜黑色素瘤 CDFI 可见血流信号，MRI 的 T1 加权像高信号，T2 加权像低信号，增强检查可以明显强化。

（病例提供：雷春灵）

（雷春灵　李凤至）

参考文献

［1］李凤鸣，谢立信．中华眼科学［M］．第 3 版．北京：人民卫生出版社，2014: 2213–2219, 2431–2437.

［2］马丽霞，马燕．玻璃体积血的超声诊断及临床疗效观察［J］．国际眼科杂志，2012, 12(12): 2415–2416.

［3］黎晓新，王景昭．玻璃体视网膜手术学［M］．第 2 版．北京：人民卫生出版社，2014: 312–314.

［4］Sarrafizadeh R, Hassan TS, Ruby AJ, et al. Incidence of retinal detachment and visual outcome in eyes presenting with posterior vitreous separation and dense fundus-obscuring vitreous hemorrhage［J］. Ophthalmology, 2001, 108(12): 2273–2278.

［5］Robertson DM. Macroaneurysms of the retinal arteries［J］. Trans Am Acad Ophthalmol Otolaryngol, 1973, 77(1): 55–67.

［6］Sekuri C, Kayikcioglu M, Kayikcioglu O. Retinal artery macroaneurysm as initial presentation of hypertension［J］. Int J Cardiol, 2004, 93(1): 87–88.

［7］Alnawaiseh M, Schubert F, Nelis P, et al. Optical coherence tomography (OCT) angiography findings in retinal arterial macroaneurysms［J］. BMC Ophthalmol, 2016, 16: 120.

［8］Cho HJ, Rhee TK, Kim HS, et al. Intravitreal bevacizumab for symptomatic retinal arterial macroaneurysm［J］. Am J Ophthalmol, 2013, 155(5): 898–904.

［9］Pitkänen L, Tommila P, Kaarniranta K, et al. Retinal arterial macroaneurysms［J］. Acta Ophthalmol, 2014, 92(2): 101–104.

［10］唐仕波，吕林，梁小玲．黄斑部疾病手术学［M］．第 1 版．北京：人民卫生出版社，297–311.

第十二章 增生性糖尿病视网膜病变

增生性糖尿病视网膜病变（proliferative diabetic vitreoretinopathy，PDR）的发病机制是长期慢性高血糖造成血管内皮损害引发的视网膜缺血，继而引起新生血管形成和纤维组织增生，导致黄斑水肿、玻璃体积血、牵拉行视网膜脱离和（或）新生血管行青光眼等损害，常引发视力减退甚至失明。

第一节 症状、体征、临床分期

一、症状

糖尿病视网膜病变（diabetic retinopathy，DR）分非增殖期（NPDR）和增殖期（PDR）。早期患者可无自觉症状，随诊病变在进展中出现不同程度视物变形、视力减退；到增殖期时，视力急剧下降，可因并发新生血管性青光眼导致眼压升高，出现眼痛、头痛、恶心呕吐等相关症状。

二、体征

临床体征包括血管病变如微动脉瘤、视网膜内微血管异常、毛细血管无灌注区形成、动静脉异常交通、视网膜中动静脉或大动静脉异常等，视网膜血管外损害如视网膜水肿、出血、硬性渗出、增生性病变等。

三、临床分期

1. DR 国际分期

表 3　DR 国际分期（2002）

病变严重程度	体征
无明显糖尿病视网膜病变	无异常
轻度 NPDR	仅有微血管瘤
中度 NPDR	介于轻度到重度 NPDR 的表现
重度 NPDR	出现下列任一改变，但无 PDR 表现： 4 个象限均有≥ 20 处视网膜内出血； 至少 2 个象限有静脉串珠样改变； 至少 1 个象限有视网膜内微血管异常（IRMA）
PDR	出现以下一种或多种改变： 新生血管形成、玻璃体积血或视网膜前出血

*NPDR：非增生型糖尿病视网膜病变；PDR：增生型糖尿病视网膜病变。

2. 国内分期

2014 年我国糖尿病视网膜病变临床诊疗指南的分期方法延续了 1985 年中华医学会眼科学分会眼底病学组的分期方法，在内容上与国际分期相衔接，详见下表。

表 4　DR 国内分期与国际分期比较

国内分期	国际分期	体征
Ⅰ期	NPDR 轻度非增生期	同上
Ⅱ期	NPDR 中度非增生期	同上
Ⅲ期	NPDR 重度非增生期	同上
Ⅳ期	PDR 早期	出现视网膜新生血管或视乳头新生血管
Ⅴ期	PDR 纤维增生期	出现纤维膜，可伴视网膜前出血或玻璃体积血
Ⅵ期	PDR 增生晚期	牵拉性视网膜脱离，合并纤维膜，可合并或不合并玻璃体积血，包括虹膜和房角的新生血管

糖尿病患者糖尿病视网膜病变在不同分期的超广角眼底彩图（图 12–1–1~ 图 12–1–6）：

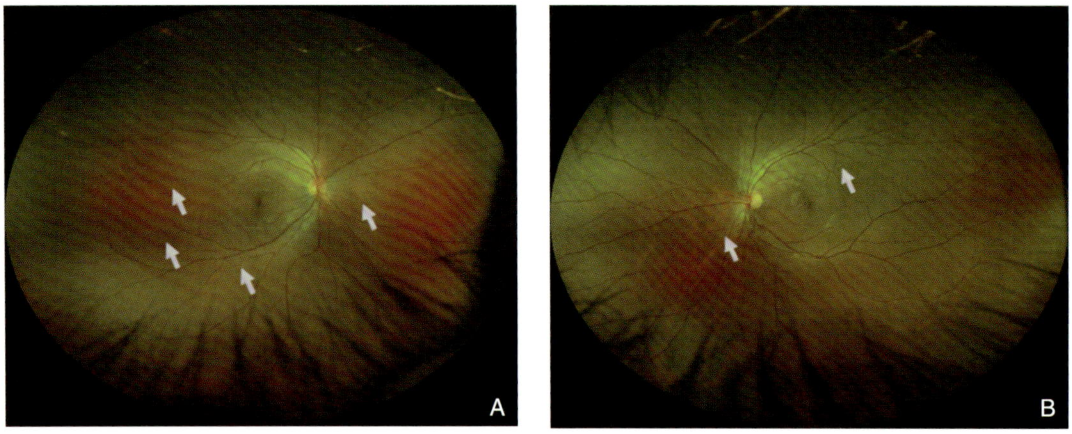

图 12-1-1 轻度 NPDR（Ⅰ期）超广角眼底成像

双眼视网膜散在少许微血管瘤（白箭）。

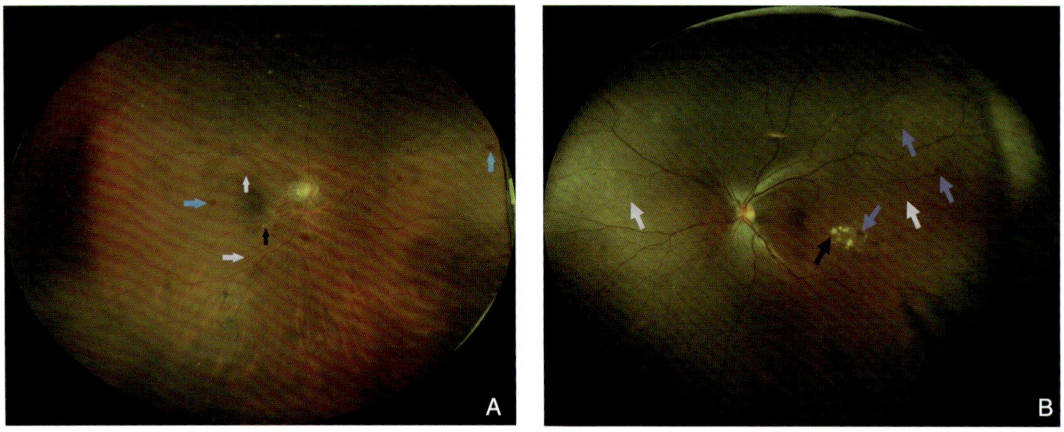

图 12-1-2 中度 NPDR（Ⅱ期）超广角眼底成像

双眼视网膜散在少量出血（蓝箭）、硬性渗出（黑箭）及微血管瘤（白箭）。

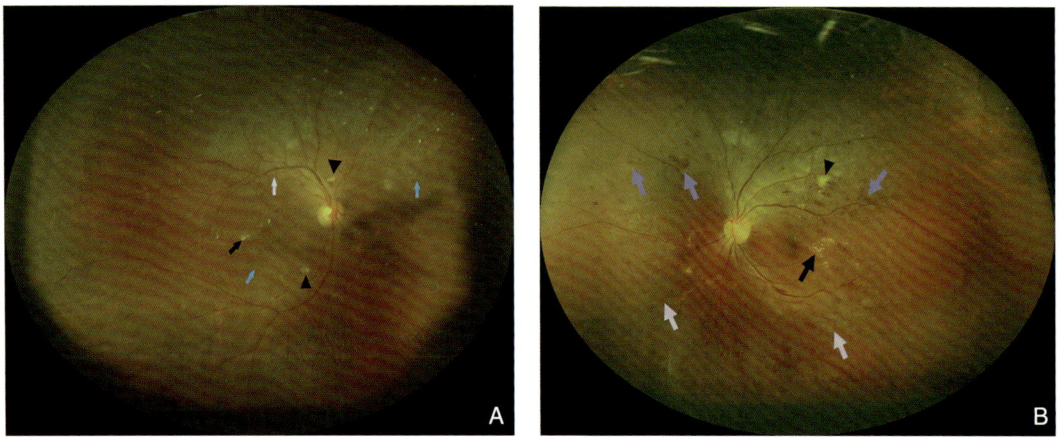

图 12-1-3 重度 NPDR（Ⅲ期）超广角眼底成像

双眼视网膜散在出血（蓝箭）、硬性渗出（黑箭）、微血管瘤（白箭）及棉絮斑（黑三角）。

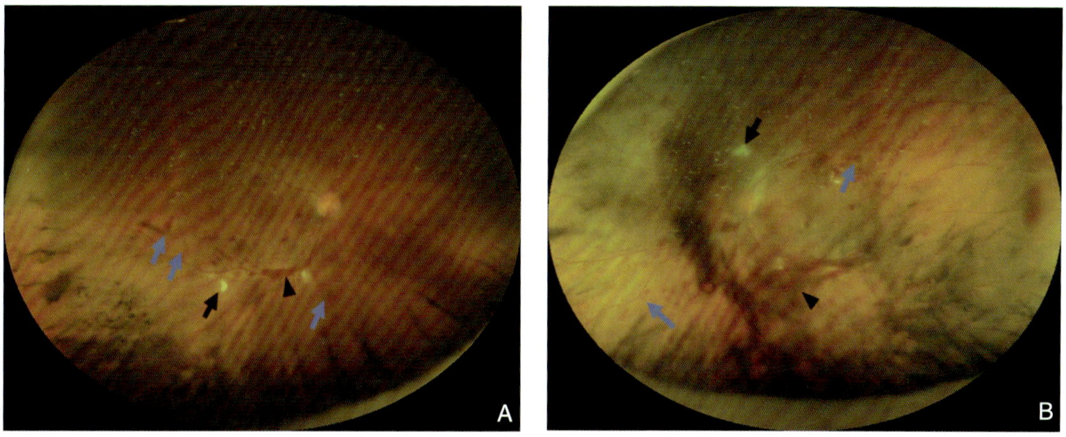

图 12-1-4　PDR（Ⅳ期）超广角眼底成像

双眼玻璃体少量积血，视网膜前片状出血（黑三角），视网膜散在出血（蓝箭）、渗出（黑箭）。

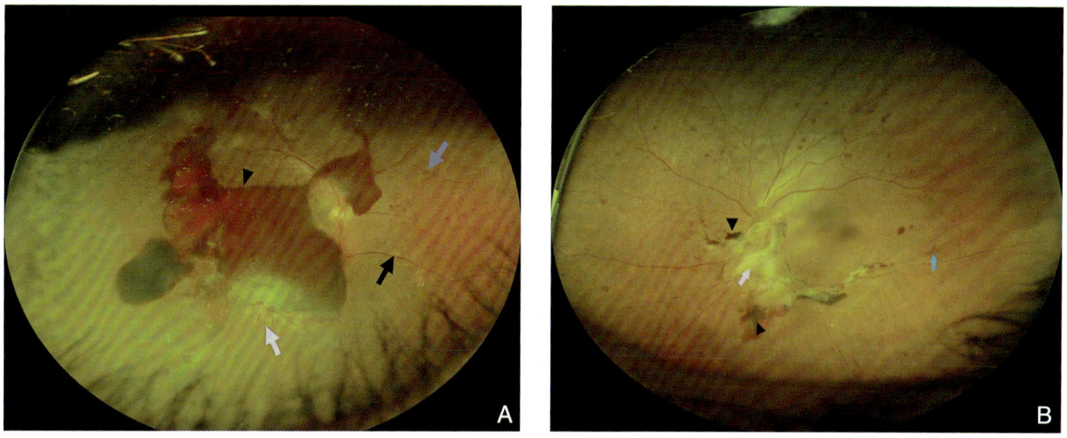

图 12-1-5　PDR（Ⅴ期）超广角眼底成像

A. 右眼见玻璃体少量积血，视网膜前片状出血（黑三角），视网膜散在出血（蓝箭）、渗出（黑箭）、纤维增殖（白箭）；B. 左眼见视盘及其下方增殖膜（白箭），视网膜前片状出血（黑箭）及视网膜散在出血（蓝箭）。

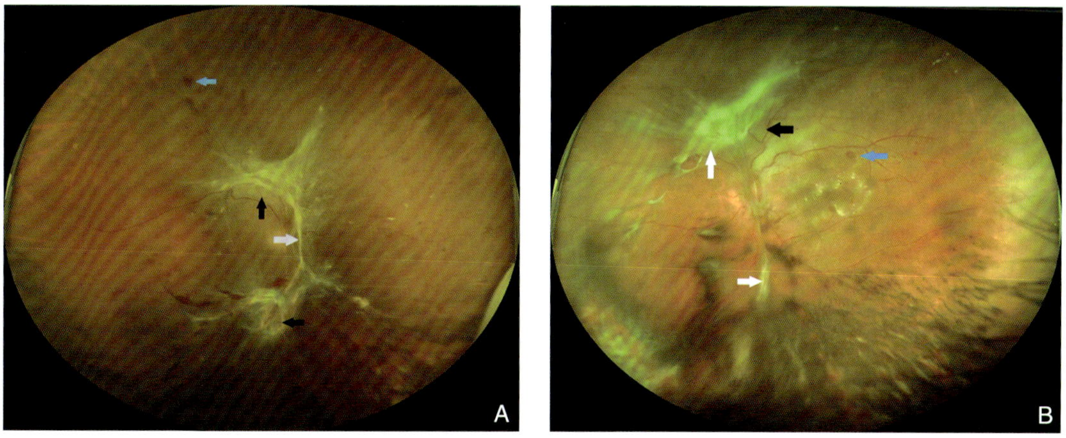

图 12-1-6　PDR（Ⅵ期）超广角眼底成像

双眼玻璃体少量积血，视网膜散在出血（蓝箭），视网膜前大片纤维增殖形成（白箭），牵拉视网膜脱离（黑箭）。

3. 糖尿病黄斑水肿（diabetic macular edema，DME）

以后极部黄斑中心 2DA 范围内是否发生视网膜水肿增厚为判断标准（图 12-1-7）。

表 5 糖尿病黄斑水肿分类

病变严重程度	体征
无明显 DME	无明显视网膜增厚或硬性渗出
非中心受累 DME	后极部视网膜增厚，但未累及黄斑中心 1mm 范围内
中心受累 DME	视网膜增厚涉及黄斑中心 1mm 范围内

* 注意 DME 无论是哪种类型，都有可能伴不同程度的黄斑缺血。

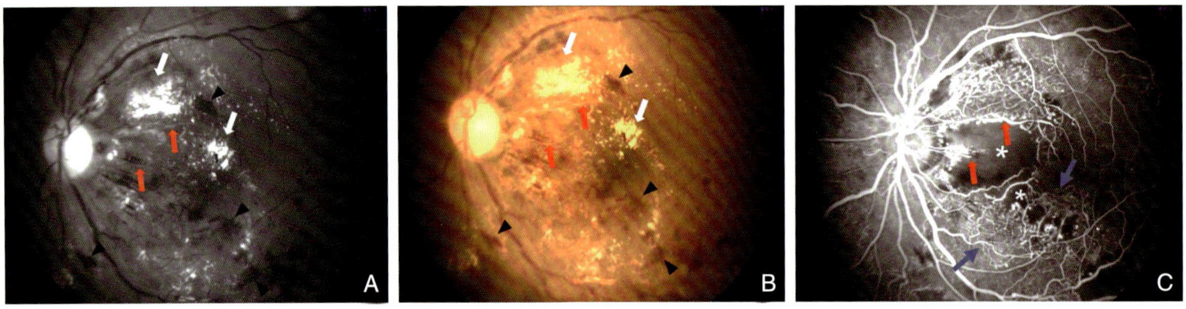

图 12-1-7 PDR（Ⅳ期）伴严重黄斑区缺血的 DME

A. 左眼底无赤光照相，可见大量出血（黑三角），渗出（白箭），黄斑水肿，供应黄斑血液的睫网动脉闭锁呈白线状（红箭）；B. 左 55° 眼底彩图；C. 左眼 FFA，黄斑区拱环破坏，睫网血管循环不良及闭锁（红箭），黄斑区无灌注，其旁大量异常血管网（蓝箭）。

第二节 诊 断

一、病史

患者均有糖尿病史。

二、临床表现

早期可无明显症状，随着病情进一步发展，可伴有不同程度视力下降或视力突然丧失，如伴发新生血管性青光眼可伴随头痛、眼红、眼痛等症状。

眼后节检查见玻璃体积血、微动脉瘤、出血、渗出、新生血管及纤维增殖膜形成、牵拉性视网膜脱离等。

（1）视网膜微血管瘤，视网膜出血、硬性渗出、棉绒斑，视网膜微血管异常（IRMA，视网膜毛细血管异常扩张、串珠样改变、粗细不均、迂曲、呈 U 字形弯曲或环形，局部视网膜灰白，视网膜血管白线状闭锁等）（图 12-2-1）。

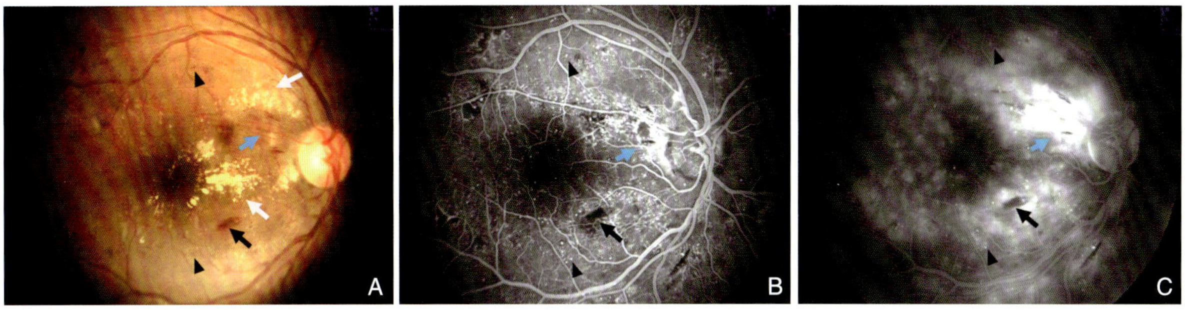

图 12-2-1　PDR（Ⅳ期）

A. 右眼 55° 眼底彩图见视网膜大量微动脉瘤（黑三角）、出血（黑箭）、渗出（白箭），盘斑间新生血管（蓝箭），黄斑水肿；B. 右眼眼底 FFA 静脉早期，视网膜大量微动脉瘤（黑三角）呈点状强荧光，新生血管形成异常血管网，出血遮蔽荧光（黑箭）；C. 右眼眼底 FFA 晚期，新生血管荧光素渗漏形成强荧光，黄斑区荧光素积存成花瓣状。

（2）视网膜水肿增厚，黄斑水肿（图 12-2-2）。

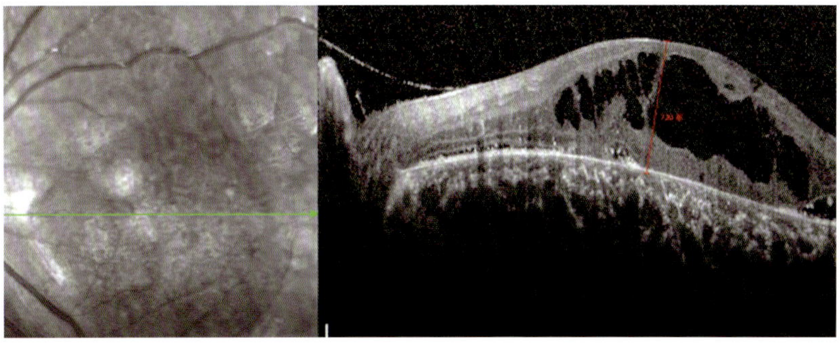

图 12-2-2　DME 黄斑 OCT

黄斑区视网膜水肿增厚，中心凹处囊样水肿，中心凹厚度约 480μm。

（3）视盘视网膜新生血管，可位于视网膜和视乳头上，以沿着视网膜大血管分布最多，呈丝网状、花环状或网状，可凸入玻璃体内。视乳头新生血管提示视网膜缺血更为严重（图 12-2-3）。

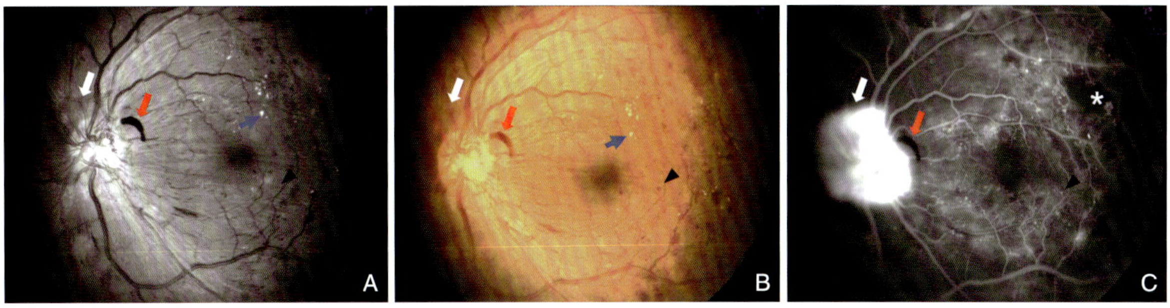

图 12-2-3　PDR（Ⅳ期）

A. 左眼无赤光照相，可见视盘表面新生血管形成（白箭），视盘旁视网膜前出血（红箭）、渗出（蓝箭）、微血管瘤（黑三角）；B. 左眼 55° 眼底彩图；C. 左眼 FFA，视盘新生血管荧光渗漏（白箭），视网膜前出血荧光遮蔽（红箭），视网膜无灌注区形成（★）。

（4）新生血管纤维增殖膜形成（图 12-2-4）。

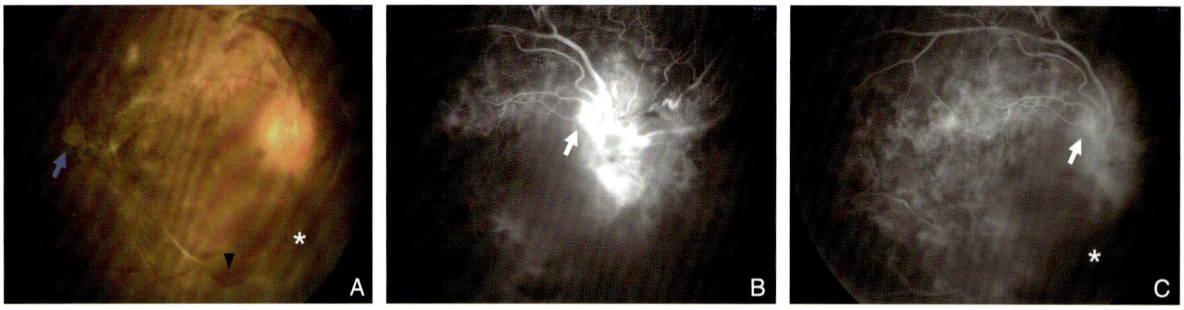

图 12-2-4　PDR（Ⅴ期）

A. 右眼 55° 眼底彩图见新生血管纤维膜（蓝箭），视网膜前出血（黑三角），玻璃体出血（★）；B、C. 右眼 FFA 见玻璃体出血（★）遮蔽荧光，视盘新生血管荧光素渗漏（白箭）。

（5）纤维增殖膜收缩牵拉新生血管引起破裂，可出现视网膜前或玻璃体积血（图 12-2-5）。

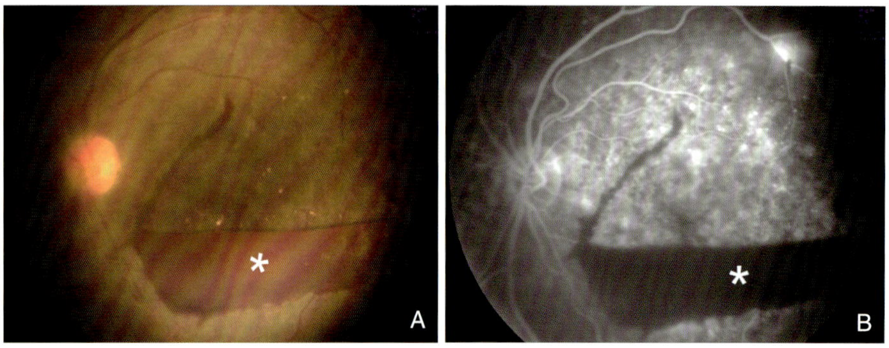

图 12-2-5　PDR（Ⅳ期）

A. 左眼 55° 眼底彩图见黄斑区下方舟状视网膜前出血（★）；B. 左眼 FFA 见视网膜前出血呈舟状，遮蔽荧光（★）。

（6）新生血管纤维膜牵拉视网膜形成牵拉性（伴或不伴裂孔）视网膜脱落（图 12-2-6）。

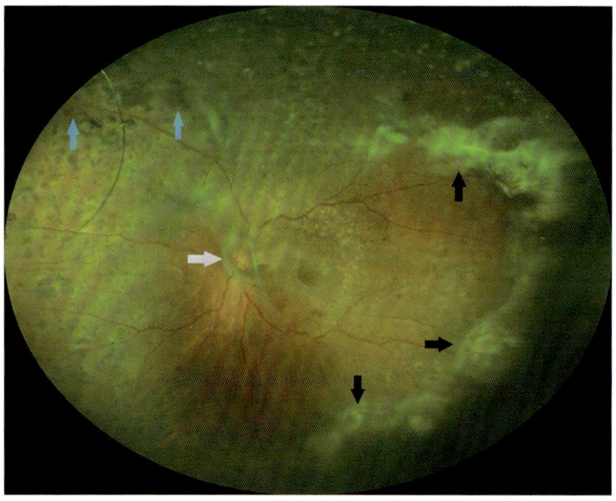

图 12-2-6　PDR Ⅵ期超广角眼底成像

左眼视网膜周边散在出血（蓝箭），视盘前环状纤维增殖膜形成（白箭），颞侧赤道部可见增殖膜牵拉视网膜脱离（黑箭），全视网膜广泛光凝斑。

（7）严重病例可引起虹膜、房角的新生血管形成（图 12-2-7）。

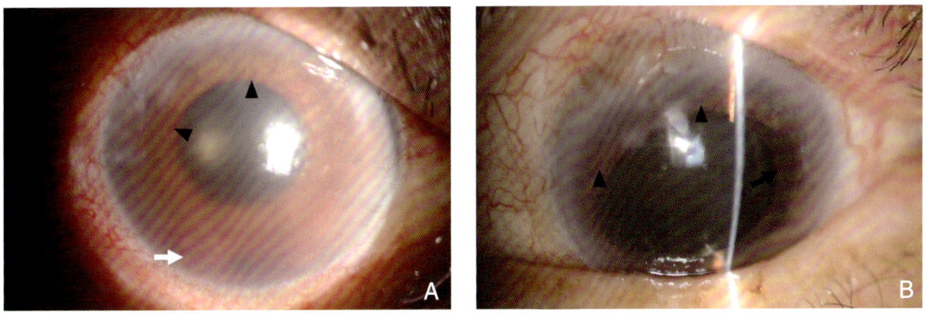

图 12-2-7　DR 伴新生血管性青光眼

眼前节照相见角膜雾状水肿，前房积血（白箭），虹膜新生血管（黑三角），瞳孔领色素外翻（黑箭）。

三、眼部体征及辅助检查

（1）裂隙灯检查，注意患者有无虹膜新生血管、虹膜后粘连、晶体混浊等异常。

（2）眼底检查，注意视盘、视网膜血管、黄斑及后极部及周边视网膜情况。

（3）FFA 检查，确定是否存在无灌注区及新生血管，确定是否给予视网膜光凝治疗（图 12-2-8）。

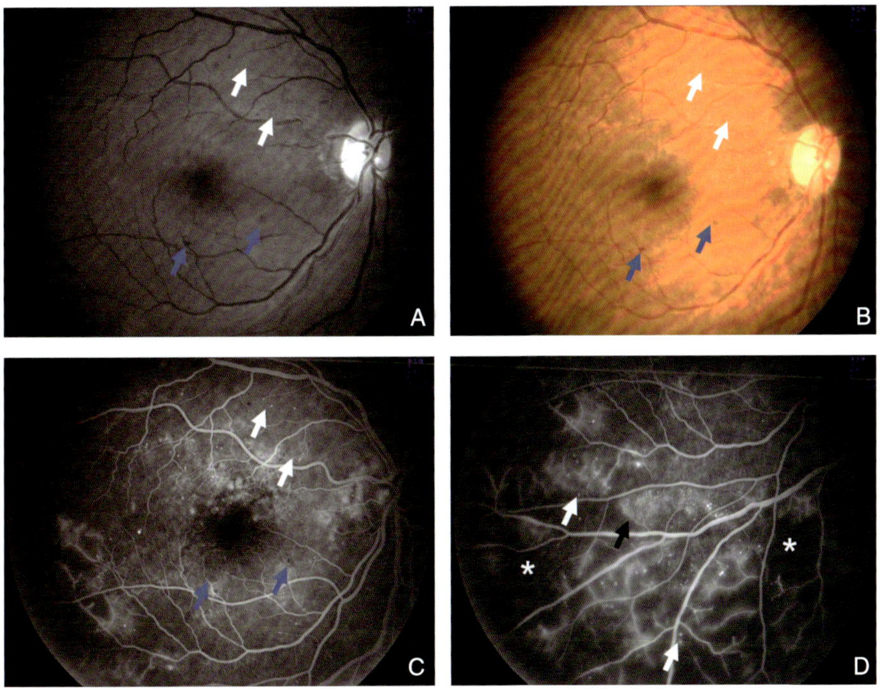

图 12-2-8　重度 NPDR

A. 眼底无赤光照相；B. 55° 眼底彩图显示后极部散在少量出血（蓝箭）及微血管瘤（白箭）；C、D. FFA 示后极部散在少量出血呈遮蔽荧光（蓝箭）及微血管瘤呈点状强荧光（白箭），异常毛细血管网呈网状强荧光（黑箭）及片状无灌注区呈弱荧光（★）。

（4）OCT 检查：能监测后极部包括黄斑、盘周视网膜层间结构、水肿，各层厚度，玻璃体视网膜界面异常等（图 12-2-9）。

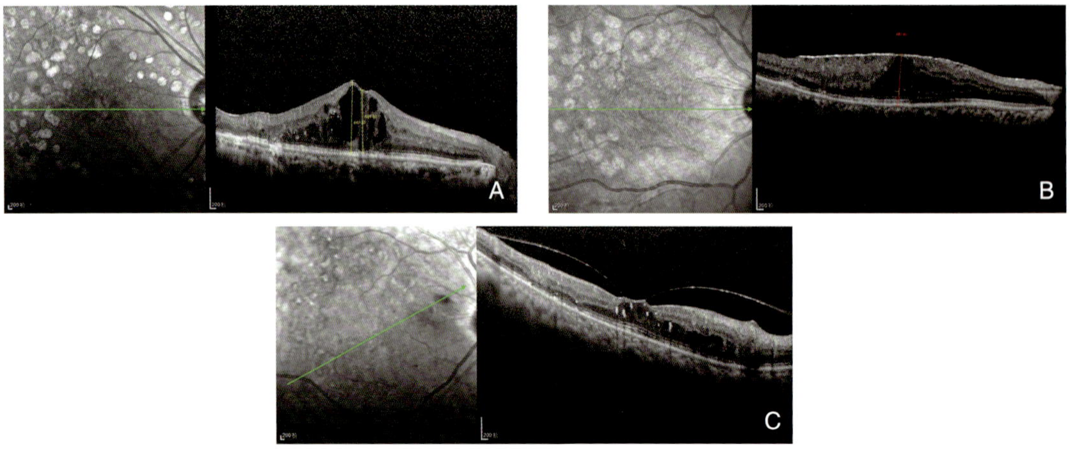

图 12-2-9　DME 黄斑 OCT

A. DME 黄斑区视网膜明显增厚呈囊样改变；B. DME 伴黄斑前膜；C. DME 伴玻璃体后皮质牵拉中心凹。

（5）OCTA 检查：具有无创的优点，分层显示后极部视网膜、脉络膜的血管情况，包括缺血及异常血管（图 12-2-10）。

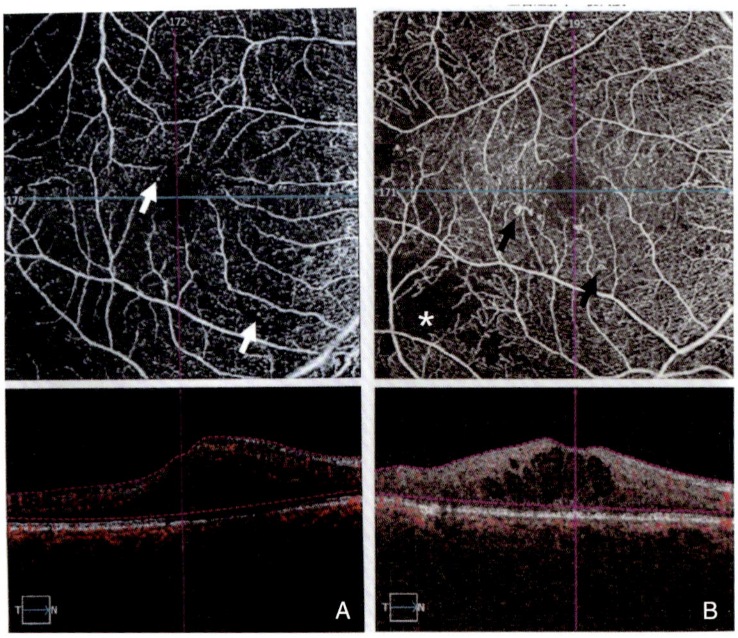

图 12-2-10　DME 黄斑 OCTA

显示后极部散在微血管瘤（白箭），异常毛细血管形成（黑箭）及片状无灌注区（★）。

（6）眼 B 超：用于初步判断屈光间质混浊者玻璃体、视网膜状态（图 12-2-11）。

（7）视电生理检查：DR 患者可出现 ERG 的 a 波和（或）b 波振幅降低，其振幅下降程度与糖尿病视网膜病变严重程度有关。

（8）UBM 或房角检查：有虹膜新生血管或浅前房、眼压升高等异常者需行相关检查（图 12-2-12）。

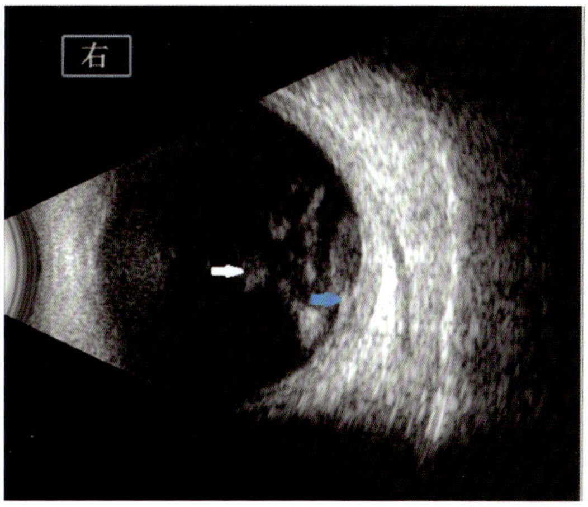

图 12-2-11　PDR Ⅴ期 B 超图

玻璃体腔见团块状强回声（白箭），后极部局部增殖条索牵拉视网膜（蓝箭），球后壁粗糙。

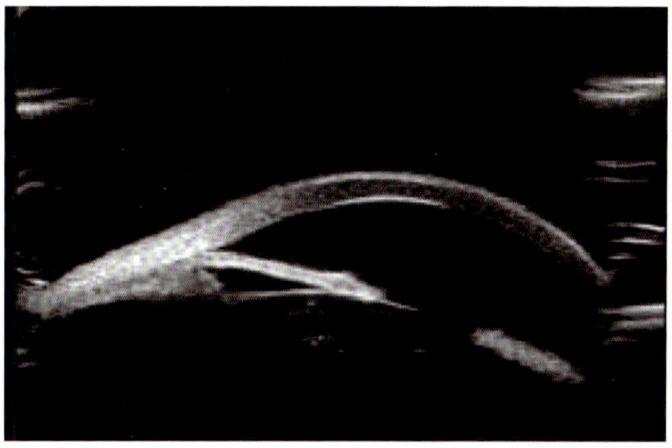

图 12-2-12　UBM 检查

PDR 伴虹膜新生血管 UBM 提示房角关闭。

第三节　治　疗

一、糖尿病围手术期管理

术前对患者全身状况进行评估，包括血压、血常规、尿常规、出凝血时间、血糖、心脏、肾脏、是否透析和应用抗凝剂状况，与内科医师及麻醉科医师一起做合适的围手术期处理。

二、手术治疗

1. 全身病情控制

控制血糖是治疗的根本，糖尿病的进展与视力预后有很大关系。如果患者同时存在高血压及高血脂也应同时治疗。

2. 手术适应证

（1）玻璃体积血：持续无法自行吸收或反复玻璃体积血，视网膜前大量出血，虽部分吸收但不能顺利完成全视网膜光凝者，当患者未接受或未完成需视网膜光凝量时，应考虑及早手术（图 12-3-1）。

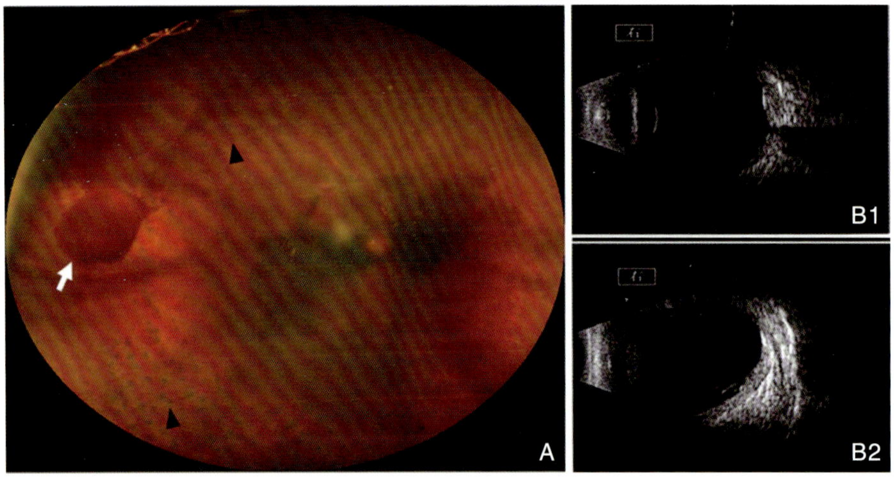

图 12-3-1　右眼 PDR Ⅳ期

A. 右眼超广角眼底成像见玻璃体血性混浊，遮盖大部分视网膜，颞侧周边视网膜前片状出血（白箭），赤道部部分区域光凝斑散在（黑三角），影响 PRP；B1、B2. 右眼 B 超提示右眼玻璃体点团状强回声，视网膜回声粗糙。

（2）纤维血管膜伴牵拉视网膜脱离：纤维血管膜发展快并可能累及黄斑，或牵拉性，或合并孔源性视网膜脱离（图 12-3-2）。

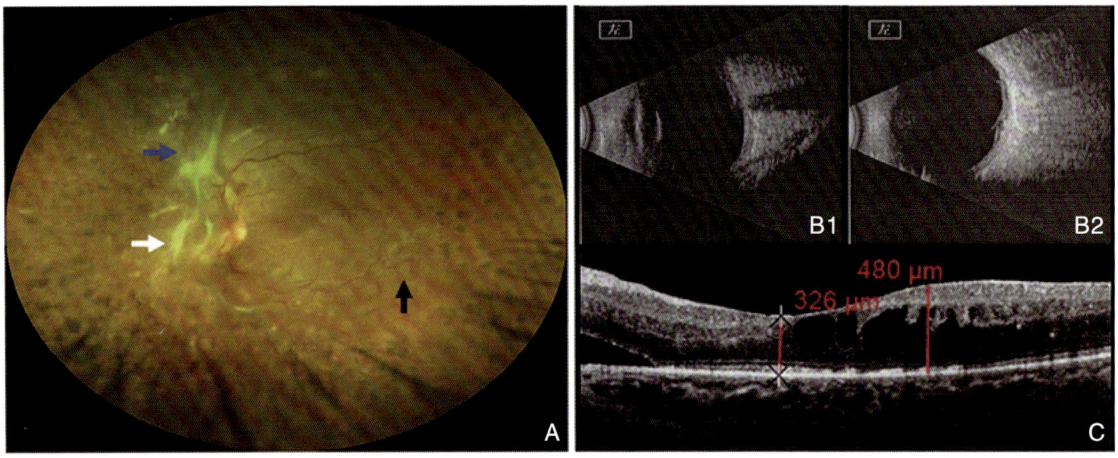

图 12-3-2　左眼 PDR Ⅵ期

A. 左眼超广角眼底成像见玻璃体少量血性混浊，后极部视盘鼻侧视网膜前大片增殖并向颞侧发展（白箭），牵拉视网膜局部浅脱离（蓝箭），视网膜散在出血、渗出、大量光凝斑（黑箭）；B1、B2. 左眼 B 超显示玻璃体轻度混浊，局部形成条带牵拉视网膜浅脱离，视网膜回声粗糙；C. 黄斑 OCT 显示黄斑区视网膜厚度增加，呈囊样液性暗区。

（3）玻璃体黄斑界面增殖膜或牵拉形成，导致黄斑水肿、移位（图 12-2-9）。

（4）较大范围视盘或视网膜新生血管形成以及视网膜前出血。

（5）玻璃体积血合并虹膜红变或新生血管青光眼不能完成全视网膜光凝。

（6）玻璃体积血合并白内障。

三、微切口 PPV 手术系统进行 PDR 手术要点

随着微创玻璃体视网膜手术在临床的广泛应用，23G 和 25G 玻切系统几乎能够处理所有的 PDR 病例，其手术要点如下：

（1）瞳孔不易散大、术中瞳孔缩小，可结膜下注射散瞳合剂。

（2）联合白内障手术时，对于玻璃体积血严重影响红光反射的病例，可采用眼内导光照明或 TA 前部玻璃体染色的方法辅助环形撕囊（图 12-3-3、图 12-3-4）；是否一期植入人工晶体视眼底情况而定。

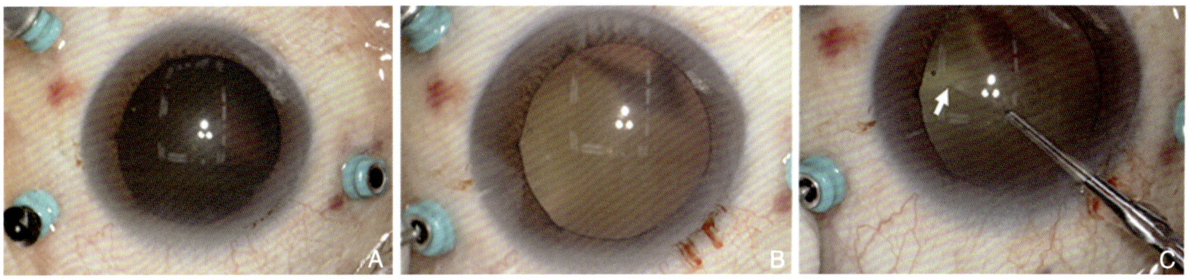

图 12-3-3　PDR 联合白内障手术术中截图

A. 玻璃体浓密血性混浊，遮蔽眼底红光反射，造成撕囊困难；B、C. 眼内伸入导光纤维辅助下可见红光反射，撕囊口较前清晰（白箭）。

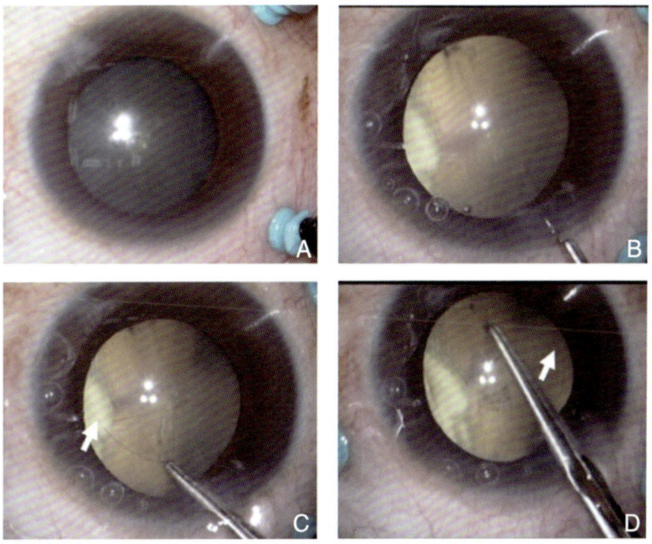

图 12-3-4　PDR 联合白内障手术术中截图

A. 玻璃体浓密血性混浊，遮蔽眼底红光反射，造成撕囊困难；B~D. 前部玻璃体注射少量 TA 后，通过显微镜侧光照射囊膜，可清晰撕囊（白箭）。

（3）清除玻璃体时，若玻璃体积血较多，可先切除导光纤维头周围的血性玻璃体，以改善导光纤维照明效果。按从前到后的顺序切除玻璃体，并松解前后玻璃体牵拉，寻找可能已经发生玻璃体后脱离的部位，以便进一步深入到视网膜前操作。切除周边玻璃体时可行巩膜外顶压，尽量切除干净（图 12-3-5）。

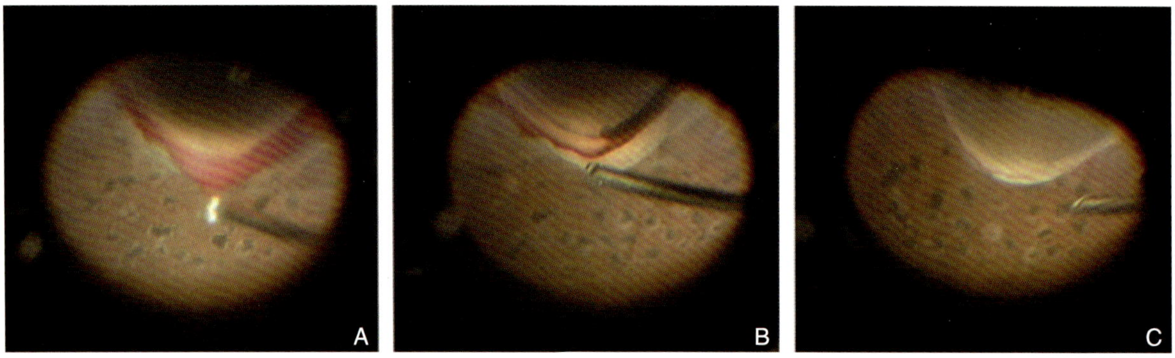

图 12-3-5 切除基底部玻璃体术中截图

A. 广角观察系统下切除较周边玻璃体，顶压后观察基底部仍有玻璃体残留；B、C. 彻底切除基底部玻璃体。

（4）玻璃体后皮质与视网膜间存在大量视网膜前积血（血池）时，应在血池前的玻璃体后皮质处切开一小孔，将切割头沿小孔深入血池前吸除视网膜前液化血液，避免大量血液涌入玻璃体影响手术野及操作（图 12-3-6）。

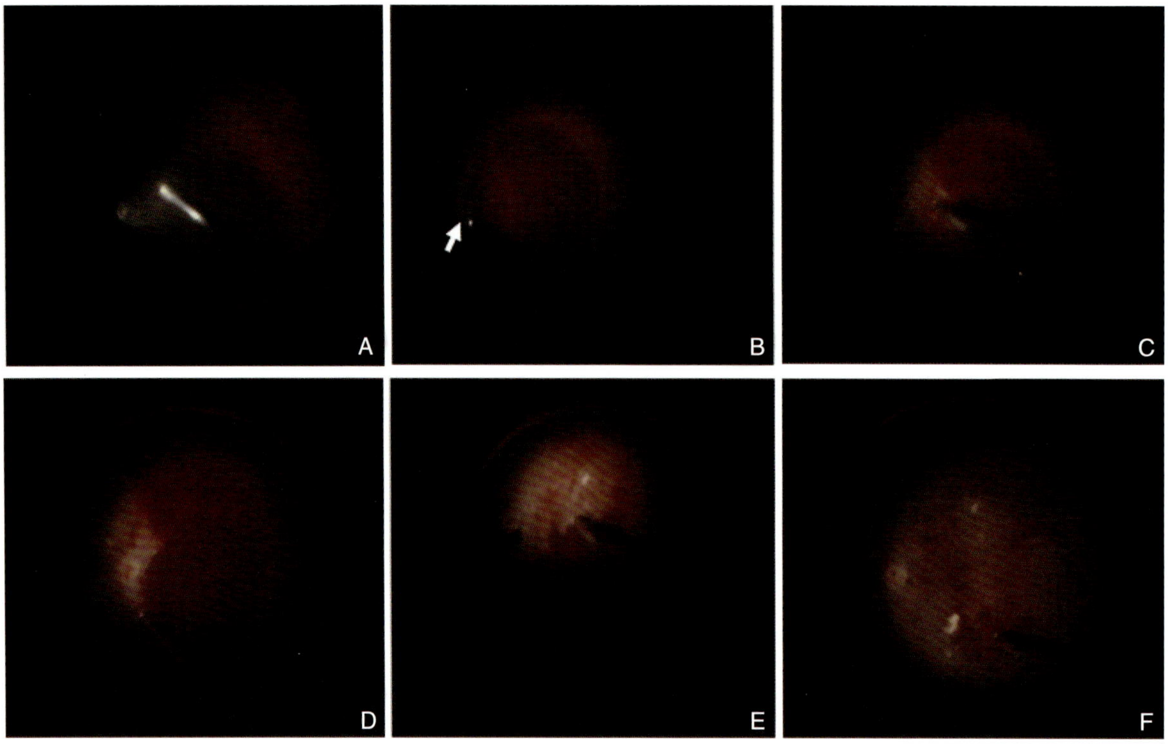

图 12-3-6 清除视网膜前血池术中截图

A. 切除前部及中轴区血性混浊玻璃体后，见后部玻璃体皮质与视网膜间大量积血；B. 切开视盘颞下局部玻璃体后皮质（白箭）；C. 沿缺口处吸出视网膜前积血；D~F. 逐步扩大玻璃体后部皮质缺口并清除视网膜前积血。

（5）DR 患者发生玻璃体后脱离时，玻璃体后皮质往往可以分层形成玻璃体劈裂，在视网膜表面多处残留玻璃体后皮质，尤其是视盘、黄斑区及视网膜大中血管表面。TA 辅助下尽可能完全清除玻璃体及玻璃体皮质，充分解除玻璃体视网膜牵拉（图 12-3-7），避免日后再次作为支架形成新生血管纤维膜。注意术中不能强行做 PVD，以免形成医源性裂孔。

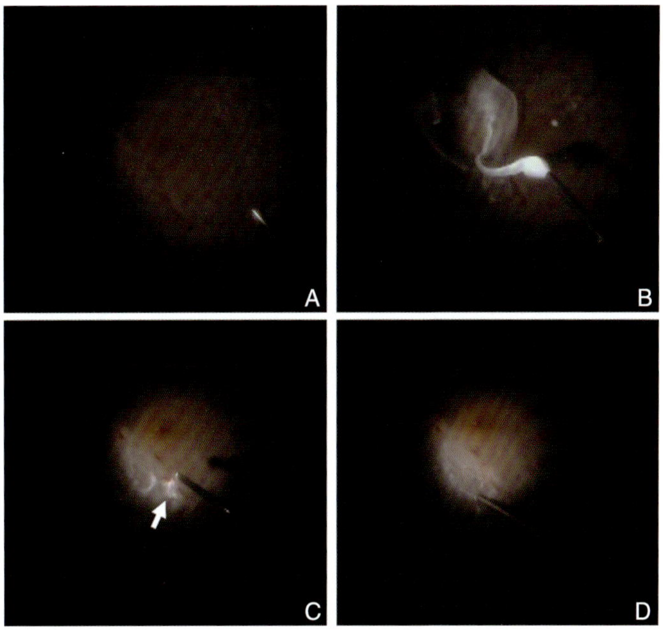

图 12-3-7　TA 辅助清除玻璃体残存皮质术中截图

A. 切除中轴区玻璃体及后极部视网膜前出血；B. 注入 TA 染色；C. 可见颞上血管弓表面残留玻璃体皮质（白箭）；D. 清除局部残留玻璃体皮质。

（6）处理增殖膜的基本原则为解除增殖膜对视网膜的牵引，现多采用微创玻切头处理增殖膜。微创玻切头较细，切割头开口距顶端的距离更小，高速切割状态下极短暂的切割口开闭动作不易产生明显浪涌损伤视网膜，有利于清除靠近视网膜表面的增殖膜，很大程度上能够代替眼内剪和膜钩的作用，实现在较低的牵拉情况下清除增殖的纤维组织，减少了眼内剪及眼内镊进出眼内的机会。

可以采用单手操作或双手操作，对膜进行分割切除、分层剥离。分割切除指割断局部视网膜间严重的玻璃体粘连及增殖膜，避免玻璃体视网膜牵拉，使紧密附着于视网膜表面的玻璃体及增殖膜孤立呈岛状（图 12-3-8）；分层剥离指当增殖膜成片与视网膜紧贴粘连时，可沿视网膜清除增殖膜，可利用吊顶灯双手剥膜，一手持眼内镊轻提起增殖膜的一边，一手持玻切头或眼内剪逐步分辨并剪（切）断增殖膜与视网膜间的粘连（图 12-3-9）。

术中注意：①由于长时间的牵引，血管弓附近血管可被牵拉而撕脱游离于视网膜表面并包埋在纤维增殖膜中，容易被切断，因此术中需要仔细分辨；②分离增殖膜时尽量减少牵拉，否则更容易发生医源性裂孔；③视网膜裂孔周增殖膜应彻底去除，否则难以长效封闭裂孔；④牵引解除后，视网膜皱褶及渗出性视网膜脱离会逐渐好转复位，不必在术中强求引流视网膜下液。

（7）术中注意止血。PDR 术前未接受广泛视网膜光凝或短期内未接受抗 VEGF 药物玻璃体腔注射的患者，术中易发生出血，常采用眼内电凝止血，发生较严重的出血时，可提升灌注压，待出血稳定后可电凝止血。电凝时注意在视网膜表面不应过度，否则易造成视网膜裂孔（图 12-3-10）。手术结束前，可降低眼内灌注压以发现潜在的可能出血的部位，并进行处理。

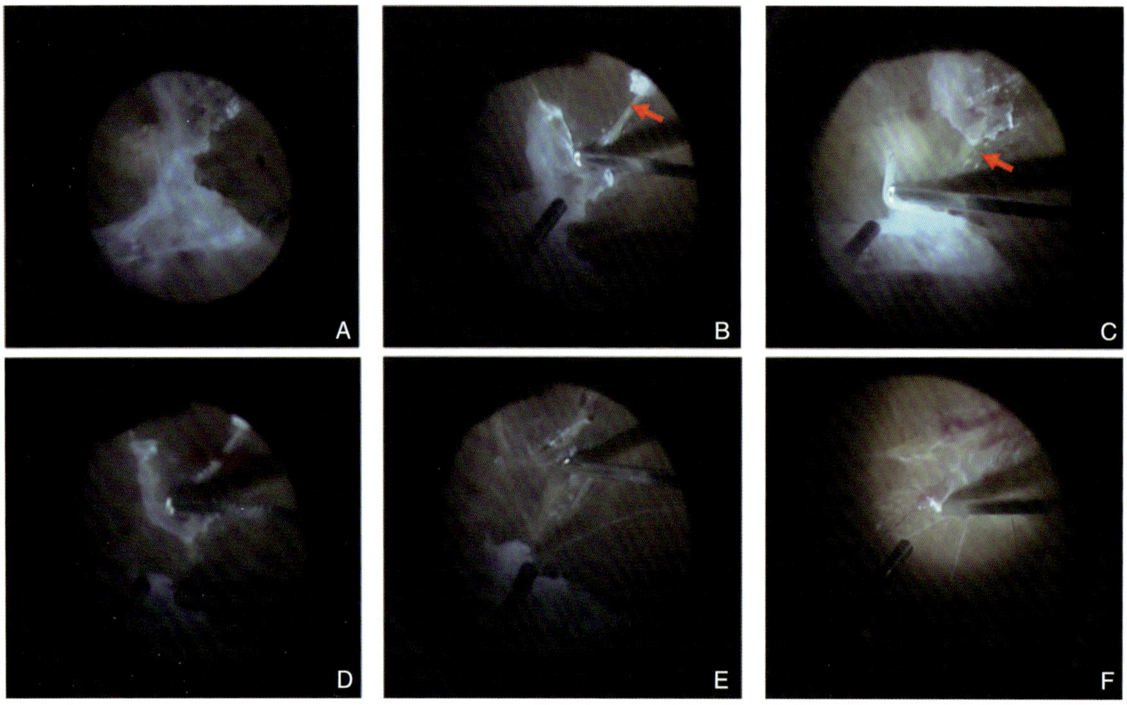

图 12-3-8　处理 PDR 增殖膜的术中截图

A. 视网膜前大片致密增殖膜形成；B、C. 分层剥离并切除增殖膜（红箭）；D~F. 切割头采用包绕、逐步蚕食的方法将增殖膜分割切除成数个岛状。

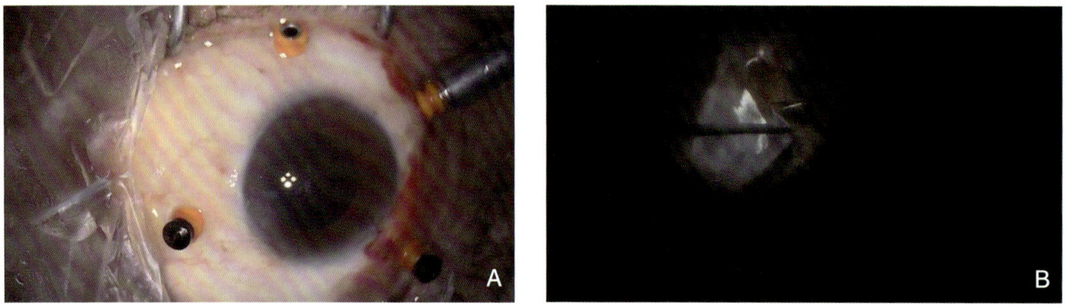

图 12-3-9　双手剥膜术中截图

A. 做巩膜第四个切口，置吊顶灯；B. 吊顶灯照明下双眼剥膜。

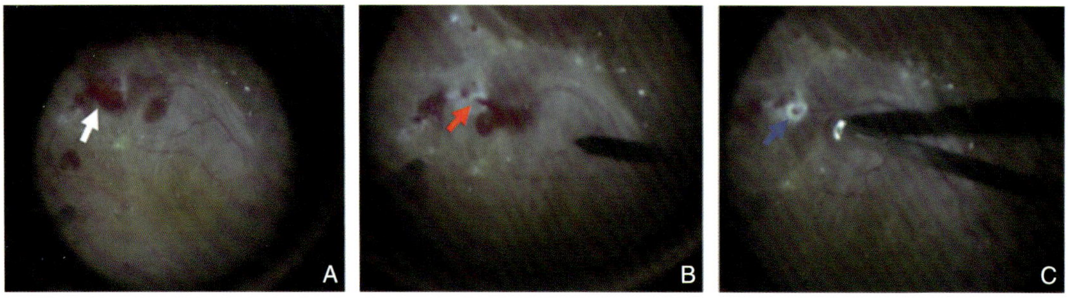

图 12-3-10　电凝止血术中截图

A. 颞下视网膜前增殖膜清除后片状出血（白箭）；B. 吸除视网膜表面出血后观察局部血管活动性出血（红箭）；C. 电凝后出血停止（蓝箭）。

（8）眼内视网膜光凝。PDR 手术时，切除玻璃体积血、剥除增殖膜后需行全视网膜光凝，广泛的视网膜脱离无法完全实施光凝者，术后须随访，当视网膜下液吸收后及时补充光凝。

（9）眼内填充物的选择。无视网膜脱离，或牵拉性视网膜脱离但无裂孔形成可选择气体填充；牵拉裂孔性视网膜脱离或部分增殖严重、术中易出血的病例，可行硅油填充，如此能够建立清晰的屈光间质，便于术后观察及补充光凝。

（10）有关围手术期抗 VEGF 药物的应用。术前玻璃体腔注射可以明显减少术中、术后出血，使增殖膜收缩更容易剥除，缩短手术时间。但应注意抗 VEGF 药物可能导致增殖膜收缩甚至机化严重，引起牵引性视网膜脱离，故多数专家建议应在注射后 5~7 天进行玻璃体手术。

四、特殊并发症及处理

1. 眼内炎

糖尿病患者手术后眼内炎风险较普通人高。微创玻璃体手术后切口无缝合，当自闭不良时，可能增加病原体进入眼内发生眼内炎的机会。因此在术前、术后一定要足量使用抗生素滴眼液；手术时严格消毒上、下睑缘，冲洗结膜囊，减少切口漏是预防术后眼内炎的主要措施。

2. 术后葡萄膜炎

糖尿病患者术后易发生葡萄膜炎症反应，且由于瞳孔不易散大，容易发生虹膜后粘连，因此术后需要加强散瞳。

3. 术后再次玻璃体出血

根据 B 超检查结果判断出血量。少量出血可进行观察，待出血自行吸收；出血量多无法自行吸收者须行玻璃体灌洗术，术中寻找出血原因并予以处理。

4. 术后高眼压

根据病情判断高眼压原因，对症处理。

5. 术后发生虹膜红变甚至新生血管型青光眼

积极完善全视网膜光凝，可眼内注射抗 VEGF 药物促进新生血管消退，积极使用降眼压药物控制眼压，必要时行抗青光眼手术治疗。

第四节　典型病例及手术视频

病例 29

患者男，40 岁。

主诉：左眼视力下降 3 月。

既往：糖尿病史 15 年。1 年前行双眼视网膜激光光凝。

眼部检查：（图 12-4-case29-1）

	OD	OS
视力	0.02	CF/10cm
眼压	14.7mmHg	15.6mmHg
前节	无明显混浊	无明显混浊
玻璃体	血性混浊	血性混浊
眼底	窥不见	窥不见

影像检查：

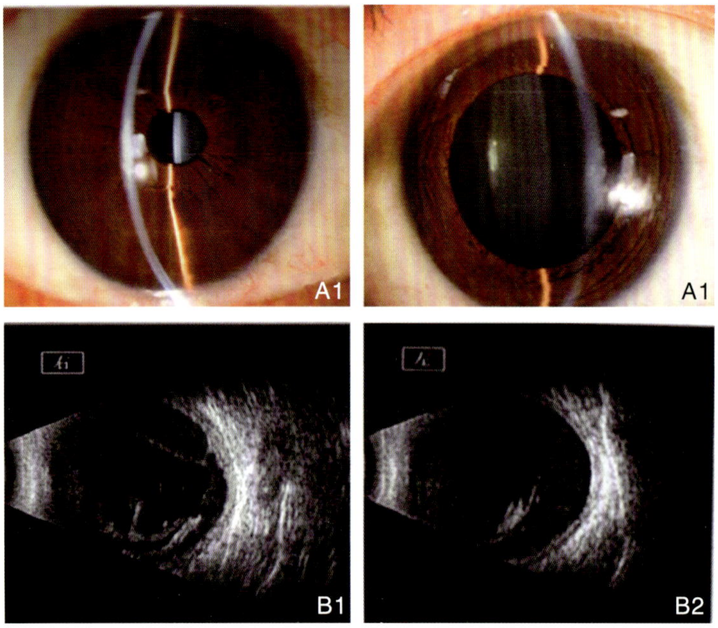

图 12-4-case29-1　术前双眼眼前节照相及眼部 B 超

A1、B1. 右眼；A2、B2. 左眼。A1、A2. 前节照相见双眼晶体无明显混浊，前部玻璃体血性混浊；B1、B2. B 超显示双眼玻璃体点团状强回声，视网膜回声粗糙，右眼局部玻璃体增殖牵拉视网膜脱离。

诊断：①双眼增殖性糖尿病视网膜病变（右眼Ⅵ期，左眼Ⅴ期）；② 2 型糖尿病。

手术方式：① 2020 年 3 月 13 日，行左眼抗 VEGF 药物玻璃体腔注射术；② 2020 年 3 月 18 日，行左眼 PPV+ 剥膜 + 光凝 + 注气术（术中截图 12-4-case29-2）；③ 2020 年 4 月 1 日，行右眼抗 VEGF 玻璃体腔注射术；④ 2020 年 4 月 8 日，行右眼 PPV+ 剥膜 + 光凝 + 注油术。

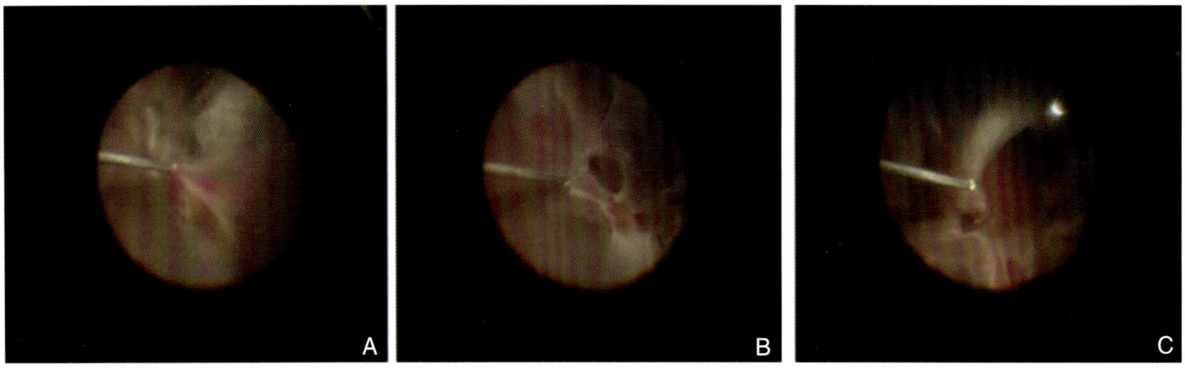

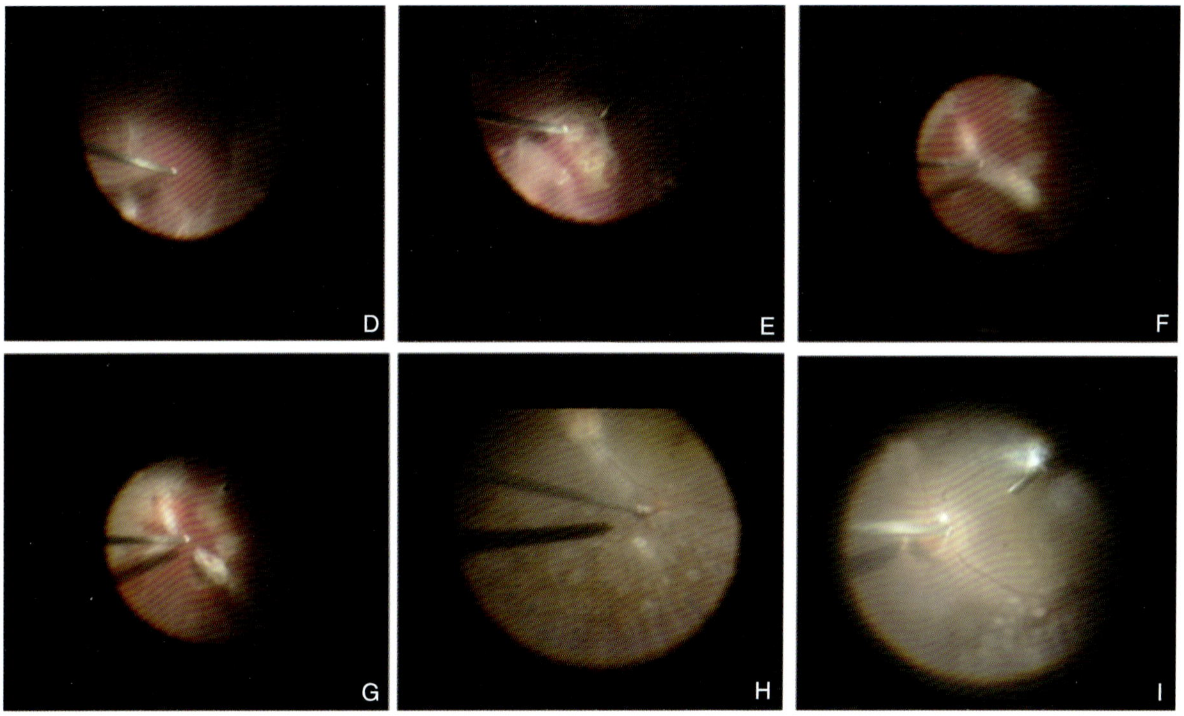

图 12-4-case29-2　左眼术中截图

A. 切除中轴部玻璃体；B、C. 玻璃体后界膜切开局部；D、E. 自后界膜切开处吸除大量视网膜前积血；F. 分割切断视网膜前纤维增殖膜；G. 包绕切除视网膜前增生血管纤维膜；H. 电凝止血；I. 气 – 液交换。

术后复诊：

（1）2020 年 4 月 22 日，左眼 PPV 术后 1 个月，右眼 PPV 术后 2 周。眼部检查：视力：OD 0.1，OS 0.4；眼压 OD 13.4mmHg，OS 15.8mmHg。双眼角膜清亮，晶体无明显混浊，左眼玻璃体腔清，右眼玻璃体腔硅油填充，双眼眼底视盘界清色淡，视网膜平伏，视网膜中小血管广泛变细，部分血管闭锁呈白线状，视网膜广泛光凝斑，伴少量出血（图 12-4-case29-3~图 12-4-case29-5）。行 FFA 检查并补充视网膜光凝。

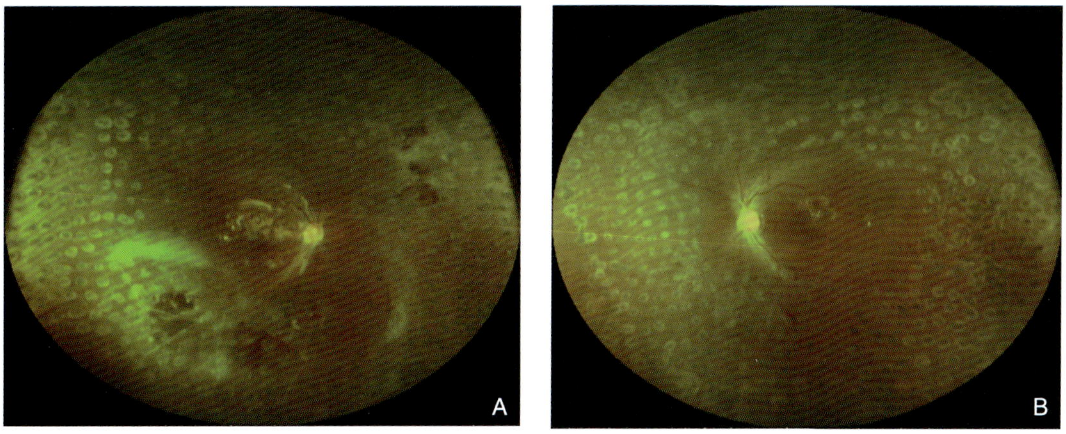

图 12-4-case29-3　双眼眼底超广角眼底成像（2020.4.22）

A. 右眼；B. 左眼。双眼视盘界清色淡，视网膜平伏，视网膜中小血管广泛变细，部分血管闭锁呈白线状，视网膜广泛光凝斑，赤道部及周边伴少量片状出血。

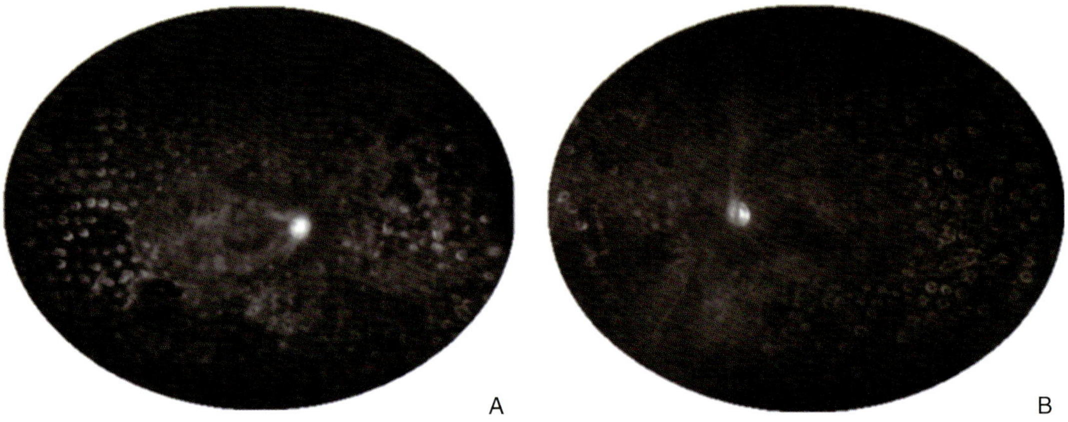

图 12-4-case29-4　双眼 FFA 晚期超广角眼底彩图（2020.4.22）

A. 右眼；B. 左眼。双眼 FFA 晚期提示视网膜广泛中黑外亮光凝斑，视网膜少量出血遮蔽荧光，视网膜散在小片无灌注区，右眼视盘荧光渗漏。

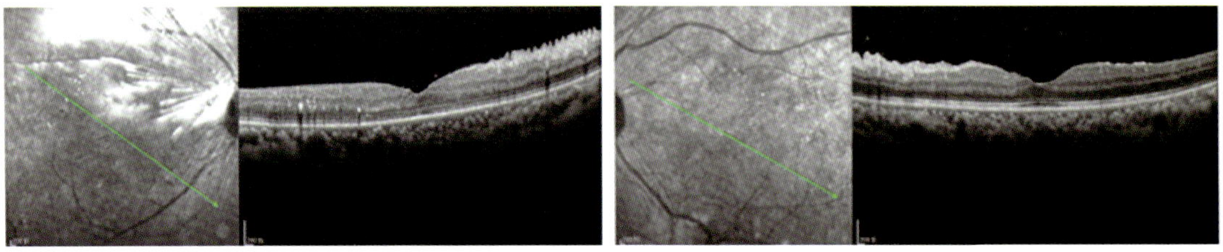

图 12-4-case29-5　双眼黄斑 OCT（2020.4.22）

A. 右眼；B. 左眼。双眼黄斑区未见明显水肿，视网膜表面不光滑，右眼层间见点状高反射。

（2）2020 年 6 月 1 日，左眼 PPV 术后 10 周，右眼 PPV 术后 8 周。眼部检查：视力 OD 0.1，OS 0.5；眼压 OD 16.2mmHg，OS 15.6mmHg。双眼角膜清亮，晶体透明，左眼玻璃体腔清亮，右眼玻璃体腔硅油填充，双眼眼底视盘界清色淡，视网膜平伏，视网膜中小血管广泛变细，部分血管闭锁呈白线状，视网膜散在大量光凝斑，少量出血（图 12-4-case29-6、图 12-4-case29-7）。

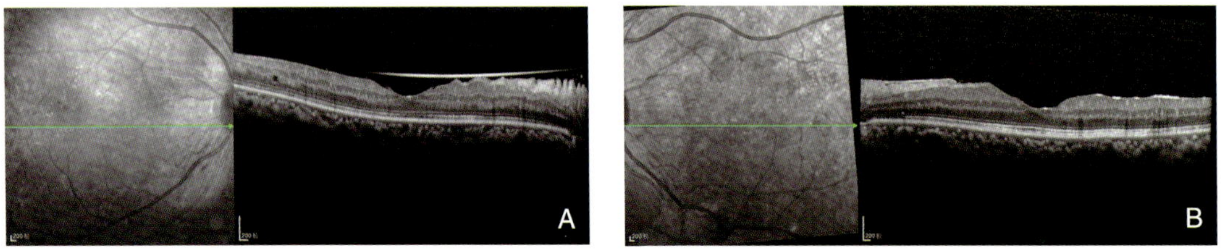

图 12-4-case29-6　双眼黄斑 OCT（2020.6.1）

A. 右眼黄斑区视网膜无明显水肿，视网膜表面欠光滑，可见硅油界面；B. 左眼黄斑区视网膜无明显水肿，视网膜表面欠光滑。

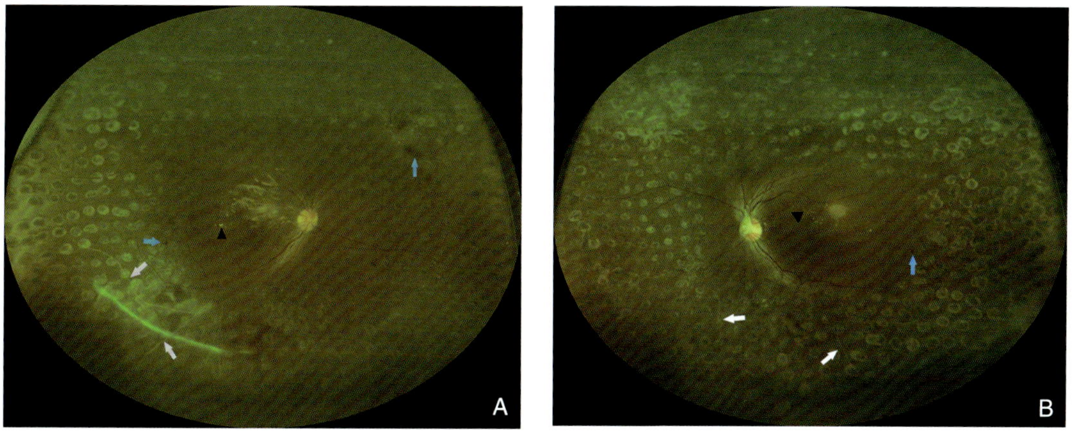

图 12-4-case29-7 双眼超广角眼底成像（2020.6.1）

A. 右眼；B. 左眼。双眼视网膜平伏，广泛光凝斑，视网膜血管普遍较细，部分血管闭塞呈白线（白箭），见少量散在点片状出血（蓝箭），黄斑区见渗出（黑三角）。

病例解析：该患者糖尿病史 15 年，未规范控制血糖及眼科随诊，导致严重的 PDR。由于双眼大量新鲜玻璃体积血及纤维增殖膜形成，晶体无明显混浊，故选择玻璃体视网膜手术。为了减少术中活动性出血影响手术操作及降低术后玻璃体积血复发，PPV 术前 5 天曾使用抗 VEGF 药物。双眼术中见玻璃体血性混浊严重，切除中轴区玻璃体后见玻璃体后皮质与视网膜间大量积血形成血池，遂局部切开后部玻璃体皮质，将玻切头伸入视网膜前血池尽可能吸除积血，以避免大量积血弥散，保证术野清晰。双眼均有后极部增殖膜形成，右眼严重牵拉颞下视网膜脱离，采用切割、包绕蚕食等方法利用微创玻切头单手完成增殖膜清理。注意术后密切随诊，复查 FFA、OCT，明确视网膜是否存在无灌注区及黄斑有无水肿，根据结果对症治疗。同时注意全身血糖的控制和管理。

（病例提供：张妍春）

病例 30

患者女，44 岁。

主诉：左眼视力下降 3 月。

既往：糖尿病史 12 年，高血压病史 3 年。

眼部检查：（图 12-4-case30-1）

	OD	OS
视力	0.2	光感
眼压	22mmHg	30mmHg
前节	晶体皮质及后囊混浊	颞侧虹膜表面隐约可见新生血管，晶体皮质及后囊混浊
玻璃体	轻度混浊	血性混浊
眼底	散在出血、渗出	窥不见

影像检查：

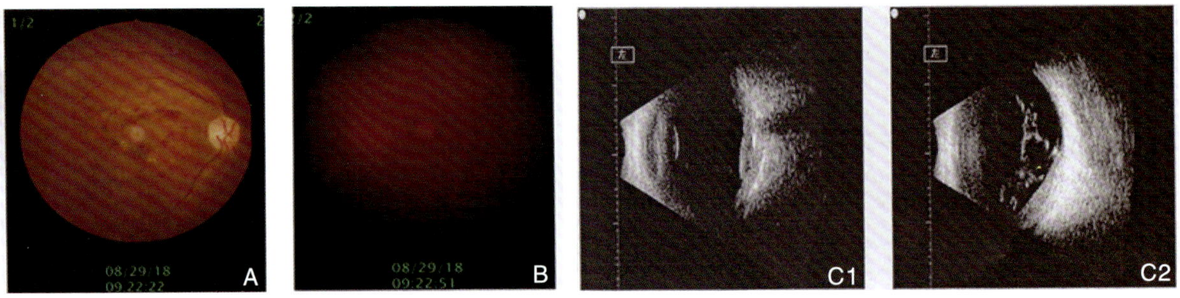

图 12-4-case30-1 术前双眼 55° 眼底彩图及 B 超

A. 右眼眼底照相示视网膜散在出血渗出；B. 左眼眼底照相示玻璃体血性混浊，眼底遮蔽窥不见；C1、C2. 左眼 B 超示玻璃体密集点状强回声，见高回声条带局部牵拉视网膜，视网膜回声粗糙。

诊断：①双眼糖尿病视网膜病变（右眼Ⅳ期，左眼Ⅵ期）；②左眼新生血管性青光眼；③双眼代谢性白内障；④ 2 型糖尿病；⑤高血压病。

治疗情况：右眼 FFA 检查后行视网膜光凝治疗（图 12-4-case30-2）。左眼滴用卡替洛尔、布林佐胺及溴莫尼定滴眼液使眼压为 17~21mmHg 后行手术治疗。

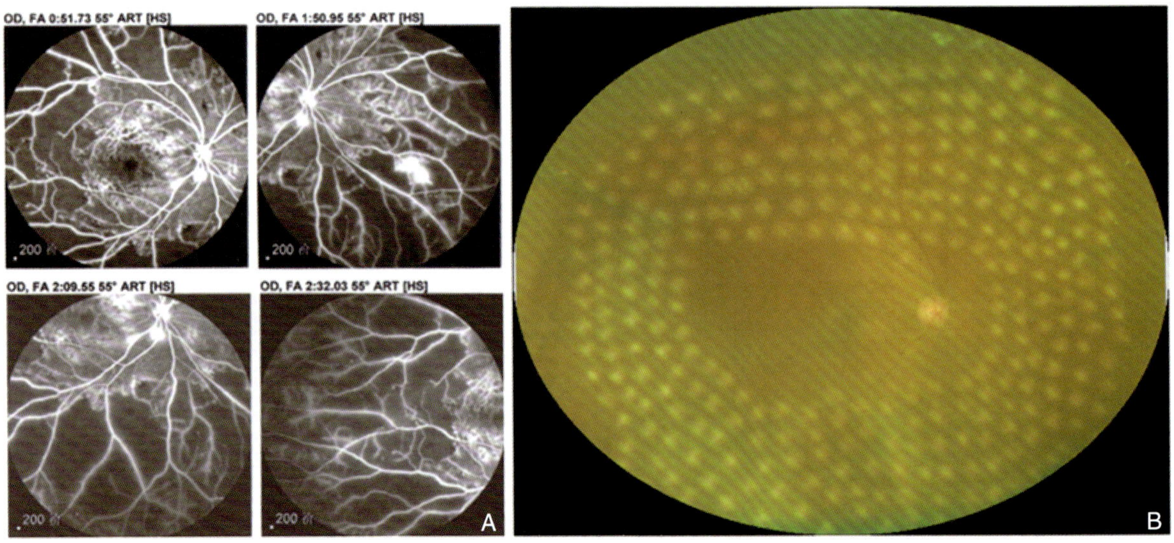

图 12-4-case30-2 右眼 FFA 及眼底超广角眼底成像

A. 右眼 FFA 可见大片视网膜无灌注区形成，部分区域新生血管；B. 超广角眼底成像示右眼第一次视网膜光凝后眼底图。

手术方式：① 2018 年 9 月 1 日，行左眼玻璃体腔注射抗 VEGF 药物；② 2018 年 9 月 6 日，行左眼 PHACO+IOL 植入 +PPV+ 剥膜 + 光凝 + 注气术（23G）（术中截图 12-4-case30-3）。

术中截图：

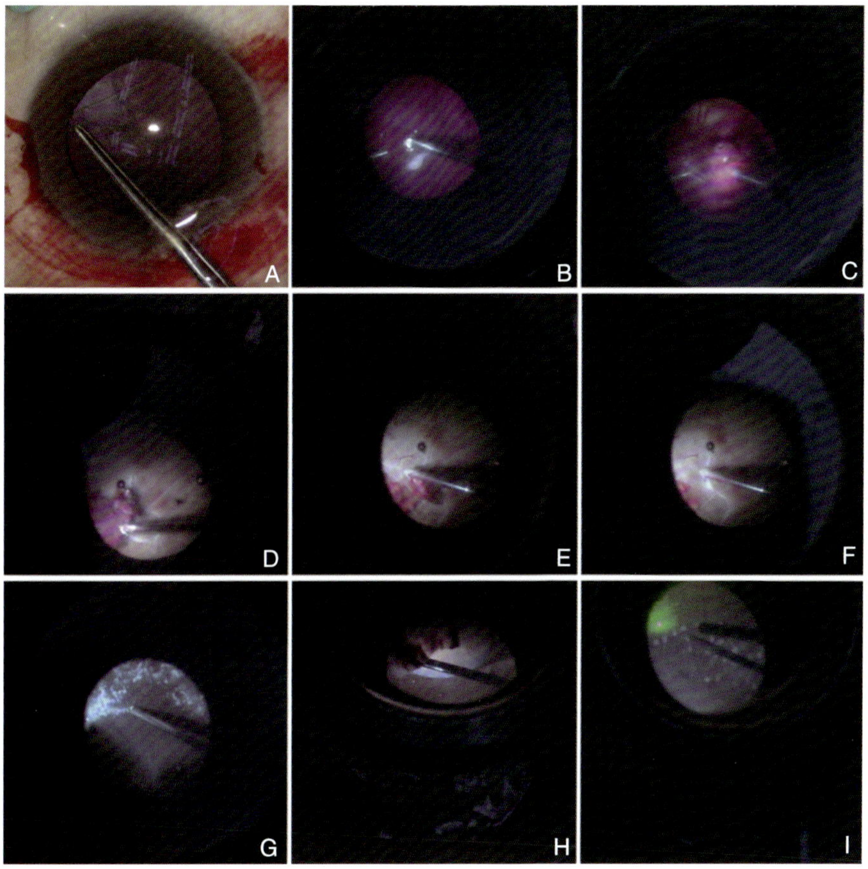

图 12-4-case30-3　左眼术中截图

A. 导光后部照明辅助撕囊；B. 玻璃体后界膜切开局部；C. 自后界膜切开处吸除大量视网膜前积血；D~F. 分割包绕切除视网膜前增生血管纤维膜与积血；G. TA 辅助染色清除残存玻璃体后部皮质；H. 助手顶压辅助切除基底部玻璃体；I. 眼内视网膜光凝。

术后复查：

（1）2018 年 9 月 20 日，左眼 PPV 术后 2 周。眼部检查：视力 OS 0.12；眼压 OD 16.9mmHg，OS 29.9mmHg。右眼角膜透明，前房中深，虹膜未见新生血管，晶体轻度混浊，玻璃体轻混，眼底视网膜平伏，后极部散在点状出血，见大量激光斑。左眼角膜透明，前房中深，颞侧虹膜表面隐约可见新生血管，IOL 在位，玻璃体腔清，眼底视网膜平伏，视网膜散在激光斑。治疗：右眼补充视网膜光凝；左眼滴用卡替洛尔、布林佐胺滴眼液，复查 FFA，其后补充左眼视网膜光凝 2 次。

（2）2018 年 10 月 5 日，左眼 PPV 术后 1 个月。眼部检查：视力 OS 0.15；眼压 OD 16.0mmHg，OS 18mmHg。右眼检查同前。左眼角膜透明，前房中深，颞侧虹膜新生血管未消退，IOL 在位，玻璃体腔清，眼底视网膜平伏，视网膜广泛激光斑。于 2018 年 10 月 6 日行左眼第二次抗 VEGF 玻璃体腔注射。

（3）2018 年 12 月 3 日，左眼 PPV 术后 3 个月。眼部检查：视力 OD 0.3，OS 0.25；眼压 OD

21mmHg，OS 17mmHg。右眼角膜透明，前房中深，虹膜未见新生血管，晶体轻度混浊，玻璃体轻度混浊，眼底视网膜平伏，后极部少量散在点状出血，见广泛激光斑。左眼角膜透明，前房中深，虹膜新生血管消退，IOL 在位，玻璃体腔清，眼底视网膜平伏，视网膜广泛激光斑（图 12-4-case30-4）。

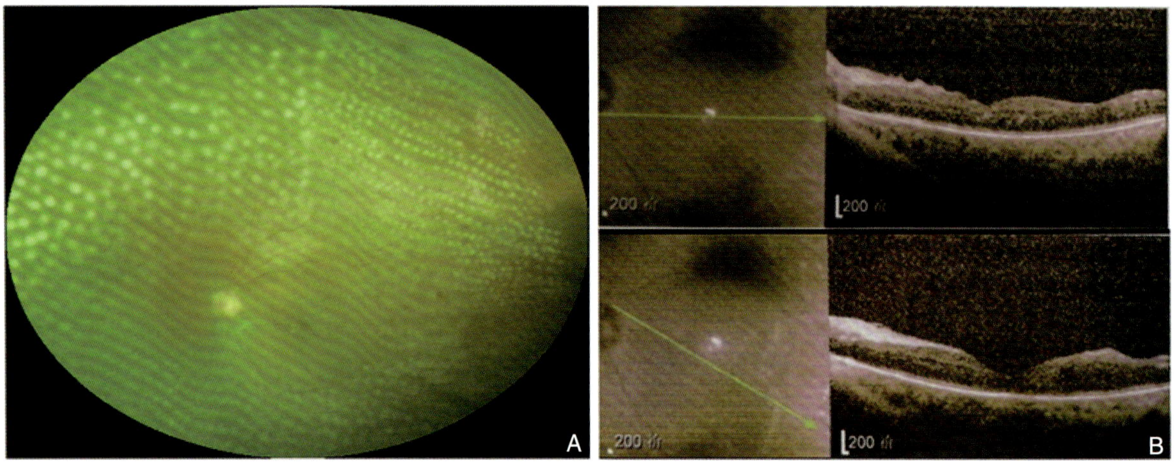

图 12-4-case30-4　超广角眼底成像及 OCT（2018.12.3）

A. 左眼超广角眼底成像见视网膜广泛光凝斑，颞侧散在点状出血；B. 左眼 OCT 黄斑区视网膜未见明显水肿，视网膜表面欠光滑。

病例解析：该患者由于长期未接受糖尿病规范治疗，血糖控制不佳，并发眼部糖尿病视网膜病变也未及时治疗，导致双眼严重 PDR，同时左眼又并发新生血管性青光眼，所幸接受了积极的降眼压、抗 VEGF 治疗和玻璃体视网膜切除手术，术后尽管短期内虹膜新生血管再次出现，眼压升高，但患者随访良好，短期内完成了全视网膜光凝，并再次眼内注射抗 VEGF 药物，使虹膜新生血管消退，眼压得到控制，取得了较好的治疗效果。PDR 患者并发 NVG 应及时行 PPV 手术联合降眼压药物、PRP、抗 VEGF 药物治疗，大部分病例能有效控制眼压，少数眼压不易控制可以进行抗青光眼手术。对并发糖尿病视网膜病变的糖尿病患者加强宣教，强调治疗眼部并发症同时积极治疗糖尿病，控制血糖、血压等，才能维持有效的视功能。

（病例提供：张妍春）

病例 31

患者男，43 岁。

主诉：右眼视物不清 3 年，加重 1 月。

既往史：糖尿病史 16 年，高血压病史 5 年，曾行右眼视网膜光凝 4 次，10 年前因左眼外伤行眼球摘除术。

眼部检查：（图 12-4-case31-1）

	OD
视力	0.1
眼压	15mmHg
前节	晶体轻度混浊
玻璃体	混浊
眼底	颞下方视网膜前增殖，牵拉局部视网膜，周边视网膜散在光凝斑

影像检查：

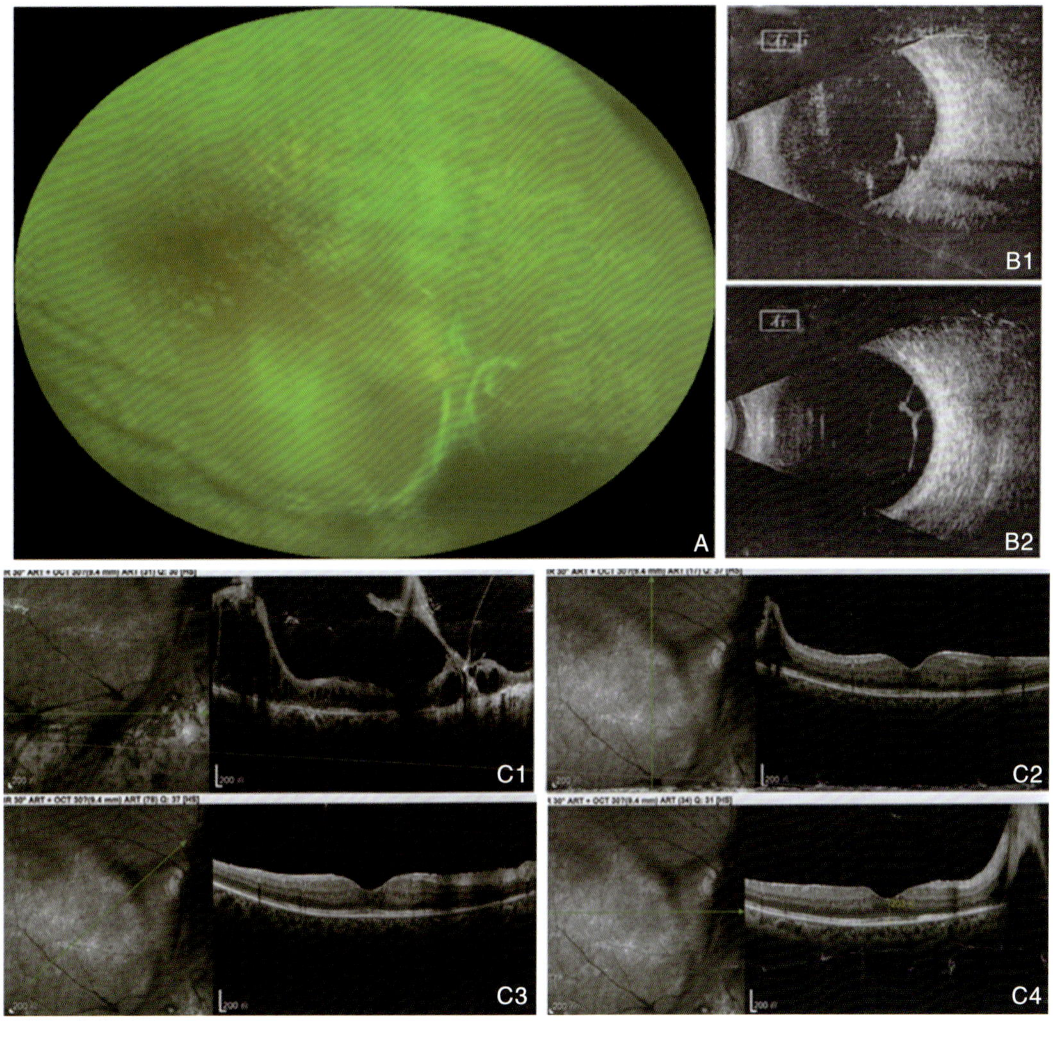

图 12-4-case31-1　右眼术前影像检查

A. 右眼超广角眼底成像示右眼后极部视网膜前片状增殖膜形成；B. 右眼 B 超提示玻璃体点团状强回声及条索，牵拉视网膜；C. 右眼 OCT 提示颞侧上、下血管弓及视盘旁增殖膜牵拉视网膜明显。

诊断：①右眼糖尿病性视网膜病变（Ⅴ期）；②右眼代谢性白内障；③左眼义眼；④ 2 型糖尿病；⑤高血压病。

手术方式：2019 年 11 月 7 日，行右眼 PPV+ 剥膜 + 光凝 + 注气术（23G）（术中截图 12-4-case31-2）。

术中截图：

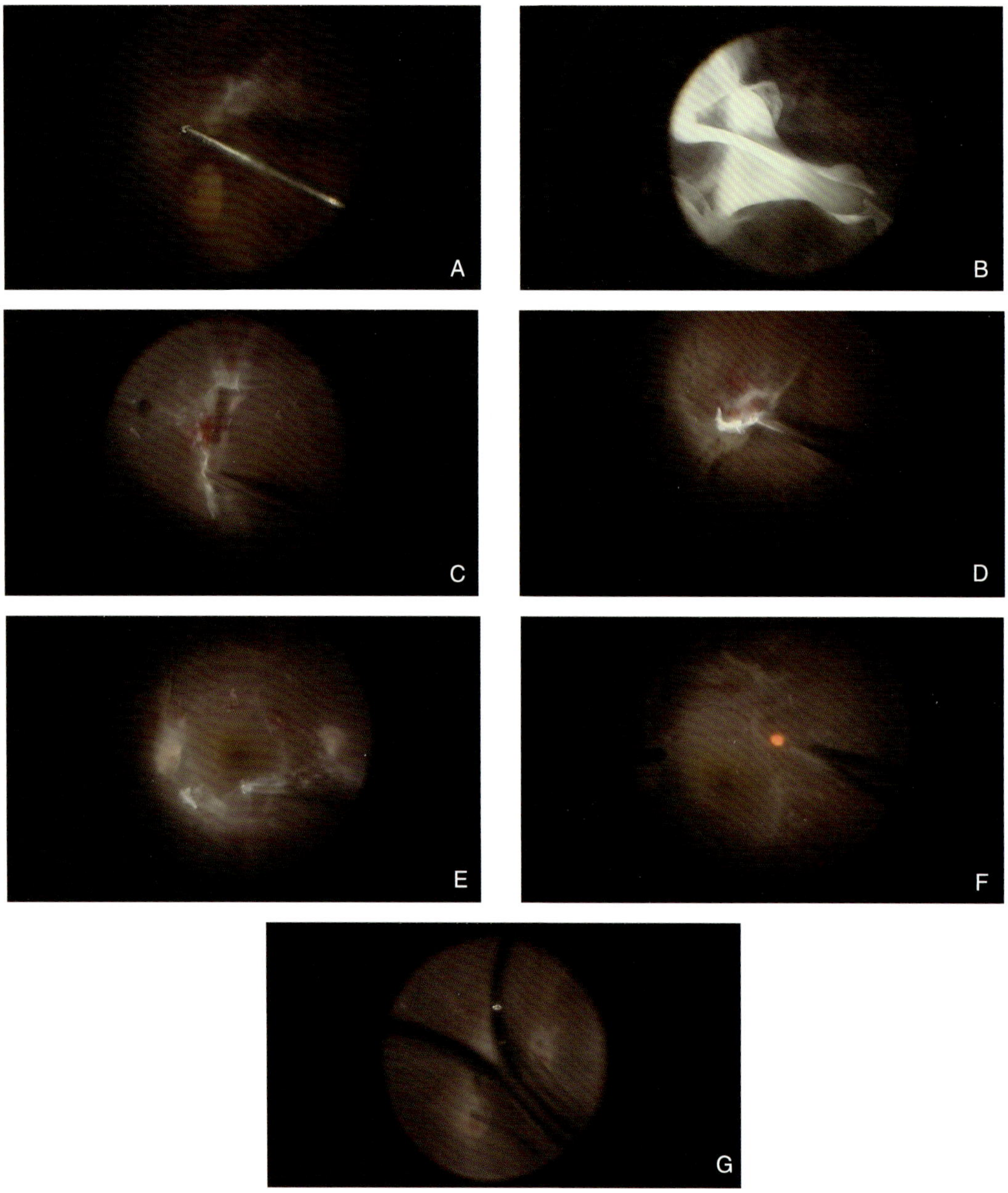

图 12-4-case31-2　术中截图

A. 血性玻璃体切除；B. TA 辅助玻璃体切除及 PVD；C. 切割头剥膜寻找膜缝隙将膜分为 2 片；D. 切除视盘颞下增殖膜；E. 切除视盘黄斑上方增殖膜；F. 对视网膜血管闭塞区光凝；G. 气 – 液交换后空气填充。

术后复诊：

（1）2019 年 11 月 21 日，右眼 PPV 术后 2 周。眼部检查：视力 OD CF/40cm，眼压 OD 9.8mmHg；右眼角膜水肿，上皮大片剥脱，前房中深，晶体轻度混浊，玻璃体腔清，眼底视盘界清色淡，视网膜平伏，视网膜散在光凝斑。治疗：右眼佩戴角膜绷带镜。

（2）2019 年 12 月 6 日，右眼 PPV 术后 1 月。眼部检查：视力 OD 0.1，矫正 0.25；眼压

OD 16.0mmHg。右眼角膜上皮剥脱基本好转，前房中深，晶体轻度混浊，玻璃体腔清，眼底视盘界清色淡，视网膜平伏，视网膜散在光凝斑。

（3）2020 年 4 月 2 日，右眼 PPV 术后 5 月。眼部检查：视力 OD 0.1，矫正 0.3；眼压 OD 17.2mmHg。右眼角膜透明，前房中深，晶体轻度混浊，玻璃体腔清，眼底视盘界清色淡，视网膜平伏，视网膜散在光凝斑（图 12-4-case31-3）。

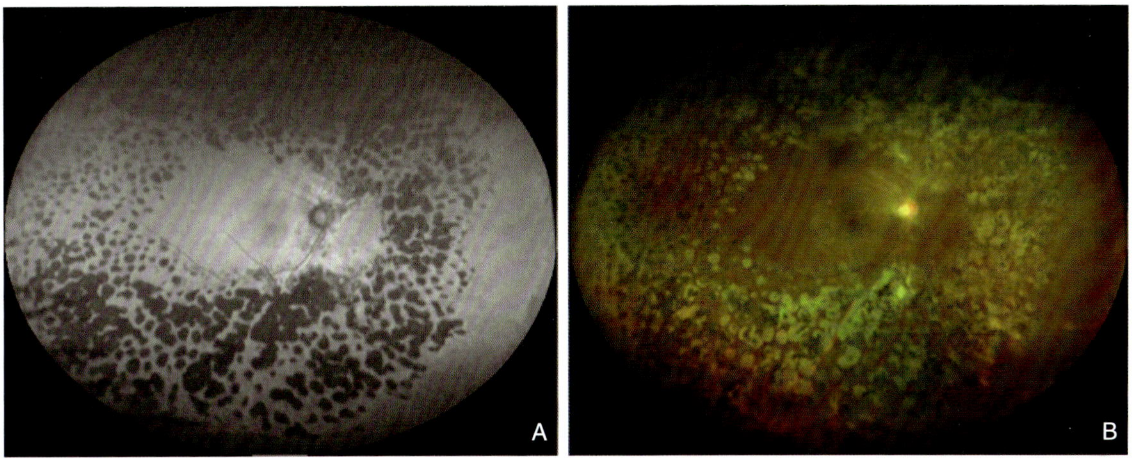

图 12-4-case31-3　右眼超广角眼底成像（2020.4.2）
A. 无赤光超广角眼底成像；B. 超广角眼底成像。

病例解析：该患者 10 年前因左眼外伤行眼球摘除，系独眼患者，右眼已进入 PDR 纤维增殖期，后极部视网膜前增殖膜形成，牵拉视网膜明显，术前 OCT 显示颞侧上下血管弓区域已被牵拉致发生局部视网膜劈裂及移位，尽管黄斑中心凹尚未受累，但如果不进行干预，无法完成必需的视网膜光凝，疾病发展将可能引起黄斑部脱离。术前需要与患者进行充分沟通，得到患者的理解和配合。糖尿病患者血糖增高对角膜的形态、代谢、生理及临床方面都有不同程度的影响。角膜病变可发生在上皮、上皮基底膜和基底膜复合体、基质层、内皮任何一层。手术可引起这些结构的变化，导致术后角膜水肿、角膜上皮剥脱等，不易修复。该例患者术中不慎损伤角膜上皮，引起术后角膜上皮剥脱长期不愈合，影响术后视力恢复。因此围手术期要重视糖尿病患者角膜及眼表的情况，避免角膜损伤，影响手术及预后。

（病例提供：张妍春）

（张妍春　康紫薇）

参考文献

［1］中华医学会眼科学会眼底病学组．我国糖尿病视网膜病变临床诊疗指南(2014 年)［J］．中华眼科杂志，2014，50(11): 851-865.

［2］Wong TY, Sun J, Kawasaki R, et al. Guidelines on Diabetic Eye Care: The International Council of Ophthalmology Recommendations for Screening, Follow-up, Referral, and Treatment Based on Resource Settings［J］. Ophthalmology, 2018, 125(10): 1608-1622.

三、临床分期

1. 急性期

发展迅速的视力减退、眼红、疼痛；急性葡萄膜炎反应，如睫状充血，羊脂状或尘状KP，前房浮游细胞或纤维蛋白渗出，偶有积脓；玻璃体大量炎性细胞、渗出、混浊，严重者影响眼底观察，短期可形成增殖膜或条索；眼底周边局限性白色或黄白色边界清楚的渗出坏死灶，呈斑块状（"拇指印"状），并逐渐融合向后极部发展，有时可伴出血；视网膜动静脉壁有黄白色浸润，管径粗细不均，小动脉分支闭塞（图 13-1-1、图 13-1-2）。

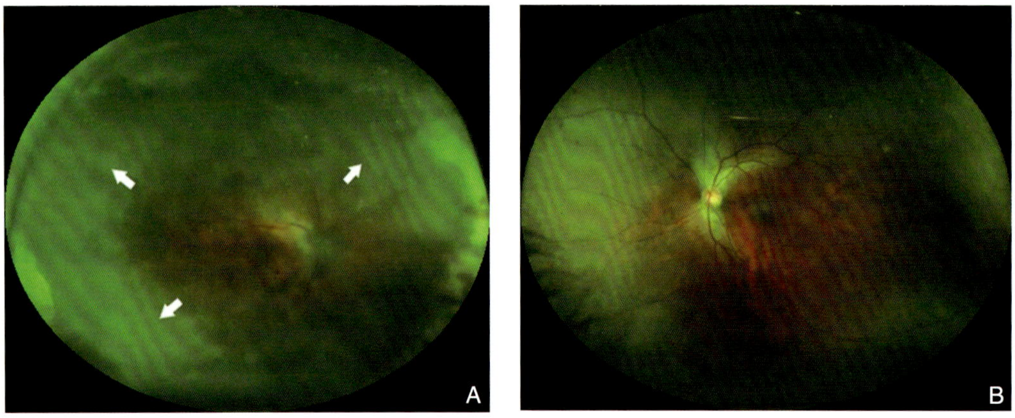

图 13-1-1　右眼急性视网膜坏死综合征（急性期）

A. 右眼超广角眼底成像见玻璃体中度混浊，遮挡视盘，眼底见全周坏死灶（白箭）；B. 左眼超广角眼底成像未见明显异常。（病例信息：患者男，54 岁。视力 OD 0.3，OS1.2，眼压 OD 13mmHg，OS 15mmHg；右眼视力突然下降 2 周。）

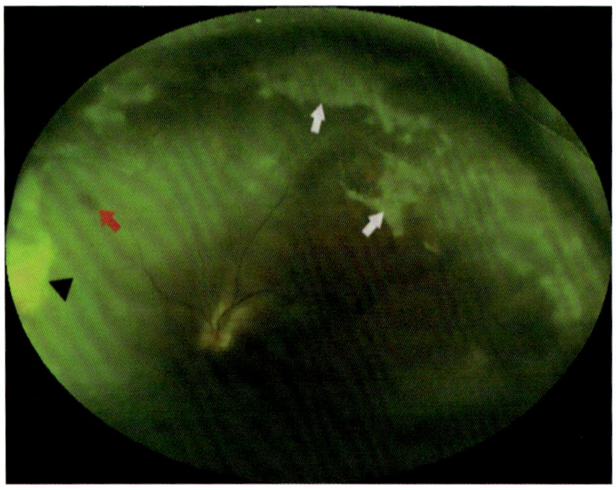

图 13-1-2　左眼急性视网膜坏死综合征（急性期）

超广角眼底成像见上方周边视网膜见黄白色渗出灶，伴视网膜下片状出血（箭头），鼻侧周边见坏死灶。（病例信息：患者男，31 岁，视力 OS 0.03，眼压 OS 7.4mmHg；左眼视物模糊并逐渐加重 10 余天。）

2. 缓解期

眼前节炎症逐渐减轻或消退。病损区域色素紊乱，可见视网膜脉络膜萎缩灶，视网膜血管特别是动脉血管闭塞呈白线（图 13-1-3）。

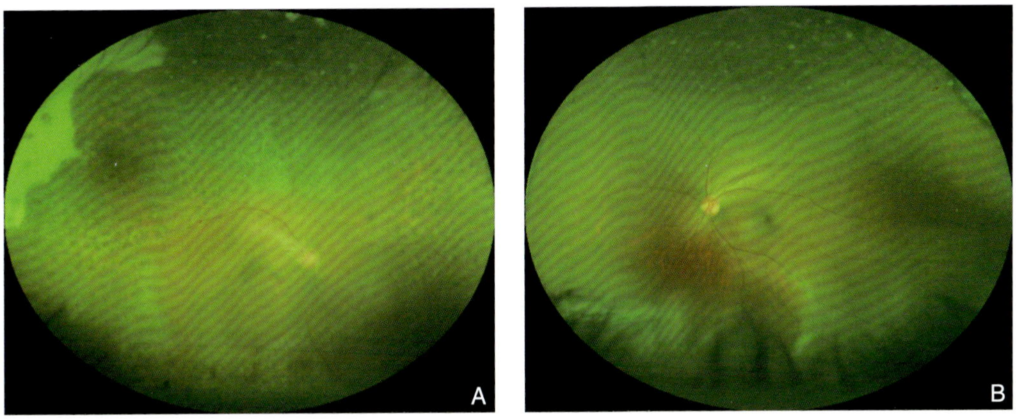

图 13-1-3 右眼急性视网膜坏死综合征（缓解期）

A. 右眼超广角眼底成像见视网膜平伏，网膜见广泛激光斑；B. 左眼超广角眼底成像未见明显异常。（病例信息：患者男，62 岁。视力 OD 0.2，OS 0.6；眼压 OD 16mmHg，OS 18mmHg。经药物治疗及视网膜光凝后，病灶范围逐渐缩小。）

3. 晚期

眼前节炎症已不明显，但玻璃体混浊加重，视网膜形成大量渔网状裂孔，玻璃体增殖明显，形成牵拉裂孔性视网膜脱离。据报道，即使经过治疗，仍有 20%~73% 的患者会发生视网膜脱离（图 13-1-4）。

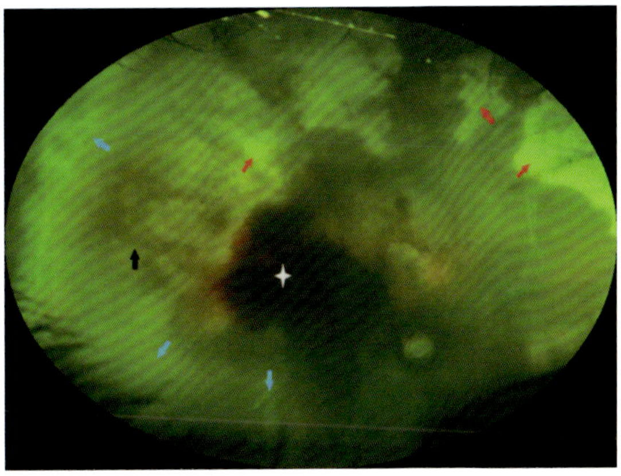

图 13-1-4 右眼急性视网膜坏死综合征（晚期）

超广角眼底成像见玻璃体混浊，后极部见大片出血（白星），周边视网膜血管闭塞（黑箭），周边视网膜见大片坏死灶（红箭）伴颞侧视网膜脱离（蓝箭）。（病例信息：患者男，59 岁。视力 OD HM/30cm，OS 0.5，眼压 OD 8mmHg，OS 12mmHg。）

第二节 诊 断

一、临床表现

周边及中周部视网膜出现一个或多个境界清楚的坏死病灶，病变逐步向后极部进展，出现以动脉为主的闭塞性视网膜血管炎，中度以上的玻璃体混浊和炎症反应，晚期发生裂孔或牵拉性视网膜脱离。

二、影像检查

造影特点：早期视盘表面毛细血管扩张，通透性增强，视网膜动脉细，充盈迟缓或节段性充盈，视网膜静脉扩张，坏死区呈弱荧光；晚期视盘强荧光，荧光素渗漏，血管壁染色及荧光素渗漏，周边视网膜毛细血管闭塞，坏死灶呈斑驳状强荧光。病灶区与正常视网膜交界区较多荧光素渗漏为其急性期最显著特点。严重者黄斑区 FFA 主要表现为视网膜及脉络膜无灌注、血管渗漏、视盘和黄斑水肿以及活动的坏死灶区域视网膜血管突然中断（图 13-2-1）。

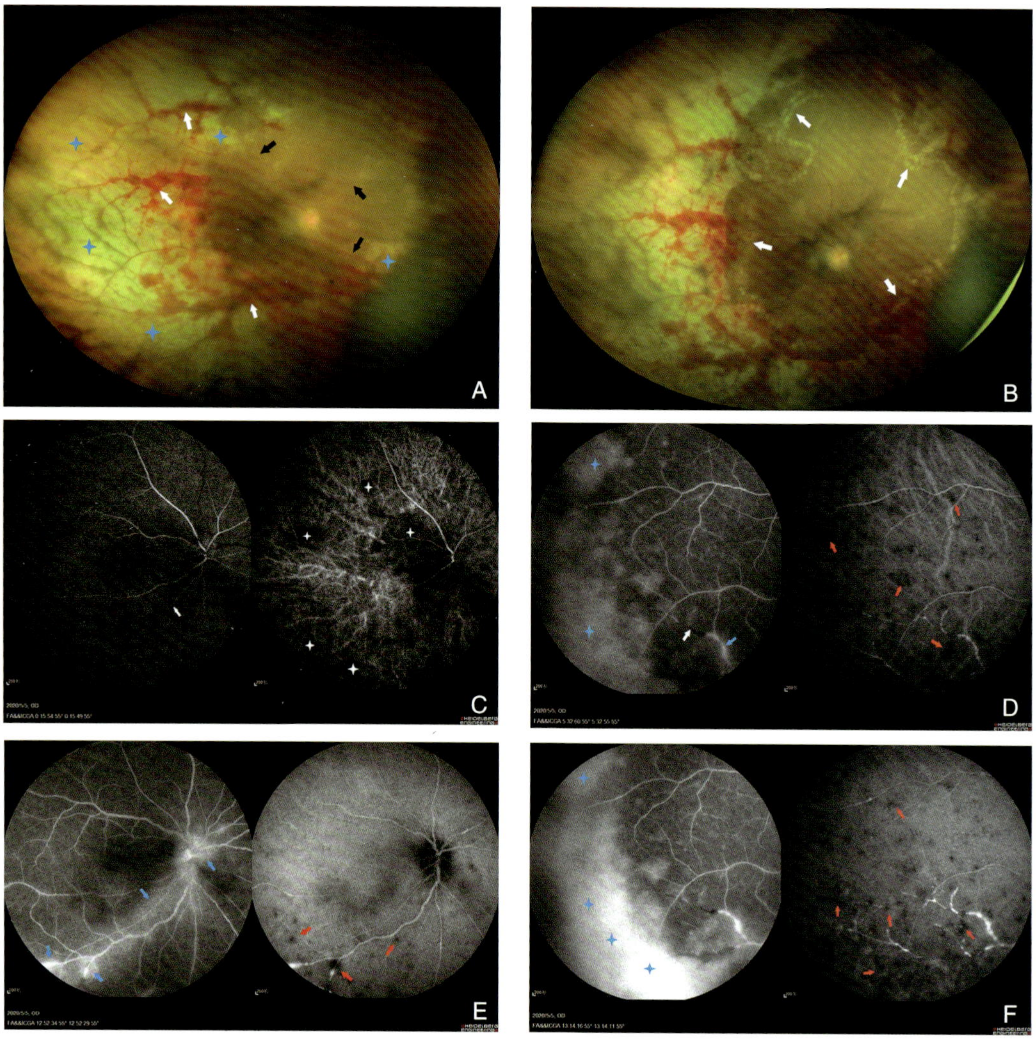

图 13-2-1 ARN 超广角眼底成像及 FFA 检查

A、B. 超广角眼底成像；C~F. FFA+ICGA。A. 视网膜血管变细，部分伴白鞘（黑箭），视网膜全周黄白色斑块状坏死灶（蓝星），病灶处血管呈红色线条状，血管周围见大片状出血（白箭）；B. A 的视网膜光凝治疗后，坏死灶周围见 1 圈激光斑（白箭）；C. FFA 早期后极部见颞下动脉充盈迟缓（白箭），ICGA 早期后极部斑片状弱荧光（白星）；D. FFA 静脉期颞下见部分血管闭塞（白箭），血管壁着染（蓝箭），颞侧坏死灶境界清晰呈强荧光（蓝星），ICGA 静脉期颞侧见散在小片状弱荧光（红箭）；E. FFA 晚期后极部见视盘及血管渗漏呈强荧光（蓝箭），ICGA 晚期后极部见斑片状弱荧光（红箭）；F. FFA 晚期颞侧坏死灶荧光增强（蓝星），ICGA 晚期颞侧见斑点状弱荧光（红箭）。（病例信息：患者女，66 岁，右眼视力下降伴眼痛 1 周。视力 OD 0.2，眼压 OD16.7mmHg。）

三、病原学检查

标本采集：房水及玻璃体液采集。玻璃体腔注药术前，抽取房水或玻璃体液 0.5mL，密封注射器针头，避免污染。检查 HSV 或 VZV 抗体，聚合酶链反应可用于检测眼内液中病毒如 HSV 或 VZV 的 DNA。房水和玻璃体标本都具有较高的敏感性和特异性，能够帮助临床确诊，但在等待结果时仍应积极治疗。

四、国外 ARN 诊断标准

1994 年美国葡萄膜炎协会根据 ARN 的临床表现及病程特点制定其诊断标准：

（1）周边 1 处或多处边界清楚的视网膜坏死病灶。

（2）未给予抗病毒治疗病情迅速进展。

（3）病变呈环周进展。

（4）闭塞性视网膜血管病变。

（5）玻璃体腔和前节炎性反应。

该诊断标准并未纳入病原学证据。

日本急性视网膜坏死（ARN）研究组 ARN 诊断标准（2015 年）

Ⅰ. 诊断标准	Ⅱ. 基本概念	Ⅲ. 分类诊断
1. 眼部早期表现 1a. 前房炎症细胞或羊脂状角膜后沉着物 1b. 周边视网膜黄白色坏死病灶（早期呈颗粒或片状，晚期逐渐融合） 1c. 视网膜动脉炎 1d. 视盘充血 1e. 玻璃体炎性混浊 1f. 眼压升高 2. 病程演变 2a. 视网膜坏死病灶迅速环周进展 2b. 视网膜裂孔或视网膜脱离 2c. 视网膜动脉阻塞 2d. 视盘水肿 2e. 抗病毒治疗有效 3. 眼内液病毒学检测 PCR 或 GWC 检测单纯疱疹病毒 1 和 2 或水痘 - 带状疱疹病毒阳性	1. ARN 的诊断以眼部早期表现、病程演变及眼内液病原学检查结果为依据 2. 眼部早期表现 1a、1b 阳性，高度怀疑 ARN，推荐行眼内液病毒学检测及抗病毒治疗 3. ARN 最终诊断以病程演变及病毒学检测结果为依据 4. ARN 常发生于免疫功能正常者，免疫功能下降者可有不同的眼部早期表现及病程演变	1. 病毒学诊断明确 ARN 眼部早期表现 1a、1b + 病程演变任意 1 项 + 眼内液病毒学检测阳性 2. 病毒学诊断未明确 ARN 眼部早期表现任意 4 项（包括 1a、1b）+ 病程演变任意 2 项

第三节 治 疗

一、药物治疗

1. 全身抗病毒治疗

传统的方法是静脉使用抗病毒药物（阿昔洛韦、更昔洛韦等）静脉滴注 7~14d 后改为口服，但是随着新的抗病毒药物如伐昔洛韦、泛昔洛韦的应用以及玻璃体腔注药技术的开展，口服抗病毒药物联合玻璃体腔注射抗病毒药物能够起到较好的治疗效果。

2. 眼内抗病毒药物的使用

玻璃体腔注射更昔洛韦 200~2000μg/（0.1mL・次），可同时监测房水病毒载量和 IL-8、VEGF 水平评估病情。

3. 糖皮质激素

静脉输抗病毒药物 48 小时后，强的松 1mg/(kg・d)，7~10d 口服后逐渐减量，减轻炎症反应。

4. 抗凝剂

无禁忌证者可选用肝素或小剂量阿司匹林（100~400mg/d）口服，减轻血管闭塞。

二、视网膜光凝

经抗病毒药物治疗，玻璃体炎症明显减轻、无明显玻璃体增殖膜形成的患者，围绕坏死灶区后缘行激光包绕 2~3 排，病变广泛者可在非坏死区行次全视网膜光凝。但目前尚不明确预防性光凝的作用，因此应密切随诊观察。

三、手术治疗

1. 适应证

早期确诊后先行全身及眼局部药物治疗，病情无好转，继续进展玻璃体混浊加重或视网膜坏死灶增多并向后极部发展，或出现视网膜裂孔及增生性病变，或发生视网膜脱离，即行玻璃体视网膜手术。

2. 手术要点

（1）晶状体：如不影响手术可保留；如混浊明显可摘除，但不建议一期植入人工晶体。

（2）玻璃体：尽可能切除所有玻璃体，包括基底部玻璃体，避免术后炎症增生，牵拉周边视网膜脱离和形成前部 PVR。

（3）视网膜：病灶区视网膜组织脆弱，接近视网膜操作需要极为谨慎，避免形成医源性损伤。后部视网膜脱离较高时，在充分解除后部牵拉的前提下，可使用全氟化碳液辅助视网膜复位及视网膜光凝。

（4）眼内激光：沿受累视网膜健侧做 2~3 排光凝，一般 2~3 级反应为宜。

（5）眼内填充：PPV 术后首选硅油填充，以期达到长时间眼内填充及后续治疗。

3. 特殊并发症及处理

（1）术后炎症反应：炎症往往较重，应注意充分散瞳，如行虹膜根切，注意根切口保持通畅。

（2）并发性白内障：如术中未行晶状体摘除，术后可能较快形成白内障，尤其是后囊下混浊，影响眼底观察，取油时可行白内障摘除术。

（3）晚期复发性视网膜脱离：再次手术，行受累区域视网膜切开松解视网膜使其复位。

第四节　典型病例及手术视频

病例 32

患者男，46 岁。

主诉： 左眼视力明显下降 20 余天。

现病史： 2 周前门诊就诊，诊断为“左眼葡萄膜炎，继发性青光眼”，使用激素类、降眼压等药物治疗，症状无缓解并逐渐加重。

既往史： 无特殊情况。

眼部检查：（图 13-4-case32-1）

	OD	OS
视力	1.0	HM/ 眼前 10cm
眼压	12.9mmHg	13.1mmHg
前节	（-）	角膜清亮，羊脂状 KP（++），Ty（+）
玻璃体	（-）	明显混浊
眼底	（-）	模糊见视网膜血管闭锁呈白线状，大片黄白色渗出及坏死灶，下方视网膜轻度隆起

影像检查：

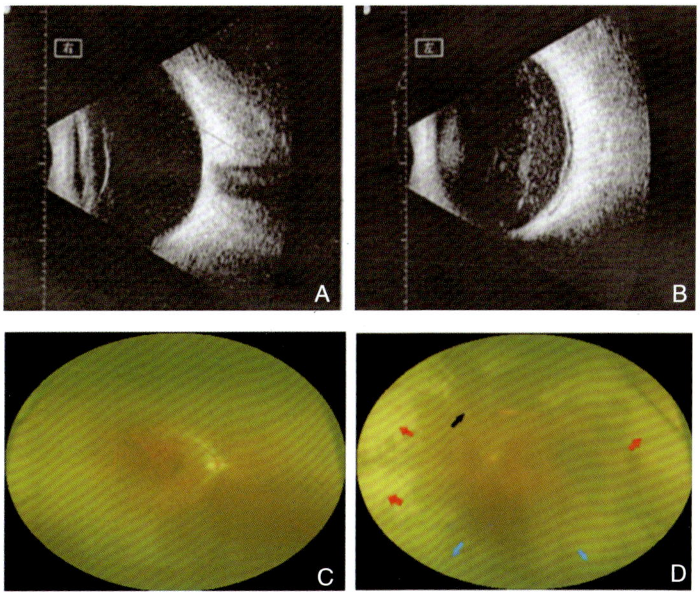

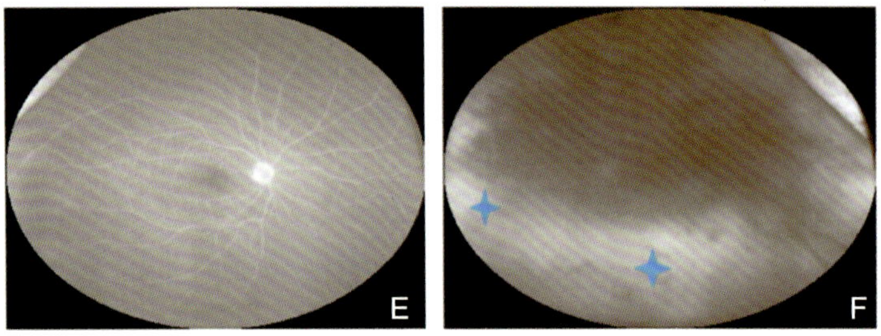

图 13-4-case32-1　术前双眼影像学检查

A、C、E. 右眼；B、D、F. 左眼。A、B. B 超检查提示左眼玻璃体密集点状混浊，视网膜浅脱离；C、D. 双眼超广角眼底成像示左眼部分视网膜血管闭塞（黑箭），周边大片渗出坏死灶（红箭），伴下方视网膜脱离（蓝箭）；E、F. 超广角 FFA（UWFA）示左眼视网膜血管闭锁（黑箭），周边大片渗出坏死灶（红箭），伴下方视网膜脱离（蓝箭），病灶区荧光素大片渗漏（蓝星）。

实验室检查：

血常规：（-）

血沉：4mm/h

病毒八项：巨细胞病毒 IgG 抗体——阳性

巨细胞病毒 IgM 抗体——阴性

风疹病毒 IgG 抗体——阳性

风疹病毒 IgM 抗体——阴性

单纯疱疹病毒Ⅱ型 IgG 抗体——阴性

单纯疱疹病毒Ⅱ型 IgM 抗体——阴性

弓形虫 IgG 抗体——阴性

弓形虫 IgM 抗体——阴性

入院诊断：①左眼急性视网膜坏死；②左眼继发性视网膜脱离。

手术方式 1：2018 年 6 月 14 日，行左眼 PPV+ 光凝 + 注油 + 注药术（更昔洛韦 2mg+ 曲安奈德 2mg）（23G）（术中截图 13-4-case32-2）。

术中截图 1：

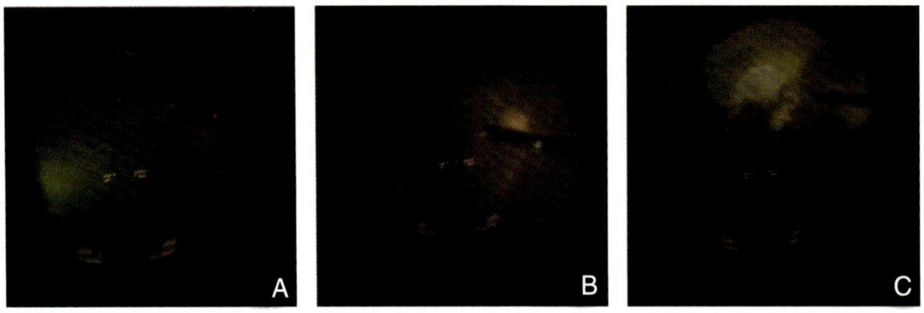

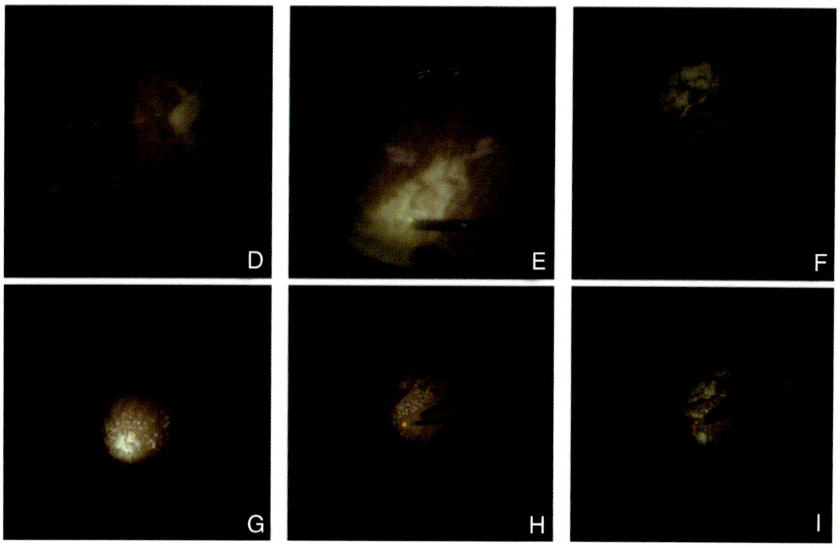

图 13-4-case32-2　术中截图

A. 手术开始时见玻璃体浑浊严重，后极部仅隐约见视盘；B. 中轴区玻璃体清除后后极部图片；C~F. 切除基底部玻璃体时可见周边大片黄白色坏死病灶，视网膜菲薄，大量裂孔形成，视网膜呈渔网状，部分区域散在出血片状；G~I. 全周坏死灶后缘激光包绕。

术中玻璃体液送检：

基因芯片：水痘带状疱疹病毒（+），EB 病毒（+）。

玻璃体细胞因子：

检测项目	结果	参考区间
VEGF	10.1 pg/mL	0~40.0
BFGF	124.2pg/mL	<1.0
VCAM	14184.7pg/mL	200~1000
IL-6	3574.3pg/mL	1.0~50.0
IL-10	189.8pg/mL	0~5.0
IL-8	4409.5pg/mL	0~20

血清 EB 病毒系列：抗 EBV 衣壳抗体 IgG（+），抗 EBV 核抗体 IgG（+），抗 EBF 衣壳抗体 IgM（+）。

术后治疗方案：

（1）更昔洛韦注射液，静滴，300mg，2 次 / 日，2 周后改为口服，300mg，1 次 / 日，6 周。

（2）更昔洛韦注射液，2mg（0.05mL），玻璃体腔注射，1 次 / 周，共 8 次。

（3）泼尼松片 50mg，晨起顿服，10 天后每 5 天递减 5mg。

（4）复方血栓通胶囊，口服，1.5mg，3 次 / 日。

（5）局部使用普拉洛芬滴眼液、左氧氟沙星滴眼液、妥布霉素地塞米松滴眼液、复方托吡卡胺滴眼液、更昔洛韦滴眼液。

治疗过程中监测肝肾功能。

术后复查 1：

（1）2018 年 6 月 21 日，左眼 PPV 术后 1 周。眼部检查：视力 OS 0.01；眼压 OD 14.5mmHg，OS 10.8mmHg。左眼前节（-），玻璃体硅油填充，玻璃体腔清亮，眼底视盘色白，视网膜血管广泛闭锁呈白线状，眼底浸润坏死灶范围缩小（图 13-4-case32-3）。

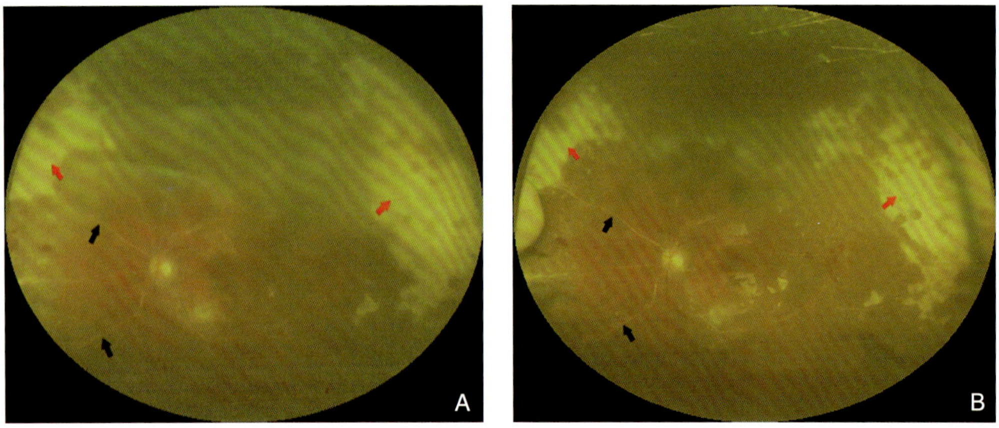

图 13-4-case32-3　术后左眼超广角眼底成像

A. 术后 5 天，B. 术后 7 天。超广角眼底彩图可见视盘色白，视网膜血管广泛闭锁呈白线状（黑箭），眼底浸润坏死灶（红箭）范围 B 比 A 缩小。

（2）2018 年 7 月 30 日，左眼 PPV 术后 7 周。眼部检查：视力 OS 0.1；眼压 OD 18.0mmHg，OS 15.8mmHg。左眼前节（-），玻璃体硅油填充，玻璃体腔清亮，眼底坏死灶基本消失，残留大片色素紊乱。视网膜 FFA 未见明显荧光素渗漏，周边片状斑驳透见荧光（图 13-4-case32-4）。

（3）术后 8 周：房水病毒 PCR 检测：VZV：3.66E+01 拷贝 /ml，EBV：<5E+02 拷贝 /mL。

（4）2019 年 1 月 3 日，左眼 PPV 术后半年。眼部检查：视力 OS HM/ 眼前；眼压 OD 14.9mmHg，OS 11.4mmHg。左眼角膜透明，前房中深，可见乳化硅油滴，晶体白色混浊，余窥视不清。

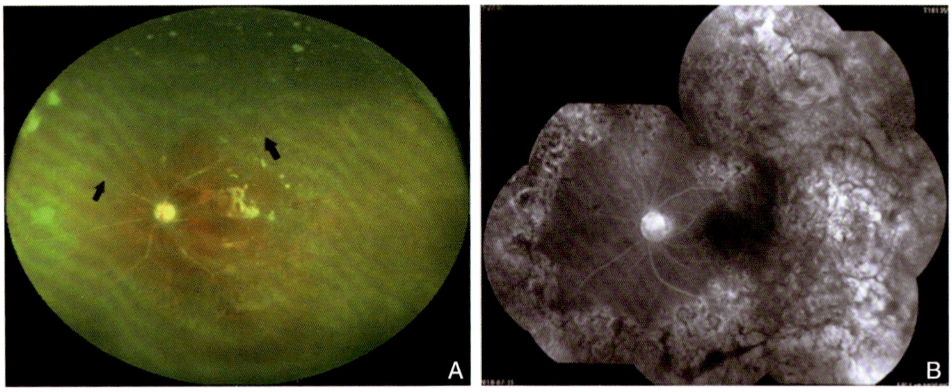

图 13-4-case32-4　术后左眼眼底检查（2018.7.30）

A. 超广角眼底成像见视盘色白，视网膜血管广泛闭锁呈白线状（黑箭），赤道部及周边视网膜见大量光凝斑；B. FFA 晚期未见明显荧光素渗漏，周边片状斑驳透见荧光，大量的中黑外亮光凝斑。

手术方式 2：2019 年 6 月 13 日，行左眼 PHACO+ 硅油取出 + 后囊膜切开 + 注气术。

2019 年 6 月 18 日，左眼取油术后 5 天。眼部检查：视力 OS 0.04；眼压 OD 16.3mmHg，OS 14.1mmHg。左眼角膜透明，晶体缺如，玻璃体腔清亮，上方少量气体残留，眼底视盘界清色白，视网膜平伏，大部分血管闭塞呈白线，中周部见大量光凝斑，广泛色素沉着（图 13-4-case32-5）。

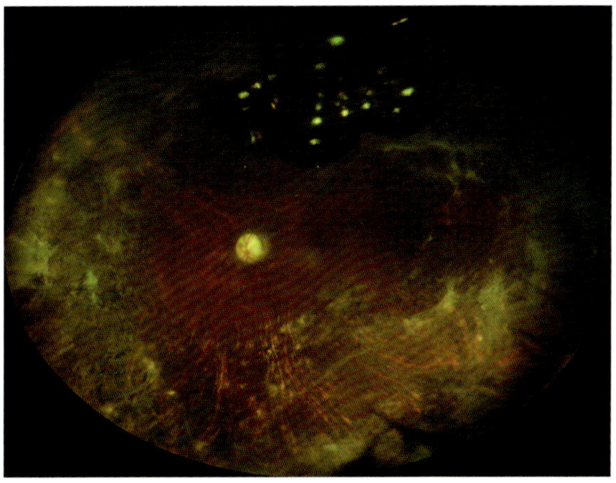

图 13-4-case32-5　左眼超广角眼底成像（2019.6.18）

玻璃体腔上方少量气体残留，视盘界清色白，视网膜平伏，中周部见大量光凝斑，广泛色素沉着。

术后复查 2：

2019 年 8 月 12 日，左眼取油术后 2 个月。眼部检查：视力 OS 0.04；眼压 OD 15.1mmHg，OS 10.1mmHg。左眼角膜透明，晶体缺如，玻璃体液体填充，眼底视盘界清色白，视网膜平伏，大量光凝斑，广泛色素沉着。

病例解析：急性视网膜坏死综合征（acute retinal necrosis，ARN）是一种严重的致盲性眼病，1971 年由日本研究者首次报道，1978 年 Young 和 Bird 正式命名该病，1982 年 Culbertson 等使用电子显微镜观察，发现在 ARN 急性期患者摘除眼球的视网膜全层组织中存在疱疹病毒颗粒，此后水痘 - 带状疱疹病毒（VZV）、单纯疱疹病毒（HSV）1 型和 2 型、巨细胞病毒（CMV）相继被确诊为 ARN 的致病原。ARN 病程进展迅速，早期临床表现不明显，常伴有眼内压升高，易漏诊或误诊，预后较差，常导致患者视力严重下降，甚至丧失视力。

本病例在发病早期因眼前节炎症反应，同时眼压升高 ，被门诊初诊医生诊断为“左眼葡萄膜炎，继发性青光眼”，使用激素及降眼压药物后症状不改善反而加重，提醒我们在临床上如遇到葡萄膜炎患者一定要注意检查玻璃体及眼底，避免把严重的全葡萄膜炎当作前部葡萄膜炎诊治而贻误病情。对于葡萄膜炎伴有眼压升高时应注意与其他眼病鉴别，多数急性前部葡萄膜炎由于累及睫状体，影响房水分泌，常导致眼压轻度降低，偶尔会因小梁网水肿及炎症细胞堵塞房角引起眼压升高，个别类型的葡萄膜炎，如青睫综合征、带状疱疹性葡萄膜炎、单纯疱疹病毒性葡萄膜炎、急性视网膜坏死、Vogt- 小柳原田病等在疾病初期即有明显的眼压升高，甚至有被误诊为急性闭角型青光眼并进行抗青光眼手术而导致眼压失控的情况。

对于葡萄膜炎的诊治还需注意区分非感染性和感染性，警惕感染性视网膜脉络膜炎可能，尽可能抽取眼内液进行检测，有利于明确诊断。

ARNS 常见致病病毒为单疱病毒、水痘－带状疱疹病毒，本例患者眼内液及血清检测均可见 VZV 及 EB 2 种病毒阳性结果，虽有研究发现在急性视网膜坏死综合征患者的血清中有 EB 病毒抗体效价升高，但这是否与急性视网膜坏死的发生相关尚不清楚。EB 病毒普遍存在，主要经唾液传播，也可经输血传播，其感染相当常见，在眼部可引起结膜炎、角膜炎、虹膜炎、脉络膜炎、表层巩膜炎、泪腺炎等，EB 病毒性脉络膜视网膜炎可表现为视网膜水肿、黄斑水肿、视网膜出血、视乳头肿胀、玻璃体炎症反应等，多具有自限性。

（病例提供：张妍春）

病例 33

患者男，62 岁。

主诉：右眼视力下降伴视物遮挡 1 月。

现病史：曾外院住院治疗，全身使用抗病毒及改善循环药物及右眼视网膜光凝治疗，自觉症状逐渐加重。2 周前曾行玻璃体腔更昔洛韦注射、 前房穿刺抽液术，术中取房水检测，结果见下表。自觉症状稍有好转。

2 周前房水检测结果

检测项目	结果	单位	参考范围
IL-6	743.2 ↑	pg/mL	1.0~50.0
IL-8	149.4 ↑	pg/mL	0~20.0
VCAM	52330.3 ↑	pg/mL	200~1000
HSV	0	拷贝 /mL	<1E+03
HSV-1	0	拷贝 /mL	<500
HSV-2	0	拷贝 /mL	<500
VZV	4.91E+06 ↑	pg/mL	<5E+02
HSV-IgG	216.77 ↑	U/mL	<9
VZV-IgG	2658.97 ↑	U/mL	<16

既往史：无特殊情况。

眼部检查：（图 13-4-case33-1）

	OD	OS
视力	LP	1.0
眼压	11.4mmHg	17.7mmHg
前节	角膜清亮，羊脂状 KP（+），Ty（+++），虹膜后粘连，晶体混浊	角膜清亮，前房（－）
玻璃体	絮状混浊	（－）
眼底	窥视不清	视网膜平伏，呈豹纹状改变

影像检查：

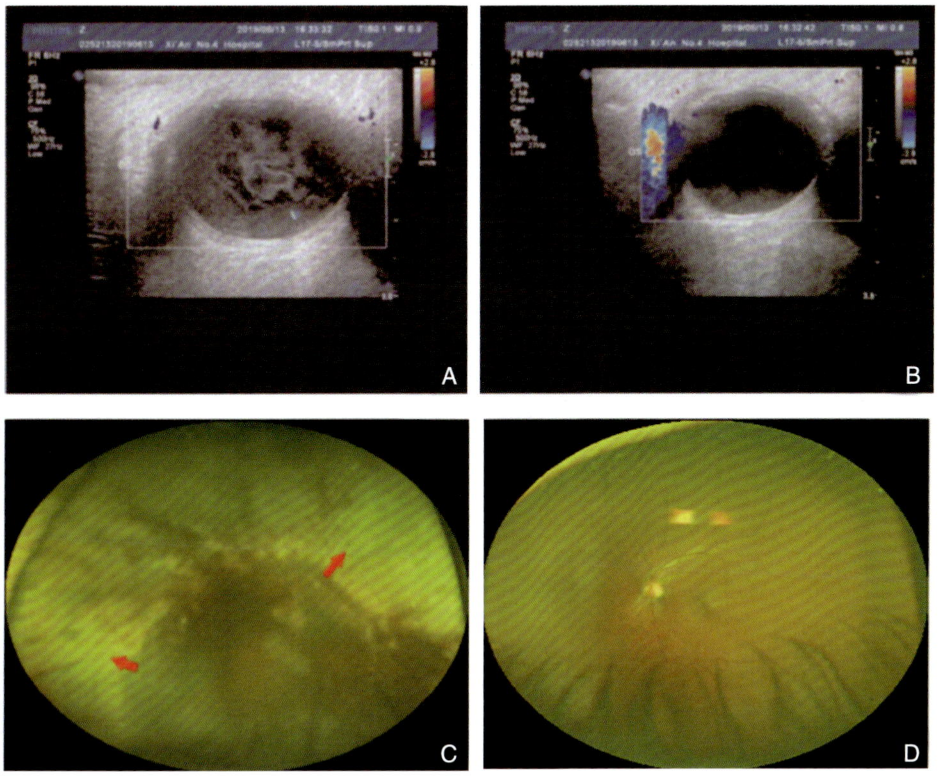

图 13-4-case33-1　术前双眼影像学检查

A、C. 右眼；B、D. 左眼。A、B. 双眼彩色超声多普勒检查提示双眼玻璃体混浊，右眼密集点状混浊，右眼视网膜浅脱离，球后壁回声粗糙；C、D. 超广角眼底成像示右眼眼底模糊，可见大片渗出坏死灶（红箭），下方视网膜散在光凝斑，余窥不清。左眼未见明显异常。

诊断：①右眼急性视网膜坏死综合征；②右眼继发性视网膜脱离；③双眼白内障；④高血压病。

手术方式：2019 年 6 月 14 日，右眼 PHACO+PPV+ 光凝 + 注油 + 注药术（曲安奈德 2mg+ 更昔洛韦 2mg）（23G）。

术后治疗及随访情况：术后全身及局部使用抗病毒药物，使用抗生素及散瞳类常规滴眼液；术后更昔洛韦 2mg（0.05mL）玻璃体腔注射，1 次 /5d，共 2 次；1 次 / 周，共 6 次；术后第 3 次、第 8 次玻璃体注射更昔洛韦时取房水复查炎症因子及病毒 PCR 进行检测。

术前术后房水检测结果对比

	检测项目	术前 2 周	术后 2 周 +3 天	术后 7 周 +3 天	单位
细胞因子	IL-6	743.2 ↑	685.4 ↑	691.4 ↑	pg/mL
	IL-8	149.4 ↑	213.9 ↑	156.4 ↑	pg/mL
	VCAM	52330.3 ↑	12249.9 ↑	7798.9 ↑	pg/mL
病毒 PCR	VZV	4.91E+06	1.11E+04	1.78E+02	拷贝 /mL

术后复查：

（1）2019 年 6 月 18 日，右眼 PPV 术后 4 天。眼部检查：视力 OD LP；眼压 OD 11.4mmHg，OS 15.4mmHg。右眼晶体缺如，眼底视盘界清色苍白，视网膜平伏，视网膜血管闭塞，散在光凝斑，周边坏死灶较前好转，散在片状出血，视网膜前可见曲安奈德混悬液沉积（图 13-4-case33-2A）。

（2）2019 年 8 月 10 日，右眼 PPV 术后 8 周。眼部检查：视力 OD CF/30cm；眼压 OD 20.1mmHg，OS 10.1mmHg。右眼晶体缺如，囊膜混浊，眼底模糊见视盘界清色苍白，视网膜平伏，散在光凝斑及不规则色素沉着（图 13-4-case33-2B）。

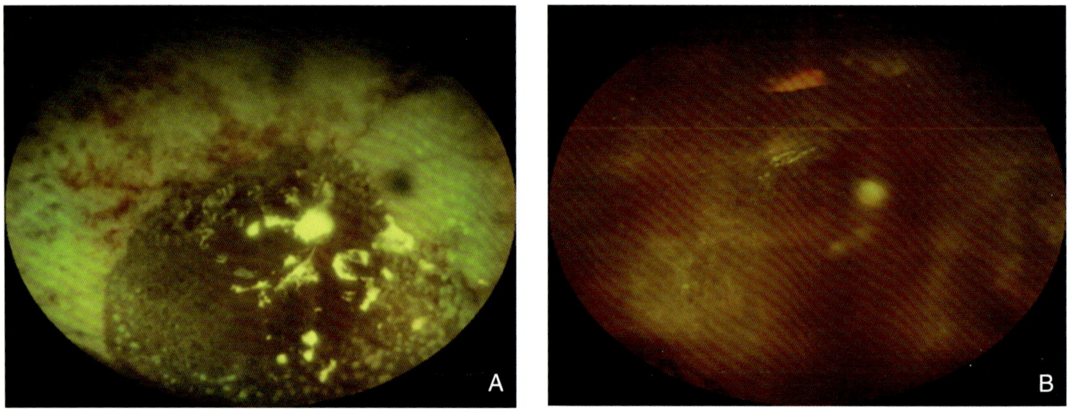

图 13-4-case33-2　术后右眼超广角眼底成像

A. 术后 4 天右眼超广角眼底成像见视网膜前曲安奈德混悬液附着，视网膜大片坏死灶、出血，坏死灶边缘可见术中补充光凝斑；B. 术后 8 周右眼超广角眼底成像见后囊膜混浊，影响眼底观察，视网膜坏死灶基本消失，视盘边界清楚、色白，视网膜大量光凝斑及不规则色素，少量片状出血残留。

病例解析：该患者术前房水检测 VZV（+），各种细胞因子明显增高，虽住院接受全身抗病毒药物治疗、预防性视网膜光凝治疗及玻璃体腔抗病毒药物注射治疗，但病情仍未得到有效控制。坏死病灶快速进展，视网膜脱离发生，都说明对于视网膜炎症重的患者，必须密切随诊观察，检测各种细胞因子的变化，并给予有效、足量的抗病毒治疗和糖皮质激素治疗，如药物治疗病情无好转，需进行玻璃体视网膜手术。

治疗方案：①目前常用的全身抗病毒治疗方案为，HSV 感染首选阿昔洛韦，VZV 感染首选更昔洛韦，注意检测肝肾功能。②糖皮质激素可抑制病毒引起的免疫反应，从而减轻玻璃体混浊，抑制视网膜炎性反应，从而保护视网膜及视神经，改善视力预后；但是另一方面，糖皮质激素可加速病毒复制，从而加重病情。因此，临床建议若患者病情需要，可在足量抗病毒治疗 24~48 小时后给予糖皮质激素治疗。③ ARN 病情逐渐进展可发生闭塞性视网膜动脉炎及静脉炎。研究结果显示，ARN 患者血管闭塞与血液的高凝状态致血栓形成有关，推荐常规口服小剂量阿司匹林（100mg/d）。④预防性视网膜激光光凝可防止坏死病灶进展，降低视网膜脱离的发生率。通常于视网膜坏死病灶外侧的正常视网膜行 2 或 3 排激光光凝。⑤玻璃体切除术可清除玻璃体腔内的炎性反应介质，减少玻璃体对视网膜的牵拉作用，有利于眼底激光光凝治疗，促使视网膜复位。⑥眼内注射更昔洛韦和激素，减少全身用药副作用。总之早期诊断，早期规范治疗，有效控制病情，有利于改善患者视力预后。

（病例提供：张妍春）

（张妍春　康紫薇）

参考文献

[1] Tibbetts M, Shah C P, Young L H, et al. Treatment of Acute Retinal Necrosis [J]. Ophthalmology, 2010, 117(4): 818-824.

[2] Hillenkamp J, Nölle B, Bruns C, et al. Acute retinal necrosis: clinical features, early vitrectomy, and outcomes [J]. Ophthalmology, 2009, 116(10): 1971-5.e2.

[3] Meghpara B, Sulkowski G, Kesen MR, et al. Long-term follow-up of acute retinal necrosis [J]. Retina, 2010, 30(5): 795-800.

[4] Muthiah MN, Michaelides M, Child CS, et al. Acute retinal necrosis: a national population-based study to assess the incidence, methods of diagnosis, treatment strategies and outcomes in the UK [J]. Br J Ophthalmol, 2007, 91(11): 1452-1455.

[5] Ganatra JB, Chandler D, Santos C, et al. Viral causes of the acute retinal necrosis syndrome [J]. Am J Ophthalmol, 2000, 129(2): 166-172.

[6] Lau CH, Missotten T, Salzmann J, et al. Acute retinal necrosis features, management, and outcomes [J]. Ophthalmology, 2007, 114(4): 756-762.

[7] Schoenberger SD, Kim SJ, Thorne JE, et al. Diagnosis and Treatment of Acute Retinal Necrosis: A Report by the American Academy of Ophthalmology [J]. Ophthalmology, 2017, 124(3): 382-392.

[8] 狄宇，叶俊杰. 急性视网膜坏死诊断及治疗的研究进展 [J]. 中华眼科杂志，2018, 54(4): 306-311.

[9] Jeon S, Kakizaki H, Lee WK, et al. Effect of prolonged oral acyclovir treatment in acute retinal necrosis [J]. Ocul Immunol Inflamm, 2012, 20(4): 288-292.

第十四章 硅油取出术

硅油作为一种良好的眼内填充物，广泛应用于治疗严重 PVR、增生性糖尿病视网膜病变、外伤性 PVR 及其他复杂性视网膜脱离。然而，玻璃体腔内长期充填硅油会导致白内障、继发性青光眼和角膜变性等并发症（图 14-1-1），严重影响患者视觉功能。当确定视网膜复位、裂孔愈合后必须适时取出硅油，以避免和减少各种并发症。

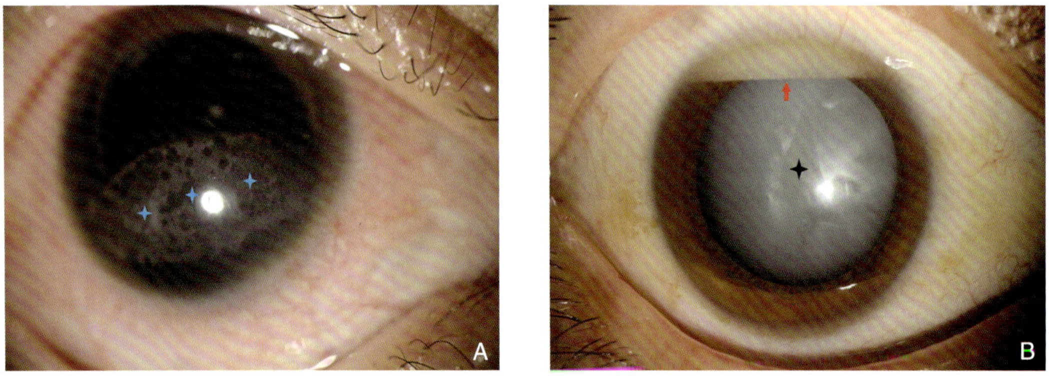

图 14-1-1 硅油眼并发症

A. 硅油眼角膜变性（蓝星）；B. 硅油眼并发性白内障（黑星）、硅油乳化（白箭）。

第一节 硅油取出的手术指征

一、硅油取出的时机

Gonvers 认为，在硅油注入术后 6~8 周视网膜复位并趋于稳定时即可取出硅油。McCuen 等认为注入后 3~6 个月为硅油取出最佳时机。硅油取出时机与视网膜复位情况关系密切，对于特殊病例（如严重眼外伤等），如无明显并发症，可考虑延长硅油填充时间，以确保视网膜复位情况达到稳定状态。

硅油取出的前提是视网膜复位良好。虽然硅油并发症为硅油取出的绝对指征，但该类患者并发硅油乳化、白内障等多数存在屈光间质混浊因素，术前不能对眼底情况进行准确的评估。术中眼内探查能够准确了解视网膜的情况，同时还可对 PVR、干性裂孔、新裂孔、原有裂孔闭合不良、视网膜脱离或有变性区者行剥膜、激光、冷凝、内放液或巩膜外垫压等处理，并可再次在玻璃体腔内注入惰性气体起支撑作用，减少硅油取出术后视网膜脱离复发的可能性，扩大硅油取出指征。

二、硅油乳化分期

指硅油在眼内腔或眼内组织表面形成的细小白色颗粒。可分为 3 期（图 14-1-2）：

（1）Ⅰ期：玻璃体腔视网膜表面细小乳化硅油滴。

（2）Ⅱ期：前房内出现乳化小油滴，前房上方见乳化硅油滴。

（3）Ⅲ期：前房充满乳化硅油，继发性青光眼。

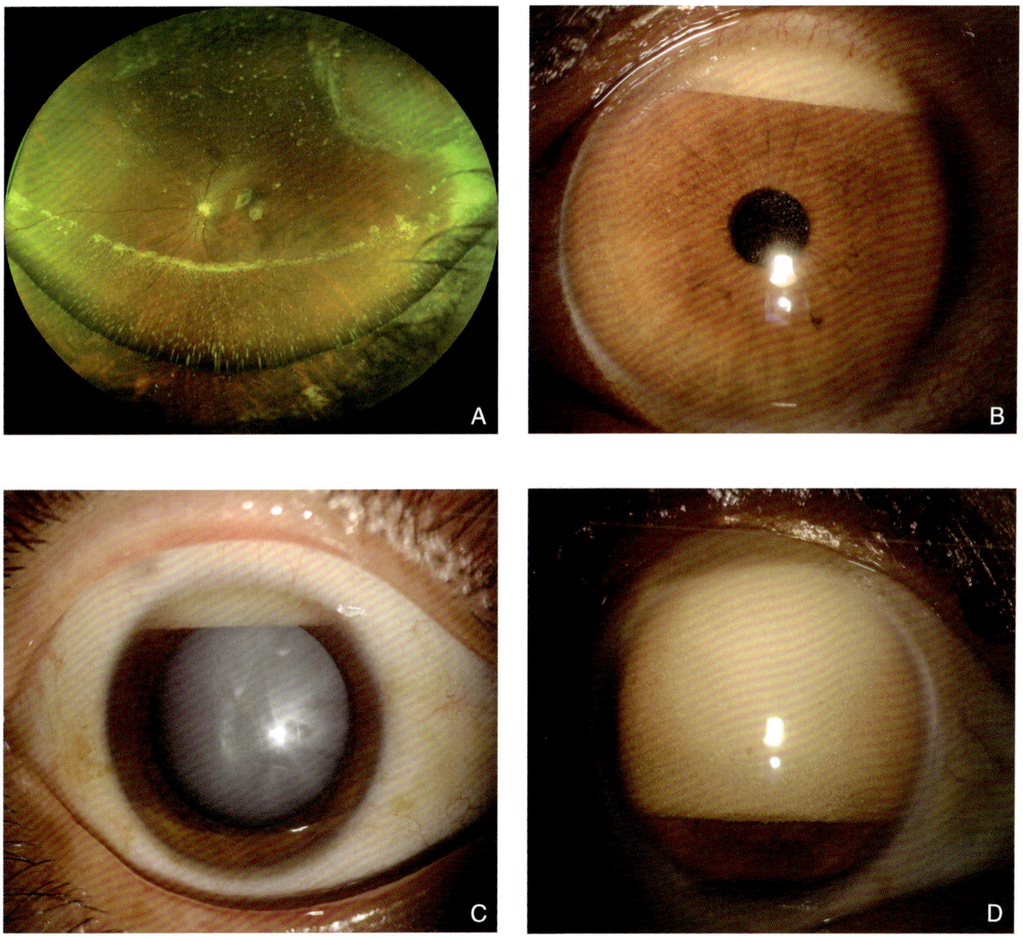

图 14-1-2　硅油眼分期

A. 硅油乳化Ⅰ期；B. 硅油乳化Ⅱ期；C. 硅油乳化Ⅱ期伴并发性白内障；D. 硅油乳化Ⅲ期。

第二节　手术方法及要点

一、经睫状体平坦部硅油取出术

1. 取出硅油

20G 或微创两切口取油术适用于所有硅油填充眼。①颞下方经结膜巩膜穿刺口，插入灌注头，确定灌注头位于玻璃体腔内，再打开灌注；10：00 位行经结膜巩膜穿刺口，在此位置插入注射器套管，见注射器前端的取油套管（微创）或针头（20G 留置针）位于硅油界面内，再开始抽取硅油；20G 取油留置针头制备见（图 14-2-1），20G 取油组装见（图 14-2-2），微创硅油套包（图 14-2-3）；②注意巩膜穿刺口位置：透明晶状体眼距角巩缘 4mm，避免损伤晶状体，无晶状体眼及人工晶状体眼距角巩缘 3.5mm；③两种方式抽取硅油，其一是注射器接入玻璃体切割机负压抽吸系统，利用脚踏控制负压的大小取出眼内硅油（图 14-2-4）；其二是利用 10mL 注射器手动抽吸造成注射器内高负压抽吸眼内硅油（图 14-2-5）；④注意留置针针头始终位于硅油界面内，若插入水界面，可因眼压骤降引起眼球塌陷，此时应立刻拔出注射器，待眼压正常后继续取硅油；⑤观察油 - 液界面显示硅油越来越少时，注意控制负压，最后瞳孔区已看不见油 - 液界面时还残留少量硅油，可拔出套管，将巩膜切口处于最高位，在灌注液的压力下，剩余硅油可缓缓流出；⑥可用玻切头在玻璃体腔中上方吸引，进一步清除残留硅油小滴，也可反复行气 - 液交换，清除残留硅油小滴（手动取油步骤见图 14-2-6，玻切机负压取油见图 14-2-7）。

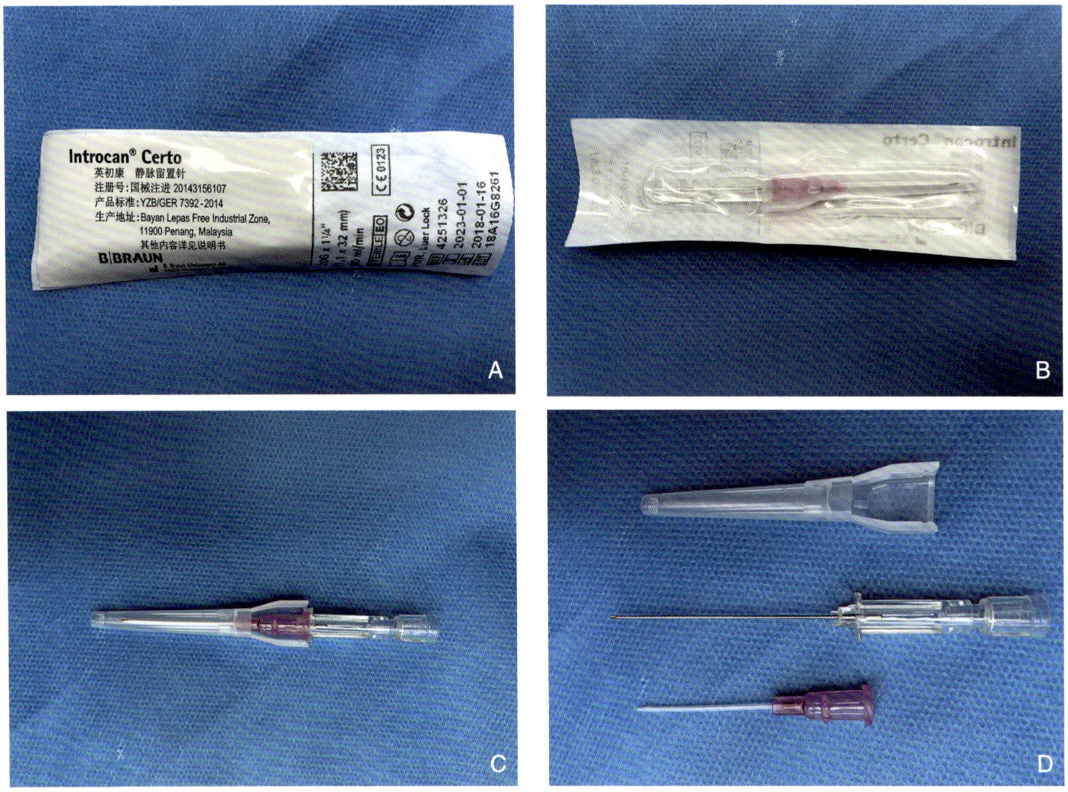

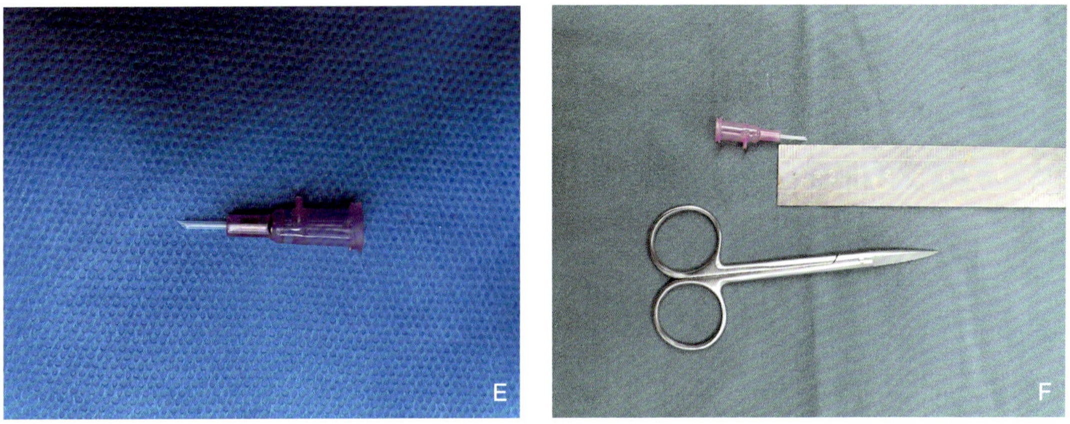

图 14-2-1　20G 留置针自制取油头

A. 留置针带包装图背面；B. 留置针带包装图正面；C. 留置针整体；D. 留置针拆开后；E. 留置针针头剪短，针尖为一个斜面；F. 留置针针头剪短后长度为 10mm。

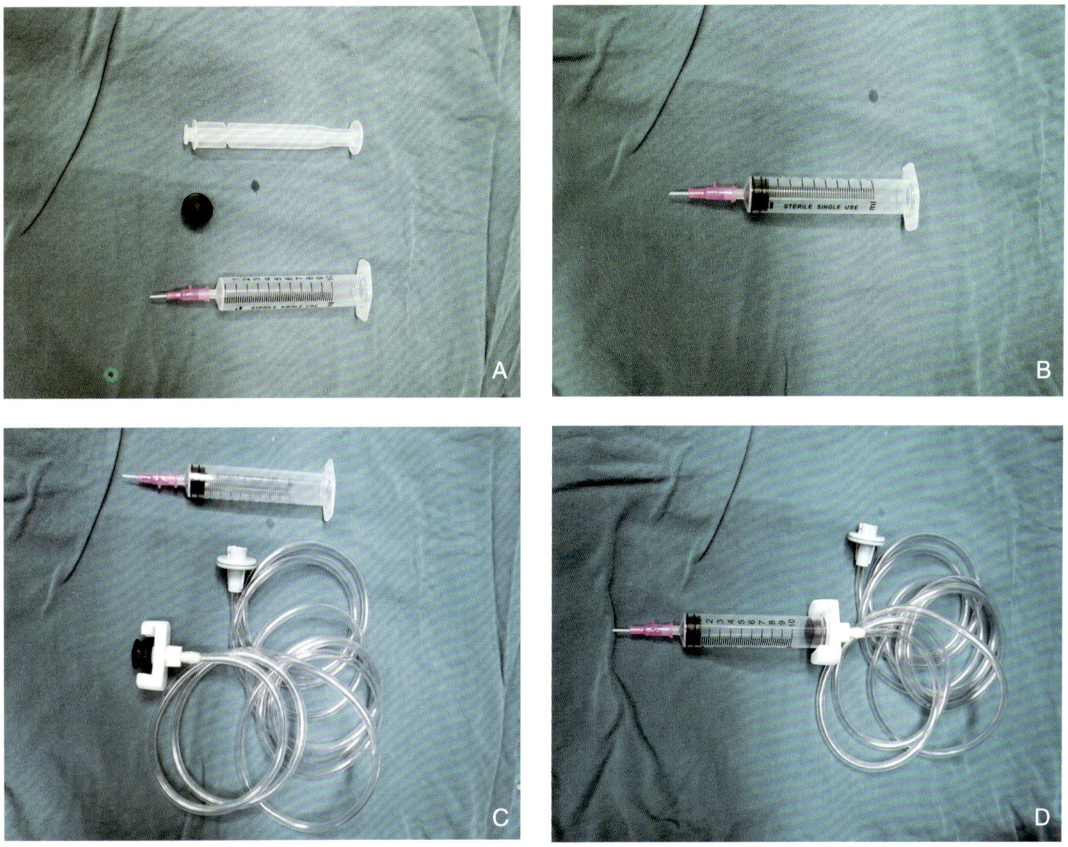

图 14-2-2　取油管道连接

A. 取出 10mL 注射器的活塞轴及活塞；B. 活塞置入注射器底部；C. 取油管道；D. 取油注射器连接取油管道。

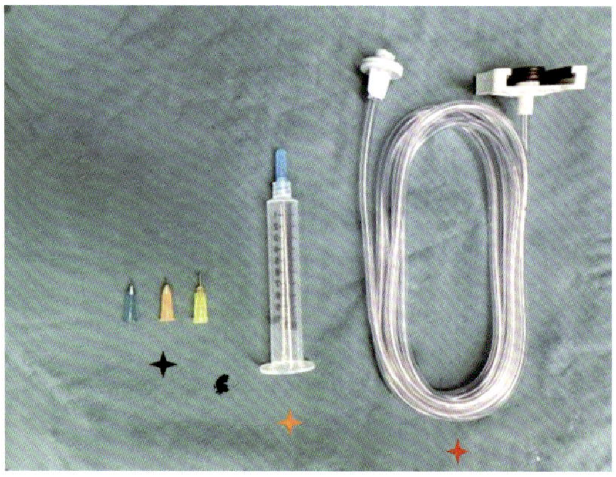

图 14-2-3 取油套包

包括取（注）油头（黑星）、取（注）油注射器（黄星）、取（注）油管道（红星）。

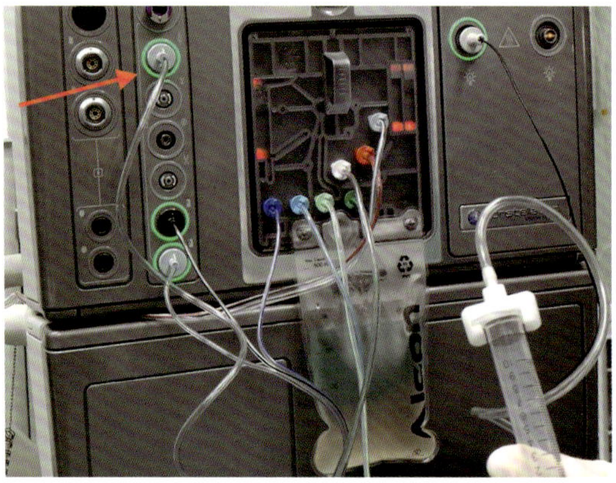

图 14-2-4 取油管末端连接于玻切机上

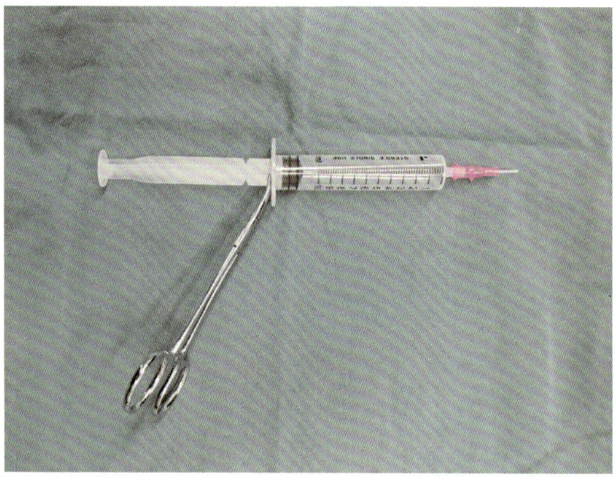

图 14-2-5 手动取油管链接示意图

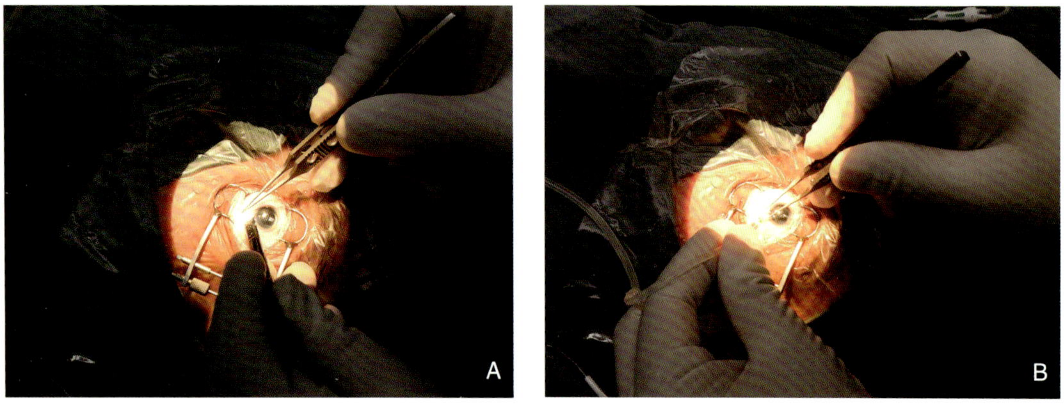

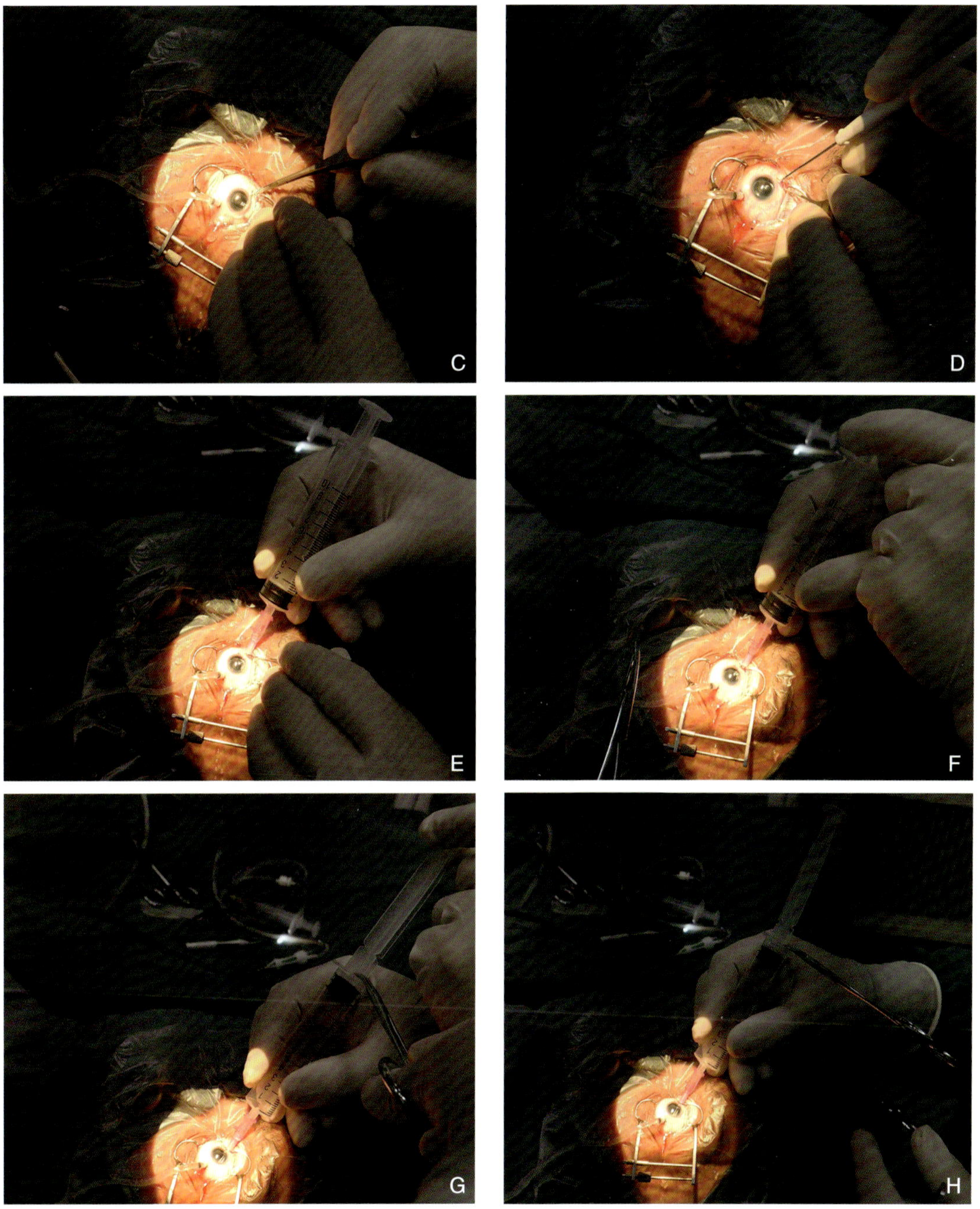

14-2-6　手动取油手术截图

A. 做后入路灌注口；B. 连接灌注；C. 做 10：00 位结膜切口；D. 做 10：00 位巩膜穿刺；E. 带留置针头的注射器进入巩膜切口；F. 术者拔出注射器后面的活塞轴；G. 助手用止血钳夹住活塞轴底部；H. 利用注射器中的真空负压抽吸硅油。

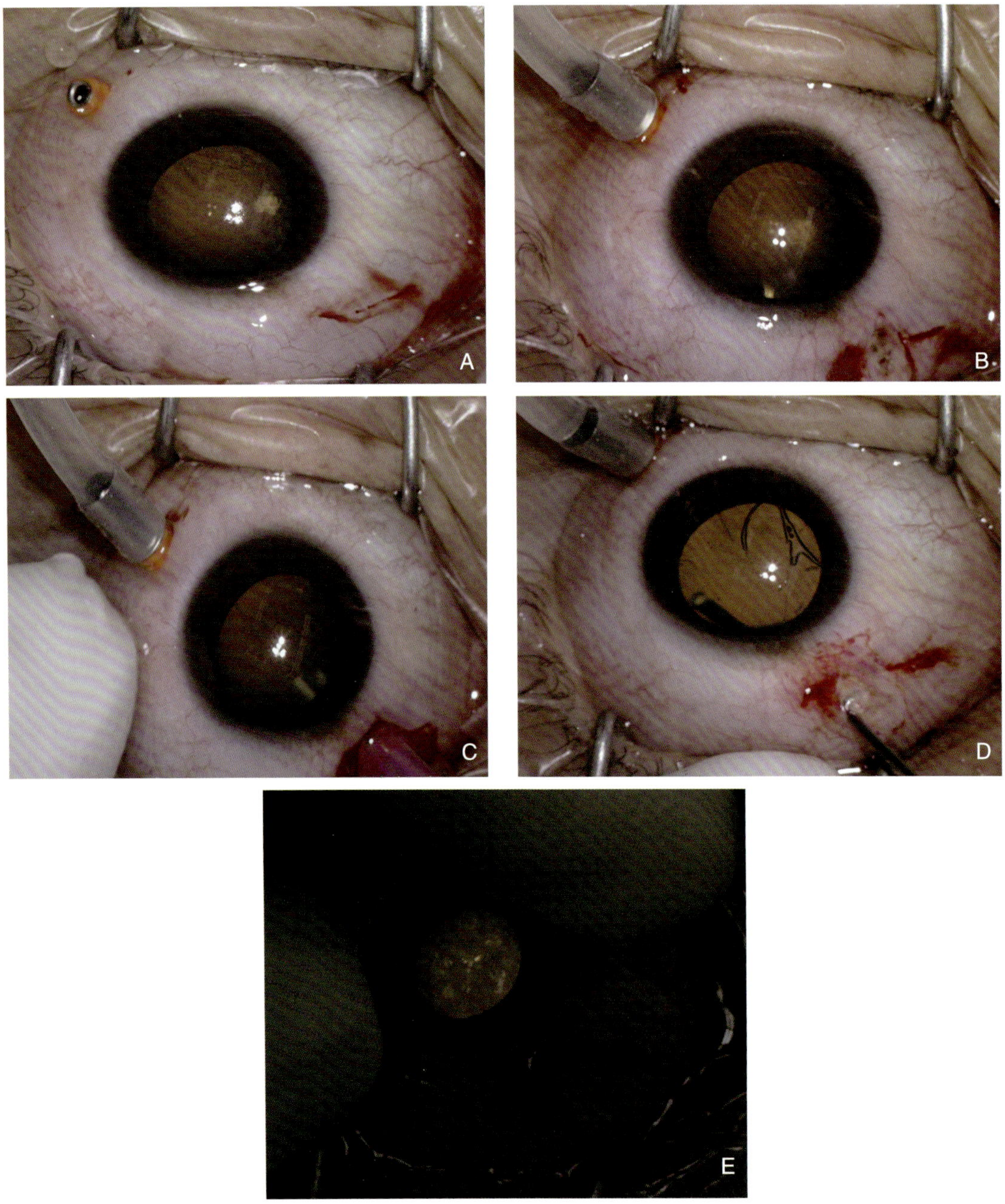

14-2-7　玻切机取油手术截图

A. 颞下做灌注切口；B. 连接打开灌注，10：00 做巩膜穿刺口；C. 留置针针头抽取硅油；D. 玻切头进一步吸引，清除乳化硅油滴；E. 角膜接触镜或全视网膜镜检查视网膜。

2. 前房乳化硅油的处理

做好巩膜穿刺口及灌注后，如果前房较多乳化硅油影响观察，应先行前房冲洗再取硅油。方法：上方角膜缘行角膜穿刺口，用冲洗平针头，边向前房注水维持眼压，边压切口后唇排除前房乳化硅油。前房清亮后取出硅油（图 14-2-8）。

3. 眼底检查

硅油取出后，可用全视网膜镜或者角膜接触镜检查眼底，观察视神经、黄斑、视网膜情况

（图 14-2-9）。可用视网膜顶压器轻轻顶压周边视网膜，360° 检查，如果发现有视网膜裂孔未封闭或视网膜脱离以及黄斑前膜等，应在 2：00 位做巩膜穿刺孔，进一步手术处理。如果眼底视网膜情况良好，缝合巩膜结膜切口，先缝合 10：00 位切口。拔出灌注头时为预防低眼压，可先预制缝线（图 14-2-10）。

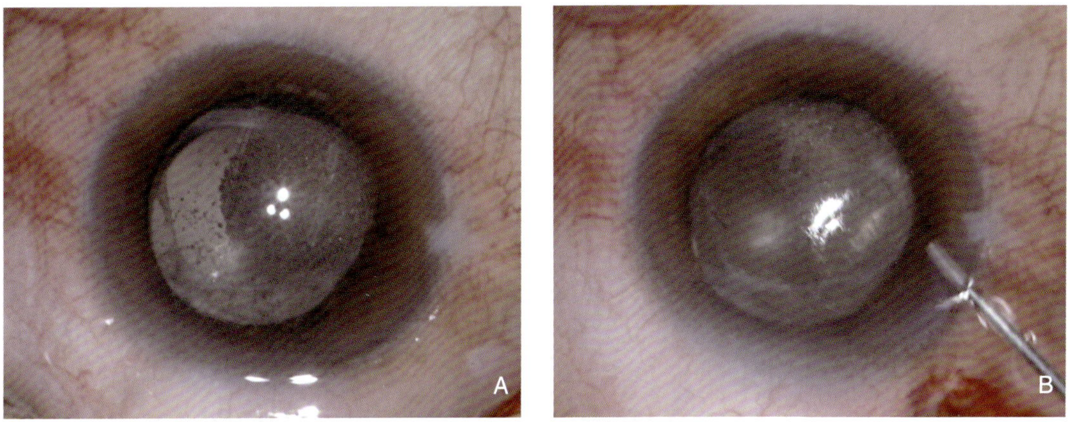

图 14-2-8　冲洗前房乳化硅油手术截图

A. 前房可见大量乳化硅油；B. 角膜穿刺口冲洗出乳化硅油。

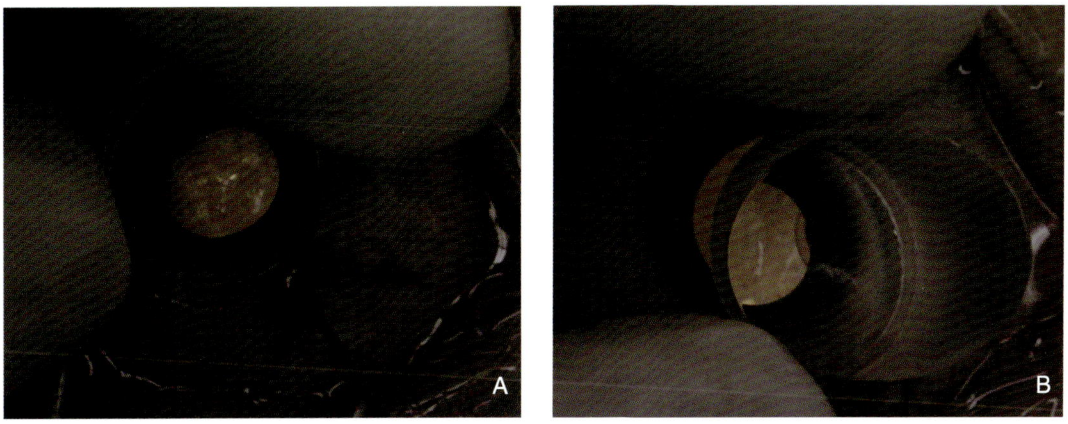

图 14-2-9　取油术中检查眼底手术截图

A. 小斜镜观察赤道部附近视网膜；B. 大斜镜观察周边区域视网膜。

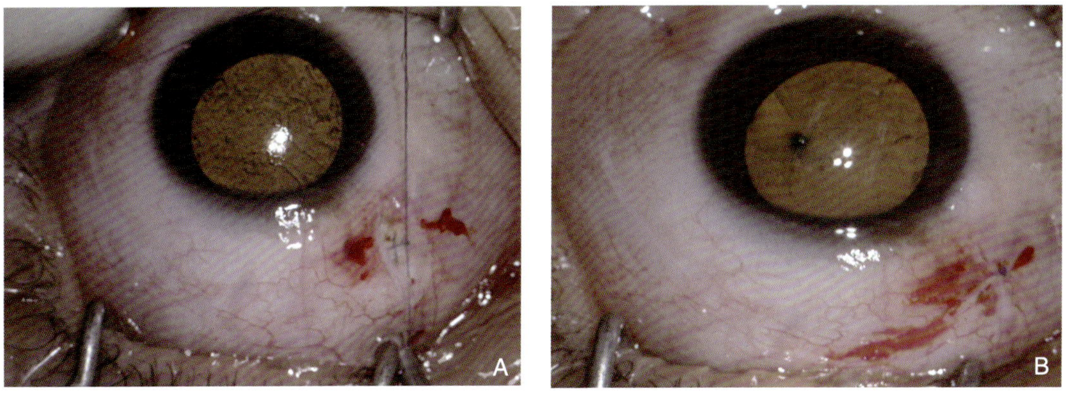

图 14-2-10　缝合取油切口手术截图

A. 分层缝合巩膜及结膜；B 预制缝线拔出灌注头，缝合切口。

影像检查：

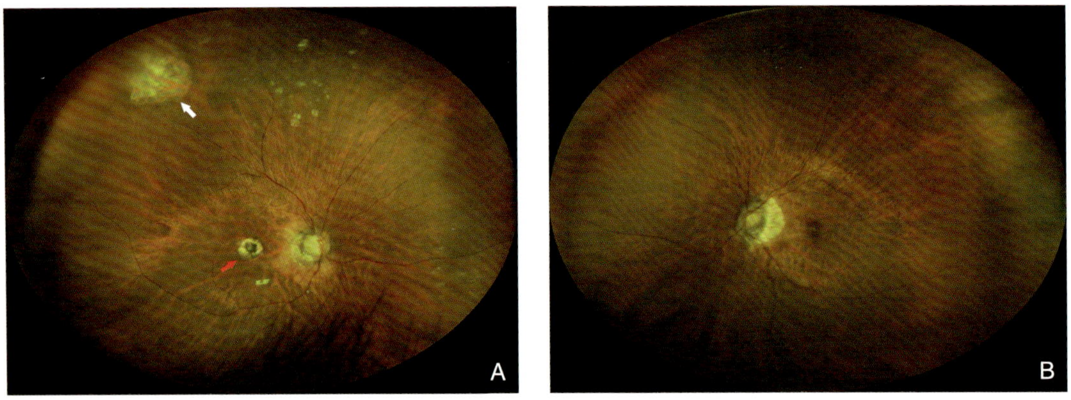

图 14-3-case34-1　术前双眼超广角眼底成像

A. 视网膜平伏，呈豹纹状，颞上周边见色素上皮萎缩灶（白箭），黄斑区 2/3PD 黄白色灶伴色素沉着；B. 左眼视网膜平伏，呈豹纹状，黄斑中反不清。

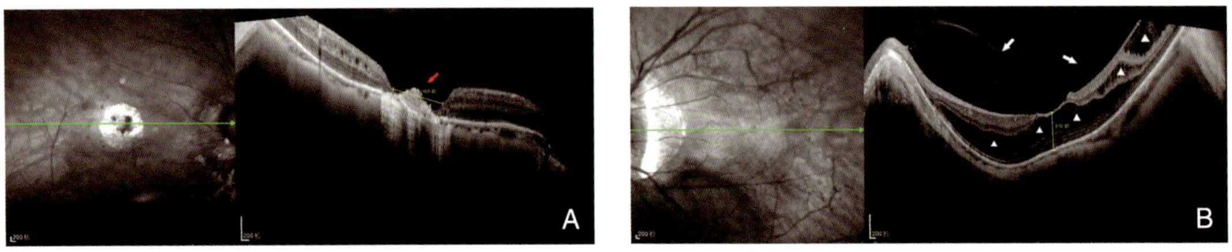

图 14-3-case34-2　术前双眼黄斑 OCT

A. 右眼视网膜复位，黄斑裂孔闭合（红箭），视网膜各层结构不清；B. 左眼黄斑区神经上皮内外层间劈裂（白三角），可见玻璃体皮质牵拉中心凹（白箭）。

诊断：①右眼硅油眼伴乳化；②右眼人工晶体眼；③左眼代谢性白内障；④双眼高度近视。

手术方式：2020 年 6 月 24 日，左眼硅油取出 + 前房冲洗术（术中截图 14-3-case34-3）。

术中截图：

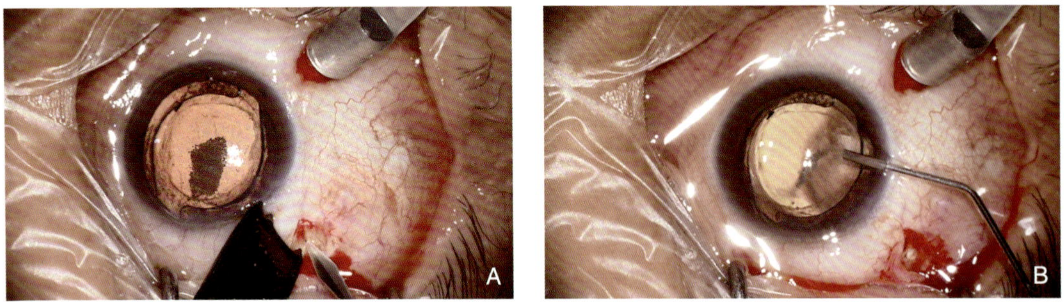

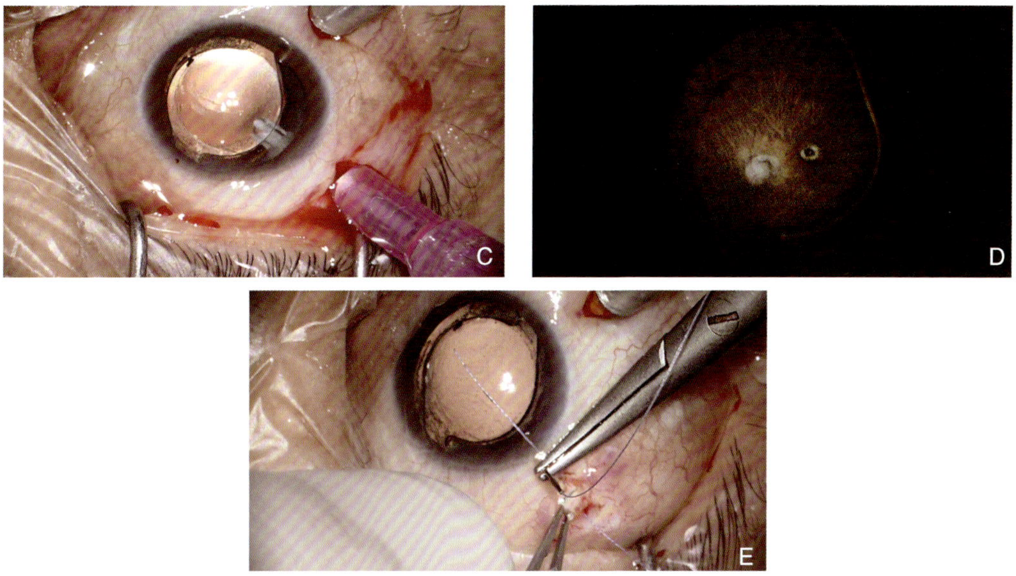

图 14-3-case34-3　术中截图

A. 做取油两通道（23G 灌注切口，20G 取油切口）；B. 做 9：00 位透明角膜切口，冲洗前房乳化硅油滴；C. 闭合式取出眼内硅油；D. 全视网膜镜下检查眼底；E.8-0 可吸收缝线缝合巩膜切口。

术后复查：

（1）2020 年 6 月 29 日，右眼取油术后 5 天。眼部检查：视力 OD 0.04，矫正不提高；OS 0.04，矫正 0.25。眼压 OD 13.8mmHg，OS 11.9mmHg。右眼角膜透明，人工晶体在位，玻璃体腔清，眼底视网膜平伏，颞上周边视网膜见 2PD 色素上皮萎缩灶，黄斑区 2/3PD 黄白色灶伴色素沉着（图 14-3-case34-4、图 14-3-case34-5）。

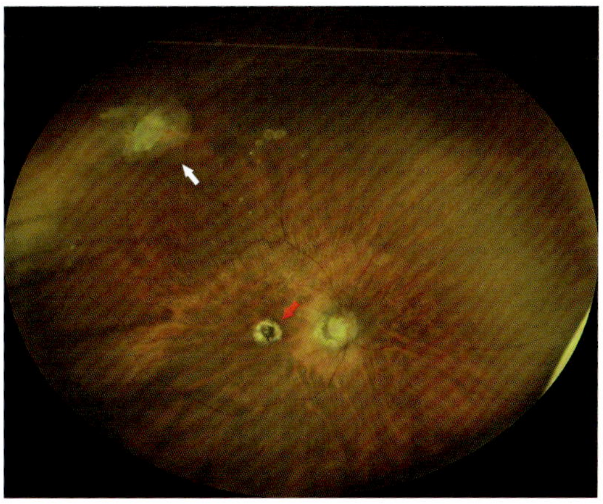

图 14-3-case34-4　右眼超广角眼底成像（2020.6.29）

视网膜平伏，呈豹纹状，颞上周边视网膜见 2PD 色素上皮萎缩灶（白箭），黄斑区 2/3PD 黄白色灶伴色素沉着（红箭）。

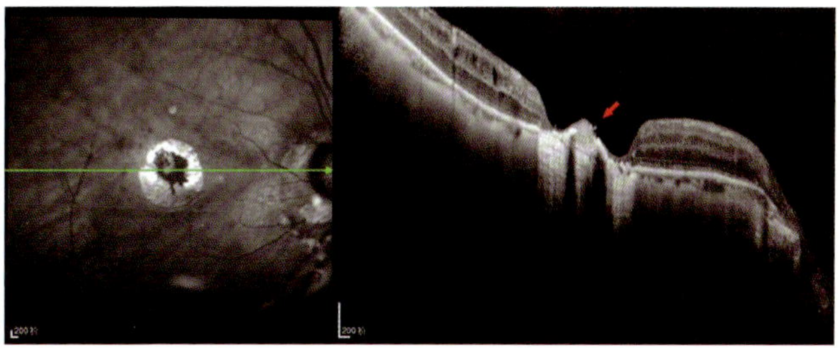

图 14-3-case34-5　右眼黄斑 OCT（2020.6.29）

右眼视网膜复位，黄斑裂孔闭合（红箭），视网膜各层结构不清。

病例解析：该病例曾2次行玻璃体手术，第一次于4年前因右眼近视性黄斑裂孔行联合手术，第二次于半年前因黄斑裂孔性视网膜脱离行剥膜+激光+注油术。常规PPV联合眼内硅油填充眼，应在术后3~6个月视网膜复位良好的情况下行硅油取出术，或出现硅油并发症如高眼压、白内障、硅油乳化、角膜带状变性等情况下及时取出硅油。该患者有高度近视病史和2次玻璃体视网膜手术史，因此硅油填充应尽可能延长，密切观察眼压变化及硅油状况。经随访观察半年，眼底视网膜平伏，伴有少量硅油乳化，故给予眼内硅油取出。注意取油前OCT检查明确黄斑裂孔闭合情况，并行三面镜检查周边视网膜是否有异常；注意取油时灌注压及眼内压的稳定，术毕需仔细检查视网膜有无异常，可借助巩膜顶压器检查周边视网膜，以确保无其他新发裂孔等病变；注意取油后随访。

（病例提供：孙文涛）

病例35

患者男，57岁。

主诉：右眼视力下降3个月。

既往史：屈光不正病史20余年；3个月前因右眼视网膜脱离在我院行右眼巩膜环扎外垫压术，因出现新发裂孔，二次行PPV+注硅油术。

眼部检查：（图14-3-case35-1~图14-3-case35-3）

	OD	OS
视力	0.2 矫正无提高	0.1 矫正 1.0
眼压	23.2mmHg	20.7mmHg
前节	晶状皮质、核轻度混浊	晶状皮质、核轻度混浊
玻璃体	硅油填充	玻璃体无明显混浊
眼底	视网膜平伏，呈豹纹状，上方裂孔位于术嵴，黄斑中反未见	视盘边清色可，视网膜平伏，呈豹纹状，黄斑中反清

影像检查：

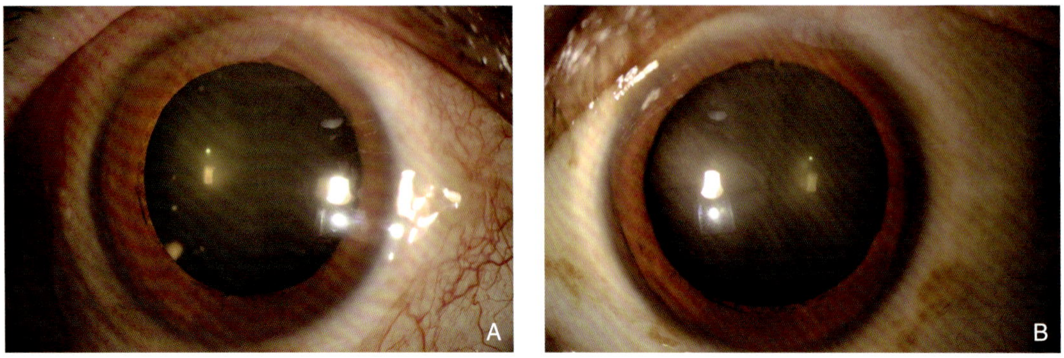

图14-3-case35-1　术前双眼前节照相

A. 右眼；B. 左眼。双眼晶体晶状皮质、核轻度混浊。

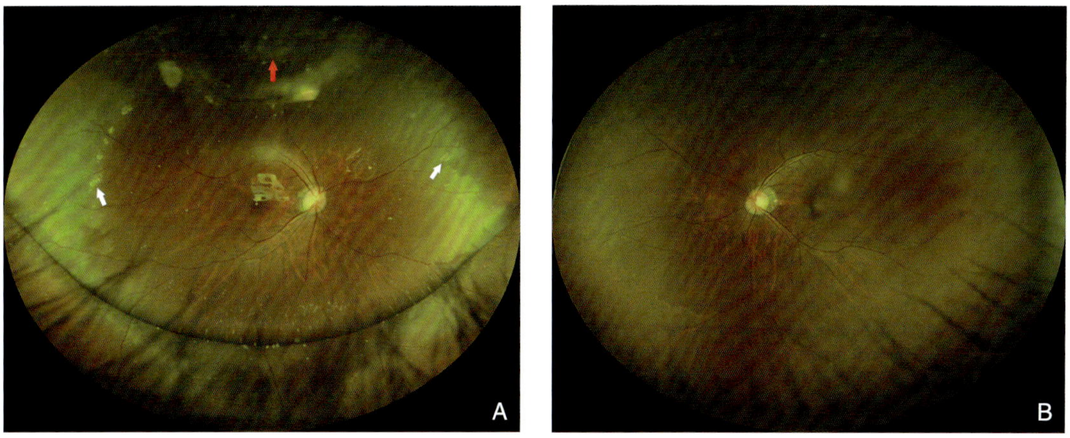

图 14-3-case35-2　术前双眼超广角眼底成像

A. 右眼视网膜平伏，豹纹状改变，上方裂孔位于术嵴（红箭），视网膜表面见簇状乳化硅油滴（白箭）；B. 视盘边清色可，视网膜平伏，呈豹纹状，黄斑中反清。

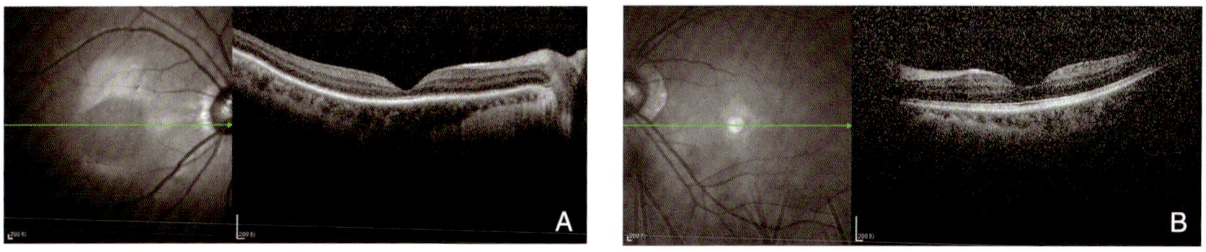

图 14-3-case35-3　术前双眼黄斑 OCT

A. 右眼黄斑中心凹形态存在，中央视网膜厚度变薄；B. 左眼黄斑中心凹形态存在，各层结构连续，未见明显异常。

诊断：①右眼硅油眼伴乳化；②右眼巩膜环扎术后；③双眼年龄相关性白内障；④双眼屈光不正。

手术方式：2020 年 6 月 18 日，行左眼 PHACO+IOL 植入 + 硅油取出术（术中截图 14-3-case35-4）。

术中截图：

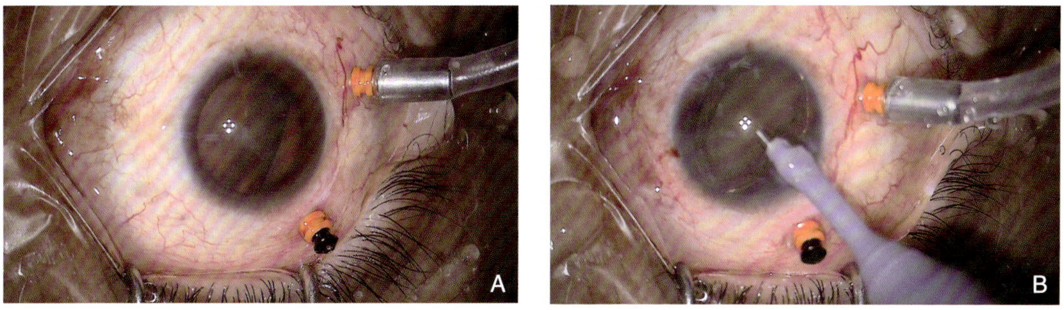

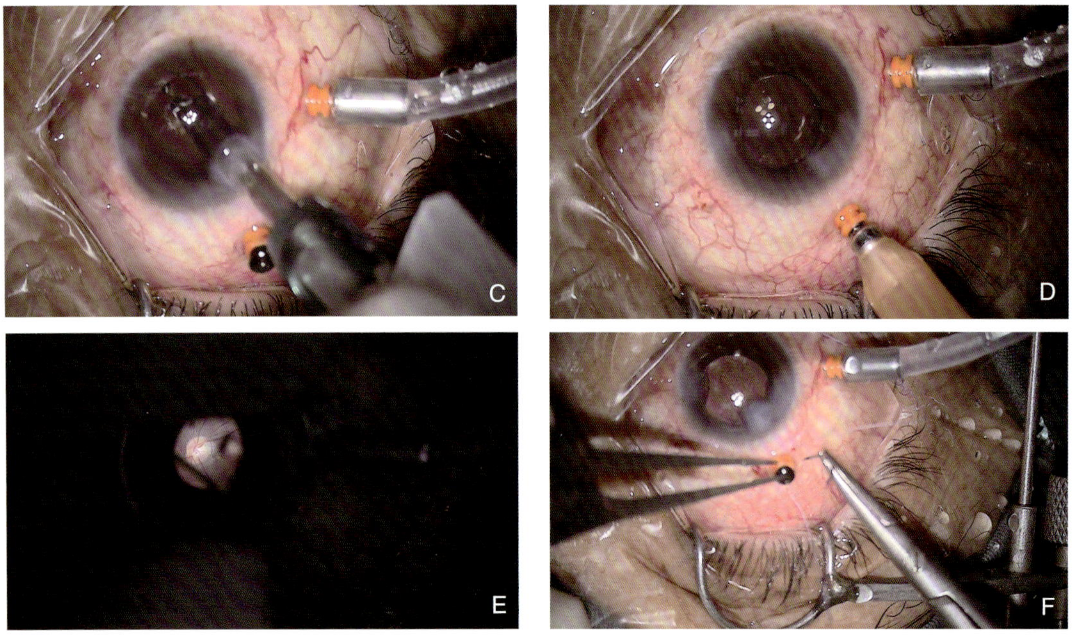

图 14-3-case35-4　术中截图

A. 做取油两通道（23G）；B. 行 PHACO；C. IOL 植入；D. 闭合式取出眼内硅油；E. 角膜接触镜下检查眼底；F. 8-0 缝线巩膜切口。

术后复查：2020 年 6 月 19 日，右眼取油术 1 天。眼部检查：视力 OD 0.3，眼压 OD 13.9mmHg。右眼 IOL 位正，玻璃体腔清，眼底视网膜平伏，豹纹状改变，上方裂孔位于术嵴，黄斑中反可见（图 14-3-case35-5）。

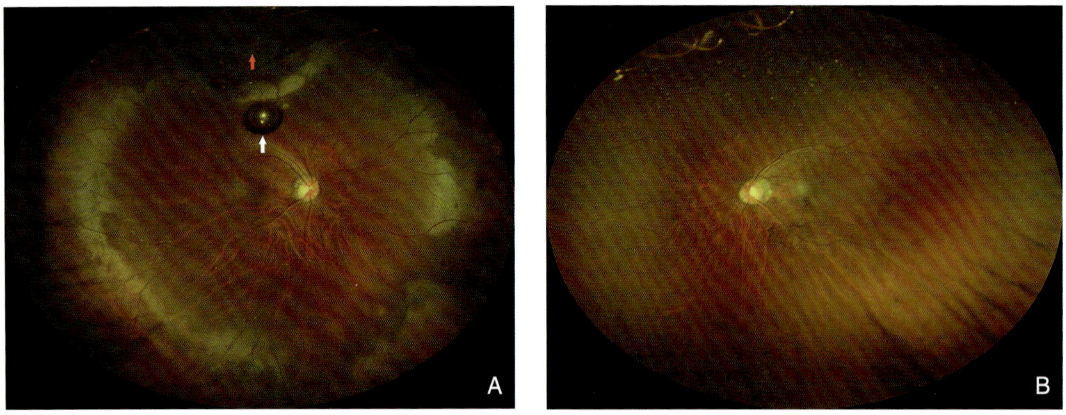

图 14-3-case35-5　双眼超广角眼底成像（2020.9.19）

A. 右眼玻璃体腔见小气泡（白箭），眼底视网膜平伏，豹纹状改变，上方裂孔位于术嵴（红箭），黄斑中反可见；B. 左眼同前。

病例解析：该患者曾因右眼视网膜脱离，行巩膜环扎外垫压及 PPV+ 硅油填充术，术后 3 个月复查视网膜复位，裂孔位于嵴上，孔周见光凝斑，余眼底检查未见明显异常，同时因患者年龄较大，晶体混浊，为减少手术次数，故行硅油取出联合 PHACO+IOL 植入术。术中注意：①取油联合 PHACO 时，如眼内压偏高，可采取关闭灌注情况下取部分硅油，降低眼内压后再行 PHACO 手术；②取油过程中密切观察眼压变化，避免眼压突然降低引起出血；③伴有硅油乳化，取完眼内硅油后可做气 - 液交换置换出残留乳化硅油滴；④ IOL 植入时，如术前确定眼底视网膜无明显病变，可在 PHACO 结束时直接植入 IOL；如眼底情况不明，建议先行眼底视网膜检查，未见明显异常后植入 IOL。

（病例提供：龚珂）

（孙文涛 王丽萍）

参考文献

[1] Jonas JB, Budde WM, Knorr HL. Timing of retinal redetachment after removal of intraocular silicone oil tamponade [J] . Am J Ophthalmol, 1999, 128(5): 628–631.

[2] 姜燕荣，黎晓新 . 视网膜脱离术后硅油取出时机的探讨 [J] . 中华眼科杂志，1997, 33(1): 39–41.

[3] Gonvers, Michel. Temporary silicone oil tamponade in the management of retinal detachment with proliferative vitreoretinopathy [J] . American Journal of Ophthalmology, 1985, 100(2): 239–245.

[4] 张少冲，李松峰，刘恬，等 . 硅油长期充填眼部改变及取出原因和结果 [J] . 中国实用眼科杂志，2004, 22(4): 269–271.

[5] 翟文娟，郑曰忠 . 硅油填充后的眼部并发症及取出原则 [J] . 眼科新进展，2002, 22(6): 423–425.

[6] 滕学龙，贾志旸，马景学，等 . 长期硅油填充眼的眼部并发症及取出原则 [J] . 眼科新进展，2006, 26(5): 377–379.

[7] 梅海峰，邢怡桥，艾明 . 双手微小切口白内障超声乳化联合经瞳孔硅油取出术 [J] . 眼科新进展，2006, 26(1): 70.

[9] Flaxel CJ, Mitchell SM, Aylward GW. Visual outcome after silicone oil removal and recurrent retinal detachment repair [J] . Eye (Lond), 2000, 14(Pt 6): 834–838.

[10] Falkner CI, Binder S, Kruger A. Outcome after silicone oil removal [J] . Br J Ophthalmol, 2001, 85(11): 1324–1327.

[11] 柳林，高玉 . 硅油取出联合二期后房型人工晶状体植入术 [J] . 国际眼科杂志，2007, 7(4): 1003–1005.

[12] Jonas JB, Knorr HL, Rank RM, et al. Retinal redetachment after removal of intraocular silicone oil tamponade [J] . Br J Ophthalmol, 2001, 85(10): 1203–1207.

[13] 李苏雁，王文吉，陈钦元 . 硅油取出术后眼压的变化 [J] . 中华眼底病杂志，2001, 17(1): 61.

[14] Casswell AG, Gregor ZJ. Silicone oil removal. II. Operative and postoperative complications [J] . Br J Ophthalmol, 1987, 71(12): 898–902.

[15] 李冬梅，魏文斌 . 硅油取出术 [J] . 临床眼科杂志，1996(03): 184–186.

[16] Casswell AG, Gregor ZJ. Silicone oil removal. I. The effect on the complications of silicone oil [J] . Br J Ophthalmol, 1987, 71(12): 893–897.

第十五章 睫状体肿瘤

葡萄膜又被称为色素膜或血管膜，位于巩膜和视网膜之间，为眼球壁的中层，由从前到后的虹膜、睫状体和脉络膜相互衔接而成。葡萄膜组织含有大量血管、黑色素细胞、疏松结缔组织和支配血管运动的神经纤维，但无淋巴管或淋巴滤泡。因此成为眼球内肿瘤最为好发的组织。葡萄膜肿瘤好发于脉络膜，发生于虹膜与睫状体部位者明显少于脉络膜。睫状体肿瘤由于其独特的解剖位置，临床检查及确定诊断较为困难。

第一节 临床表现

睫状体位于虹膜根部与脉络膜之间，肉眼下无法直视，睫状体独特的解剖位置，决定了睫状体肿瘤临床检查及确定诊断较为困难，如果瘤体较小，临床早期无明显症状，常易漏诊或误诊。

一、症状

睫状体肿瘤早期可无任何症状，常规眼部检查也难以发现。肿瘤发展引起占位效应后，临床症状和体征随之出现。部分患者会因高眼压的症状而就诊。肿瘤扩大时会出现相应的视野缺损。

二、体征

睫状体冠部的肿瘤常向前发展，影响虹膜及房角，容易引起眼压升高和虹膜膨隆，甚至虹膜根部离断。睫状体平坦部的肿瘤向后发展可导致周边部视网膜脱离，向中央发展可压迫晶状体，使之发生移位或脱位（图 15-1-1）。

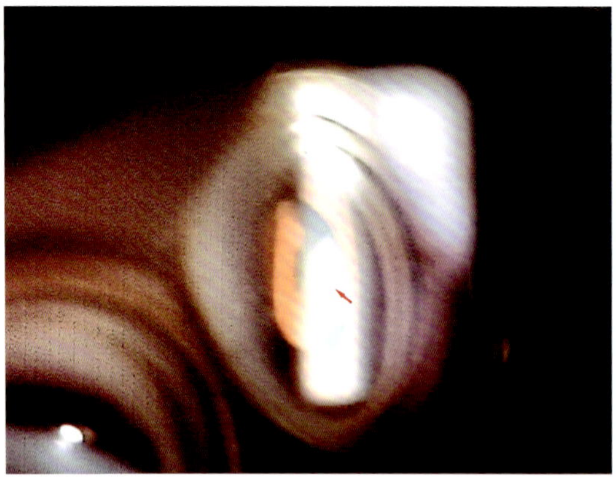

图 15-1-1 睫状体平坦部肿瘤眼前节照相

左眼散瞳后见晶状体密度增高，鼻下方虹膜膨隆，7：00~8：00 虹膜后可见棕褐色隆起的肿瘤组织（红箭）。

第二节　诊　断

一、临床表现

早期无症状，发展到一定程度会引起视力下降、视野缺损、眼红、眼痛等；散瞳后眼部检查可见前房深浅不一，虹膜局部膨隆，有肿块突入，晶体移位等。

二、影像检查

1. UBM 检查

在睫状体肿瘤诊断中的意义重大，除形态学评价外，UBM 还可提供关于肿瘤定位的可靠信息（图 15-2-1）。

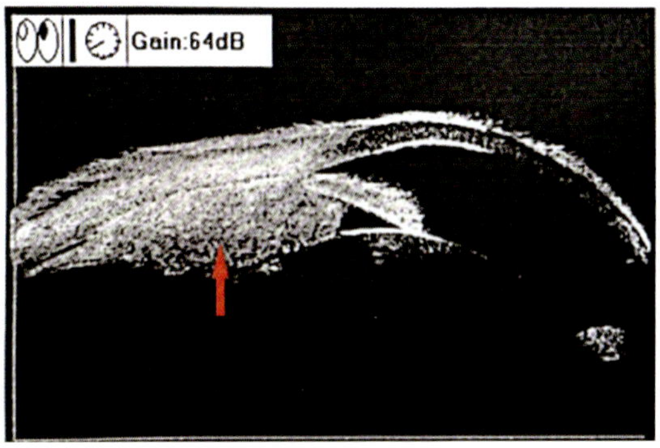

图 15-2-1　UBM 检查

睫状体呈肿块状，内回声欠均匀，夹杂点片状高回声（箭头）。

2. 超声检查

有 B 超、彩色多普勒超声、超声造影（图 15-2-2~ 图 15-2-4）。其中超声造影检查在眼科临床已应用，其既能观察病变二维表现，又能观察病变内血流灌注的微循环表现，且不受屈光间质清晰程度的影响，不受视网膜脱离的影响。UBM 和超声检查双剑合璧。

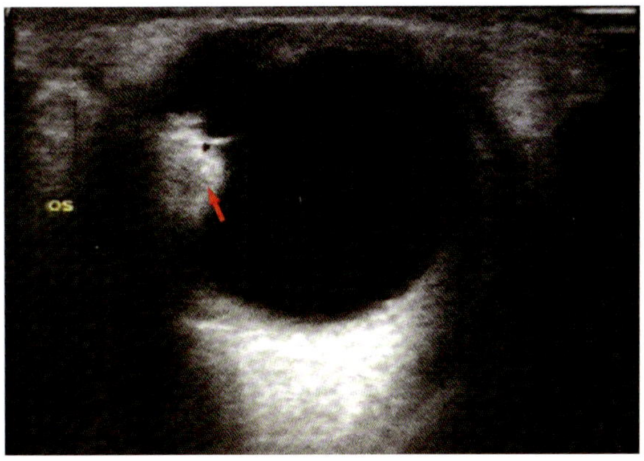

图 15-2-2　B 超检查

球内可见回声均匀的低回声病灶，于球壁相连续（红箭）。

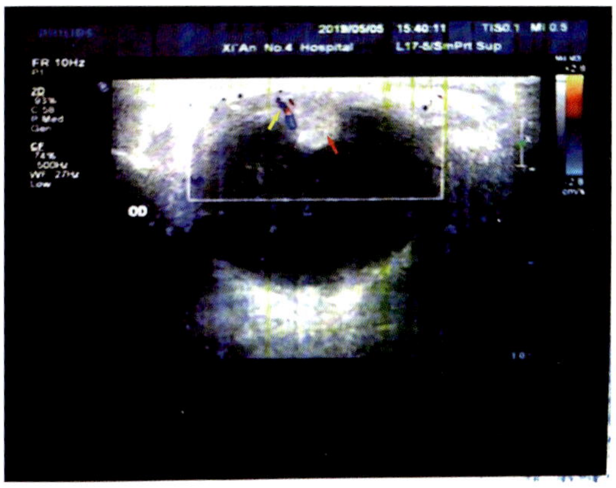

图 15-2-3　彩色多普勒超声检查

玻璃体腔可见于球壁相连的低回声隆起（红箭），境界尚清，表面可见血流信号（黄箭），其内未见血流信号。

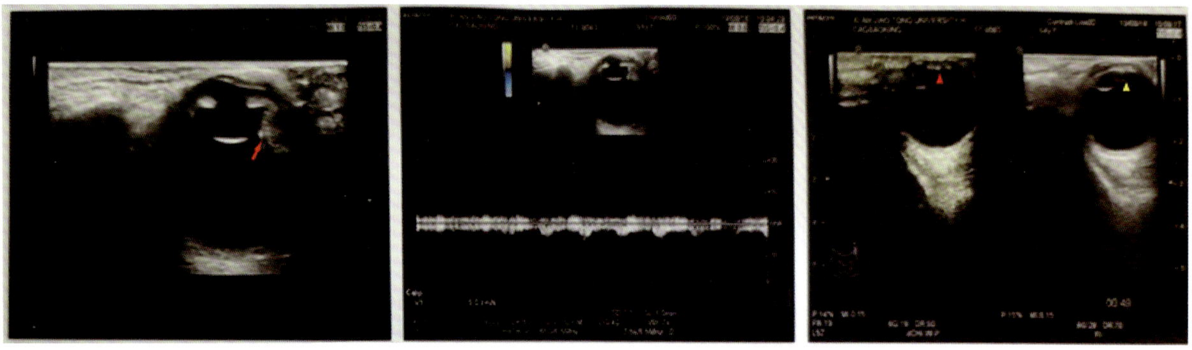

图 15-2-4　超声造影检查

睫状体脉络膜可见低回声肿物（左图红箭），肿物内造影剂快速进入，呈高增强，与周围分界不清（右图红三角、黄三角）。

3. MRI/CT 检查

使得我们可以初步判断肿瘤的性质、位置和大小（图 15-2-5、图 15-2-6）。

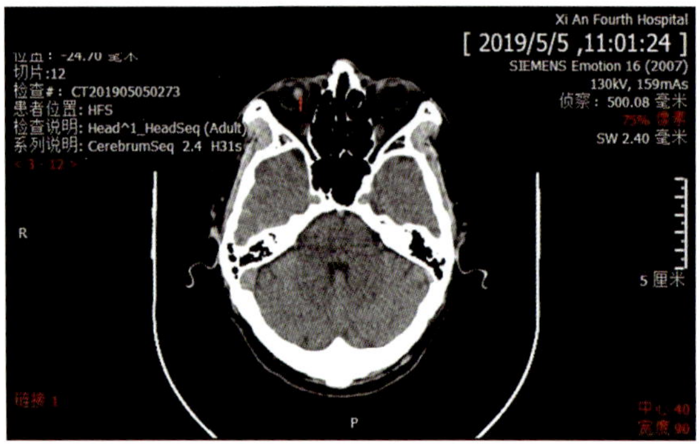

图 15-2-5　MRI 检查

左眼睫状体肿瘤患者，MRI 检查提示肿瘤边界清晰（红箭），T2W1 低信号。

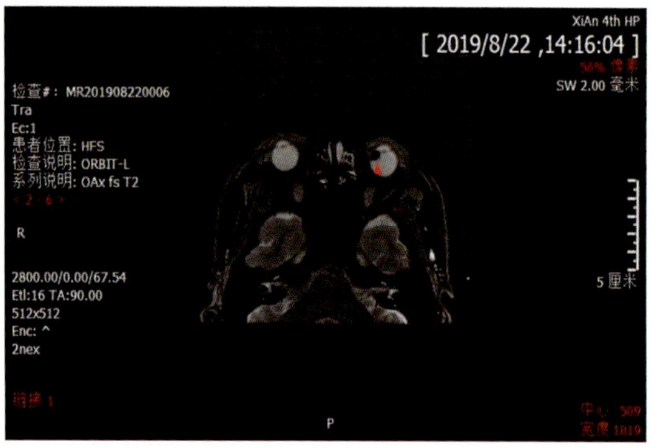

图 15-2-6　CT 检查

右眼晶状体后前段玻璃体可见境界清楚的高回声灶（红三角），CT 值高于晶状体但低于骨质。

大部分睫状体肿瘤患者是由于肿瘤逐渐增大引起的并发症就诊，少数患者是眼科检查时偶然发现。根据患者的症状和体征以及辅助检查结果，可以明确睫状体肿瘤的诊断，但无法明确肿瘤的性质，准确诊断要靠病理组织学检查。睫状体肿瘤常见的病理类型为恶性黑色素瘤、黑色素细胞瘤、睫状体无色素上皮瘤、胶质瘤等。

第三节　治疗原则及手术要点

一、治疗方法

主要取决于肿瘤大小。肿瘤最大直径在 15mm 以内的病例，选择局部切除术是安全的。局部睫状体切除治疗睫状体肿瘤，不仅可以保留患眼，挽救视力，而且对切除组织进行病理检查可明确诊断，是一种比较理想的治疗方法。

（1）对于年轻患者、肿瘤性质难以确定或良性肿瘤患者可优先考虑局部肿瘤切除术。

（2）联合玻璃体手术有利于肿瘤的精确定位，完整切除肿瘤，减少手术并发症，提高成功率。玻璃体腔无种植、睫状体肿瘤不超过 4~5 个钟点，肿瘤直径在 15mm 以下，全身情况良好，无眼部及全身转移，尚有部分视力的患者均可选择。

（3）若局部切除较大，建议术中使用异体巩膜移植加固手术区，有利于密闭切口及维持眼球外形。

（4）玻璃体出血是常见的并发症，术中电凝、过氟化碳液体应用、全身低压灌注麻醉减少出血发生率。大范围的睫状体切除可发生术后低眼压。

二、睫状体肿瘤局部切除的手术要点

（1）气管插管、全麻下进行手术。

（2）闭合式玻璃体切除术准备，保持眼压稳定。根据肿瘤位置适当调整三通道的位置，置入导光纤维，透照法标记肿瘤边界（图 15-3-1）。

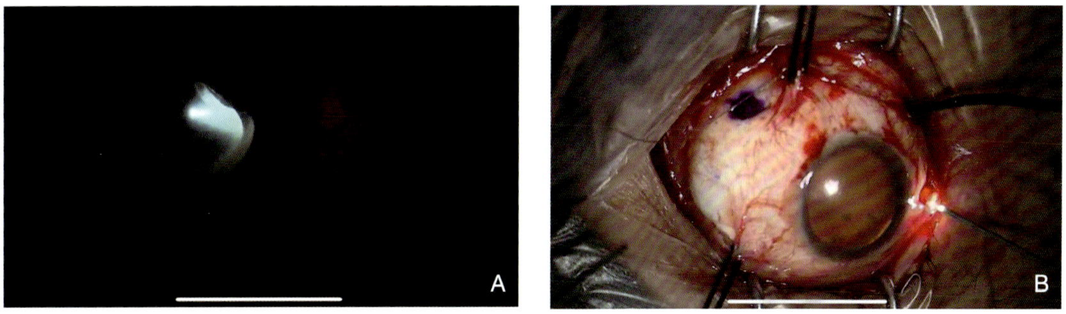

图 15-3-1 透照法标记肿瘤边界

A. 导光纤维辅助下，巩膜透照观察肿瘤边界；B. 龙胆紫巩膜表面标记肿瘤边界。

（3）根据标记的肿瘤范围，在标记外缘 4mm 做深层巩膜瓣。

（4）瓣下进行肿瘤范围第二次透照法定位，沿肿瘤外缘 3mm 电凝透热止血。

（5）预制巩膜瓣缝线。

（6）沿肿瘤边缘切穿巩膜，切除内板层巩膜及包括肿瘤在内的睫状体，前部脉络膜受累者包括前部脉络膜切除，虹膜受累者行节段或周边切除，巩膜受累者切除全层巩膜。

（7）关闭巩膜瓣，覆盖异体巩膜，缝合密闭切口。

（8）晶状体、玻璃体手术，肿瘤切除后脉络膜视网膜缺损区边缘行球内光凝共 3 排，硅油填充。

第四节 典型病例及手术视频

病例 36

患者男，47 岁。

主诉： 左眼视力下降 6 月，伴胀痛 1 月。

现病史： 1 月前出现左眼胀痛不适，在当地医院初步诊断为“左眼球内占位病变”后转至我院眼科。

既往史： 无特殊。

眼部检查：（图 15-4-case36-1、图 15-4-case36-2）

	OD	OS
视力	0.6 矫正 1.0	CF/20cm，矫正无提高
眼压	16.3mmHg	38.9mmHg
前节	（-）	角膜透明，中央前房中央深度 4~5CT，下方及鼻侧前房浅房角关闭，相应虹膜向前膨隆，上方及颞侧房角宽开，瞳孔直径约 5mm，晶状体鼻侧局限混浊，向后移位，散瞳后见 6：00~9：00 虹膜后棕褐色隆起的肿瘤组织
玻璃体	透明，部分液化	透明，部分液化
眼底	视网膜平伏，黄斑区中反清	视盘，界清，色淡白，C/D=0.9，A/V=2/3，中心凹反光弥散

影像检查：

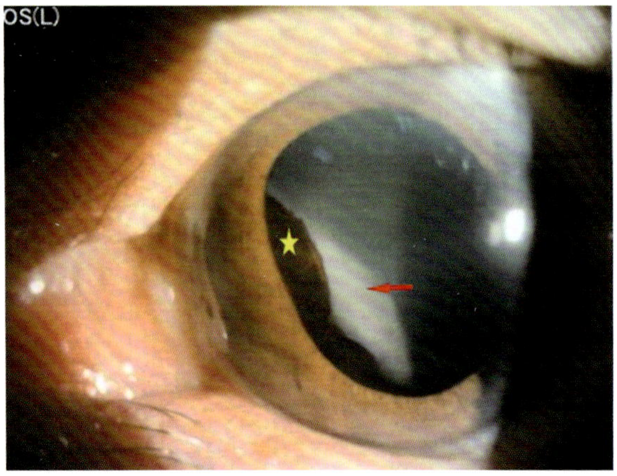

图 15-4-case36-1　术前左眼眼前节照相

散瞳后晶状体鼻侧局限混浊，向后移位，鼻侧虹膜膨隆，6：00~9：30 虹膜后可见棕褐色隆起的肿瘤组织（红箭），致虹膜色素外翻（黄星）。

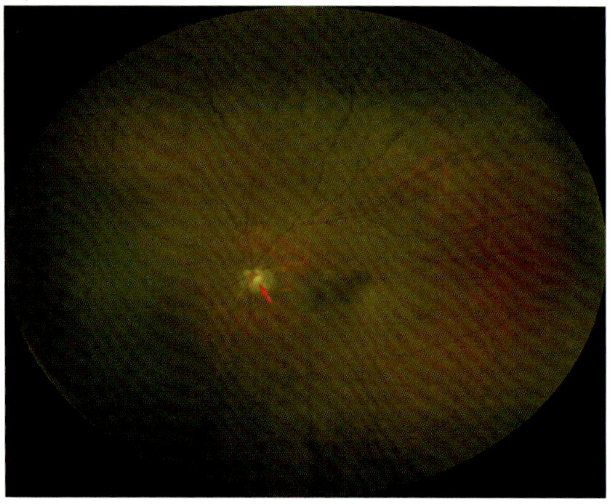

图 15-4-case36-2　术前左眼超广角眼底成像

视网膜平伏，视盘苍白，C/D=0.9（红箭），A/V=2/3，中心凹反光弥散。

辅助检查：

（1）左眼 UBM 检查：虹膜后可见肿瘤占位，挤压虹膜向前、晶状体向后移位（图 15-4-case36-3）。

（2）左眼 B 超检查：眼球前部境界清晰中高回声密度影（图 15-4-case36-4）。

（3）眼部彩色超声 ：左眼鼻侧虹膜处实性占位，约 8.3mm × 7.0mm × 4.0mm，边界清晰，内回声部均匀，未见血流信号（图 15-4-case36-5）。

（4）眼部超声造影检查：左眼肿瘤可见回声结节，未见造影剂进入，考虑良性占位（图 15-4-case36-6）。

（5）眼部核磁共振检查：左眼球内侧壁靠近晶状体内缘可见大小约 5mm × 4mm 异常信号，T1W1 等信号，T2W1 低信号（图 15-4-case36-7）。

（6）腹部 B 超：肝胆脾胰双肾未见明显异常。

（7）血液检查：肿瘤标记物检查无阳性发现。血常规、凝血、乙肝、丙肝、艾滋病、梅毒、肝肾功及血糖检查无阳性发现。

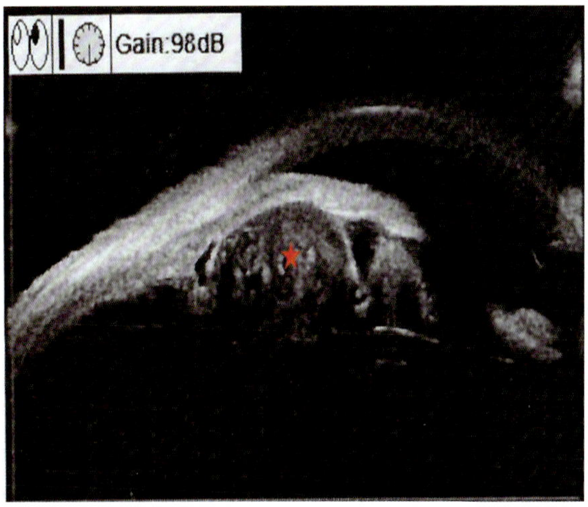

图 15-4-case36-3 术前左眼 UBM
虹膜后可见肿瘤占位（红星），挤压虹膜向前、晶状体向后移位。

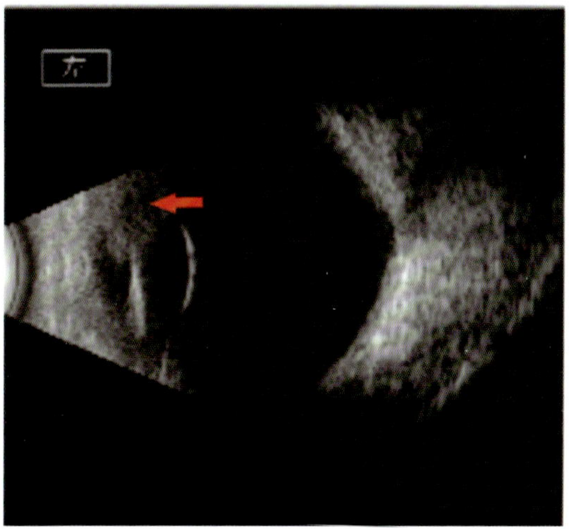

图 15-4-case36-4 术前左眼 B 超检查
可见眼球前部境界清晰中高回声密度影（红箭）。

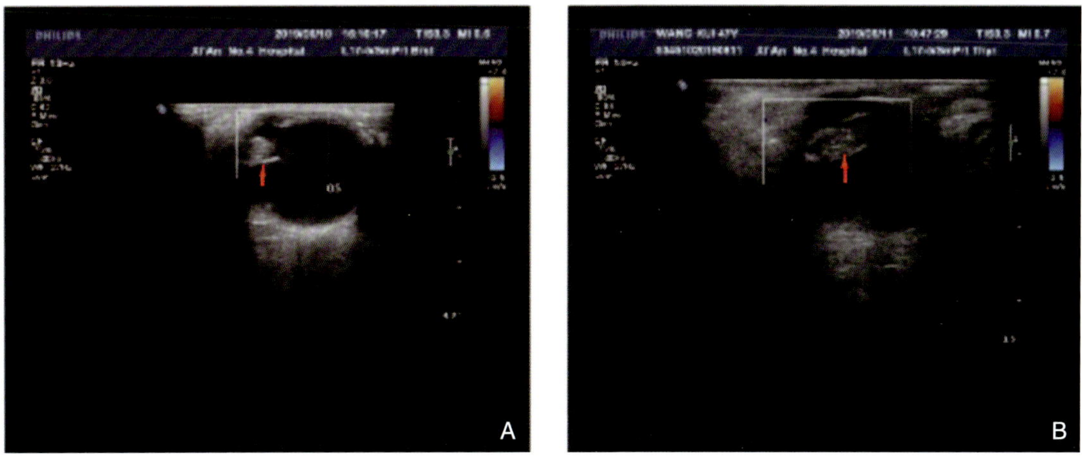

图 15-4-case36-5 术前彩色多普勒超声检查
与球壁相连的境界清晰中高回声密度影，无血流信号（红箭）。

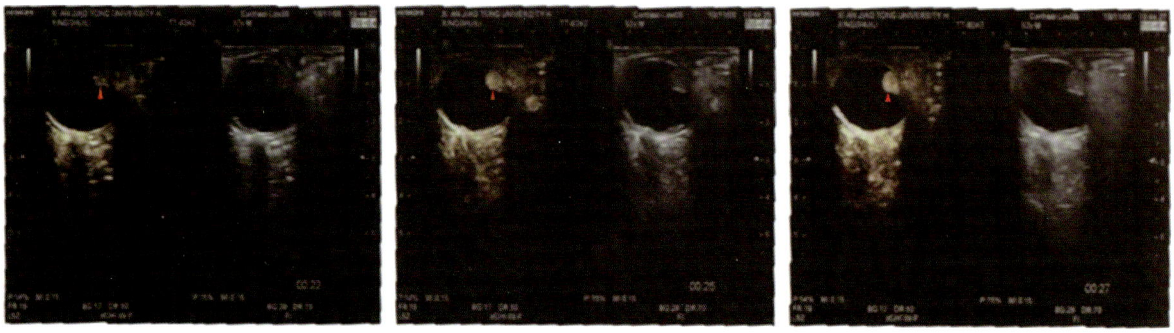

图 15-4-case36-6　术前左眼超声造影

可见病灶边界清晰（红箭），未检测到血流信号

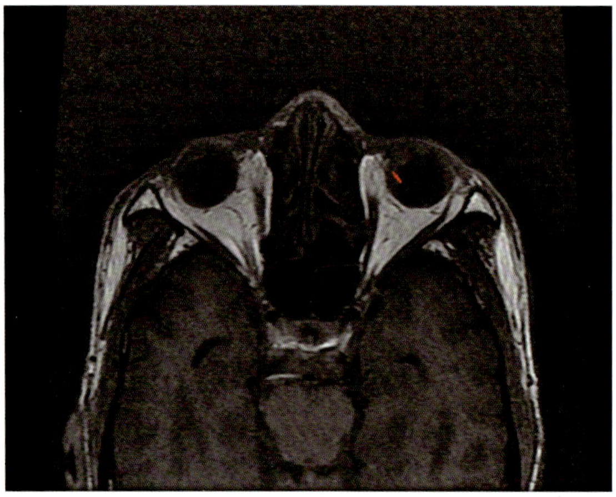

图 15-4-case36-7　术前核磁共振检查

左眼眼环前段可见中密度回声影，境界清晰，无明显增强（红箭）。

诊断：①左眼睫状体占位性病变；②左眼继发性青光眼；③左眼并发性白内障；④左眼继发性视神经萎缩。

手术方式：2019 年 6 月 21 日，全麻下行左眼睫状体肿瘤切除 +PHACO+PPV+ 光凝 + 冷冻 + 注油术（23G）（术中截图 15-4-case36-8）。术后病理检查报告为：睫状体神经纤维瘤（图 15-4-case36-9）。术后修正临床诊断：①左眼睫状体神经纤维瘤；②左眼继发性青光眼；③左眼并发性白内障；④左眼继发性视神经萎缩。

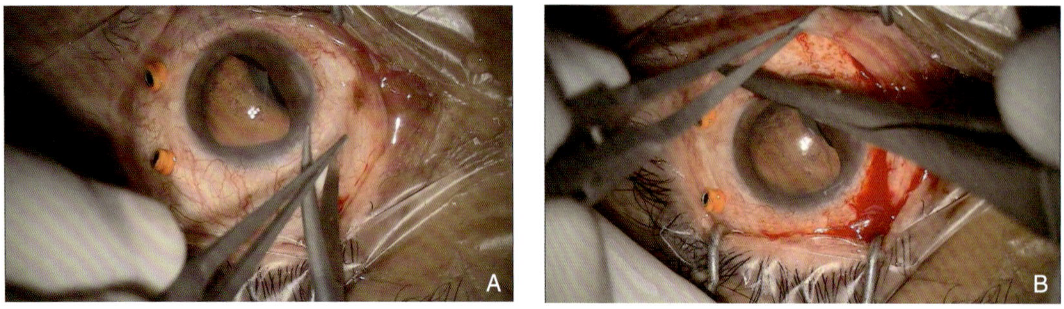

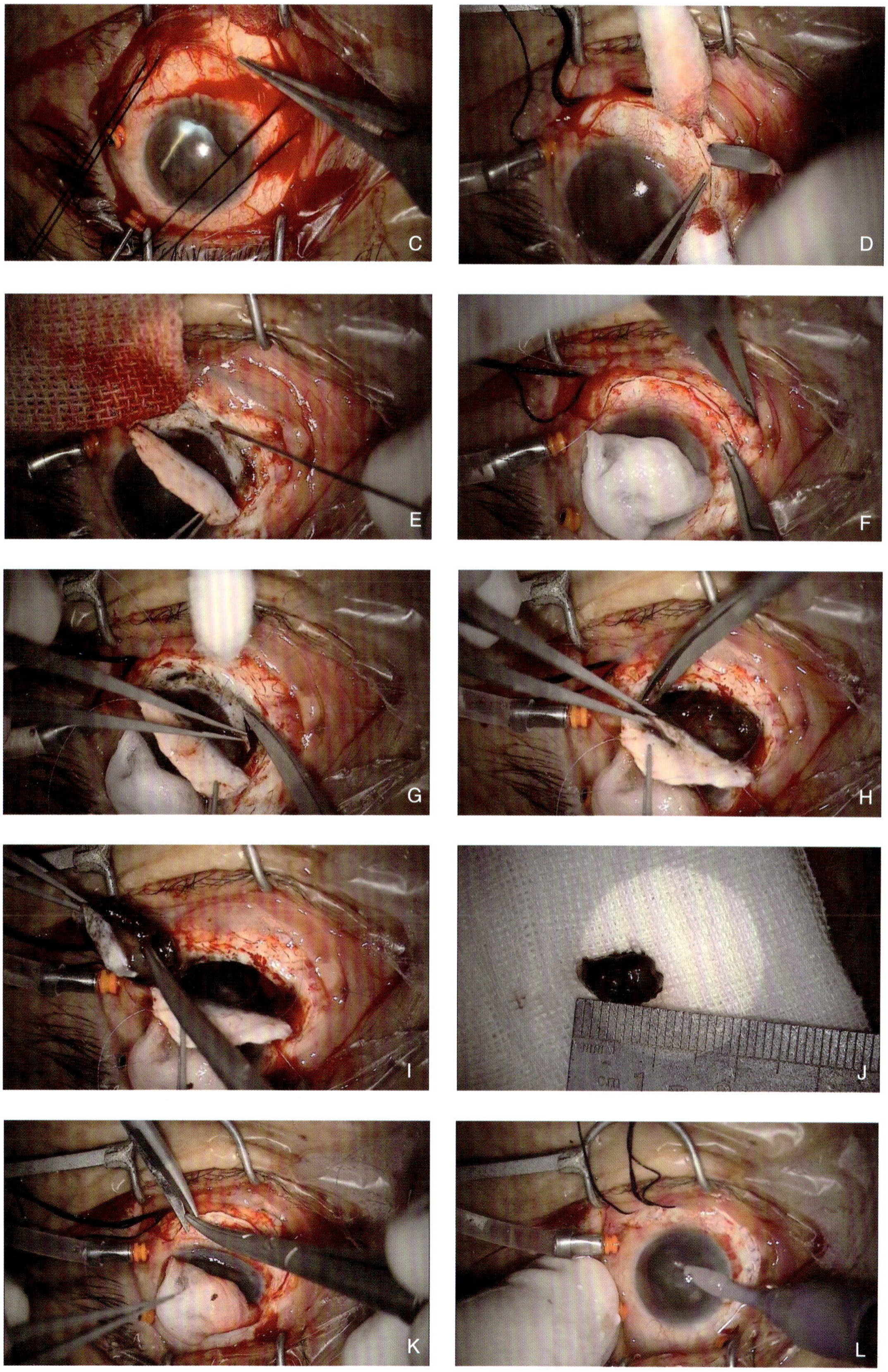

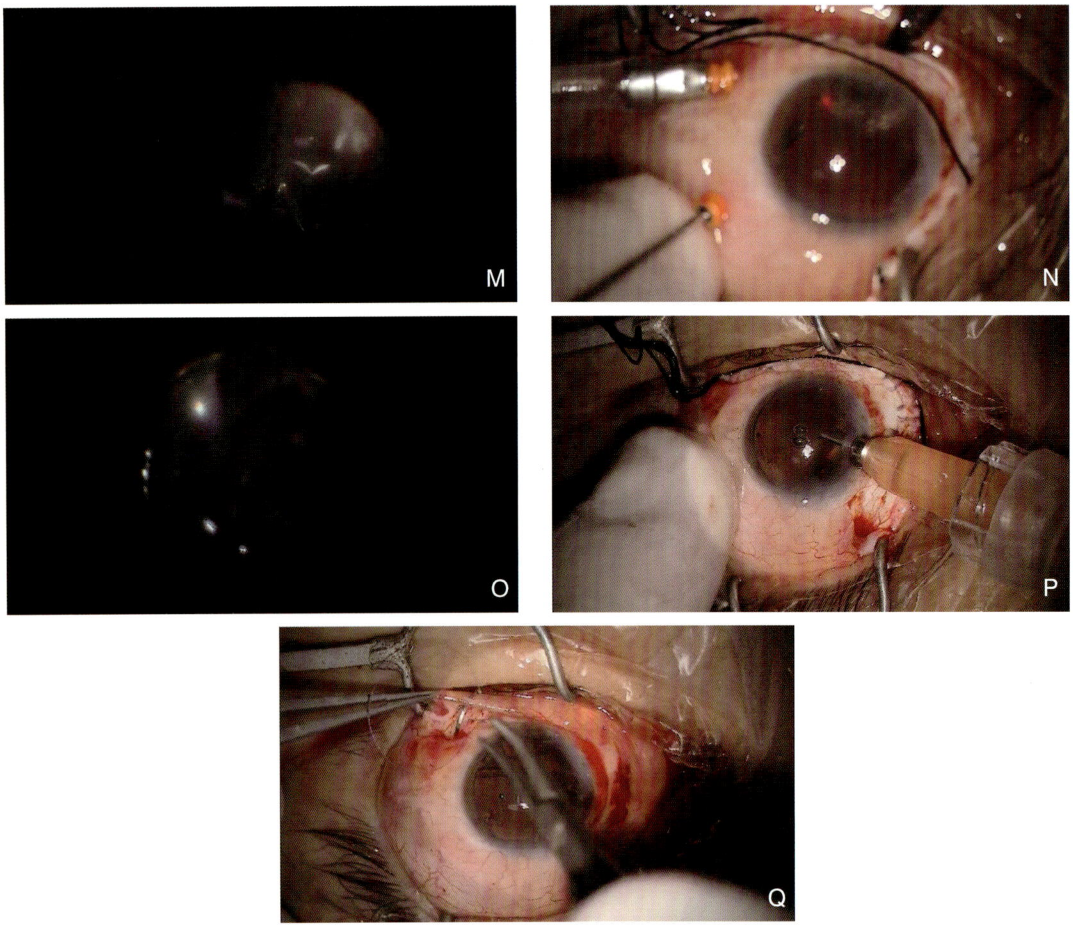

图 15-4-case36-8 术中截图

A. 三通道玻切口制作；B. 沿角膜缘剪开球结膜 4：00~10：00；C. 内、下直肌置牵引线，内照明画出肿瘤范围；D. 5：00~9：00 角膜缘后 6mm 板层切开制作巩膜瓣；E. 巩膜瓣下电凝止血；F. 巩膜瓣切开做 3 组预置缝线；G. 沿肿瘤边缘切穿瓣下巩膜；H. 逐渐切除睫状体肿瘤；I. 完整切除睫状体肿瘤；J. 切除肿瘤呈棕黑色，大小约 10mm；K. 覆盖巩膜瓣并缝合；L. 超声乳化晶状体；M. TA 辅助玻璃体切除；N. 切除肿瘤局部给予光凝处理；O. 气 - 液交换；P. 注入硅油填充；Q. 缝合结膜切口。

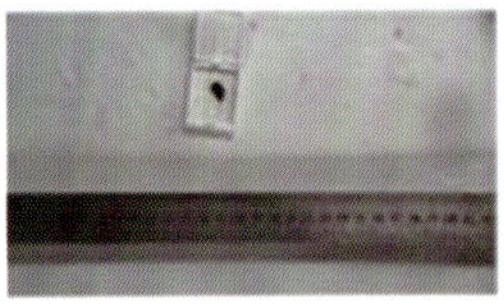

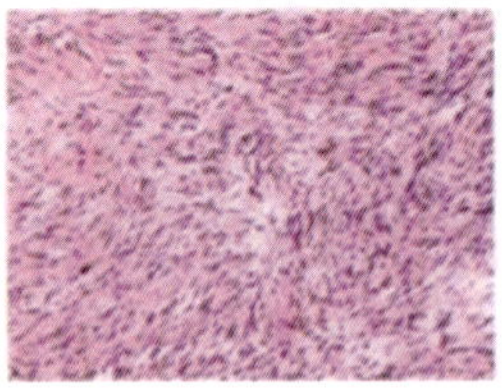

染色：HE 10 × 10 瘤细胞梭形

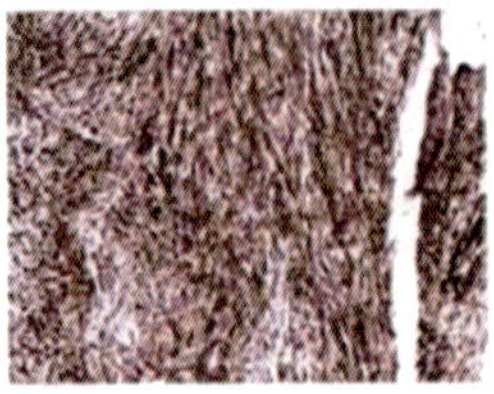

染色：IHC 10 × 10 S-100

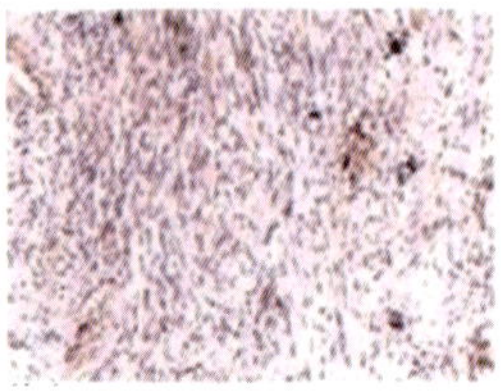

染色：IHC 10 × 10 Vimentin

图 15-4-case36-9 术后病理检查报告左眼睫状体神经纤维瘤

术后复查：

（1）2019 年 7 月 4 日，左眼睫状体肿瘤切除术后 2 周。眼部检查：左眼视力 0.02，眼压 9.2mmHg。左眼结膜略充血，角膜透明，前房清，瞳孔不圆，鼻下方虹膜缺损，晶体缺如，玻璃体腔硅油填充，眼底视盘苍白，C/D=0.9，视网膜平伏，网膜见散在点状出血，鼻侧周边可见视网膜脉络膜缺损，缺损边缘数排密集激光斑，颞侧周边视网膜见激光斑（图 15-4-case36-10、图 15-4-case36-11）。

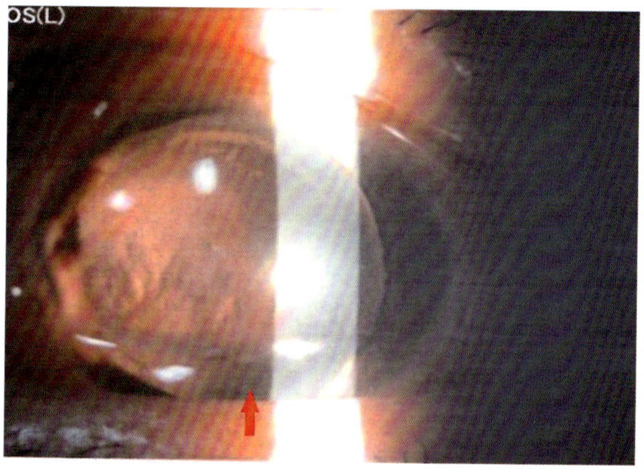

图 15-4-case36-10　左眼眼前节照相（2019.7.4）
散瞳后见鼻下虹膜节段缺损（红箭），晶体缺如，红光反射存在。

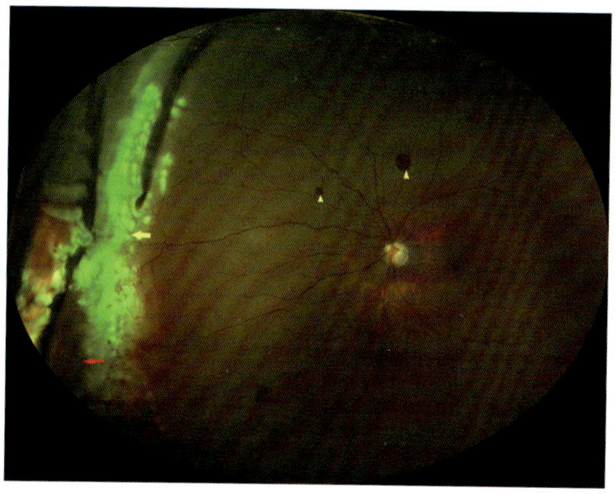

图 15-4-case36-11　左眼超广角眼底成像（2019.7.4）
视网膜平伏，视盘苍白，C/D=0.9，A/V=2/3，中心凹反光弥散，视网膜表面见散在斑片状视网膜表面出血（黄三角），鼻侧可见视网膜脉络膜缺损边缘（红箭），边缘数排密集激光斑（黄箭）。

（2）2019 年 9 月 2 日，左眼睫状体肿瘤切除术后 10 周。眼部检查：左眼视力 0.02，眼压 16mmHg。左眼结膜无充血，角膜透明，前房清，瞳孔不圆，鼻下方虹膜缺损，晶体缺如，玻璃体腔硅油填充，眼底视盘苍白，C/D=0.9，视网膜平伏，网膜见散在点状出血，鼻侧及颞侧周边视网膜见激光斑（图 15-4-case36-12）。

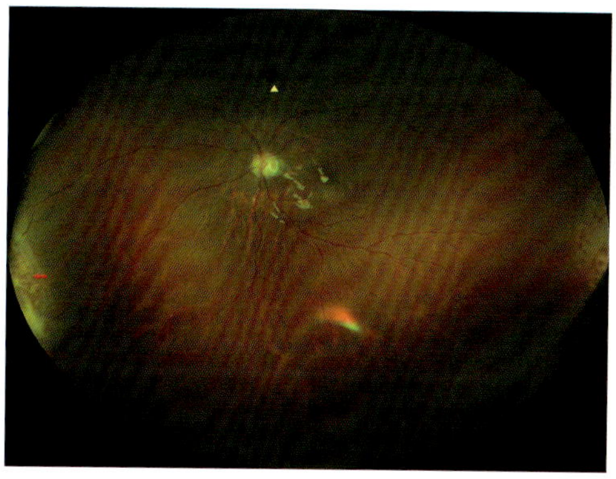

图 15-4-case36-12　左眼超广角眼底成像（2019.9.2）
视网膜平伏，视盘苍白，C/D=0.9，A/V=2/3，中心凹反光弥散，视网膜表面见散在斑片状视网膜表面出血（黄三角），鼻侧及颞侧周边视网膜见激光斑（红箭）。

（3）2019 年 12 月 30 日，左眼睫状体肿瘤切除术后半年。眼部检查：左眼视力 0.06，眼

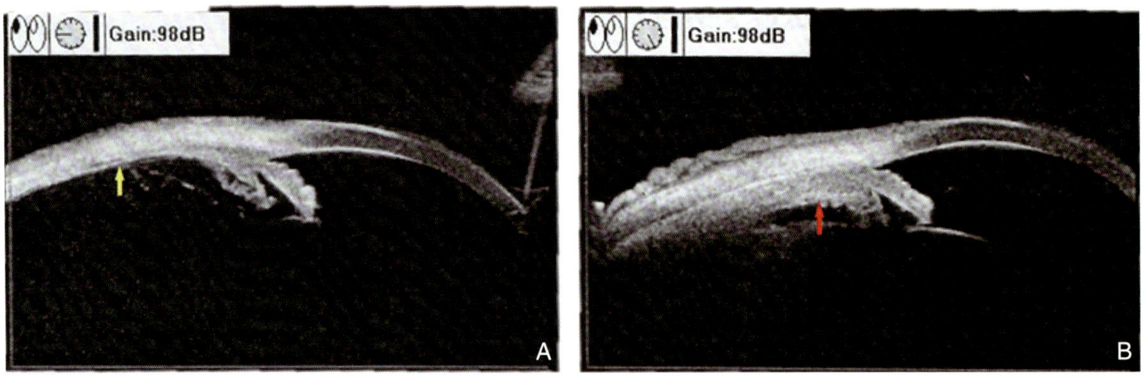

图 15-4-case37-3　术前右眼 UBM 检查

A. 提示肿瘤未累及区域（黄箭）；B. 4：30~6：30 睫状体肥厚（红箭）。

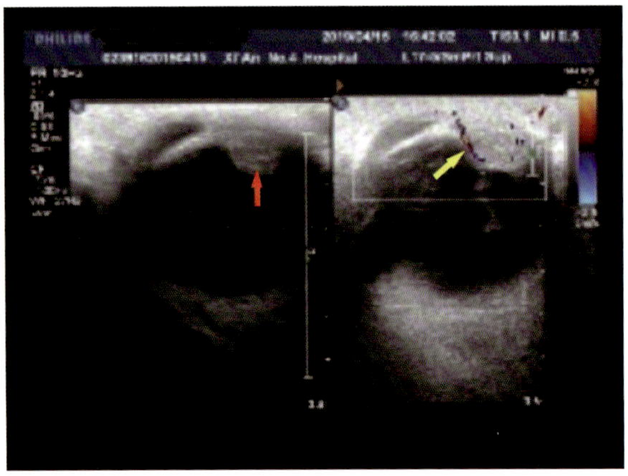

图 15-4-case37-4　术前右眼彩色多普勒超声

玻璃体腔见与球壁相连的肿物，回声中等强度（红箭），表面及肿瘤内部可见丰富血流信号（黄箭）。

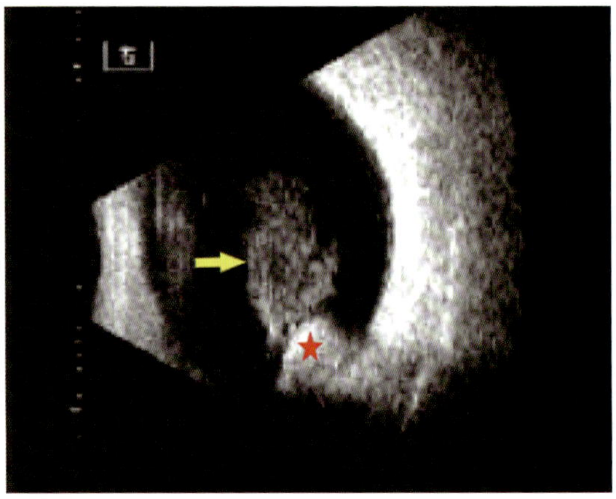

图 15-4-case37-5　术前右眼 B 超检查

鼻下方可探及中等回声肿物（红五星），玻璃体可见团块状高回声，考虑为积血（黄箭）。

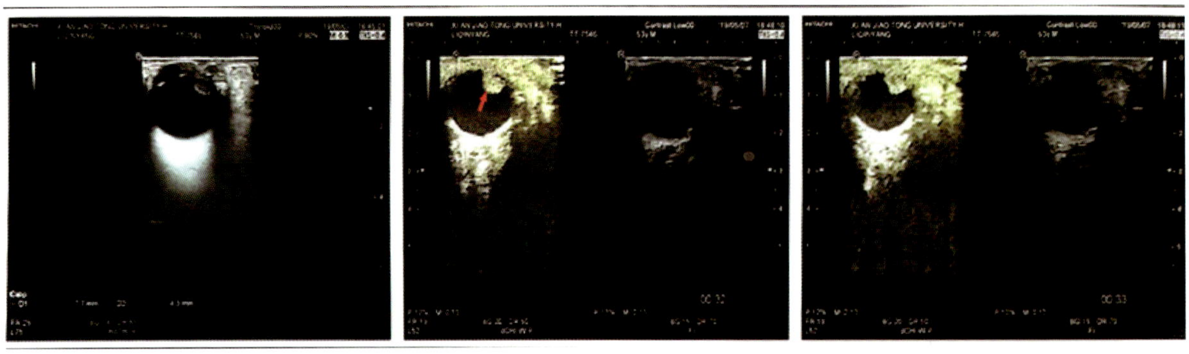

图 15-4-case37-6　术前右眼超声造影检查

玻璃体腔可探及中等回声肿块，形态尚规则，边界欠清晰（红箭），造影剂快速进入肿块内，呈高增强，快速消退。

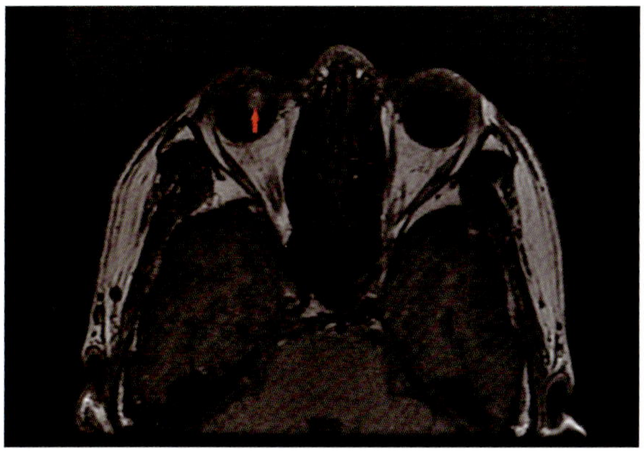

图 15-4-case37-7　术前眼眶核磁共振检查
右眼环前下部球壁结节并明显强化（红箭）。

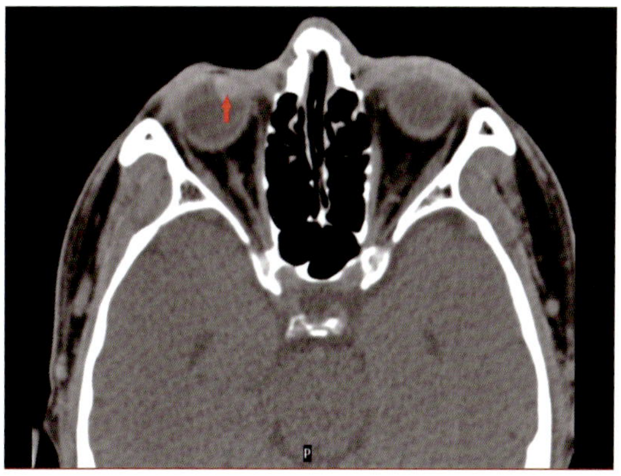

图 15-4-case37-8　术前眼眶 CT 检查
右眼前下壁稍高密度影（红箭），与周围组织分界欠清晰。

诊断：①右眼睫状体脉络膜占位性病变；②右眼玻璃体积血。

手术方式 1：2019 年 5 月 10 日，全麻下行右眼睫状体脉络膜肿瘤切除 + PHACO+PPV+ 电凝 + 光凝 + 注硅油术（术中截图 15-4-case37-9）。术后病理检查报告为右眼脉络膜恶性黑色素瘤，累及睫状体（图 15-4-case37-10）。术后修正临床诊断：①右眼睫状体脉络膜黑色素瘤；②右眼玻璃体积血。

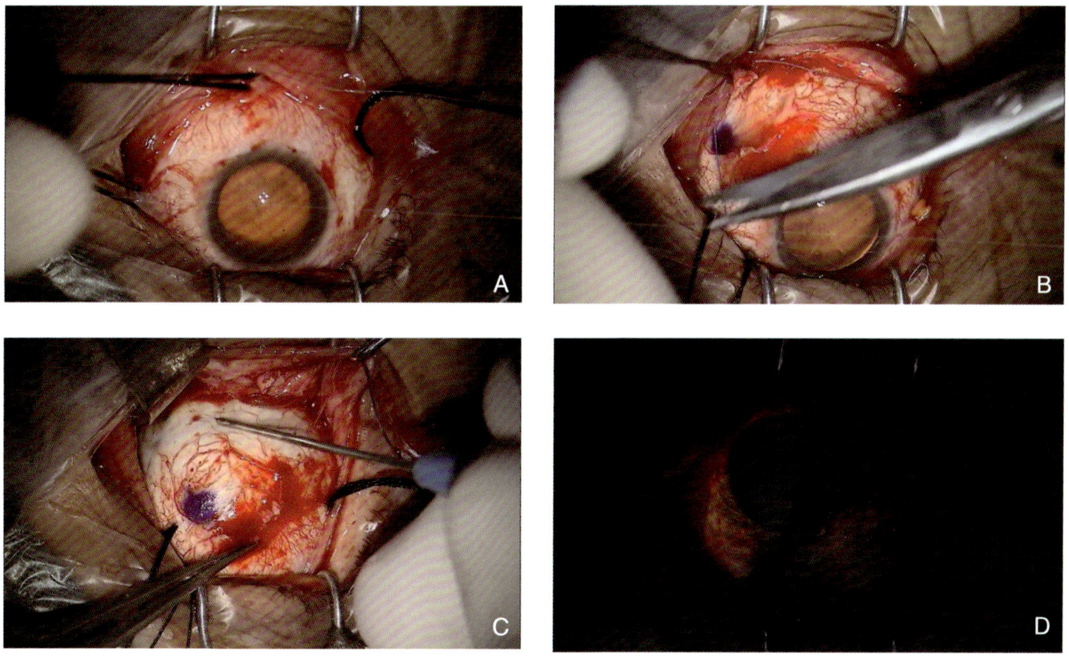

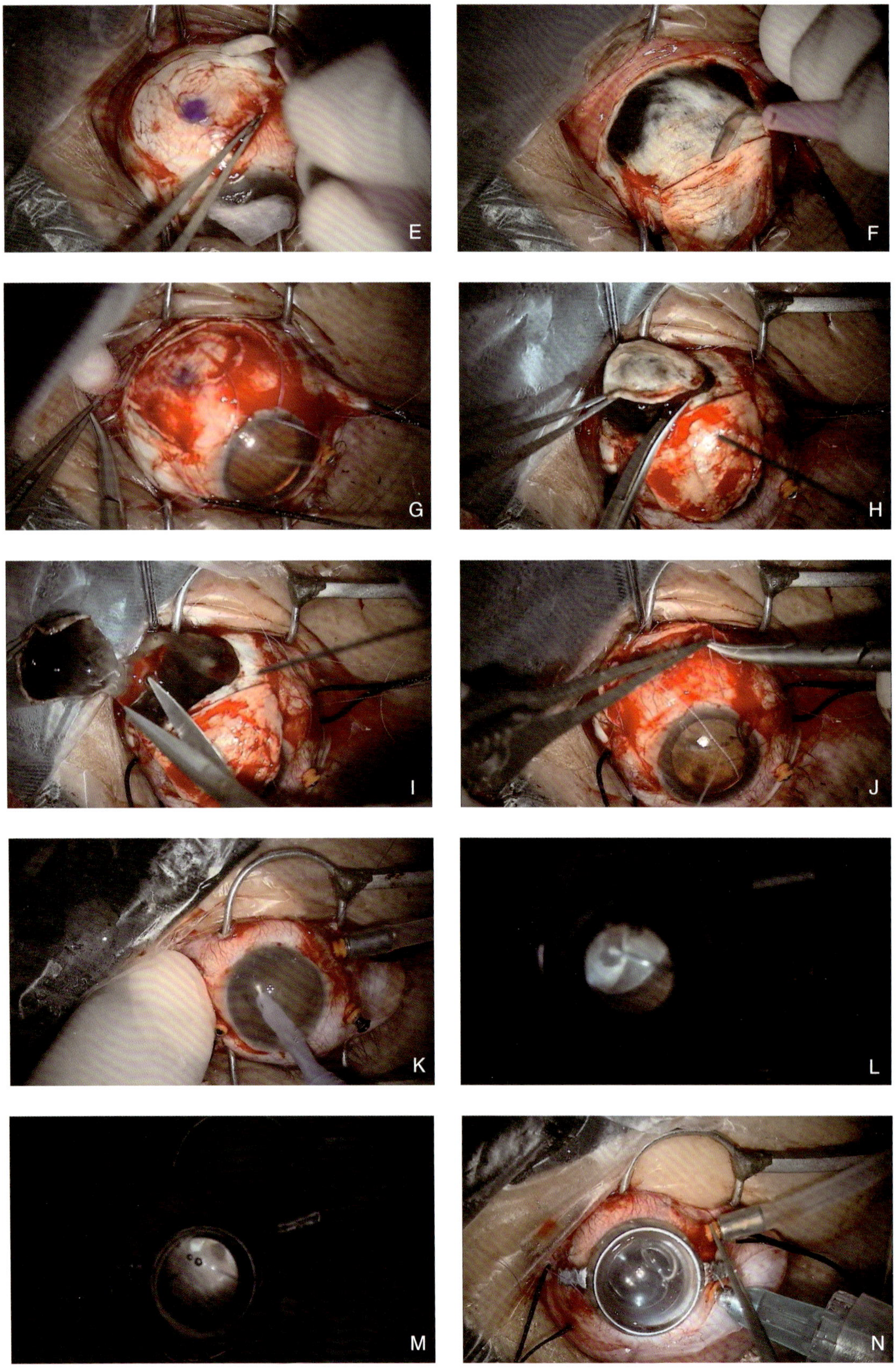
E
F
G
H
I
J
K
L
M
N

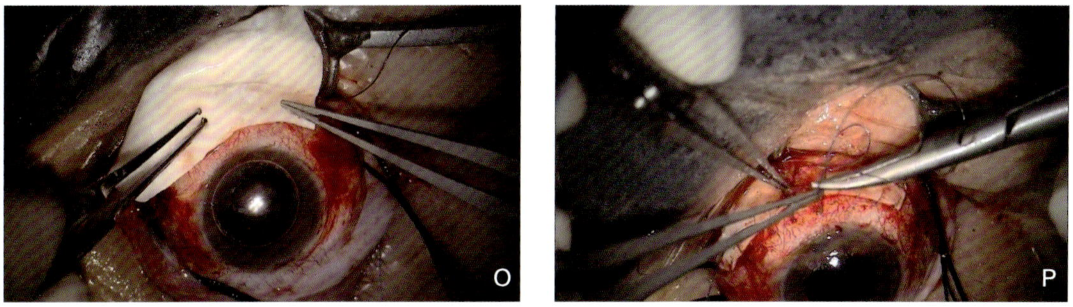

图 15-4-case37-9 术中截图

A. 内、下、外直肌置牵引线；B. 下直肌置缝线，断下直肌；C. 巩膜表面电凝止血；D. 内照明画出肿瘤界限；E. 做距角膜缘 6mm 为基底巩膜瓣；F. 剖切形成巩膜瓣；G. 做巩膜瓣预置缝线；H. 沿肿瘤边界切开；I. 完整切除肿瘤；J. 覆盖缝合巩膜瓣；K. 超声乳化晶状体；L. 玻璃体切除，见下方视网膜脱离；M. 玻璃体腔注入重水辅助视网膜复位及视网膜光凝；N. 气-液交换后注入硅油；O. 肿瘤切除部位覆盖异体巩膜；P. 缝合固定异体巩膜。

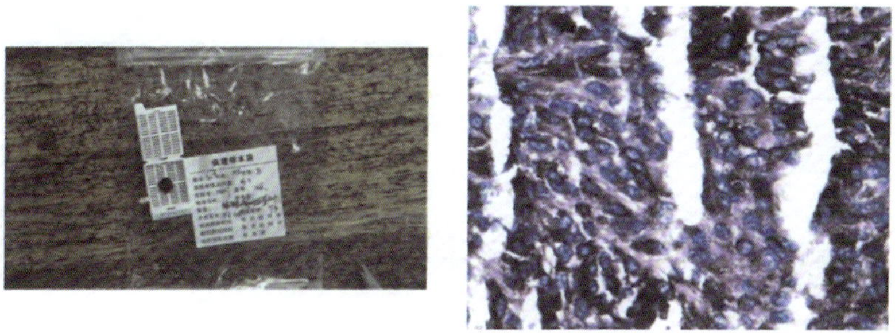

染色：HE 10×40 细胞大弥漫排列

图 15-4-case37-10 术后病理报告

脉络膜恶性黑色素瘤（累及睫状体）。

术后复查 1：

（1）2019 年 5 月 23 日，右眼睫状体脉络膜肿瘤切除术后 2 周。右眼视力 CF/30cm，矫正 0.2，眼压 7.2mmHg。右眼结膜略充血，角膜透明，虹膜下方根切孔通畅，前房清，瞳孔圆、居中，光反射存在，晶体缺如，玻璃体腔硅油填充，眼底视网膜平伏，鼻下方见视网膜脉络膜缺损灶（图 15-4-case37-11）。

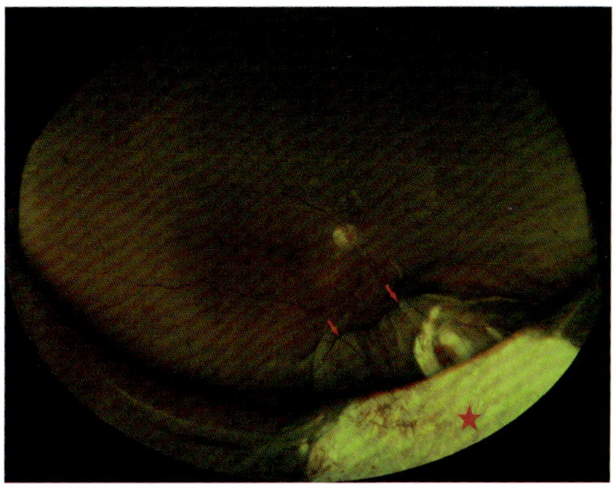

图 15-4-case37-11 右眼超广角眼底成像（2019.5.23）

视网膜平伏，鼻下方视网膜脉络膜缺损灶，巩膜暴露（红星），鼻下方伴脉络膜脱离（红箭）。

（2）2019年8月29日，右眼睫状体脉络膜肿瘤切除术后3个月。右眼视力0.04，矫正0.2，眼压14.1mmHg。右眼结膜无充血，角膜透明，虹膜下方根切孔通畅，前房清，瞳孔圆、居中，光反射存在，晶体缺如，玻璃体腔硅油填充，眼底视网膜平伏，鼻下方见视网膜脉络膜缺损灶（图15-4-case37-12、图15-4-case37-13）。

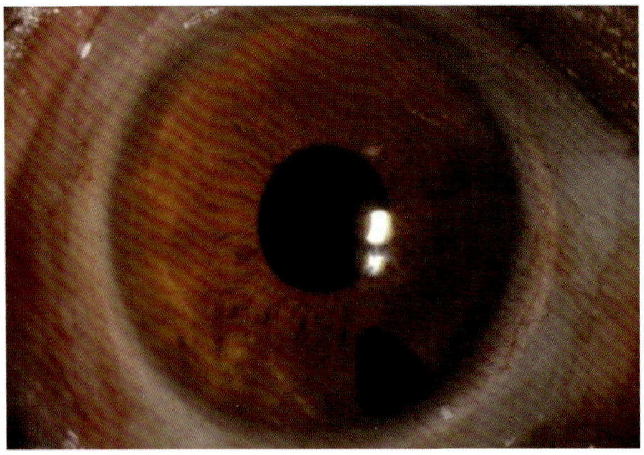

图15-4-case37-12　右眼前节照相（2019.8.29）
角膜透明，虹膜下方根切孔通畅，前房中深，瞳孔圆、居中，晶体缺如。

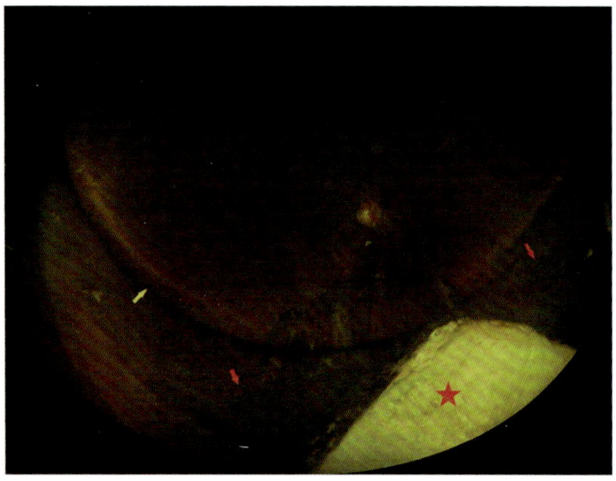

图15-4-case37-13　右眼超广角眼底成像（2019.8.29）
右眼视网膜平伏，下方视网膜脉络膜缺损灶（红星），缺损区边缘可见陈旧光凝斑（红箭），玻璃体腔可见油水界面（黄箭）。

（3）2019年3月30日，右眼睫状体脉络膜肿瘤切除术后10个月。右眼视力0.06，矫正0.2，眼压12.5mmHg。右眼结膜无充血，角膜透明，虹膜下方根切孔通畅，前房中深，上方见乳化硅油滴，瞳孔圆、居中，光反射存在，晶体缺如，玻璃体腔硅油填充伴乳化，眼底视网膜平伏，鼻下方见脉络膜缺损灶（图15-4-case37-14、图15-4-case37-15）。

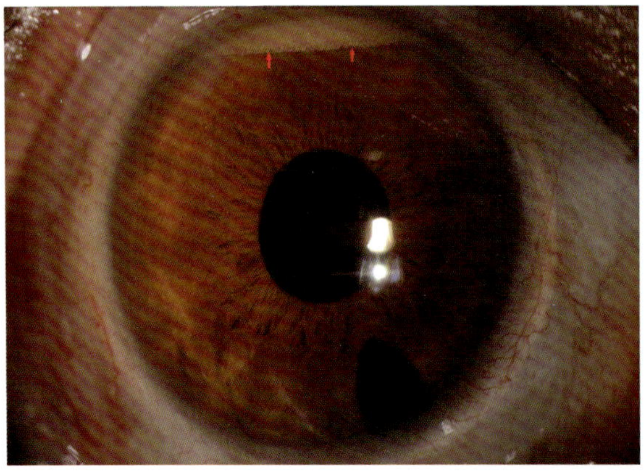

图15-4-case37-14　右眼前节照相（2020.3.30）
角膜透明，虹膜下方根切孔通畅，前房中深，上方见乳化硅油界面（红箭），瞳孔圆、居中，晶体缺如。

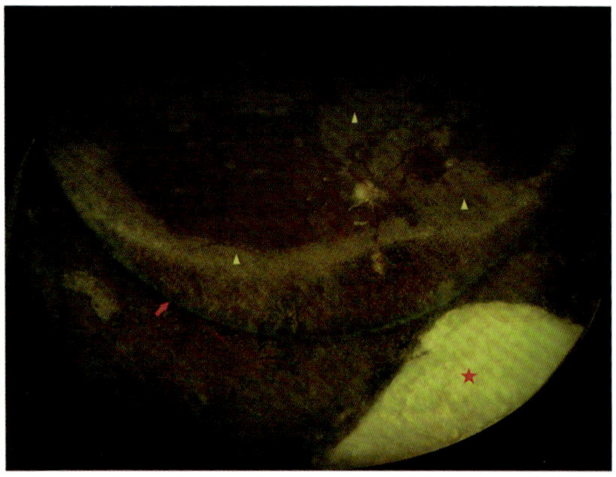

图15-4-case37-15　右眼超广角眼底成像（2020.3.30）
视网膜平伏，视网膜表面见簇状硅油乳化滴附着（黄箭），右眼鼻下方脉络膜缺损灶（红星），玻璃体腔可见清晰的硅油界面（红箭）。

手术方式2：2020年5月1日，行右眼硅油取出+前房冲洗术。

术后复查 2：

2019 年 5 月 13 日，右眼取油术后 2 周。右眼视力 0.02，眼压 15.7mmHg。右眼结膜无充血，角膜透明，虹膜下方根切孔通畅，前房清，瞳孔圆、居中，光反射存在，晶体缺如，玻璃体腔液体填充，眼底视网膜平伏，鼻下方见视网膜脉络膜缺损灶。

病例解析：本例患者为中年男性，隐匿起病。就诊的主要原因是视物遮挡感。该患者肿瘤位于睫状体平坦部及周边脉络膜。散瞳后前节及玻璃体前段未见明显异常，眼底检查鼻下方视网膜可见黑色呈宽基地扁平样隆起，外观呈典型的蘑菇状，不伴视网膜脱离。UBM 检查发现鼻下方睫状体肥厚，无法得到更多关于肿瘤大小和累及范围的提示。通过超声造影检查发现右眼视网膜鼻下方中等回声肿块，血供丰富，造影剂快速进入肿块内，呈高增强，快速消退，“快进快出伴高增强”提示肿瘤组织血供丰富，但并没有发现脉络膜黑素瘤特征性的“挖空现象”。MRI 检查提示球壁结节并明显强化，T1 加权高信号，T2 加权低信号。眼眶 CT 检查右眼玻璃体前下腔稍高密度影。根据眼底表现及辅助影像检查结果分析，脉络膜黑色素瘤的可能性较大，肿瘤较大同时累及睫状体和脉络膜。应注意与其他睫状体肿瘤鉴别：①眼部神经纤维瘤病：该类患者伴全身其他改变，比如皮肤牛奶咖啡斑及阳性家族史；②睫状体囊肿：囊肿表面光滑，无进行性生长，且多见于双眼；③睫状体假性腺瘤：该病因睫状上皮腺样增生所致，一般不会发展，追问病史有外伤或炎症史；④睫状体平滑肌瘤或平滑肌肉瘤：该病为少见疾病，缓慢生长，为无色素性；⑤转移癌：常见于乳腺癌、肺癌、胃癌和前列腺癌等，常可查到原发肿瘤，肿瘤外观多为灰色或灰白色肿物。在初步诊断后，检查结果显示肿瘤约 7mm × 6mm 大小，未见玻璃体种植，未见眼部及全身转移，视力 0.8，且为中年患者，选择局部切除联合玻璃体视网膜手术，术中采用内照明对肿瘤精确定位，完整切除肿瘤，异体巩膜加固，减少手术并发症，提高成功率，保留了患眼。术后病理检查证实为脉络膜黑色素瘤，累及睫状体。对该类患者需长期随访，注意眼部及全身检查，发现复发或转移应尽快转至相关科室进一步治疗。

（病例提供：毕春潮）

（毕春潮　邵　娟）

参考文献

[1] 赵堪兴，杨培增．眼科学［M］．第 8 版．北京：人民卫生出版社，2013.

[2] 王兆瑞．超声生物显微镜在虹膜睫状体肿瘤影像诊断中的价值［J］．中华实验眼科杂志，2017, 35(8): 702–703.

[3] 杨琼，魏文斌．超声造影及其在眼科的临床应用［J］．国际眼科纵览，2007, 31(3): 145–148.

[4] 李海东，傅培．超声造影在眼科研究中的应用［J］．国际眼科纵览，2010, 34(2): 94–97.

[5] 魏文斌，胡士敏，朱晓青，等．睫状体肿瘤局部切除联合玻璃体视网膜手术的疗效分析［J］．中华眼科杂志，2002, 38(5): 286–288.

[6] Damato BE, Paul J, Foulds WS. Risk factors for residual and recurrent uveal melanoma after trans-scleral local resection［J］. Br J Ophthalmol, 1996, 80(2): 102–108.

[7] 魏文斌，杨文利，胡士敏，等．睫状体肿瘤的临床与病理分析［J］．眼科，2003, 12(4): 216–218.

第十六章 玻璃体视网膜术后视网膜脱离

玻璃体切割术后视网膜脱离常包括以下几种情况：①玻璃体切割术前无视网膜脱离，术后发生视网膜脱离；②视网膜脱离者在玻璃体切割术后视网膜未能复位；③视网膜复位后 6 个月内又再次发生视网膜脱离。

第一节 常见原因、症状、体征

一、常见原因

Lewis 认为玻璃体切割术后视网膜脱离的主要原因是术后增生性玻璃体视网膜病变（proliferative vitroretinopathy，PVR）牵拉引起的，PVR 发展迅速，严重时较短时间内可导致视网膜全部脱离。其他导致术后视网膜脱离的常见原因包括玻璃体皮质残留、新发裂孔、原裂孔未封闭和玻璃体嵌顿（图 16-1-1~ 图 16-1-3）。

1. 增生性玻璃体视网膜病变（PVR）

PPV 术后 PVR 形成的原因分析如下：①眼内过度光凝：视网膜切开过大、视网膜巨大裂孔、巩膜外过度冷凝，造成较多视网膜色素上皮细胞（retinal pigment epithelial cell，RPE）游离扩散到玻璃体腔内，导致视网膜表面纤维增殖膜形成，破坏血视网膜屏障，加速 PVR 的发展；②术后眼内炎症反应：术后炎症反应造成大量有活性的视网膜色素上皮细胞（RPE）游离进入玻璃体腔，促使 PVR 形成，最终导致视网膜脱离；③眼内气体填充：眼内气体会逐渐吸收，在吸收的过程中，伴随着患者体位的变化，气体小泡在玻璃体腔来回滚动，气体滚动的过程中会对视网膜产生一种牵引力，若牵拉产生的力大于视网膜神经上皮与色素上皮之间的黏附力，就会造成视网膜脱离；还有文献报道气体本身也会促进 PVR 的进展，具体机制不详；④眼内硅油填充：硅油填充眼患者视网膜脱离主要以下方和后极部为主，原因是刺激 PVR 生成的物质如视网膜色素上皮细胞、巨噬细胞、转化生长因子等物质为水溶性的，他们通过视网膜裂孔进入玻璃体腔，由于硅油密度比较低，随着患者体位的变化，刺激 PVR 生成的物质会游离进入下方或者后极部潜在的腔隙，所以复发性视网膜脱离多以下方和后极部常见；⑤原发疾病：

术前严重眼外伤及 PVR C 级以上病人术后复发性视网膜脱离的风险较高，原因主要是 PVR 的形成。

2. 玻璃体皮质残留

玻璃体与视网膜内界膜粘贴较牢固，切除过程中玻璃体不容易造成后脱离，可能会造成玻璃体皮质切除不彻底，另外，不太容易切除基底部玻璃体，造成周边玻璃体皮质残留，残留的玻璃体皮质为细胞的增生形成了支架，容易形成增生性玻璃体视网膜病变，造成视网膜再脱离。

3. 新裂孔形成

新裂孔形成原因：①过度冷凝。②变性区未妥善处理：术中遗漏变性区，未光凝、冷冻或垫压，术后被牵拉而形成新裂孔。③眼内填充气体。Dreyer 等认为玻璃体腔内注气也会增加新裂孔的产生。气体在玻璃体腔来回滚动时碰撞、牵拉薄弱、变性的视网膜，导致新裂孔形成。④前部增生性玻璃体视网膜病变的形成也是视网膜周边裂孔形成的原因。

4. 原裂孔封闭不良

PPV 术后形成的 PVR 收缩牵拉原裂孔使其开放，液体通过裂孔进入视网膜下，导致视网膜再脱离。

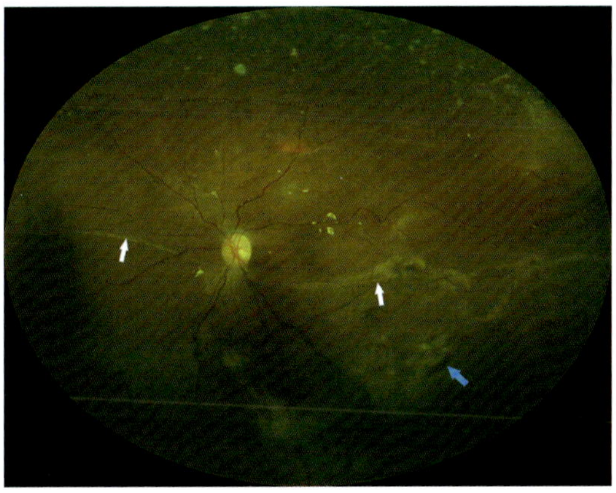

图 16-1-1　硅油眼伴 RD 超广角眼底成像

左眼下方视网膜青灰色隆起，视盘下方视网膜下见增殖条索（白箭），向鼻侧及颞侧延伸，颞下赤道部见 1/2PD 不规则裂孔（蓝箭），局部视网膜僵硬。

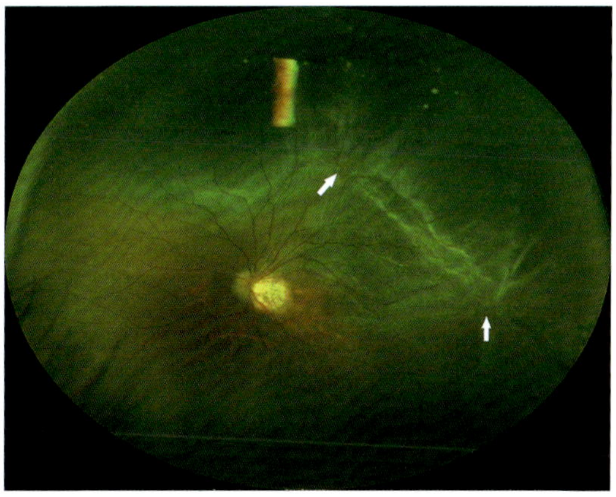

图 16-1-2　取油术后 RD 超广角眼底成像

10：00~4：00 视网膜青灰色隆起，12：00 及 3：00 见增殖膜形成固定皱褶（白箭）。

二、症状

术后视力持续下降，伴黑幕样遮挡，并逐渐扩大。累及黄斑时导致视力明显下降。

三、体征

眼底检查见视网膜青灰色隆起。

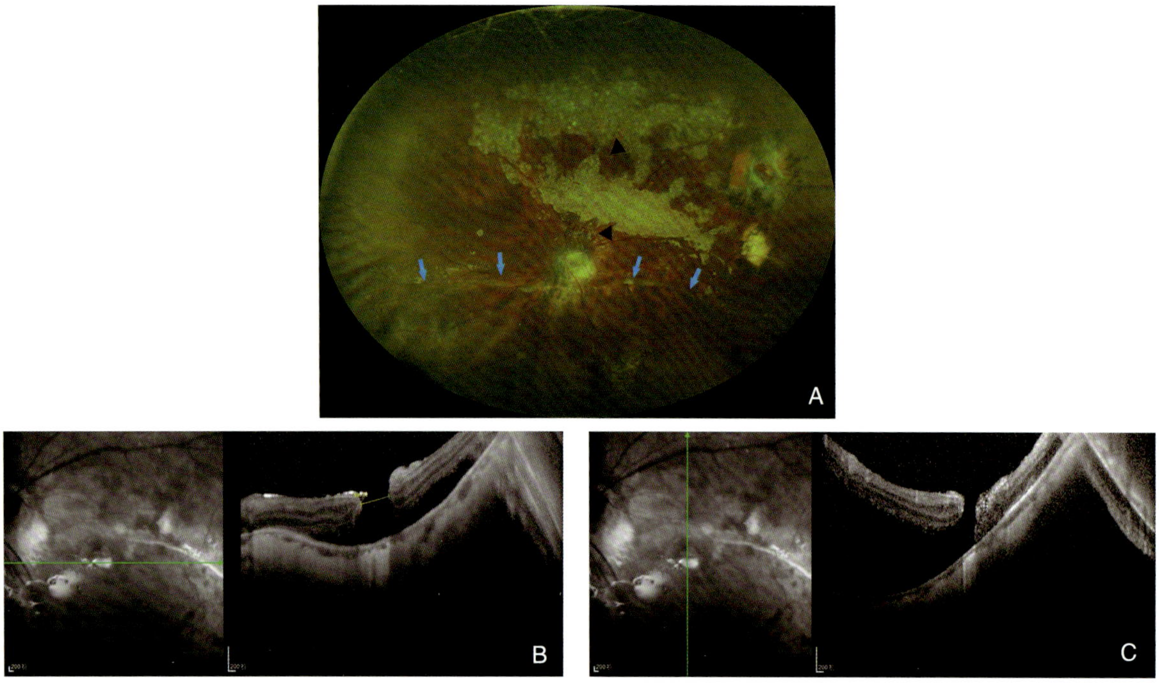

图 16-1-3　硅油眼伴黄斑裂孔性 RD

A. 超广角眼底成像示下方视网膜青灰色隆起（蓝箭），上方视网膜表面见簇状乳化硅油滴附着（黑三角）；B、C . 黄斑 OCT 水平扫描及垂直扫描均见黄斑区神经上皮全层缺失，神经上皮层脱离。

第二节　诊　断

有玻璃体切除手术史，根据症状及眼底检查确认眼底视网膜青灰色隆起，即可诊断。

第三节　治疗原则及手术要点

一、治疗原则

根据引起术后视网膜脱离的原因，选择手术方式。目前临床上常见的手术方式包括巩膜扣带术、残留玻璃体切除联合眼内填充（硅油 / 气体）术、残留玻璃体切除联合巩膜扣带术，以及根据眼底情况联合剥膜、冷凝、光凝或眼内填充，最终达到剥除增殖膜，解除牵拉，封闭裂孔，促使视网膜复位的效果。

1. 巩膜扣带术适应证

①新发裂孔位于周边视网膜并视网膜无明显增殖；②硅油眼伴下方周边裂孔引起的视网膜脱离；③硅油眼伴下方视网膜局限性脱离，未见明显裂孔且硅油填充不足。

2. 玻璃体手术的适应证

①残留玻璃体较多牵拉周边形成裂孔，引起视网膜脱离；② PVR C3 级以上裂孔；③后极部裂孔视网膜脱离，尤其高度近视脉络膜萎缩；④严重 PDR 或严重眼外伤引起的玻璃体增殖；

⑤对于前部 PVR 可联合巩膜环扎术。

二、手术要点

1. 残留玻璃体的处理

虽然前期已行玻璃体切割术，但部分病例发现基底部仍残留较多的玻璃体皮质，二次手术需彻底切除（图 16-3-1）。

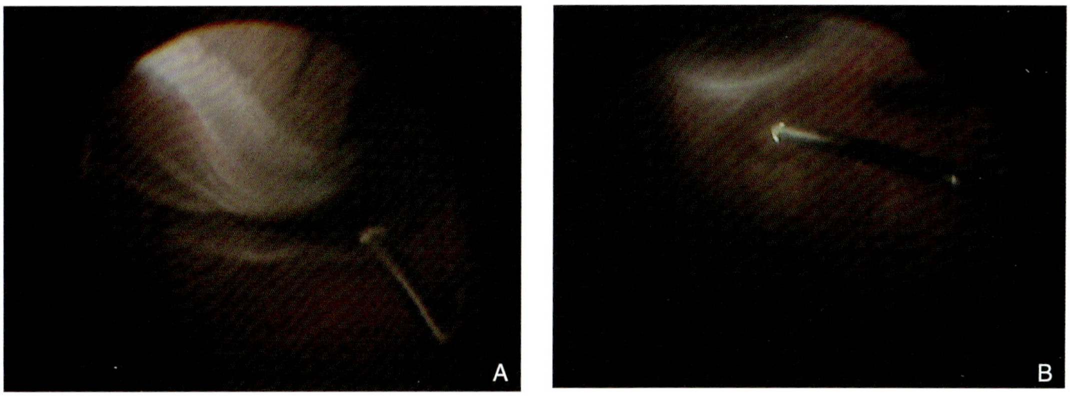

图 16-3-1　残留玻璃体的处理

A. 切除基底部残留玻璃体；B. 切除周边残留玻璃体。

2. 后部 PVR（发生在赤道以后的增殖）的处理

借助玻切头及膜镊充分地剥除视网膜前膜，尤其是裂孔周围的增殖膜（图 16-3-2、图 16-3-3）。注意剥膜时先易后难，多点离断，避免撕扯，可留蒂或残端，分清楚增殖膜与视网膜，尽量不要造成医源性损伤。对于视网膜下增殖膜可采用电凝造孔、膜颞夹取剥除干净，取出困难者可切断条索解除牵拉（图 16-3-4）。剥膜的最终目的是恢复视网膜的活动度。

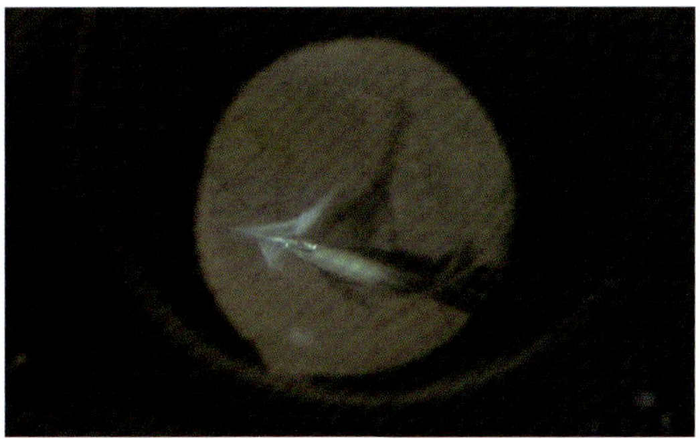

图 16-3-2　赤道后增殖膜的处理

膜颞剥除视网膜前膜。

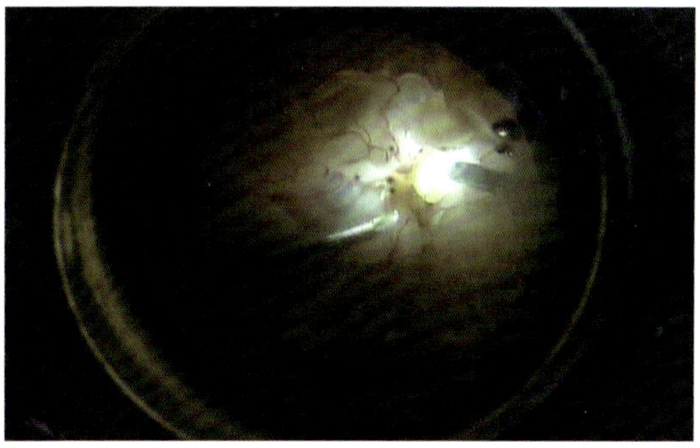

图 16-3-3　全视网膜脱离 PVR D2 处理

借助导光头剥除视网膜前膜。

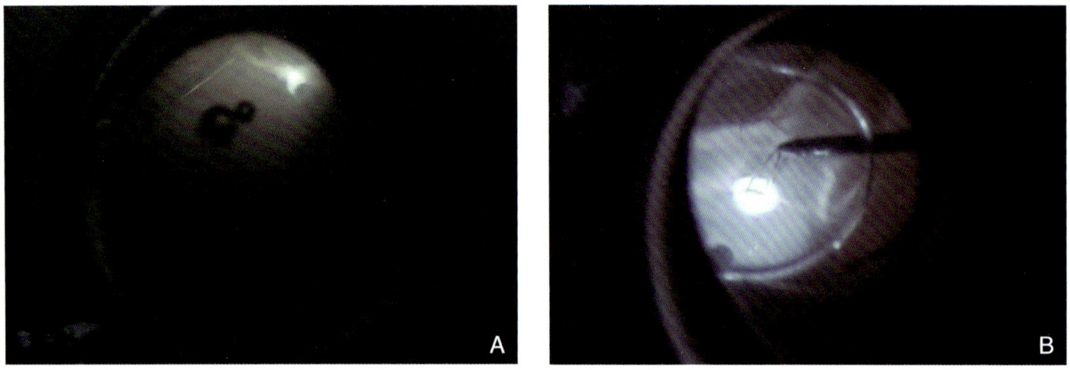

图 16-3-4　视网膜下膜处理

A. 电凝造孔；B. 经电凝造孔处膜颞取出视网膜下增殖条索。

3. 前部 PVR（发生在赤道以前的增殖）的处理

为充分暴露和处理前部 PVR，必要时需切除晶状体或取出人工晶体。彻底切除基底部玻璃体；严重环形收缩，难以做到充分的剥膜时需行视网膜切开术（图 16-3-5）。

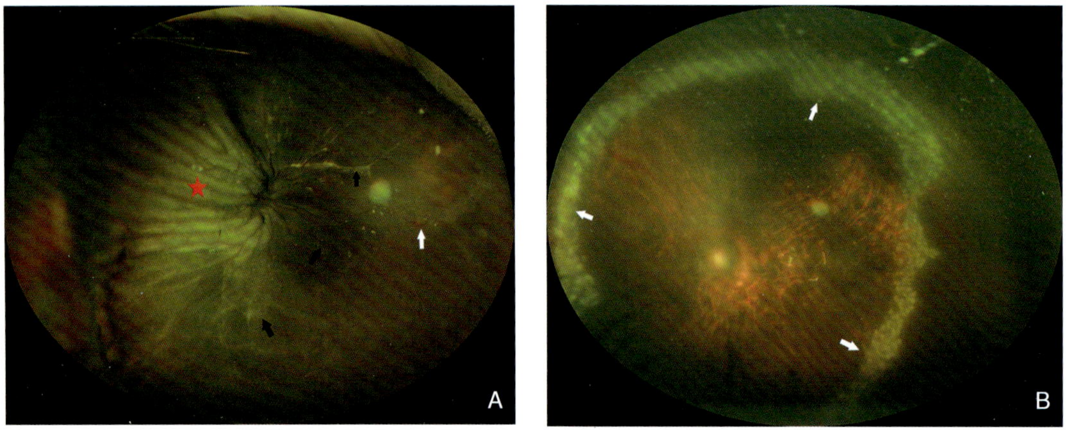

图 16-3-5　视网膜切开术前及术后超广角眼底成像

A. 视网膜下广泛增殖（黑箭），鼻侧视网膜皱缩（红星），视盘窥不清，颞侧赤道部见 1/2PD 裂孔（白箭）；B. 行 360° 视网膜切开松解后视网膜复位，边缘见光凝斑（白箭）。

4. 裂孔的封闭

注意不要遗漏任何一个裂孔，可采用激光或冷冻封闭裂孔。激光封闭裂孔一般围绕裂孔 2~3 排光凝，光凝斑相邻无间距（图 16-3-6）。

5. 眼内填充物的选择

上方裂孔可选惰性气体；下方裂孔、多发裂孔及广泛的视网膜切开应选择硅油（图 16-3-7）。

6. 联合巩膜外加压术

硅油眼伴周边裂孔未封闭，视网膜前及视网膜下无增殖的，可行巩膜环扎外垫压术，术中取出少量硅油调节眼压（图 16-3-8）。

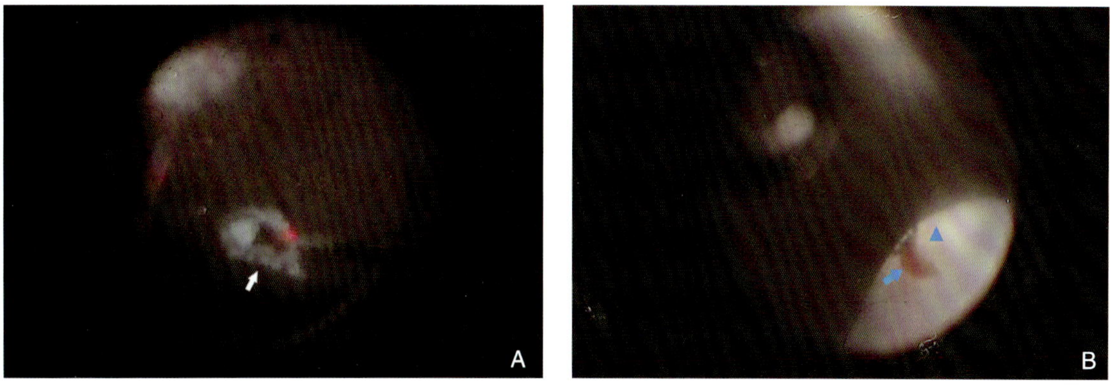

图 16-3-6　激光 / 冷冻封闭裂孔

A. 围绕视网膜裂孔行 2~3 排光凝，光凝斑相邻无间距（白箭）；B. 气下经巩膜外冷凝视网膜裂孔（蓝箭），冷凝区视网膜发白（蓝三角）。

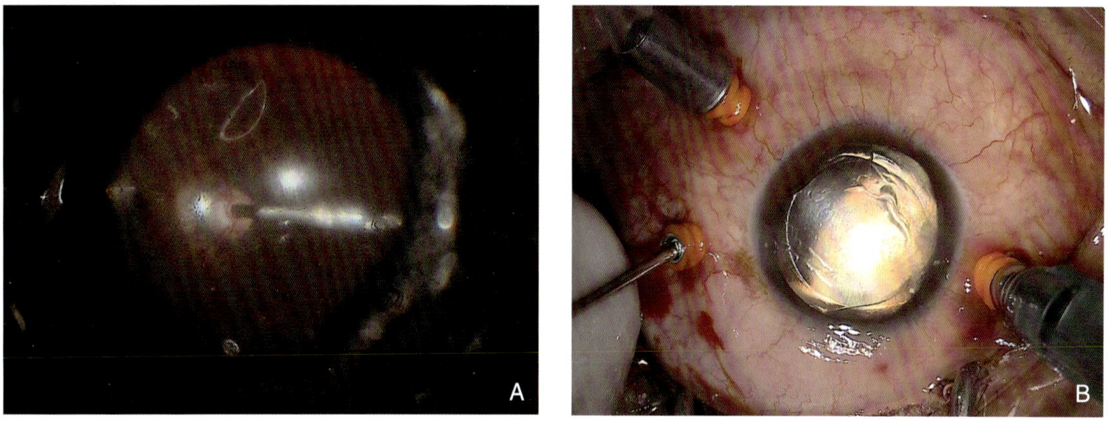

图 16-3-7　视网膜复位眼内填充

A. 气 – 液交换；B. 玻璃体腔内注入硅油。

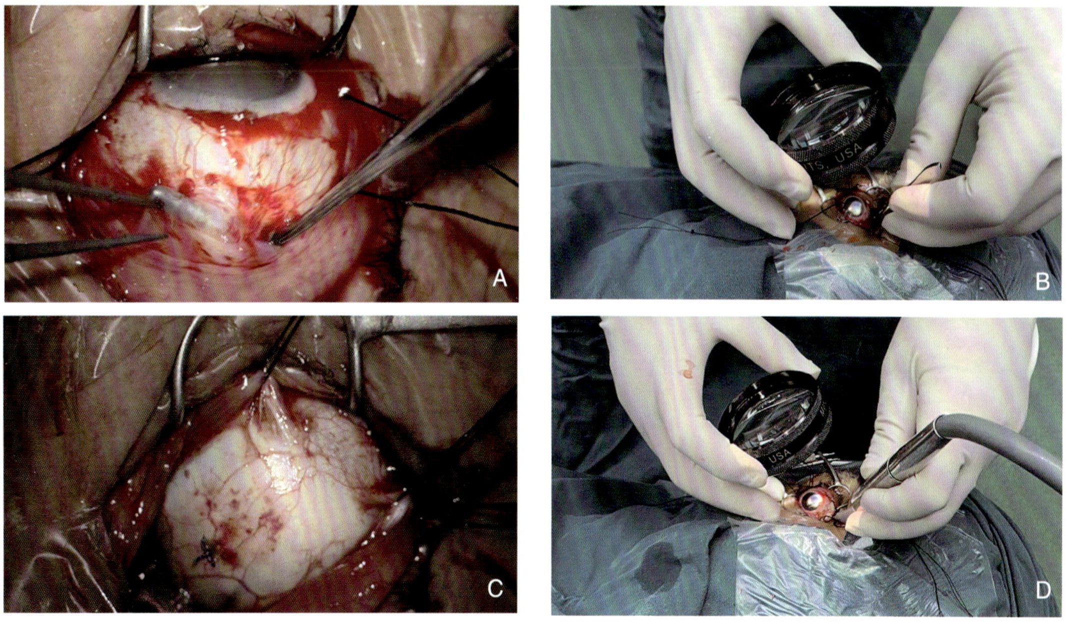

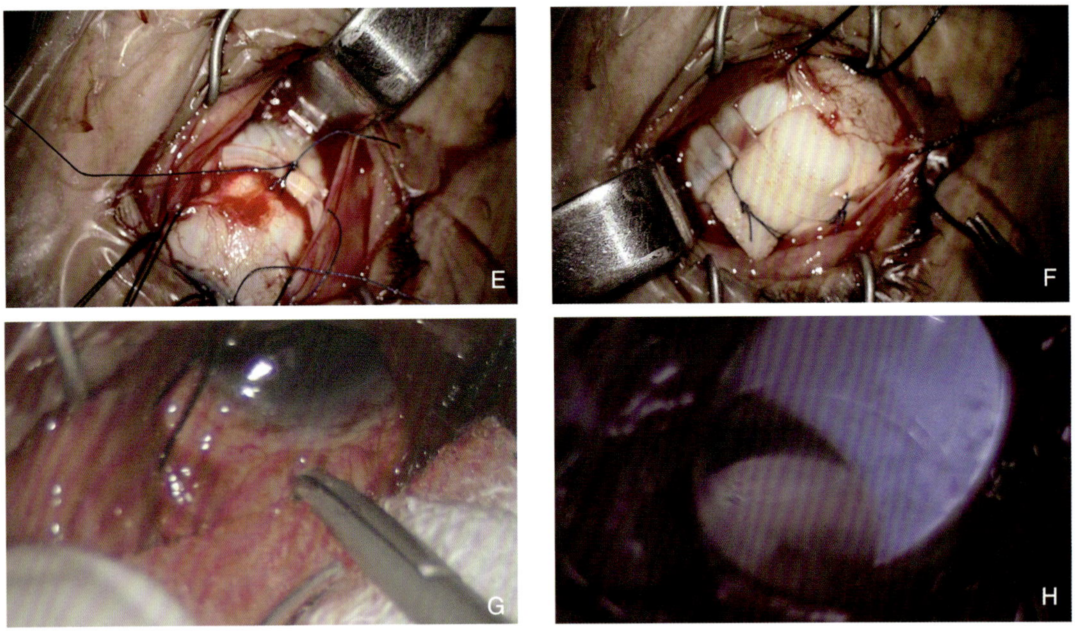

图 16-3-8 硅油眼伴视网膜脱离行巩膜环扎术

A. 360° 距 1mm 剪开球结膜暴露四条眼直肌并做牵引缝线；B. 间接镜下裂孔定位；C. 巩膜表面缝线标记裂孔位置；D. 巩膜外冷冻裂孔；E. 置 240# 硅胶环扎带；F. 裂孔处置 507# 硅胶海绵；G. 上方巩膜穿刺，放出部分硅油调控眼压至 Tn；H. 角膜接触镜下检查眼底人工嵴隆起，裂孔位于嵴上。

7. 黄斑裂孔或黄斑裂孔性视网膜脱离 PPV 术后，发生视网膜脱离者

术中需再次 TA 或 ICGA 染色确认黄斑区有无增殖膜形成以及内界膜是否剥除干净，未剥除干净的，需彻底将黄斑区增殖膜及孔周内界膜剥除干净，黄斑裂孔采用内界膜填塞，玻璃体腔填充硅油（图 16-3-9）。

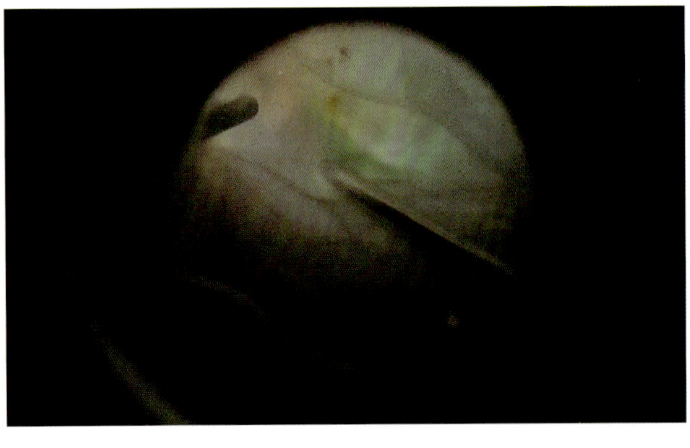

图 16-3-9 吲哚菁绿辅助剥除残留内界膜

第四节 典型病例及手术视频

病例 38

患者男，56 岁。

主诉： 右眼视力下降伴黑幕样遮挡 2 个月。

现病史： 2 个月前患者右眼视力下降伴眼前黑幕样遮挡，于外院诊断“右眼视网膜脱离”，并行右眼 PHACO+IOL 植入 +PPV+ 注硅油术，术后于我院复查，发现视网膜脱离，建议手术治疗。

眼部检查：（图 16-4-case38-1、图 16-4-case38-2）

	OD	OS
视力	0.1 矫正 0.2	0.15 矫正 1.0
眼压	14.3mmHg	15.3mmHg
前节	人工晶体位正	晶体周边皮质混浊
玻璃体	硅油填充	轻度混浊
眼底	周边视网膜 7：00~10：00 青灰色隆起伴局部格子样变性，9：30 变性区内见一 1/2PD 马蹄孔	视网膜平伏，呈豹纹状改变，黄斑中反不清

影像检查：

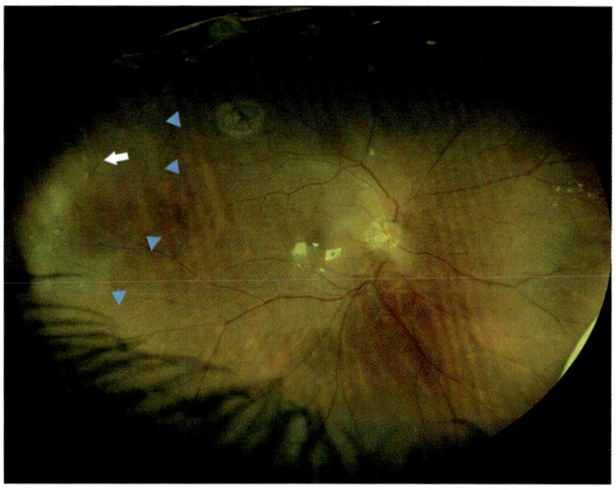

图 16-4-case38-1　术前右眼超广角眼底成像

周边视 7：00~10：00 网膜青灰色隆起（蓝三角）伴局部格子样变性，9：30 变性区内见 1/2PD 马蹄孔（白箭）。

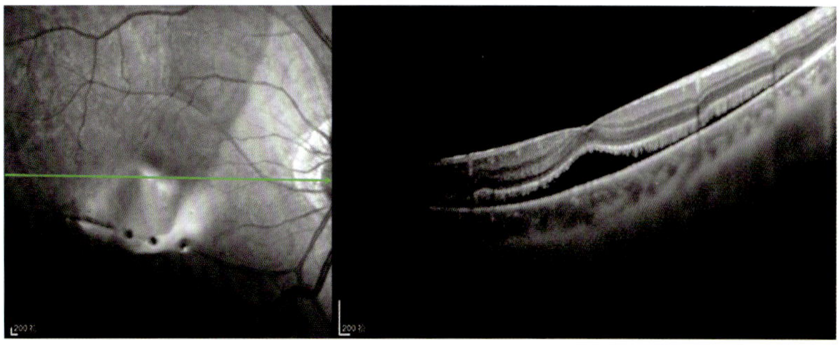

图 16-4-case38-2　术前右眼黄斑 OCT

水平扫面见黄斑区视网膜神经上皮下少量液体。

诊断： ①右眼复发性视网膜脱离；②右眼硅油眼；③右眼人工晶体；④左眼年龄相关性白内障。

手术方式 1： 2019 年 7 月 17 日，右眼巩膜环扎外垫压 + 部分硅油取出术（术中截图 16-4-case38-3）。

术中截图 1：

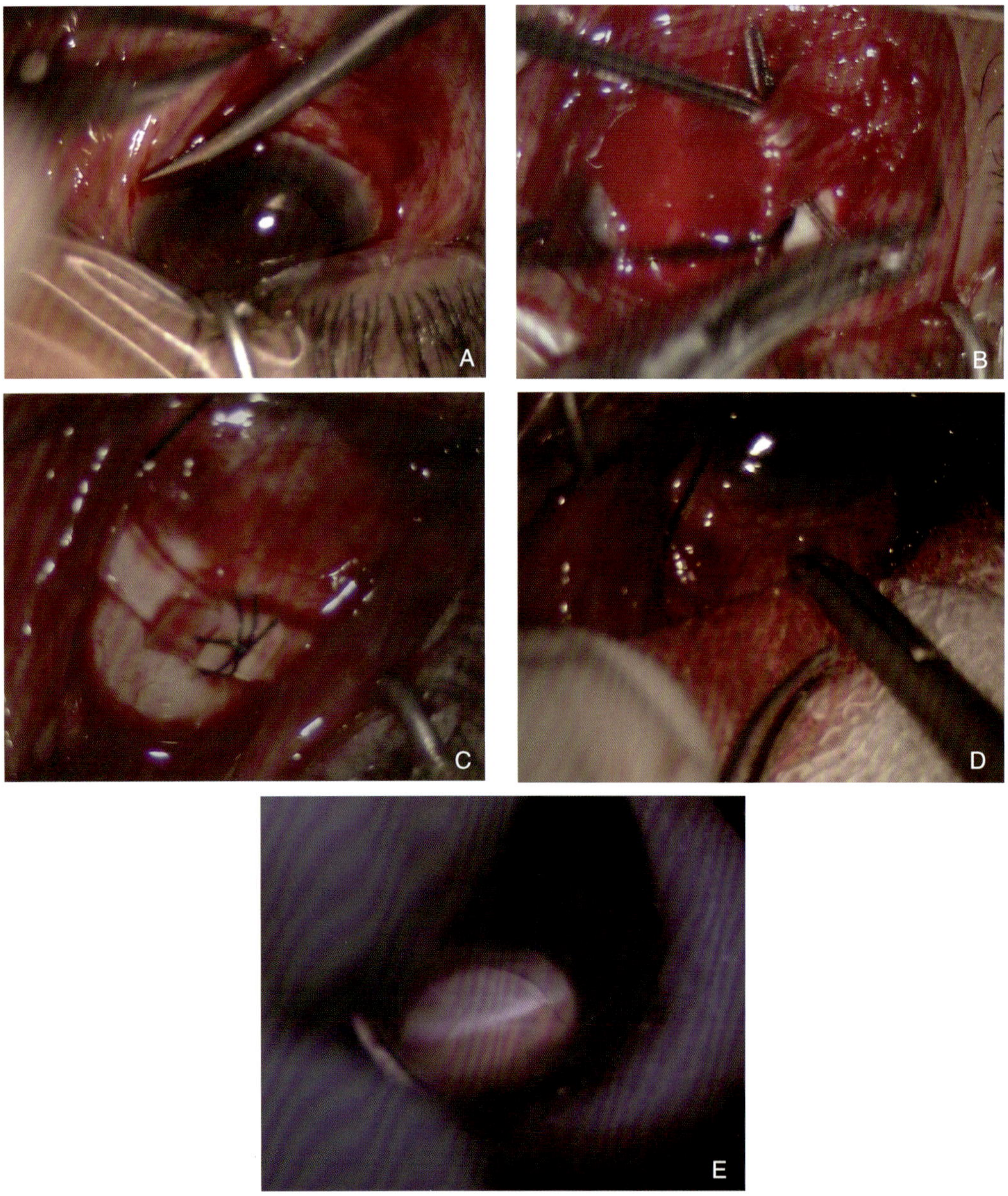

图 16-4-case38-3　术中截图

A. 360° 距 1mm 剪开球结膜；B. 暴露四条眼直肌并做牵引缝线；C. 环扎和外垫压；D. 巩膜穿刺放出部分硅油调整眼压；E. 检查眼底见人工嵴隆起。

术后复查 1：

（1）2019 年 8 月 16 日，右眼巩膜环扎外垫压 + 部分硅油取出术后 1 月。眼部情况：视力 OD 0.2，眼压 OD 17.9mmHg。右眼人工晶状体位正，玻璃体腔硅油填充，眼底视网膜平伏，颞侧人工嵴隆起，裂孔及变性区位于嵴上（图 16-4-case38-4）。

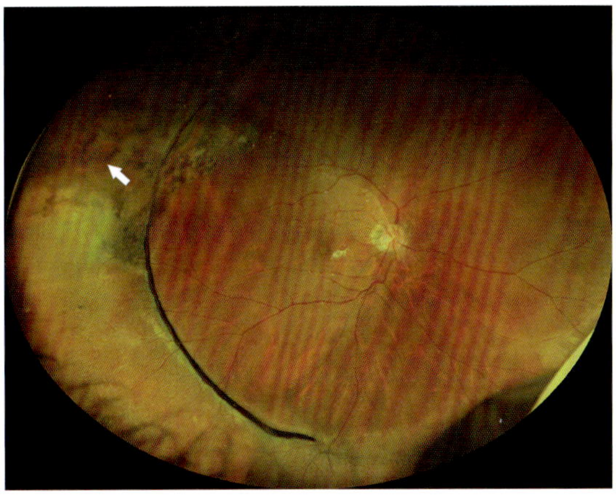

图 16-4-case38-4　右眼超广角眼底成像（2019.8.16）
视网膜平伏，颞侧人工嵴隆起，裂孔（白箭）及变性区位于嵴上。

（2）2019 年 10 月 22 日，右眼巩膜环扎外垫压 + 部分硅油取出术后 3 月。眼部情况：视力 OD 0.2，眼压 OD 13.9mmHg。右眼人工晶状体位正，玻璃体腔硅油填充，眼底视网膜平伏，颞侧人工嵴隆起，裂孔及变性区位于嵴上（图 16-4-case38-5、图 16-4-case38-6）。

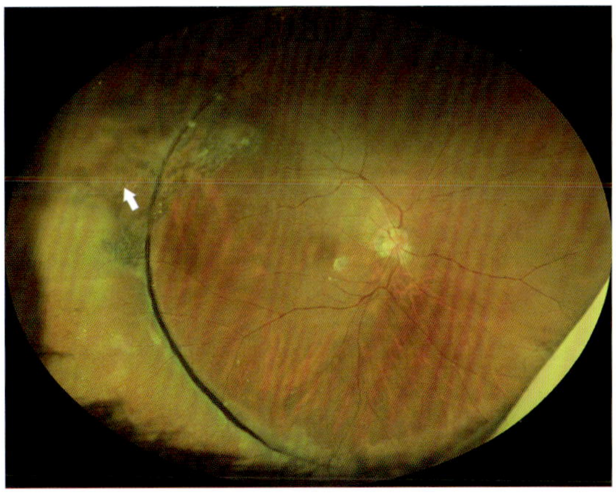

图 16-4-case38-5　右眼超广角眼底成像（2019.10.22）
视网膜平伏，颞侧人工嵴隆起，裂孔（白箭）及变性区位于嵴上。

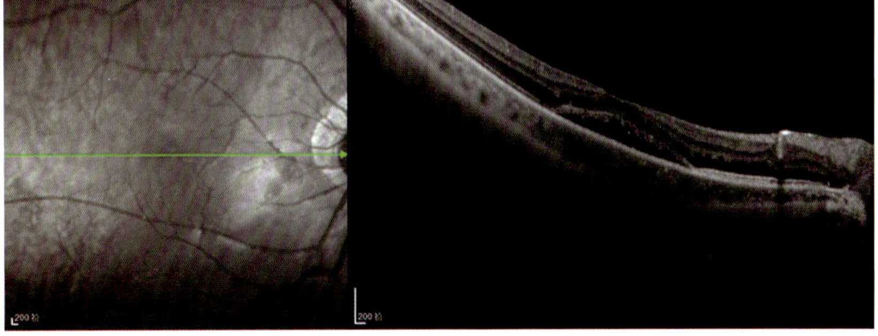

图 16-4-case38-6　右眼黄斑 OCT（2019.10.22）
黄斑区视网膜基本平伏，中心凹下少量视网膜下液残留。

手术方式 2： 2019 年 10 月 23 日，行右眼硅油取出术。

术后复查 2：

2019 年 11 月 20 日，右眼取油术后 1 个月。眼部情况：视力 OD 0.4，眼压 OD 12.4mmHg。右眼人工晶状体位正，玻璃体腔清，眼底视网膜平伏，颞侧人工嵴隆起，裂孔及变性区位于嵴上。

病例解析： 临床上玻璃体切除术后视网膜脱离的情况常常比较复杂，需行眼部详细检查，根据检查情况分析引起视网膜脱离的原因制定手术方案。如眼底局限视网膜脱离、无 PVR，裂孔较小，可采用单纯外垫压术或巩膜环扎联合外垫压术；如视网膜脱离伴 PVR，裂孔较大则选择取油剥膜裂孔凝固再注油术或联合巩膜外环扎术。该病例为玻璃体切割术后硅油填充视网膜脱离，由外院转来不能确定是术后视网膜复位后再脱离，还是术后视网膜未复位，但术前检查颞侧视网膜裂孔未闭合伴局部视网膜脱离，无明显视网膜前及视网膜下增殖，视网膜 7：00~10：00 格子样变性，考虑可能前次玻璃体切割术中裂孔及变性区玻璃体未彻底清除，引起视网膜裂孔未闭合，因此选择巩膜环扎外垫压术，缓解局部牵拉，封闭视网膜裂孔，促使视网膜复位。为了调整眼内压，避免外路术后眼压增压，术中取出少量硅油。术后随访视网膜复位良好，并于 3 个月后顺利取出眼内硅油。

（病例提供：孙文涛）

病例 39

患者男，24 岁。

主诉： 右眼视力下降半年。

既往史： 4 个月前因“右眼陈旧性视网膜脱离、右眼并发性白内障”在外院行“右眼 PHACO+PPV+ 光凝 + 硅油填充术”，双眼屈光不正病史 10 年。

眼部检查：（图 16-4-case39-1、图 16-4-case39-2）

	OD	OS
视力	HM/10cm	FC/30cm
眼压	11.2mmHg	9.6mmHg
前节	虹膜下方根切孔窥不清，前房可见硅油，晶体缺如	晶状体灰白色混浊
玻璃体	玻璃体腔硅油填充	混浊明显
眼底	下方视网膜脱离，周边视网膜僵硬隆起，视网膜前、下可见广泛增殖。	隐约见全视网膜脱离，伴广泛增殖

影像检查：

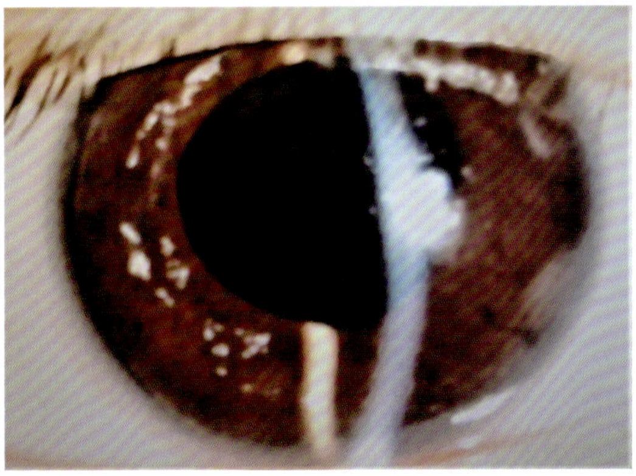

图 16-4-case39-1　术前右眼前节照相

前房深，充满硅油，晶体缺如。

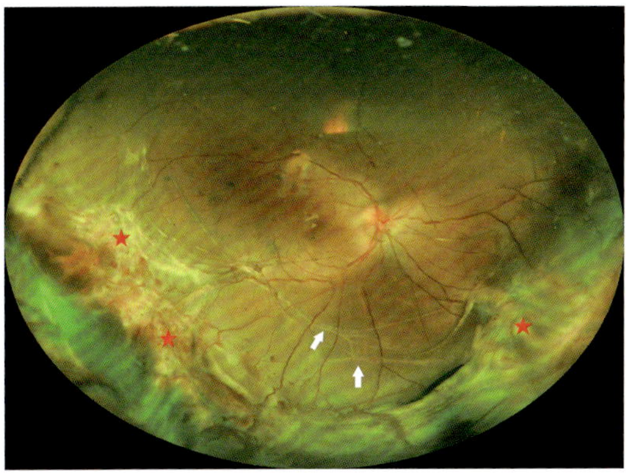

图 16-4-case39-2　术前右眼超广角眼底成像

下半视网膜脱离，周边视网膜僵硬，伴视网膜下增殖（箭头）及周边视网膜前广泛增殖（红星）。

诊断：①右眼复发性视网膜脱离；②右眼硅油眼；③右眼无晶体眼；④左眼并发性白内障；⑤左眼陈旧性视网膜脱离；⑥双眼屈光不正。

手术方式 1：2018 年 5 月 30 日，行右眼取油、剥膜、电凝、光凝、注油、巩膜环扎外垫压术（术中截图 16-4-case39-3）。

术中截图 1：

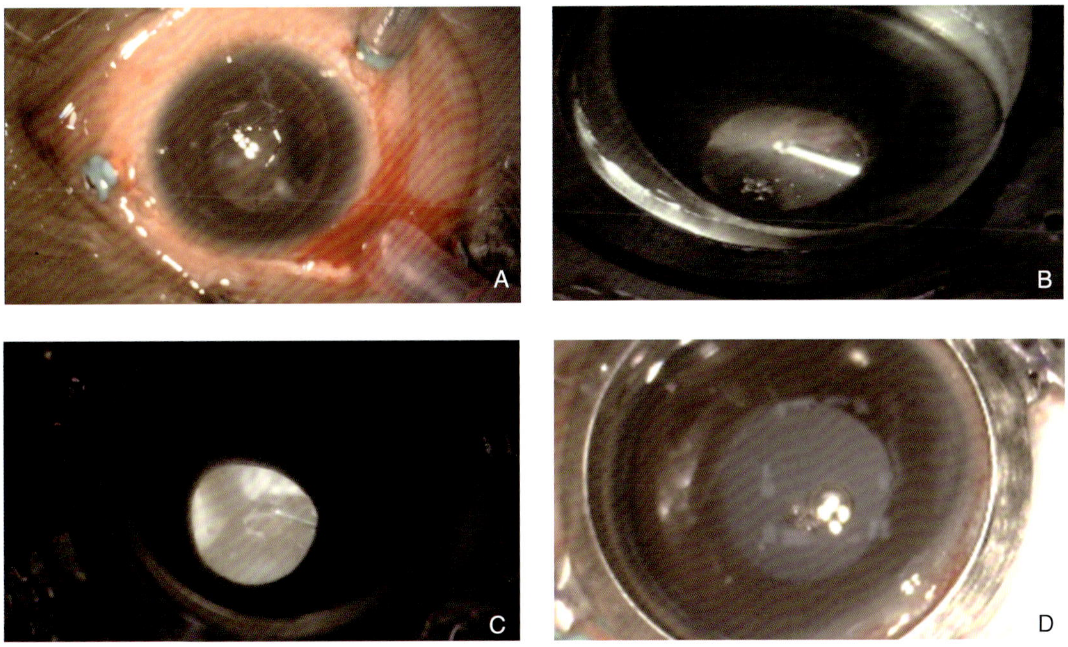

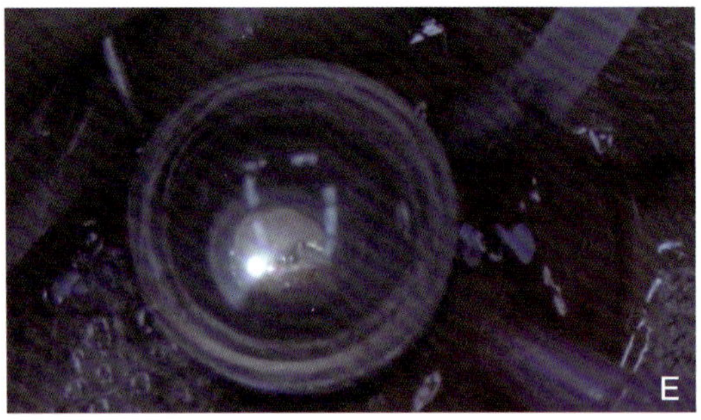

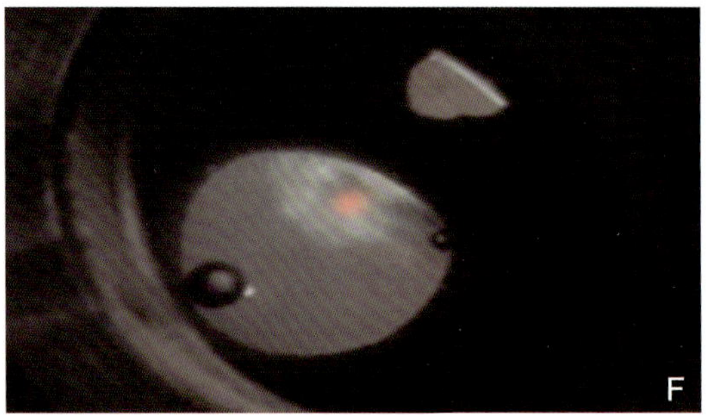

图 16-4-case39-3　术中截图

A. 巩膜环扎外垫压后，做巩膜三切口取出眼内硅油；B. 切除基底部残留玻璃体；C. 剥除增殖膜；D. 虹膜下方 6：00 做根切孔；E. 气－液交换后视网膜平伏，注入硅油；F. 硅油下视网膜裂孔周围光凝。

术后复查 1：

（1）2018 年 6 月 27 日，右眼取油、注油联合巩膜环扎外垫压术后 1 个月。眼部检查：视力 OD 0.02，眼压 OD 16mmHg。右眼晶体缺如，虹膜下方周切孔通畅，玻璃体腔硅油填充，眼底视网膜平伏，周边术嵴隆起，周边裂孔位于嵴上，颞下孔周见激光斑（图 16-4-case39-4）。

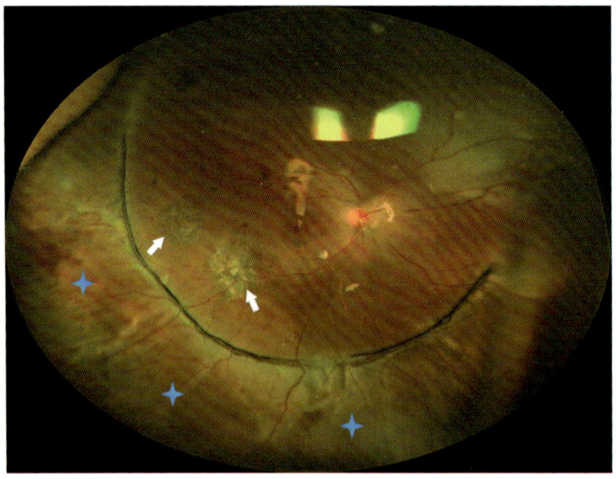

图 16-4-case39-4　右眼超广角眼底成像（2018.6.27）

视网膜平伏，周边术嵴隆起（蓝星），颞侧原剥膜处周围见激光斑（白箭）。

（2）2018 年 12 月 22 日，右眼取油、注油联合巩膜环扎外垫压术后 6 个月。眼部检查：视力 OD 0.01，眼压 OD 17.3mmHg。右眼晶体缺如，虹膜下方周切孔通畅，玻璃体腔硅油填充，眼底视网膜平伏，周边术嵴隆起，周边裂孔位于嵴上，颞下见陈旧激光斑，表面见小片增殖膜（图 16-4-case39-5）。

手术方式 2：2018 年 12 月 24 日，行右眼取油、剥膜、光凝、注汽术。

术后复查 2：

2019 年 1 月 5 日，右眼取油、剥膜、注气术后 10 天。眼部检查：视力 OD 0.01，眼压 OD 12.7mmHg。右眼晶体缺如，虹膜下方周切孔通畅，玻璃体腔清，眼底视网膜平伏，周边人工术嵴隆起，周边视网膜见散在点片状出血（图 16-4-case39-6）。

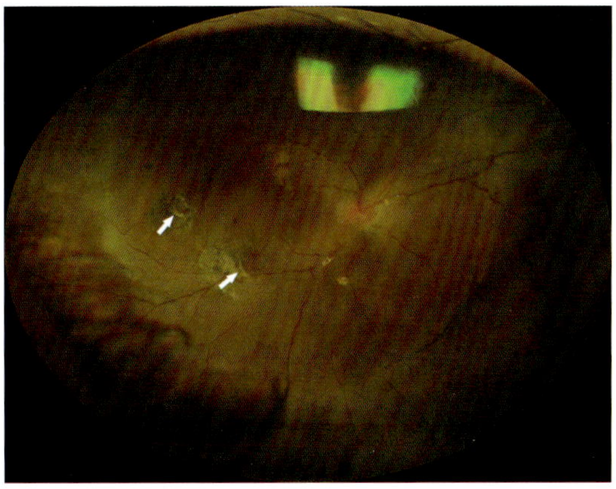

图 16-4-case39-5　右眼超广角眼底成像（2018.12.22）

视网膜平伏，周边术嵴隆起，颞下见陈旧激光斑，表面见小片增殖膜（白箭）。

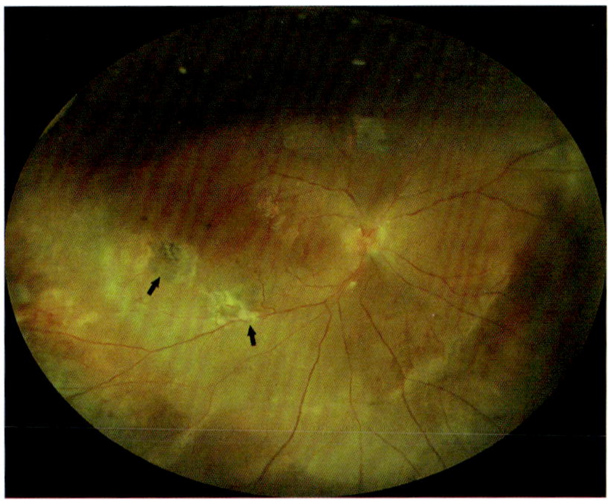

图 16-4-case39-6　右眼超广角眼底成像（2019.1.5）

视网膜平伏，周边人工术嵴隆起，颞侧见陈旧激光斑（黑箭），周边视网膜见散在点片状出血。

病例解析：患者系双眼陈旧性视网膜脱离，右眼曾行 PPV+ 注油术。术前检查右眼前房充满硅油，眼底广泛视网膜前增殖膜及视网膜下增殖膜，是导致右眼视网膜再脱离的主要原因。手术方式选择先取出眼内硅油，剥除视网膜前增殖膜及视网膜下增殖膜，然后注入硅油，在硅油下对视网膜裂孔周围给予光凝处理。由于下方视网膜裂孔，硅油的顶压效果差不易封闭，反复手术易发生前部 PVR，所以术中联合巩膜外环扎外垫压手术以确保下方裂孔的封闭及缓解基底部增殖膜发生及牵拉。 该病例提示临床上遇复杂视网膜脱离伴广泛增殖膜形成，需要仔细耐心彻底地剥除视网膜前膜及视网膜下膜，必要时行视网膜切开，注意尽可能保留正常视网膜组织，保留视功能。对无晶体无囊膜患者，为避免硅油形成瞳孔阻滞继发青光眼，常规在虹膜下方 6：00 做周切。同时注意 PPV 手术应规范操作，减少或杜绝术后并发症发生，以避免术后视网膜脱离复发。

（病例提供：孙文涛）

病例 40

患者女，41 岁。

主诉： 右眼视力下降 1 个月。

既往史： 7 年前因“右眼视网膜脱离”先后行“右眼 PPV+ 硅油填充术”（外院）“右眼巩膜外垫压术”（本院）及“硅油取出术”（本院），双眼高度近视 20 年。

眼部检查：（图 16-4-case40-1、图 16-4-case40-2）

	OD	OS
视力	0.02 矫正 0.15	0.08 矫正 1.0
眼压	15.0mmHg	15.2mmHg
前节	晶体未见明显混浊	透明
玻璃体	玻璃体腔清	轻度混浊
眼底	颞下见术嵴隆起，颞下变性区位于术嵴，3：00~9：00 视网膜青灰色隆起，6：00 见 1/2PD 马蹄孔。	视盘色正界清，颞侧见萎缩弧，视网膜平伏，呈豹纹状，黄斑中反未见

影像检查：

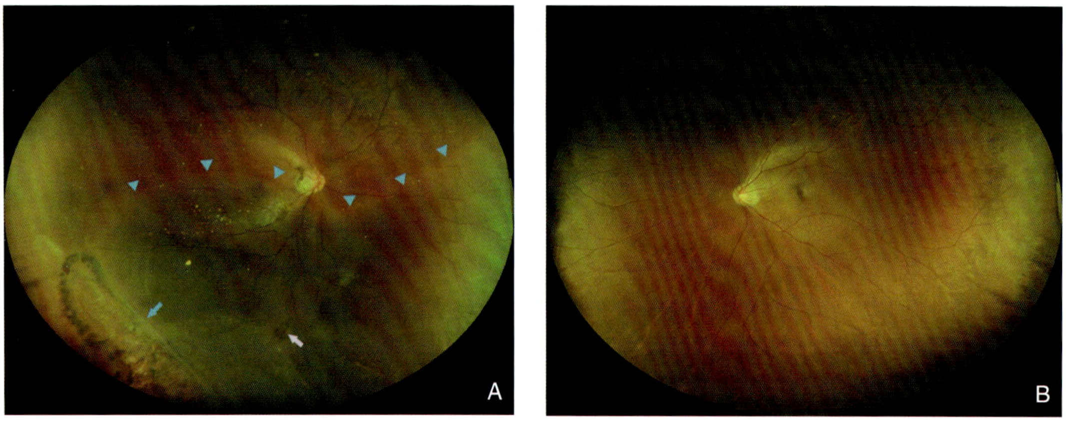

图 16-4-case40-1　术前双眼超广角眼底成像

A. 右眼颞下见术嵴隆起，颞下变性区位于术嵴（蓝箭），3：00~9：00 视网膜青灰色隆起（蓝三角），6：00 见 1/2PD 马蹄孔（白箭）；B. 左眼视盘色正界清，颞侧见萎缩弧，视网膜平伏，呈豹纹状，黄斑中反未见。

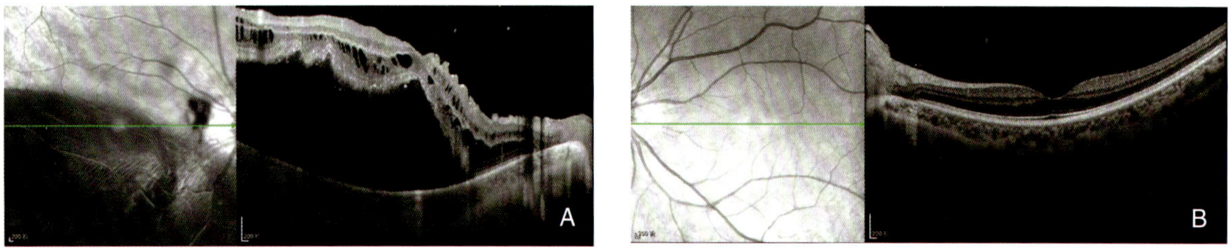

图 16-4-case40-2　术前双眼黄斑 OCT

A. 右眼黄斑区神经上皮层脱离，伴层间劈裂；B. 左眼黄斑区视网膜各层结构连续，未见明显异常。

诊断：①右眼复发性视网膜脱离；②右眼玻璃体切割术后；③右眼巩膜外垫压术后；④双眼高度近视。

手术方式 1：2019 年 7 月 1 日，行右眼残留玻璃体切除、光凝、注油术（术中截图 16-4-case40-3）。

术中截图 1：

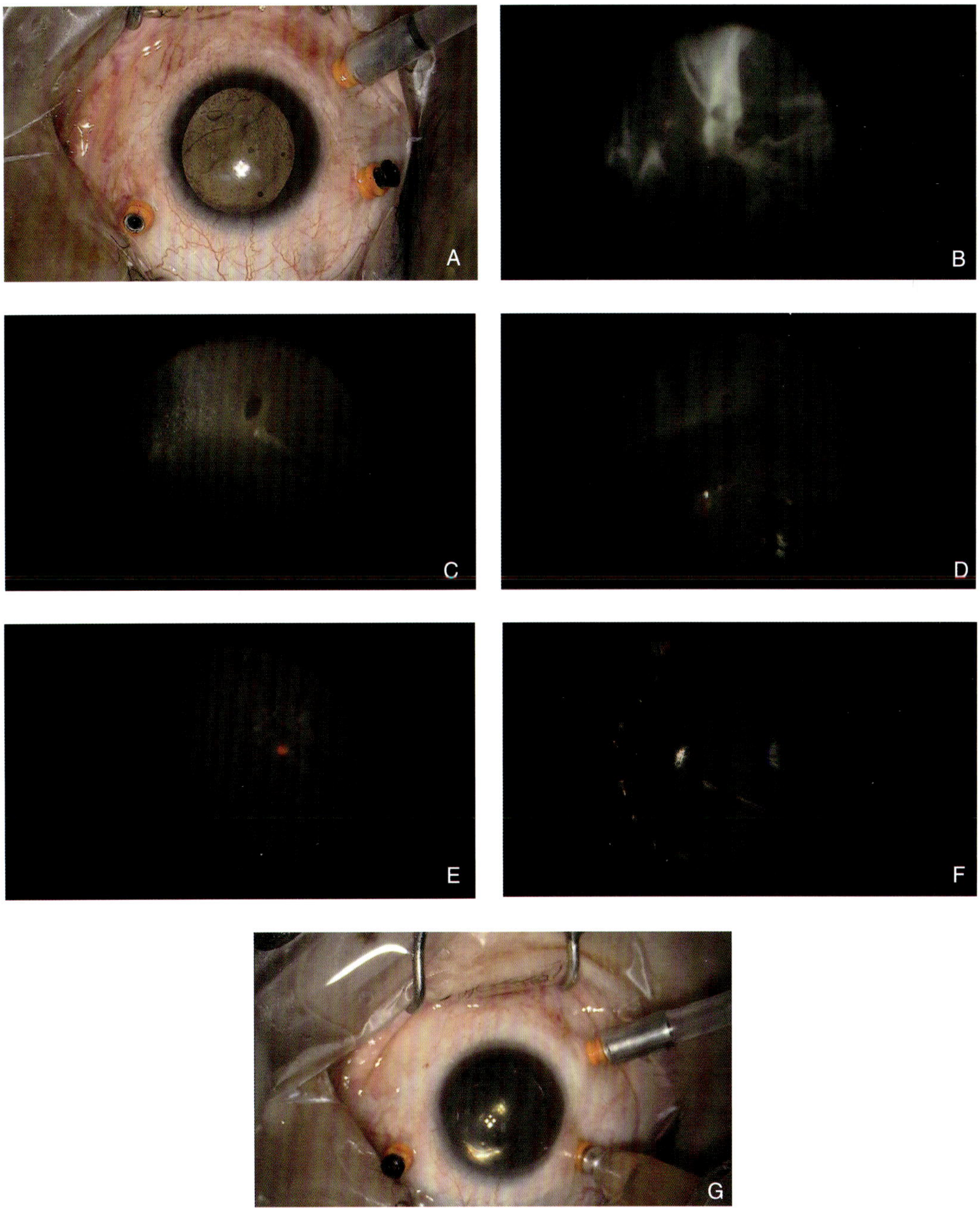

图 16-4-case40-3　术中截图

A. 做巩膜三通道，置眼内灌注；B. TA 辅助切除残余玻璃体；C. 彻底切除裂孔周围玻璃体及皮质；D. 眼内注重水辅助视网膜复位；E. 重水下行视网膜裂孔光凝；F. 气 - 液交换，置换出眼内重水；G. 视网膜平伏，注硅油。

术后复查 1：

2019 年 10 月 14 日，右眼残留玻璃体切除 + 注油术后 3 月余。眼部检查：视力 OD 0.25 矫正 0.4，OS 0.1 矫正 1.0；眼压 OD 15.1mmHg，OS 14.5mmHg。右眼晶体轻度混浊，玻璃体腔硅油填充，眼底视网膜平伏，周边人工术嵴隆起（图 16-4-case40-4、图 16-4-case40-5）。左眼同前。

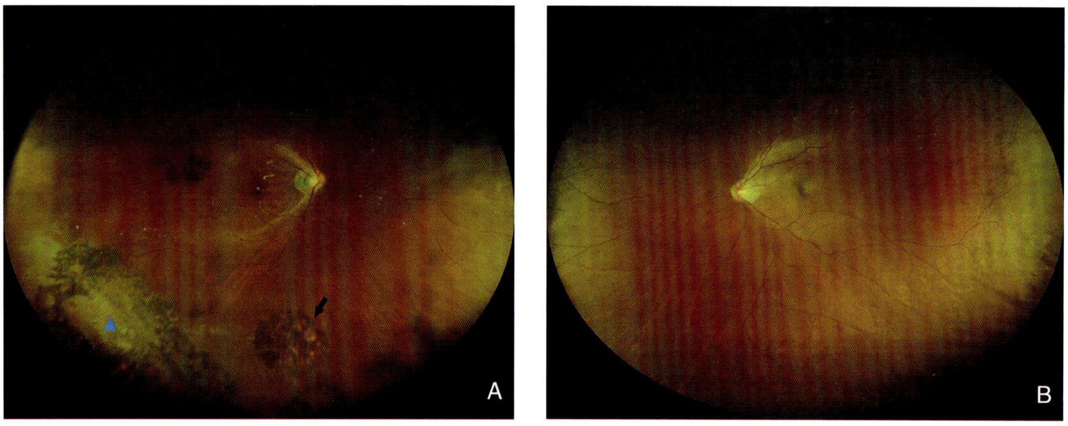

图 16-4-case40-4　双眼超广角眼底成像（2019.10.14）

A. 视网膜平伏，周边人工术嵴隆起（黑星），变性区位于嵴上（蓝三角），下方 6：00 孔周见陈旧激光斑；B. 左眼同前。

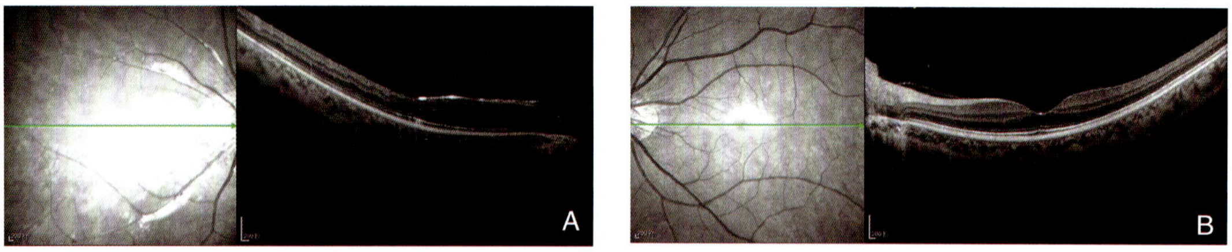

图 16-4-case40-5　双眼黄斑 OCT（2019.10.14）

A. 右眼黄斑区视网膜各层结构连续，形态欠规则；B. 左眼黄斑区视网膜各层结构连续，未见明显异常。

手术方式 2：2019 年 10 月 16 日，行右眼取油术。

术后复查 2：

2019 年 11 月 12 日，右眼取油术后 1 个月。眼部检查：视力 OD 0.1 矫正 0.6，OS 0.1 矫正 1.0；眼压 OD 16.6mmHg，OS 15.7mmHg。右眼晶体轻度混浊，玻璃体腔清，眼底视网膜平伏，周边人工术脊隆起，周边变性区位于嵴上，下方孔周见激光斑。

病例解析：该例患者 7 年前曾因右眼视网膜脱离先后行玻切联合注油术、外垫压术、取油术，本次就诊检查见玻璃体大量残留，下方视网膜脱离，6：00 赤道部见 1/2PD 马蹄形裂孔，可能与随着年龄增长，残留玻璃体与视网膜粘连逐渐松解，部分异常粘连牵拉导致新裂孔形成。根据病史及眼部检查，虽然视网膜裂孔明确，视网膜脱离局限，但因曾行过外路手术，玻璃体残留较多，故手术再次选择常规三通道闭合式切口的玻璃体手术，术中见赤道部至周边部大量玻璃体残留，TA 辅助将玻璃体切除干净，裂孔处玻璃体粘连紧密伴局部玻璃体牵拉，清除后重水辅助视网膜复位及视网膜裂孔周围光凝，注入硅油；术后 3 个月顺利取出眼内硅油，视网膜复位，预后较好。该病例提示在 PPV 手术时应尽可能切除周边及基底部玻璃体，因遗留的玻璃体容易提供支架形成纤维增殖，牵拉视网膜从而导致视网膜脱离复发。

（病例提供：雷春灵）

（孙文涛 王丽萍）

参考文献

[1] Lewis H, Aaberg TM, Abrams GW. Causes of failure after initial vitreoretinal surgery for severe proliferative vitreoretinopathy [J]. Am J Ophthalmol, 1991, 111(1): 8–14.

[2] The Classification of Retinal Detachment with Proliferative Vitreoretinopathy [J]. Ophthalmology, 1983, 90(2): 121–125.

[3] Jonas JB, Hayler JK, Panda-Jonas S. Intravitreal injection of crystalline cortisone as adjunctive treatment of proliferative vitreoretinopathy [J]. Br J Ophthalmol, 2000, 84(9): 1064–1067.

[4] Hackett S F, Conway B P, Campochiaro P A. Subretinal fluid stimulation of retinal pigment epithelial cell migration and proliferation is dependent on certain features of the detachment or its treatment [J]. Archives of Ophthalmology, 1989, 107(3): 391.

[5] Griffiths PG, Richardson J. Causes of proliferative retinopathy following pneumatic retinopexy [J]. Arch Ophthalmol, 1990, 108(11): 1515.

[6] Shin JY, Kim SE, Byeon SH. Primary posterior capsulotomy and posterior optic buttonholing in eyes with phacovitrectomy and gas tamponade [J]. Retina, 2014, 34(3): 610–615.

[7] 黎晓新，王晶昭. 玻璃体视网膜手术学 [M]. 第 1 版. 北京：人民卫生出版社，2000: 99, 101.

[8] Honavar SG, Goyal M, Majji AB,et al. Glaucoma after pars plana vitrectomy and silicone oil injection for complicated retinal detachments [J]. Ophthalmology, 1999, 106(1): 169–177.

[9] 蔡善君，张军军，严密，等. 孔源性视网膜脱离手术后视网膜再脱离原因分析 [J]. 华西医学，2003, 18(002): 205–206.

[10] Dreyer RF. Sequential retinal tears attributed to intraocular gas [J]. Am J Ophthalmol, 1986, 102(2): 276–278.

[11] Daniel A, Brinton C.P, Wilkinson. Retinal Detachment: Principles and Practice [M]. London: Oxford University Press, 2009, 6–101.

[12] 黎晓新，王景昭主编. 玻璃体视网膜手术学 [M]. 北京：人民卫生出版社，2000: 416–416.

[13] 黎晓新，姜燕荣，张晓敏，等. 复杂性视网膜脱离的玻璃体切除术联合 SF_6 或硅油填充的手术复位率比较 [J]. 中华眼科杂志，1995.

后　记

我于1997年7月参加陕西省援苏丹医疗队并在眼科工作2年，结束后继续回眼科工作并在眼科老前辈朱赛林主任带教下开始进入玻璃体视网膜专业的学习、工作，2000年在北京同仁医院眼科魏文斌教授指导下进一步学习提高。我在这个专业一干就是23年，经历了初涉玻璃体视网膜专业学习的艰难，有面对治疗无效病例的难过和从中感到的困惑，有面对治疗有效病例的欣喜和从中获得的鼓励，有面对术中突发状况的惊慌无措和日渐炼成的镇定自如、处置得当、游刃有余。就这样20多年走过来，救治了上万名患有眼底疾病的患者，得到了社会及患者的认可，也培养了数名致力于玻璃体视网膜专业的年轻眼科医师，搭建平台及建设梯队，他们在临床上已能独当一面，胜任日常临床工作，为无数患者带来希望，因此两次获得“西安市职业技能带头人”称号。

本书的编写起源于原眼三科的同事和我曾带教的中青年眼科医生张妍春、陈莉、孙文涛等的多次敦促，他们让我牵头一起编写一本有关玻璃体视网膜手术的图谱，并希望我将多年的临床经验写出来与大家分享。但本人自知学识浅薄，一直不敢动笔，在翻阅学习大量书籍文献、整理许多病例后，历时2年余在编委人员的共同努力下终于完成。

感谢：

一起参与编写的张妍春、孙文涛、屈超义、毕春潮、龚珂、李凤至、王丽萍、邵娟等；

眼底病造影室及功能检查室的王海燕、艾华、薛晓辉、高鸽、崔阳阳、闵捷、段然、周晓梁、郑云娟、孙红芬、李沛、赵朝阳、肖津安等医技人员，以及其他专业的罗鑫、邓瑾、柴芳等医生提供大量OCT、眼底及造影图片等；

眼科手术二部曾璐护士长带领的护理团队在手术中给予的配合；

李凤至医生最后对文稿及图片的校对编排；

龚珂医师最后对手术录像剪辑文字编辑；

爱尔康公司、高视公司、蔡司公司、博士伦公司等相关人员提供原始设备及器械的图片；

诺华公司医学沟通经理栾颖医师提供了大量医学参考文献；

最后对于众多同事、朋友的无私帮助和支持，以及院领导的鼓励在此致以衷心的感谢！

雷春灵

2020.7 于西安